ERGEBNISSE DER PHYSIOLOGIE
BIOLOGISCHEN CHEMIE UND
EXPERIMENTELLEN PHARMAKOLOGIE

HERAUSGEGEBEN VON

K. KRAMER
GÖTTINGEN

O. KRAYER
BOSTON

E. LEHNARTZ
MÜNSTER / WESTF.

A. v. MURALT
BERN

H. H. WEBER
HEIDELBERG

BAND 54

OSCAR A. M. WYSS

DIE NERVÖSE STEUERUNG DER ATMUNG

MIT 92 ABBILDUNGEN

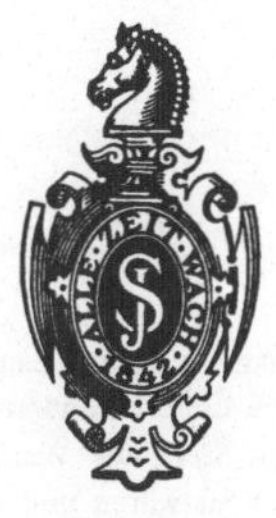

SPRINGER-VERLAG BERLIN HEIDELBERG GMBH

ISBN 978-3-662-01840-8   ISBN 978-3-662-02135-4 (eBook)
DOI 10.1007/978-3-662-02135-4

Ursprünglich erschienen bei Springer-Verlag / Berlin · Göttingen · Heidelberg 1964
Softcover reprint of the hardcover 1st edition 1964
Library of Congress Catalog Card Number 62–37 142

Titel-Nr. 4774

Inhaltsverzeichnis

Die nervöse Steuerung der Atmung*

Von

OSCAR A. M. WYSS

Orientierende Übersicht

Als vegetativer, für den Warmblüter unmittelbar lebenserhaltender Vorgang sind die Atmungsbewegungen primär autonomen Ursprungs. Diese *Autonomie* ist ungleich derjenigen des Herzschlages im Zentralnervensystem verankert; denn die Effektoren der Atmungsbewegung gehören dem Skeletmuskelapparat an und sind damit dem somatischen bzw. animalen Nervensystem unterstellt. Die Lungen als das viscerale Erfolgsorgan besitzen außer ihrer vegetativ-efferenten die Bronchomotorik betreffenden Innervation vor allem die für die Atmungsbewegungen maßgebende sensible Innervation. Diese ist nicht nur vegetativ-afferenter Natur; sie hat eine sekundäre Differenzierung zum viscero-somatischen, die Tätigkeit der Atmungsmuskulatur weitgehend beherrschenden afferenten System erfahren. Die geschlossene Funktion des gesamten nervösen Atmungsapparates läßt sich jedoch nur dann richtig erfassen, wenn die zentrale Autonomie in die primitiv-vegetativen Abschnitte des Hirnstamms verlegt und die zusätzliche Annahme gemacht wird, daß der primäre Anstoß zur Aktivierung der somato-motorischen Innervation der Atmungsmuskulatur von diesem vegetativen Grundsubstrat ausgeht. Man könnte vielleicht noch einen Schritt weiter gehen und dieses vegetative Grundsubstrat mit dem sympathischen Nervensystem funktionell identifizieren, in analoger Weise, wie dies für das Vasomotorenzentrum anerkanntermaßen getan wird.

So ergibt sich für das *Atmungszentrum* im weiteren Sinne vorerst eine Gliederung in ein vegetatives Grundsubstrat mit ausgesprochen autonomer Potenz und ein somatisches Innervationssubstrat, welches dem respiratorischen Effektorensystem unmittelbar übergeordnet ist und dem Atmungszentrum im engeren Sinne entspricht. Das vegetative Grundsubstrat wäre nach dieser hier vertretenen Auffassung der Vermittler sowohl für die direkte humorale als auch für die vegetativ-nervöse Beeinflussung der Atmungstätigkeit als Gesamtfunktion. Das somatische Innervationssubstrat würde demgegenüber als aus-

---

* Aus dem Physiologischen Institut der Universität Zürich.

führendes System die Entstehung und Koordination der Atmungsbewegungen ermöglichen und wäre damit der Sitz der *nervösen Steuerung* der Atmung.

Die primäre Aufgabe des Atmungszentrums im engeren Sinne ist die Erzeugung der *inspiratorisch-motorischen Innervation*. Diese ist a priori rein tonischer Natur und wird erst sekundär zur phasischen, d. h. rhythmischen Atmungsinnervation moduliert.

Die besondere Fähigkeit zur periodischen Modulierung der primär tonischen inspiratorischen Innervation und damit zur Erzeugung des Atmungsrhythmus wird als *Automatie des Atmungszentrums* bezeichnet. Der Atmungsrhythmus ist nämlich im Gegensatz zum Herzrhythmus nicht ein elementarer Zellrhythmus, sondern ein komplexer interneuronaler Schaltvorgang, an welchem verschiedene intrazentrale und selbst reflektorische Steuermechanismen beteiligt sind. So erst entsteht der alternierende Wechsel von Inspiration als primärem Vorgang zu Exspiration als sekundärem Vorgang und umgekehrt von Exspiration zurück zu Inspiration.

Die Annahme einer Beteiligung von reflektorischen Schaltmechanismen am Zustandekommen des Atmungsrhythmus ist im Prinzip gleichbedeutend mit der älteren Auffassung einer *Selbststeuerung der Atmung* auf proprioceptiv-reflektorischer Grundlage. Es treffen sich hier zwei verschiedene Betrachtungsweisen, von denen die erstere die Rolle der Lungenblähungsreceptoren als mitverantwortlich für die Entstehung des Atmungsrhythmus, die letztere ihre ausschlaggebende Rolle bei der Anpassung der Atmungsbewegungen an veränderte mechanische Verhältnisse und damit ihre Bedeutung für die sog. physikalische Regulierung der Atmung in den Vordergrund stellt.

Diesen viscero-somatischen proprioceptiven Reflexen vagalen Ursprungs gegenüber, die von entscheidendem Einfluß auf die Atmungsbewegung sind, spielen somato-somatische Reflexe musculärer und articulärer Natur als *proprioceptive Atmungsreflexe extravagalen Ursprungs* im Bereiche der nervösen Steuerung der Atmung keine spezifischere Rolle, als ihnen ganz allgemein im Rahmen der proprioceptiven Kontrolle von Tonus und Bewegung innerhalb des Skelet-Muskel-Systems zukommt.

Damit ist die nervöse Steuerung der Atmung in ihren Grundprinzipien umrissen. Weitere nervöse Einflüsse, wie sie sowohl vom Atmungsapparat selber als auch von den übrigen vegetativen und animalen Systemen ausgehen, können nicht mehr zur Steuerung der Atmung gerechnet werden, sondern sind als Fremdreflexe exteroceptiver, enteroceptiver oder nociceptiver Natur zu bewerten. Die einzige Ausnahme machen vielleicht die von den spezifischen Chemoreceptoren der sinualen und cardio-aortalen Kreislaufabschnitte ausgehenden Atmungsreflexe, die aber in die chemische Steuerung der Atmung eingebaut sind und im vorliegenden Zusammenhang nicht diskutiert werden. Auch die nervösen Einflüsse aus der arbeitenden Skeletmuskulatur sowie die Einwirkungen von seiten höherer Zentren des Hirnstamms und der Hirnrinde fallen außerhalb des Rahmens der nervösen Steuerung der Atmung, welche nur diejenigen nervösen Mechanismen umfaßt, die für das Zustandekommen einer normalen Atmung unentbehrlich sind.

I. Die Autonomie der Atmung

Seit Mitte des vorigen Jahrhunderts hat sich die Erkenntnis, daß die Atmung autonomen Ursprungs ist, nach und nach durchgesetzt. Dabei bedeutet autonom nichts anderes als spontan, aus innerer Ursache heraus. Bald nach LeGallois' (1812) epochemachender Entdeckung des Atmungszentrums hatte Flourens (1842, pp. 186—207) als erster den Begriff der Autonomie der Atmung dadurch zum Ausdruck gebracht, daß er von seinem „point vital" als vom „organe premier moteur" sprach, dem er die weiteren Attribute „essentiel", „primordial", „spontané" zuteilte. Diese Feststellung beansprucht um so größeres Interesse, als schon zu jener Zeit immer wieder versucht worden war, die Entstehung der Atmungsbewegungen auf äußere Ursachen zurückzuführen, und nicht zuletzt auf solche äußeren Faktoren, die der Atmungstätigkeit selber entspringen (vgl. sub III A, S. 194ff.). Der forschende Geist der damaligen Zeit konnte sich offenbar mit der unsichtbaren inneren Ursache nicht abfinden und suchte nach dem alles erklärenden äußeren oder inneren *Reiz.* So ist es auch verständlich, daß die Lehre von der Autonomie der Atmung von Anfang an mit dem damals neu aufgekommenen Begriff des inneren chemischen Reizes aufs engste verknüpft war, und daß Rosenthal (1862), der als erster die Autonomie der Atmung expressis verbis postulierte, dem Sauerstoffmangel als zentralem Atmungsreiz eine ihm allerdings nicht gebührende Rolle zuschrieb. Immerhin war mit der Annahme einer zentralen, später richtigerweise der Kohlensäure zugeschriebenen chemischen Wirkung die Autonomie auch insofern definiert, als sie das innere Milieu mit seinen verschiedenen humoralen Faktoren zur Voraussetzung hat. Der chemische Reiz ist lediglich Milieufaktor und keinesfalls auslösendes Agens; denn Sitz der Autonomie kann nur lebendes und im vorliegenden Fall nervöses Substrat sein.

Eine gewisse Schwierigkeit in der Interpretation älterer und neuerer Arbeiten ergibt sich aus dem Umstand, daß für das, was hier Autonomie genannt wird, d. h. für die spontane Entstehung aus innerer Ursache heraus, meistens die Bezeichnung „Automatie" verwendet wurde und z. T. auch heute noch in diesem Sinne verwendet wird. Dies hängt damit zusammen, daß ursprünglich angenommen wurde, der primär autonome Vorgang sei der Atmungsrhythmus als einheitlicher Grundprozeß. Da nach dieser Auffassung der Rhythmus, d. h. die Automatie als solche a priori als autonom zu betrachten war, lag kein Anlaß zu einer strengen begrifflichen Trennung zwischen „Autonomie" und „Automatie" vor. Man sprach von „Automatie" in der Absicht, die autonome Potenz der rhythmischen Tätigkeit zum Ausdruck zu bringen.

Heute liegt die Situation anders. Allgemein physiologisch bedeutet „Automatie" repetierende bzw. rhythmische Erregungsbildung. Diese kann spontan sein, wie z. B. in Schrittmacherzellen des Herzmuskels; dann ist sie autonom. Sie kann aber auch provoziert sein, wie z. B. in einem Receptor, der auf einen Reiz repetierend antwortet; dann ist sie nicht autonom. Schon hieraus ergibt sich ohne weiteres, daß auf der Stufe der Zellphysiologie die Begriffe „Autonomie" und „Automatie" prinzipiell zu unterscheiden sind.

Bei der Entstehung des Atmungsrhythmus gestalten sich die Verhältnisse wesentlich komplizierter. Hier handelt es sich nicht um einen elementaren Zellrhythmus; denn was hier als Automatie bezeichnet wird, ist das periodische Auftreten von ganzen Erregungsfolgen. Wie weiter unten (sub II B, C) näher ausgeführt wird, sind am Zustandekommen der Atmungsautomatie verschiedene nervöse Aggregate beteiligt, und es erscheint nur schon deshalb sehr problematisch, diesen allen in gleicher Weise autonome Potenzen zuschreiben zu wollen. Die Entstehung des Atmungsrhythmus ist nach allem, was heute darüber bekannt ist, ein viel zu komplexer Vorgang, als daß ihm als solchem eine Eigenschaft zukommen könnte, welche für elementare Zellfunktionen reserviert bleiben muß. Erst wenn der Atmungsrhythmus in seine verschiedenen Komponenten zerlegt ist, wird man sich die Frage vorlegen können, welche von diesen Komponenten als autonom tätig zu betrachten sind. Um es jetzt schon vorwegzunehmen, ist dies die primäre inspiratorisch-motorische Innervation bzw. die Aktivität des ihr unmittelbar zugrunde liegenden vegetativnervösen Substrates. Die einheitlichen Nervenzellen dieses Substrates wären dann gemäß der vorliegenden Annahme im zellphysiologischen Sinne zu autonomer Automatie befähigt und würden auf Grund dieser Fähigkeit die primär tonische inspiratorische Innervation erzeugen, aus welcher erst sekundär auf Grund interneuronaler Wechselbeziehungen die komplexere Atmungsautomatie hervorgeht [vgl. Wyss 1954 (a), 1955]. Mit dieser kritischen Einstellung wird man daher von nun an die Arbeiten früherer Autoren über die „Automatie" der Atmung interpretieren müssen.

Ungeachtet des inneren Mechanismus der Atmungsautomatie (vgl. sub II C, S. 92ff.) ist vorerst festzuhalten, daß Rosenthal und die ihm folgenden Autoren bestrebt waren, den experimentellen Beweis zu erbringen, daß die Atmung auch nach Ausschaltung sämtlicher irgendwie in Frage kommenden Afferenzen aus der Peripherie, sowie nach Eliminierung der zentralen Einflüsse aus höheren Hirnabschnitten weiter fortbesteht. Dabei war die seit Hall (1837) speziell von Volkmann (1841), Vierordt (1844), Schiff (1858/59; 1873, p. 318), Rach (1863) und Wittich (1866) vertretene Ansicht, die Atmung werde nur durch periphere Reize vornehmlich chemischer Natur unterhalten, als die hergebrachte Meinung in erster Linie zu widerlegen. Nicht daß etwa namhafte Autoren der damaligen Zeit nicht auch schon an eine primär zentrale Ursache der Atmungsbewegungen gedacht hätten; denn im Anschluß an die ersten diesbezüglichen Angaben von LE GALLOIS (1812) hatten schon MÜLLER (1837, pp. 66—80) und nach ihm FLOURENS (1842, pp. 186—207), VALENTIN (1844, p. 800; 1848, p. 543), ECKHARD (1854, p. 97 ff.), FUNKE (1858, p. 474) und LUDWIG (1858, p. 211) solche anhaltenden rhythmischen Bewegungen mit zunehmender Klarheit als das Produkt einer Selbsterregung bestimmter Stellen im Gehirn, speziell im verlängerten Mark erkannt. Es fehlte aber immer noch die entscheidende experimentelle Beweisführung, die erst in neuerer Zeit dank verbesserter technischer Hilfsmittel ermöglicht wurde. Obschon seit Beginn dieses Jahrhunderts die Autonomie der Atmung mit aller für die damaligen Verhältnisse nur wünschbaren Genauigkeit und Zuverlässigkeit nachgewiesen werden konnte, fand die gegenteilige Ansicht, daß nämlich die Atmung primär ein Reflexphänomen sei, seit den sechziger Jahren bis weit ins zwanzigste Jahrhundert hinein immer wieder ernsthafte Vertreter [SCHIFF 1873; 1894, pp. 42—51; LANGENDORFF 1878; HERZEN 1887; SCHIPILOFF 1890; MELTZER 1890 (a); HERING 1893; BETHE 1903, p. 403; HYDE 1906; BAGLIONI 1907; DE SOMER 1923, 1924 (c); SHARPEY-SCHAFER 1932; GESELL und MOYER 1935 (d); vgl. aber auch BRECKENRIDGE und HOFF 1954; GARCÍA RAMOS 1959]. Dies zeigt nur die nachhaltende Wirkung der ursprünglich auf dem reinen Auslöseprinzip aufgebauten Reflexvorstellung, sowie die noch lange nicht überwundene Abneigung gegen die Annahme, daß etwas von sich aus entstehen soll. Nachdem aber heute die Erkenntnis, daß auch das einfache Reflexgeschehen an einem zentral vorhandenen und in letzter Instanz doch wieder autonomen Erregungszustand sich abspielt, ziemlich allgemein durchgedrungen ist, kann es sich bei der Atmung wohl nur mehr um die Frage handeln, welchen zentralen Substraten der höchste Grad von Autonomie zukommt. Es ist daher auch nicht mehr angezeigt, etwa von der „Autonomie des Atmungszentrums" zu sprechen, da an dessen Automatie, d. h. dem rhythmuserzeugenden Mechanismus außer den primär vorhandenen autonomen Potenzen sowohl intrazentrale Schaltvorgänge als auch echte Reflexe beteiligt sind (vgl. sub II C, S. 102). Wenn also hier die „Autonomie der Atmung" zur Diskussion steht, so bezieht sich dieser Begriff auf das Vorhandensein autonomer Potenzen innerhalb des viel komplexeren Systems des Atmungszentrums. Der Nachweis der Autonomie der Atmung wurde denn auch weitgehend unabhängig von den Untersuchungen über die Automatie des Atmungszentrums erbracht, indem es in erster Linie darauf ankam, ihre Unabhängigkeit von Afferenzen aus der Peripherie unter Beweis zu stellen. In zweiter Linie erst wurde auch daran gedacht, daß das seit LE GALLOIS (1812) in die Medulla oblongata zu verlegende Atmungszentrum auch von höheren Zentren aus beeinflußt werden kann, und daß auch diese Einflüsse ausgeschaltet werden müssen, um den Beweis der Autonomie zu erbringen.

ROSENTHAL (1862) bezeichnete unter Bezugnahme auf MÜLLER (1844, p. 66) die Atmungsbewegungen als „automatische", d. h. als solche, „welche aus natürlichen, in den Zentralorganen liegenden Ursachen erfolgen", und hatte damit von Anfang an die Autonomie der Atmung als Begriff definiert. Während längerer Zeit war er auch der einzige aktive Vertreter dieser Anschauung und suchte sie durch experimentelle Tatsachen zu begründen. So wurde, speziell den anderslautenden Erfahrungen von RACH (1863) gegenüber bewiesen, daß die Atmung auch dann noch weiter besteht, wenn sämtliche dorsalen Wurzeln des Halsmarks, dessen Übergang zum Brustmark, die beiden Nervi vagi sowie der Hirnstamm im Bereiche der Vierhügel durchschnitten sind (ROSENTHAL 1865). Diese erstmals klare Versuchssituation wurde grundlegend für die weitere Forschung, wobei einerseits der Beschaffenheit des Blutes eine entscheidende Bedeutung für die autonome Tätigkeit zugeschrieben wurde, andererseits der Begriff der Autonomie (immer noch als „Automatie" bezeichnet) allgemein auf die Nervenzentren ausgedehnt wurde [ROSENTHAL 1875; ROSENBACH 1877 (a, b); BURKART 1878; LUCIANI 1879]. Auch FREDERICQ (1879) entschied sich für die „automatische" und gegen die reflexogene Natur der Atmungstätigkeit und konnte durch lokale Abkühlung an der freigelegten Medulla oblongata die Atmung verlangsamen oder gar aufheben (FREDERICQ 1883). Allerdings waren weder diese ersten reversiblen Ausschaltungsversuche noch die gelegentlich angeführten zentralen Reizversuche von KRONECKER und MARCKWALD (1879) als Beweise für die Autonomie der Atmung zu verwerten; denn es hätte ja auch der von FLOURENS (1851, 1862) für Warmblüter und Kaltblüter von neuem bestätigt gefundene „noeud vital" ebensogut als reflektorisches wie als autonomes Atmungszentrum angesprochen werden können. Sicher war für FLOURENS der Begriff des „noeud vital" mit demjenigen der Autonomie der Atmung aufs engste verknüpft; doch haben sich diese beiden Begriffe in der Folgezeit weitgehend unabhängig voneinander entwickelt.

Mit Beginn der achtziger Jahre folgte eine Periode, während welcher die der Atmung zugrunde liegenden autonomen Potenzen einem dem Schrittmacher des Herzens analogen „automatischen" Zentrum zugeschrieben wurden [KNOLL 1886 (b, c)]. Erwähnenswert ist im Hinblick auf die heutige Auffassung, daß GAD (1886, 1893) es vorgezogen hätte, „autochthon" statt „automatisch" zu sagen, und daß er diese Eigenschaft ausschließlich für das Inspirationszentrum reservierte und dem Exspirationszentrum lediglich reflektorische Bedeutung beimaß. Damit war aber insofern schon ein weiterer Schritt getan, als mit der differenzierteren Analyse des Atmungszentrums die heute als Automatie bezeichnete Funktionsweise dieses Zentrums ins Blickfeld gerückt wurde. Um es in der hier vorgeschlagenen Terminologie auszudrücken, war GAD offensichtlich zur Erkenntnis gelangt, daß nur gewisse Anteile, und zwar nur die Nervenzellen des inspiratorischen Zentrums die dem Atmungszentrum zukommende Autonomie besitzen. Gleichzeitig mit diesem tieferen Eindringen in die Funktionsweise des Atmungszentrums bekam auch das Wort „Automatie" einen doppelten Sinn, indem es einerseits wie vordem Autonomie bedeutete, andererseits aber in der heute noch gültigen Bedeutung für die Bezeichnung des inneren Mechanismus des Atmungszentrums verwendet wurde (vgl. sub II C, S. 92ff.).

Bei richtiger Einschätzung dieses komplexen Begriffes der „Automatie" sind weitere Arbeiten als Beiträge zum Problem der Autonomie der Atmung zu bewerten, obwohl sie im wesentlichen auf die Automatie des Atmungszentrums Bezug nehmen. So wurde der Kardinalversuch von ROSENTHAL (1865), nämlich die völlige Deafferenzierung von Halsmark und Medulla oblongata mit Durchtrennung des Rückenmarks beim Übergang in den Brustabschnitt von MARCKWALD (1887) mit dem offenbar einzigen Unterschied wiederholt, daß der Hirnstamm nicht auf Höhe der Vierhügel, sondern auf Höhe der Tubercula acustica durchschnitten wurde. Den dabei auftretenden Inspirationskrämpfen (vgl. sub II B 1, S. 18) maß MARCKWALD den geringen Grad von „Automatie" bei, den das von zuströmenden centripetalen Erregungen losgelöste Atmungszentrum noch besitzen soll. Für die heute gültige Anschauung von Interesse ist auch hier wieder, daß MARCKWALD [1887, 1890 (b)] nur diese inspiratorischen Krämpfe als autonom und die Atmungsrhythmik als einen reflektorischen Akt betrachtete. Damit kam er der von GAD (1886) entwickelten Vorstellung sehr nahe, ohne sich jedoch direkt darauf zu beziehen. LANGENDORFF (1878), der unter WITTICHs (1866) Einfluß noch die reflektorische Entstehung der Atmung befürwortet hatte, entschied sich auf Grund der funktionellen Isolierung des Atmungszentrums beim Frosch und bei Insekten schließlich auch für die Autonomie der Atmung [LANGENDORFF 1883, 1887 (b), 1888; SCHRADER 1887; KNOLL 1888]. Ähnliche Isolierungsversuche, wie sie ROSENTHAL (1865) und MARCKWALD (1887, 1890) am Säugetier angestellt hatten, wurden anschließend und bis in die neueste Zeit von LANGENDORFF [1887 (a)], FRANCK und LANGENDORFF (1888), LOEWY [1888 (a), 1890], GROSSMANN (1890), BIENFAIT (1892), LEWANDOWSKY (1896), KOSTIN [1904 (a)], KOULIABKO (1907), ISHIHARA (1907), FOÀ (1911), STELLA [1938 (a)] und WANG, NGAI und FRUMIN (1957) an verschiedenen Tierarten und mit verschiedenen Methoden durchgeführt, doch trat bei diesen Untersuchungen das Problem der Autonomie der Atmung in zunehmendem Maße in den Hintergrund zugunsten der Automatie des Atmungszentrums. Immerhin konnte BIENFAIT (1892) zeigen, daß die sowohl vom Hirnstamm als auch vom Rückenmark abgetrennte Medulla oblongata noch typische Atmungsbewegungen des Kehlkopfs unterhalten kann, und er konnte diesen Befund, wenn auch nicht als einwandfreien Beweis, so doch als willkommenes Argument, zugunsten der autonomen Tätigkeit des bulbären Atmungszentrums anführen. WERTHEIMER (1886, 1887) postulierte für die vom verlängerten Mark abgetrennten spinalen Atmungszentren die von Afferenzen unabhängige und nur sekundär beeinflußbare „automatische" Tätigkeit, ohne daß jedoch der entscheidende Versuch der Durchtrennung sämtlicher dorsaler Wurzeln erfolgreich gewesen wäre, indem die Versuchstiere diesen Eingriff nicht überstanden.

Die schon von FREDERICQ (1883) an der Medulla oblongata angewendete Methode der lokalen Abkühlung wurde in Analogie zu ihrer erfolgreichen Erprobung am Herzen auch als Verfahren zum Nachweis der Autonomie der Atmung in Betracht gezogen. Doch sind gemäß den oben (S. 6) gemachten Ausführungen Versuche dieser Art, wie sie speziell von TRENDELENBURG (1910) und R. HESS (1940) vorgenommen wurden, nicht so sehr Beweis für die Autonomie der Atmung, wie vielmehr Mittel zur Lokalisierung verantwortlicher Substrate und damit zur Analyse der funktionellen Organisation des Atmungszentrums. Ähnliche Untersuchungen von GURDJIAN (1927) und NICHOLSON (1936) bezogen sich denn auch gar nicht auf das Problem der Atmungsautonomie.

Ein methodisch neuer Weg eröffnete sich für die Erforschung der *Autonomie* der Atmung durch die von MACDONALD und REID (1898/99) eingeführte elektrische Ableitung der efferenten Aktivität des Nervus phrenicus. Aber erst WINTERSTEIN (1911) gelang es, nach beidseitiger Vagotomie und vollständiger Curarelähmung unter Diffusionsatmung das Weiterbestehen der Atmungsaktivität im efferenten Phrenicus nachzuweisen und damit einen wesentlichen Beitrag zum Problem der Atmungsautonomie zu liefern. Seither ist dieser Befund einerseits durch zusätzliche Ausschaltung der Chemoreceptoren ergänzt (WINTERSTEIN 1946), andererseits mit verbesserter Technik vielfach bestätigt worden [vgl. GESELL 1925; ADRIAN und BRONK 1928; ADRIAN, BRONK und PHILLIPS 1932; PARTRIDGE 1935; RIJLANT 1937 (d); WYSS 1939 (a), 1941 (a); GESELL, ATKINSON und BROWN 1939/1940); und zwar auch so, daß die Aktivität zentraler respiratorischer Neurone nach beidseitiger Vagotomie und Lähmung mit Succinylcholin registriert wurde (vgl. z. B. HABER, KOHN, NGAI, HOLADAY und WANG 1957 sowie BAUMGARTEN und SALMOIRAGHI 1962). Schließlich wurde sogar der Versuch unternommen, eine der respiratorischen analoge elektrische Aktivität, wie sie von ADRIAN und BUYTENDIJK (1931) am isolierten Hirnstamm des Goldfisches, von ADRIAN (1931) am isolierten Nervensystem von Dytiscus marginalis, von HUKUHARA und OKADA [1956 (b)] am Hirnstamm von Wels und Goldfisch (Abb. 1) und von BAUMGARTEN und SALMOIRAGHI (1962) am verlängerten Mark des Goldfisches nachgewiesen wurde, auch von der isolierten und künstlich durchströmten Medulla oblongata des Kaninchens (BUCHER 1945), sowie vom in situ belassenen und vollständig denervierten Rhombencephalon der Katze [EULER und SÖDERBERG 1952 (a)] abzuleiten. SALMOIRAGHI und BURNS [1960 (b)] isolierten den in situ belassenen ganzen ponto-bulbären Hirnstamm der Katze durch Decerebrierung auf Höhe der caudalen Zweihügel, durch Spinalisierung auf Höhe des ersten Halssegments und beidseitige Durchschneidung sämtlicher in Frage kommenden Hirnnerven. Bei Sondierung des respiratorischen Areals der Medulla oblongata mit extracellulären Mikroelektroden fanden sich in etwa 10% der Einstiche respiratorisch aktive Neurone. Ein fast ebensogroßer Prozentsatz von in gleicher Weise rhythmisch aktiven Zellen ergab sich bei Sondierung nur der einen Hälfte des respiratorischen Areals der Medulla oblongata, nach Isolierung der be-

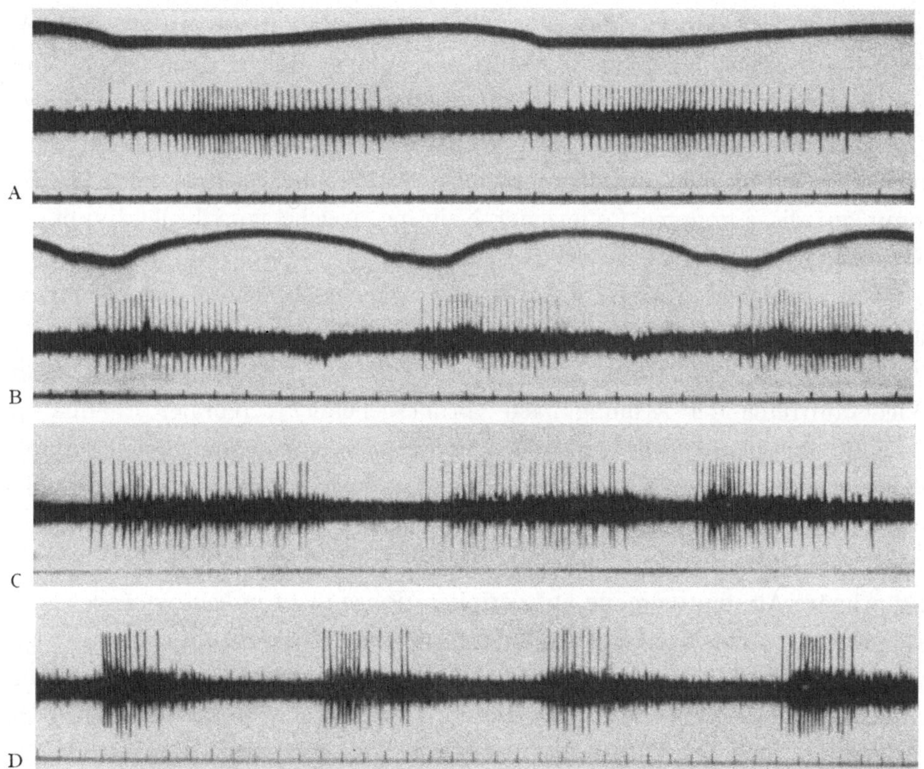

Abb. 1A—D. Nachweis der autonomen Tätigkeit des Atmungszentrums am denervierten Hirnstamm einer Welsart (*Parasilurus asotus* L.). In A und B oben: Mechanogramm der Kiemendeckelbewegung (Adduction nach oben). In A und B Mitte bzw. C und D oben: Elektrogramm eines einzelnen respiratorischen, Adduction der Kiemendeckel bewirkenden Neurons. In A, B und D unten: Zeit in $^1/_{12}$ sec. In A und B ist der Hirnstamm bis auf die Nn. trigemini nervös isoliert. Zwischen B und C Durchschneidung der Nn. trigemini mit Wegfall der Kiemendeckelbewegung. C: 3 min, D: 5 min nach vollständiger Isolierung des Hirnstamms. Ableitestelle in der Rautengrube zwischen Tuberculum acusticum und Lobus facialis, im Querschnitt dorso-medial der Radix spinalis nervi trigemini, dorsolateral der Substantia gelatinosa Rolandi. (HUKUHARA und OKADA 1956b)

treffenden Seite des Hirnstamms durch analoge infra-colliculäre Decerebrierung, Medianspaltung des ganzen Hirnstammabschnittes, gleichseitige Hemisektion auf Höhe des ersten Halssegments und Durchschneidung der gleichseitigen Hirnnerven. Wenn auch nach Angabe der Autoren die respiratorisch aktiven Neurone im derweise isolierten Atmungszentrum verglichen mit den Befunden am intakten Hirnstamm zahlenmäßig erheblich reduziert sind, so können diese neuen Feststellungen doch als ein wesentlicher Beitrag zum Nachweis der Autonomie respiratorischer bzw. inspiratorischer Neurone des Atmungszentrums bewertet werden. Die autonome Potenz von Nerven-

zellen ist jedoch nicht nur eine individuelle Zelleigenschaft, sondern auch eine
aus dem Zellkollektivum hervorgehende Erscheinung. Auch ohne den Einfluß
andersartiger afferenter oder zentraler Prozesse sind unter sich gleichartige
und sich gegenseitig in ihrer Tätigkeit fördernde Nervenzellen in um so größerem
Ausmaß autonom tätig, je zahlreicher sie vorhanden sind. So ist die von
BURNS und GRAFSTEIN (1952) und BURNS (1958) als „self-reexcitation“
bezeichnete, sich selbst unterhaltende Erregung in „Netzwerken von Nervenzellen“ aufzufassen als eine Kollektiverscheinung, welche nach BURNS und
SALMOIRAGHI (1960) im inspiratorischen Substrat der Medulla oblongata durch
interkurrente lokale Reize je nach Reizstärke vorübergehend aktiviert oder
auch plötzlich blockiert werden kann. Der Autonomiebegriff bezieht sich hier
somit auf die autonome Potenz der Neurone, welche vom Kollektivum des
Neuronenaggregats zum Ausdruck gebracht wird.

Eine etwas andersartige und meistens zu wenig beachtete Beweisführung
zugunsten der Autonomie der Atmung brachten STEWART und PIKE (1906/07,
1907, 1907/08) auf Grund der experimentellen Feststellung, daß beim
Wiederauftreten der Atmung nach vorübergehender cerebraler Anämie ein
Stadium durchlaufen wird, in welchem die spontane Atmung weder durch
Vagotomie, noch durch künstliche Reizung oder natürliche Erregung des
afferenten Vagus, noch durch Reizung sensibler Nerven beeinflußt werden
kann. Die Unwirksamkeit aller dieser Eingriffe läßt vermuten, daß tatsächlich
der primäre Atmungsvorgang auf periphere Reize nicht unbedingt angewiesen
ist. Dabei wurde von STEWART (1907/08) auch darauf aufmerksam gemacht, daß im Übergangsstadium nach cerebraler Anämie die Atmung bei
intakten Vagi ein der Vagotomie-Atmung sehr ähnliches Verhalten zeigt, d. h.
verlangsamt und inspiratorisch vertieft ist, was ebenfalls als Ausdruck des
Wegfalls afferenter Beeinflussung gedeutet werden konnte (vgl. sub. III B 1 a,
S. 207ff.). Der bei tiefer Narkose an sich schon sehr unwahrscheinliche Einfluß
höherer Zentren konnte in diesen Versuchen dadurch ausgeschlossen werden,
daß auch ein cranial, d. h. auf Höhe der caudalen Zweihügel gelegter Hirnstammschnitt die in der Erholung wieder aufgetretene Spontanatmung nicht
veränderte. Zweifellos stellen diese Versuche von STEWART und PIKE einen
nicht weniger wichtigen Beitrag zum Autonomieproblem der Atmung dar als
irgendeines der vorerwähnten Verfahren.

Im allgemeinen viel besser bekannt sind die Untersuchungen von HEY-
MANS und LADON [1924 (a, b)] am isoliert durchströmten Hundekopf, an
welchem HEYMANS und HEYMANS (1927) auch nach suprabulbärem Hirnstammschnitt und Durchtrennung von Glossopharyngeus, Lingualis und Trigeminus noch „Atmungsbewegungen“ des Kehlkopfs registrieren konnten. Daß
diese „Atmung“ keinen normalen Aspekt mehr aufwies und am ehesten wohl
der sog. „Keuchatmung“ (vgl. S. 22) entsprach, tut dem strengen Autonomie-
beweis weniger Abbruch als die sicher nicht vollständige Deafferenzierung. Es

ist aber kaum anzunehmen, daß bei diesen Atmungsbewegungen des Larynx afferente Erregungen in den noch vorhandenen Nn. laryngei superiores und den motorischen Nerven der den Larynx bewegenden Muskeln eine entscheidende Rolle spielten, ebensowenig wie dies in den oben (S. 7) erwähnten sehr ähnlichen Versuchen von BIENFAIT (1892) anzunehmen war. Auch die am isolierten und künstlich durchströmten Fischkopf unter geeigneten Milieubedingungen (Sauerstoffmangel) noch weiterbestehende Kiemenatmung konnte zu Beginn dieses Jahrhunderts (ISHIHARA 1907; KOULIABKO 1907) als Argument zugunsten der Autonomie der Atmung vorgebracht werden; und selbst wenn dabei chemo-reflektorische Einflüsse im Spiel gewesen sein mochten, wäre auf Grund heutiger Kenntnisse der reflektorisch wirksame Sauerstoffmangel wohl kaum der einzige verantwortliche Faktor gewesen. Immerhin ist von einigem Interesse, daß BETHE (1903, p. 403) die Ansicht vertrat, das Prinzip der Autonomie gelte noch nicht für die niedersten Wirbeltiere, deren Atmung noch „rein reflektorisch" sei, und es wären erst die Säugetiere im Besitze einer Atmungsautonomie. Daß dem sicher nicht so ist, ergibt sich aus den oben erwähnten Befunden von ADRIAN und BUYTENDIJK (1931), ADRIAN (1931), sowie HUKUHARA und OKADA [1956 (b)]. (Vgl. S. 8—9 und Abb. 1.)

Zweifellos geht heute die allgemeine Auffassung dahin, die Autonomie der Atmung als selbstverständliche Voraussetzung zu betrachten, wie dies aus verschiedenen experimentellen und zusammenfassenden Beiträgen seit der Jahrhundertwende bis in die neuere Zeit ersichtlich ist [SIEFERT 1896; MOSSO 1903 (c); KUIPER 1907; WINTERSTEIN 1911; HESS 1931 (b); CORDIER und HEYMANS 1935; RIJLANT 1943 (e); WINTERSTEIN 1946; WYSS 1950 (a), 1954 (a); BAUMGARTEN und SALMOIRAGHI 1962]. Niemand denkt ernstlich mehr daran, die primäre Ursache der Atmungsbewegungen in reflektorischen Vorgängen zu suchen. Daß aber reflektorische Vorgänge am Atmungsmechanismus *beteiligt* sind, daran zweifelt wohl auch niemand mehr. Wie aus den bisherigen Ausführungen zur Genüge hervorgeht, bedarf jedoch, angesichts der neueren Kenntnisse von der Gliederung des Atmungszentrums, der an sich komplexe Begriff der „Autonomie der Atmung" einer weiteren analytischen Abklärung. Voraussetzung hierfür ist die nun folgende Behandlung des Atmungszentrums und seiner Funktionsweise.

II. Das Atmungszentrum

Es ist das unbestrittene Verdienst von LEGALLOIS (1812), schon zu Beginn des 19. Jahrhunderts als erster die Forderung nach der *Existenz* einer zentralen, die Atmungsbewegungen beherrschenden Instanz im Nervensystem aufgestellt und den durchschlagenden experimentellen Beweis für den *Sitz* dieses Atmungszentrums im verlängerten Mark erbracht zu haben. Mit Hilfe der später zur Methode der Wahl gewordenen Technik des queren Hirnstammschnitts konnte er zeigen, daß die Inspirationsbewegungen dann aufhören, wenn dieser

Schnitt caudal vom Abgang des „achten Nervenpaares" (= Nervi vagi) gelegt wird. Folgerichtig schloß er ausdrücklich auf das Vorhandensein eines *Inspirations*zentrums und betrachtete die Exspiration als einen sekundären Vorgang. Im Lichte der neueren Erkenntnisse über das Primat der inspiratorischen Innervation kommt dieser ursprünglichen Feststellung LE GALLOIS' besondere Bedeutung zu. Dies um so mehr, als FLOURENS (1842) seinen „Lebensknoten" („point central; noeud vital"), dessen lokalisierte Zerstörung auf Höhe des Calamus scriptorius die Atmung ausschaltet, als ein dem Atmungsvorgang gesamthaft übergeordnetes Zentrum betrachtete und die Sonderstellung der inspiratorischen Innervation, auf die damals wohl einzig BUDGE (1859) hinwies, erst durch MARCKWALD und KRONECKER (1880) sowie GAD (1886) erneute Berücksichtigung fand.

A. Über den Sitz des Atmungszentrums

Die anatomische Lokalisation des im Sinne von FLOURENS (1842) auf kleinsten Raum beschränkten Atmungszentrums gelang schon VOLKMANN (1841) und LONGET (1842), und zwar in das heute als Formatio reticularis bzw. als Nucleus motorius tegmenti bezeichnete Gebiet der Medulla oblongata. Die Methode der Herbeiführung einer Atmungslähmung durch umschriebene Zerstörung an bestimmter Stelle des verlängerten Marks wurde im Anschluß an LONGET (1847) und FLOURENS (1851, 1858, 1862) von einer ganzen Reihe späterer Autoren wieder aufgenommen, wobei sich im wesentlichen eine Bestätigung der ursprünglich von LONGET festgestellten Lokalisation des verantwortlichen Gebietes in der Formatio reticularisergab (vgl. unten, S. 14—15).

Gegen die Annahme eines bulbären Atmungszentrums wandte sich BROWN-SÉQUARD (1858, 1860) mit der zwar nicht stichhaltigen Begründung, daß der lokale Eingriff am „point vital" durch mechanischen Reizeffekt die Atmung stillege [vgl. auch LANGENDORFF und GÜRTLER 1881, BROWN-SÉQUARD 1887, 1893 (a)]. Damit war der erste Schritt getan, um nach spinalen Atmungszentren im Halsmark zu suchen [ROKITANSKY 1874; SCHROFF 1875; BROWN-SÉQUARD und LAUTENBACH 1879; LANGENDORFF und NITSCHMANN 1880; NITSCHMANN 1885; WERTHEIMER 1886, 1887; BROWN-SÉQUARD 1887, 1889, 1890, 1893 (b); MARCKWALD 1887, 1890 (a); MOSSO 1903 (d), 1904, 1905; FOÀ 1909 (a); ARTOM 1929; BECCARI 1934 (a, b), 1936; SZKOLNIKOWICZ 1935; RIJLANT 1937 (c)]. Es erübrigt sich, auf diese Frage näher einzugehen. Die beobachteten oder registrierten „Atmungsbewegungen" spinalisierter Tiere treten meistens nur als vorübergehende Erscheinungen auf und sind von ausgesprochen rudimentärem Charakter, so daß zur Diskussion steht, ob es sich überhaupt um echte Atmungsbewegungen oder nicht eher um rhythmische Kontraktionen von Atmungsmuskeln auf nicht respiratorischer Grundlage handelt [vgl. FREDERICQ 1883; KRONECKER 1887; MARCKWALD 1887, 1890 (a); KNOLL 1886 (b, c), 1889; GROSSMANN 1890; LABORDE 1890; GIRARD 1891; GAD 1893, 1902; SCHIFF 1894, p. 3—29, 100—107; PORTER 1894, 1894/95, 1895 (b); SIEFERT 1896; PORTER und MUHLBERG 1901; PRÉVOST und STERN 1906/07; PIKE und COOMBS 1922 (b); HESS 1931 (b), p. 106—107; CORDIER und HEYMANS 1935; SZKOLNIKOWICZ 1935]. Das Problem der spinalen Atmungszentren beansprucht aber doch ein gewisses Interesse im Hinblick darauf, daß spinale Substrate am Zustandekommen des Atmungsrhythmus vielleicht nicht ganz unbeteiligt sind [WYSS 1950 (a)], eine Auffassung, die schon in den Ausführungen von BROWN-SÉQUARD (1893) enthalten sein mochte, und die vor allem auch dadurch gestützt wird, daß bei neugeborenen Tieren eine wirksame Atmung auf rein spinaler Grundlage möglich ist (BROWN-SÉQUARD 1860; LANGENDORFF und NITSCHMANN 1880; SZKOLNIKOWICZ 1935). Am erwachsenen Hund dagegen wurden auch bei sehr sorgfältiger Spinalisierung, d. h. unter möglichster Vermeidung von Schockerscheinungen, nie irgendwelche Anzeichen von thorakaler oder diaphragmatischer Atmung beobachtet (HERMANN, JOURDAN und VIAL 1933; HERMANN, JOURDAN, MORIN und VIAL 1934; vgl. auch BINET, STRUMZA und STRUMZA-POUTONNET 1953). Das Problem der spinalen Atmungszentren ist wohl in erster Linie ein Problem der motorischen Subordination, d. h. der mit dieser einhergehenden Abnahme der autonomen Potenzen untergeordneter Zentren.

Gegen die Anerkennung eines „noeud vital" im FLOURENSschen Sinne machte SCHIFF (1858/59) neben seinen eigenen Ausschaltungsversuchen das schon früher von VOLKMANN (1842) und LONGET (1850) beobachtete Weiterbestehen der Atmung nach Medianschnitt der ganzen Medulla oblongata geltend und postulierte ein paariges, bilateral angeordnetes Atmungszentrum, dem er aber nur reflektorische Tätigkeit zuschrieb. Außerdem nahm er an, daß eine die beiden Atmungszentren verbindende Zwischensubstanz die gleichzeitige Tätigkeit beider Seiten vermittle und vertrat diese Auffassung auch angesichts des eventuellen Weiterbestehens dieser „Harmonie" nach Medianspaltung des verlängerten Marks (vgl. sub II D 1 a, S. 108 ff.). Die bilateral-symmetrische Vertretung des Atmungszentrums im verlängerten Mark wurde von FLOURENS (1858) entgegen seiner ursprünglichen Annahme einer unpaaren Stelle schließlich auch anerkannt und später von GIERKE (1873) mit Hilfe der *lokalen Ausschaltung*, welche einen Ausfall der Atmung zur Folge hatte, in die sog. „Längsbündel", d. h. in den Bereich der Tractus solitarii verlegt, von MISLAWSKY (1885) in das Gebiet medial der Hypoglossuswurzeln, d. h. in die Formatio reticularis medialis, beidseits der Raphe (vgl. auch LABORDE 1890). GIRARD (1891) konnte ebenfalls feststellen, daß beidseitige Verletzung des medialen Teils der Ala cinerea die Atmung nicht aufhebt, während beidseitige Verletzung des lateralen Teils zum dauernden Verlust der Atmung führt (SCHIFF 1894, p. 29—41). Auch hieraus ergibt sich ein deutlicher Hinweis auf die bilateral getrennte Lokalisation von möglicherweise primär atmungsaktiven Substraten, die nach SCHIFFs Beschreibung am ehesten in der Formatio reticularis lateralis liegen würden. Auf Grund der Versuche von BIENFAIT (1892) sollten nach GAD (1902) eventuell sogar die Ambiguuskerne als Atmungszentrum betrachtet werden können, doch liegen keine Angaben über Ausfall der Atmung bei bilateraler Zerstörung dieser Substrate vor, und es haben die Versuche von BIENFAIT lediglich gezeigt, daß im Gegensatz zu den Befunden von GROSSMANN (1890) nach caudaler Abtrennung der Rumpfatmung und cranialer Abtrennung der Kopfatmung die Kehlkopfatmung weiter bestehen kann (vgl. S. 7).

GAD und MARINESCO (1892) suchten in systematischer Weise engumschriebene Stellen in der Medulla oblongata mittels erhitzter Glasperlen zu zerstören und dadurch die Atmung auszuschalten, legten aber ebensogroßen Wert auf die Lokalisation umfangreicher Exstirpationen, welche keinen Verlust der Atmung zur Folge hatten. Das wesentliche Resultat dieser Versuche bestand darin, daß bei der Katze die relativ zellreichere Formatio reticularis medialis, also ähnlich wie bei MISLAWSKY das Gebiet medial der Hypoglossuswurzeln, beim Kaninchen die Formatio reticularis lateralis zerstört werden mußte, um die Atmung, jeweils auf der betreffenden Seite aufzuheben (GAD 1893). Auch BECHTEREW (1908) gab als verantwortliches Substrat die Formatio reticularis lateral der Hypoglossuswurzel an und bezog sich dabei hauptsächlich auf das Kaninchen (l. c., p. 218). Daß entgegen der Annahme GIERKEs (s. o.) der Tractus solitarius mit seinem Kerngebiet nicht als primäres Atmungszentrum angesprochen werden kann, wurde schon von Mislawsky (1885) und Gad und Marinesco (1892) gezeigt und später von Allen (1927) und Vassella (1963) bestätigt. Dasselbe ergab sich nach Henderson und Craigie (1936) für den vereinigten Nucleus commissuralis. Eine weitere Bestätigung erfolgte alsdann durch die Ausschaltungsversuche von Wyss u. Mitarb. [Oberholzer, Andereggen und Wyss 1946; Wyss 1950 (a), 1954 (a)]. Dagegen scheint nach neueren Untersuchungen von Hukuhara, Sumi und Okada (1952/53) die Formatio reticularis lateralis sowohl für die Katze als auch für den Hund ein bilateral-symmetrisches Atmungszentrum darzustellen, das jedoch sehr weit lateral auf Höhe der Striae acusticae lokalisiert wurde. Weiter caudal gelegene Anteile der Formatio reticularis lateralis wurden von den Autoren als absteigendes efferentes System betrachtet. Die verwendete Technik der elektrolytischen Zerstörung gestattete allerdings keine örtliche Differenzierung der Läsionen in Richtung des Stichkanals und ließ auch Kompressionseffekte auf das umgebende Gewebe nicht vermeiden, so daß genauere Angaben über das verantwortliche Substrat nicht gemacht werden konnten (vgl. sub II B 2, S. 46).

Mit verfeinerter Ausschaltungstechnik gelang es neuerdings Vassella (1961), beim Kaninchen ein Gebiet abzugrenzen, dessen beidseitige Zerstörung zu primärer Atmungslähmung führt, d. h. zu unmittelbarem und definitivem Atmungsstillstand in Exspiration. Das verantwortliche Substrat liegt in der Formatio reticularis, beidseits lateral der Hypoglossuswurzel und ventrolateral vom Hypoglossuskern. Es erstreckt sich rostral vom Obex über etwa 2 mm in der Längsrichtung und mißt je etwa 1 mm in transversaler und dorsoventraler Richtung (Abb. 2). Zweifellos handelt es sich bei diesen auf einer hinreichend großen Zahl von Ausschaltungen mit positivem und negativem Resultat beruhenden Befunden um den bisher einwandfreiesten lokalisatorischen Nachweis des bulbären inspiratorischen Zentrums (s. u., S. 47), dessen genauere Lage im Übergangsbereich zwischen den von Meessen und Olszewski (1949) als „Subnucleus reticularis ventralis" und „Nucleus reticularis giganto-cellularis" bezeichneten Strukturen der bilateralen Anordnung des „noeud vital" beim Kaninchen (Schiff 1858/59; Flourens 1858, 1862) entspricht (vgl. sub II B 2, S. 43 ff.).

Die auf Le Gallois (1812) zurückgehende Methode des *queren Hirnstammschnitts*, die von Kehrer (1891) sogar an einem Neugeborenen mit Schädelperforation und noch erhaltener Atmung erprobt werden konnte, wurde bis in die neueste Zeit in ausgedehntem Maße nicht nur am Warmblüter (vgl. sub II B 1, S. 17—43), sondern auch am Kaltblüter [Flourens 1862; Langendorff 1887 (b); Oka 1958] zur Lokalisierung des Atmungszentrums in Anwendung gebracht. Das Prinzip dieser Art der Untersuchung bestand ursprünglich darin, diejenige Schnittebene zu bestimmen, die gerade genügend weit cranial gelegen ist, um die sog. Kopfatmung noch zu erhalten, und diejenige, welche gerade genügend weit caudal gelegen ist, um die Rumpfatmung zum Verschwinden zu bringen. Zwischen diese beiden Ebenen würde dann das Atmungszentrum zu lokalisieren sein. Grob-anatomisch ausgedrückt liegt dieser Bereich caudal

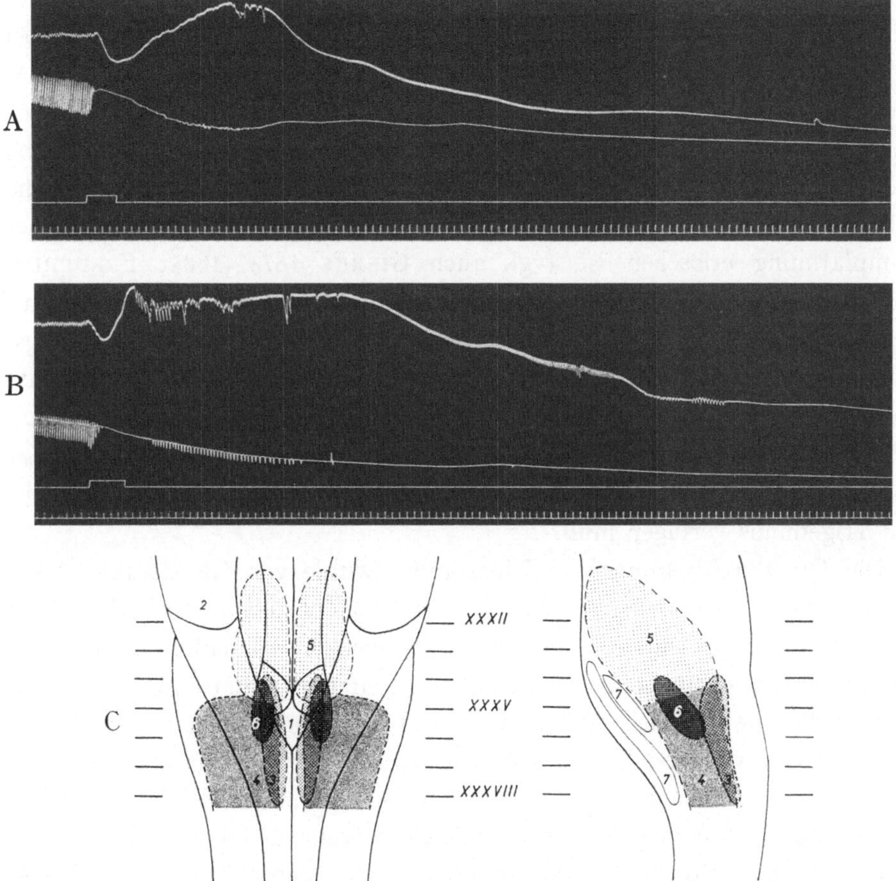

Abb. 2 A—C. Nachweis und Lokalisation eines primären respiratorischen Zentrums in der Medulla oblongata des Kaninchens auf Grund umschriebener Ausschaltungen hervorgerufen durch Koagulation mittels Hochfrequenzstrom. A: Beispiel eines sofortigen primären Atmungsstillstandes, wie er erhalten wird, wenn das verantwortliche Substrat auf der einen Seite bereits zerstört ist und auf der andern Seite durch einmalige Koagulation getroffen wird. B: Beispiel eines ähnlichen Versuchs mit vorübergehendem Wiederauftreten einer rudimentären Atmungstätigkeit. Blutdruckabfall während der Koagulation mit nachfolgendem durch Asphyxie bedingtem Anstieg und prämortalem Absinken. In A und B: Von oben nach unten Blutdruck mit Hg-Manometer; Pneumogramm, Inspiration nach unten; Koagulationssignal; Zeit in 3 sec. C: Lokalisation des kleinsten gemeinsamen Areals, dunkel schraffiert (6), dessen beidseitige Ausschaltung zum primären Atmungsausfall in Exspiration führt, und welches infolgedessen als *Sitz des bulbären inspiratorischen Zentrums* betrachtet werden kann. Die Lokalisation ist das Resultat aus 14 Versuchen entsprechend A, sowie aus 16 Versuchen entsprechend B und 48 negativen Versuchen, bei denen die gemeinsame Koagulationszone auf der einen Seite nur teilweise oder gar nicht betroffen war. Links Aufsicht, rechts Paramedianschnitt der Medulla oblongata. 1. Promontorium gliosum calami scriptorii. 2. Tuberculum acusticum. 3. Nucleus nervi hypoglossi. 4. Subnucleus reticularis ventralis. 5. Nucleus reticularis giganto-cellularis. 6. Gemeinsame Koagulationszone der Fälle mit primärem Atmungsstillstand. 7. Oliva inferior. — (4. und 5. nach MEESSEN und OLSZEWSKI 1949). XXXII—XXXVIII: Schnittebenen nach WINKLER und POTTER (1911). Aus VASSELLA (1961)

anschließend an die Tubercula acustica. Diese einfache Vorstellung eines einheitlichen bulbären Atmungszentrums, welche auf Grund der Abtragungsversuche von LE GALLOIS (1812), VOLKMANN (1841), FLOURENS (1842) und

BUDGE (1842) durchaus berechtigt erschien, konnte sich aber angesichts älterer und neuerer Erfahrungen auf die Dauer nicht halten. Schon LE GALLOIS und FLOURENS sahen sich veranlaßt, zwischen Rumpf- und Kopfatmung zu unterscheiden, und zwar in dem Sinne, daß Exstirpation der Medulla oblongata beide Atmungsarten zum augenblicklichen Verschwinden bringt, während bei caudal gelegtem Hirnstammschnitt die Kopfatmung in Form der „Kopfdyspnoe" allein erhalten bleibt (vgl. auch MARCKWALD 1887; LABORDE 1890; GROSSMANN 1890; GIRARD 1891; BIENFAIT 1892; PRÉVOST und STERN 1906/07) und bei cranialer Querdurchtrennung direkt über den Vagusursprüngen die selbstverständlich nur dyspnoisch nachzuweisende Kopfatmung bei erhaltener Rumpfatmung erloschen ist (vgl. auch GIERKE 1873, 1885; FREDERICQ 1883; GROSSMANN 1890; BIENFAIT 1892; PRÉVOST und STERN 1906/07). Aus diesen Befunden konnte allerdings noch keine „Gliederung des Atmungszentrums in der Längsachse" abgeleitet werden; denn auch so noch konnte ein einheitliches Atmungszentrum angenommen werden, welches der anatomischen Anordnung der Effektoren für die Kopfatmung entsprechend über einen aufsteigenden efferenten Weg nach den motorischen Kernen des Facialis und Trigeminus verfügen muß.

Die Querdurchtrennung des Hirnstamms wurde von GROSSMANN (1890) und BIENFAIT (1892) auch insofern ausgewertet, als nach cranialer *und* caudaler Unterbrechung der aufsteigenden *und* absteigenden efferenten Bahnen auf Weiterbestehen der über die erhaltenen Vagi efferent vermittelten Kehlkopfatmung geachtet wurde. GROSSMANN fand die Kehlkopfatmung in diesem Fall erloschen, während BIENFAIT ausdrücklich auf ihr Weiterbestehen hinwies und damit einerseits einen wesentlichen, wenn auch in der Regel vergessenen Beitrag zur Autonomie der Atmung leistete (vgl. sub I, S. 7), andererseits durch diese doppelte Schnittführung den Sitz des „centre principal" als eines einheitlichen bulbären Atmungszentrums in den auf der Höhe der Vaguswurzeln liegenden Abschnitt der Medulla oblongata verlegen konnte. Weder GROSSMANN noch BIENFAIT waren bei diesen Versuchen dem Einfluß des afferenten Lungenvagus nachgegangen, und daher mußte auch die Frage nach der Nichtübereinstimmung der von den Autoren erhobenen Befunde offen bleiben.

Die Methode des queren Hirnstammschnitts führte aber bald von der einfachen Lokalisation eines einheitlichen bulbären Atmungszentrums zur anatomisch-funktionellen Aufteilung in verschiedene bulbäre und suprabulbäre Hirnstammabschnitte, deren Zusammenspiel erst die Funktionsweise des Atmungszentrums zu erklären vermochte. So wurde die anfängliche Suche nach dem Sitz des Atmungszentrums zwangsläufig zur Erforschung seiner inneren Struktur. In analoger Weise, wie schon GIERKE (1873) zur Überzeugung kam, daß die von ihm ausgeschalteten atmungsaktiven Substrate als „coordinirte Theile eines Ganzen, welches immer noch den Namen Atemcentrum verdient, wenn es sich auch sehr von dem FLOURENS'schen unterscheidet" zu betrachten sind, so mußten auch MARCKWALD und KRONECKER (1880) und die ihnen folgenden Autoren, die sich der Querdurchtrennung des Hirnstamms bedienten, zu ähnlichen Schlußfolgerungen gelangen. Nach und nach setzte sich die Erkenntnis durch, daß es keinen engbegrenzten Sitz des Atmungszentrums geben kann, sondern daß es sich um ein ausgedehntes System handeln muß, für dessen Funktionieren verschiedene Teilsubstrate bulbärer und suprabulbärer Hirnstammabschnitte verantwortlich sind.

Durch diese Überlegungen wird es verständlich, daß lokale künstliche Reizung der Medulla oblongata, wie sie erstmals von KRONECKER und MARCKWALD (1879) ausgeführt wurde, sowie lokale Ausschaltung durch Kälte (FREDERICQ 1883) oder Anaesthesierung (ADUCCO 1890) nicht mehr dazu dienen konnten, den Sitz des Atmungszentrums genauer zu bestimmen. Je feiner lokalisiert solche Untersuchungen durchgeführt werden, und hierzu gehören auch die neueren von GESELL, BRICKER und MAGEE (1936) eingeführten Aktionsstromableitungen von der Medulla oblongata sowie die lokalen Reizversuche von PITTS, MAGOUN und RANSON [1939 (a, b)] und BROOKHART (1940), um so mehr mußte man sich davon überzeugen, daß auf diese Weise nur Teile eines größeren Ganzen auf ihre Aktivität untersucht werden können. Der in Analogie zum Sinusknoten des Herzens geschaffene Begriff vom engumschriebenen Sitz des Atmungszentrums läßt sich in dieser Form nicht mehr aufrecht erhalten. Was heute einer genaueren Lokalisierung bedarf, können nur noch die einzelnen Teilsubstrate des Atmungszentrums sein, deren nähere Kenntnis sich aus dem Bestreben, das Atmungszentrum als Ganzes immer genauer zu lokalisieren, ergeben hat. Die Methoden des Hirnstammschnitts, der lokalen Ausschaltung und Reizung sowie der elektrischen Ableitung mußten sich hier gegenseitig ergänzen, um die Erforschung der Funktionsweise des Atmungszentrums, die definitionsgemäß als dessen *Automatie* bezeichnet wird (vgl. sub I, S. 4), zu ermöglichen.

B. Die der Erforschung der Funktionsweise des Atmungszentrums zugrunde liegenden experimentellen Verfahren

1. Die Decerebrierungsversuche

Zur Erkenntnis, daß dem Atmungsrhythmus ein besonderer intrazentraler Schaltmechanismus zugrunde liegt, den man als Automatie bezeichnet, führten nicht etwa neuere, differenzierte Reiz- und Ableitungsversuche, sondern ältere Beobachtungen, die anläßlich kombinierter Durchschneidungsversuche angestellt wurden. Den Anfang dieser ganz speziellen Richtung experimenteller Feststellungen und neurophysiologischer Interpretationen machten MARCKWALD und KRONECKER (1880) mit ihrer Mitteilung „über die Auslösung der Athembewegungen". Die Autoren erkannten im inspiratorischen Stillstand der

Atmung, wie er bei suprabulbärem Hirnstammschnitt und zusätzlicher beidseitiger Vagotomie auftritt bzw. auftreten kann, einen charakteristischen, ausgesprochen abnormalen Aktivitätszustand des Atmungszentrums. Die aus-
führliche Beschreibung und Besprechung dieser Befunde erfolgte mehrere
Jahre später durch MARCKWALD (1887). Schon früher hatten KRONECKER
und MARCKWALD (1879) bei teilweiser Abtrennung des atmungsaktiven Anteils
der Medulla oblongata vom höheren Hirnstamm gelegentlich auftretende
Atmungskrämpfe beobachtet, die sie an ähnliche Befunde von LUCIANI (1879)
erinnerten, auch wohl an Perioden Cheyne-Stokes'scher Atmung. MARCK-
WALDs originelle Idee war es dann, diesem inspiratorischen Stillstand der
Atmung grundlegende Bedeutung für das Zustandekommen der Atmungsrhythmik beizumessen. Bezeichnend ist in dieser Hinsicht, daß er entgegen
einer damals sehr geläufigen Annahme dem Vagus weder inspiratorische noch
exspiratorische Fasern zuschrieb, wohl aber *eine* Sorte von afferenten Fasern,
welche den Vagus zum „Entlader" des Atmungszentrums machen sollten.
Dieser bildliche Ausdruck, dem keine genauere Vorstellung vom eigentlichen
Mechanismus zugrunde lag, zusammen mit der schon früher (vgl. sub I, S. 7)
erwähnten Angabe MARCKWALDs, daß höchstens dieser inspiratorischen Aktivität noch gewisse autonome Potenzen zukommen, zeigt recht deutlich, in welch
zutreffender Weise dieser Autor der achtziger Jahre das Prinzip der Automatie des Atmungszentrums auf das Wesentliche zu reduzieren verstand. Primär liegt autonome inspiratorisch-tonische Aktivität vor; sekundär wird sie,
am Beispiel der vagal-reflektorischen Beeinflussung, zum Rhythmus moduliert.

Das große Verdienst MARCKWALDs wird durch die Tatsache, daß sich einige
frühere Autoren schon ähnliche Vorstellungen gemacht hatten, in keiner
Weise geschmälert. Zu erwähnen ist außer FUNKE (1858), der die Atmung
als rhythmisch unterbrochene Tätigkeit der Inspiratoren charakterisierte,
ganz besonders BUDGE (1859), der im „noeud vital" ein stetig inspiratorisch
wirksames „centrum respiratorium" erblickte, d. h. ein primär inspiratorisch-
tonisches Zentrum, dessen Tätigkeit erst über das sekundäre „centrum nervorum vagorum" in eine rhythmische verwandelt würde. Dabei nahm BUDGE
ein auf MÜLLER (1837, pp. 66—79) zurückgehendes „Widerstandsprinzip" an,
indem vom afferenten Vagus aus ein gegen die inspiratorische Aktivität sich
ausbildender Widerstand angeregt würde, der die Exspiration veranlassen und
damit den Rhythmus verursachen sollte. Allgemeiner bekannt und auch
konkreter definiert wurde diese Widerstandshypothese durch ROSENTHAL
(1862, 1875), der sie aber nicht auf den Vagus, sondern auf die intrazentralen
Vorgänge selber bezog. Er entwarf hierfür ein einfaches physikalisches Modell,
das genau dem entspricht, was man heute als Kippschwingsystem bezeichnet
und auch in neuerer Zeit wieder für die Erklärung des Atmungsrhythmus
vorgeschlagen hat (BETHE 1943; MEIER und BUCHER 1944; PITTS 1946). Die
schon bei LE GALLOIS nachweisbare Tendenz, ein primäres inspiratorisches

Zentrum anzunehmen und dem exspiratorischen nur sekundäre Bedeutung beizumessen (vgl. auch LOCKENBERG 1873), findet sich in etwas anderer Form auch bei MARTIN (1878/79), der auf Grund von Untersuchungen am Frosch das erstere als „more irritable and more readily discharging“, das letztere als „less irritable and less readily discharging“ bezeichnete. Viel deutlicher drückte sich GAD (1886) aus, der nur dem Inspirationszentrum autochthone Befähigung, d. h. autonome Potenz zuschrieb und nur *dessen* Nervenzellen als auf den normalen Blutreiz empfindlich betrachtete. Auch in dieser letzteren Beziehung haben neuere Autoren ähnliche Ansichten geäußert, indem z. B. STELLA [1938 (b), 1939 (a)] dem „apneustischen Zentrum“ (vgl. S. 22) sowohl die direkte Ansprechbarkeit auf die Kohlensäurespannung als auch die indirekte auf den durch die Glomusafferenzen vermittelten Sauerstoffmangel einräumte [vgl. auch LUMSDEN 1923/24 (a, b)].

Die ganze Tragweite des von MARCKWALD am Kaninchen erhobenen Befundes, wonach suprabulbärer Hirnstammschnitt kombiniert mit beidseitiger Vagotomie zu lang anhaltendem Inspirationstetanus führt, wurde weder vom Autor selber noch von seinen Zeitgenossen richtig erkannt. Sicher fehlte es nicht an der experimentellen Bestätigung dieses auffallenden Befundes, so durch CHRISTIANI (1882), JOSEPH (1883), LANGENDORFF [1887 (a)], FRANCK und LANGENDORFF (1888), LOEWY [1888 (a)], LEWANDOWSKY (1896), ASHER und LÜSCHER (1899), KOSTIN [1904 (a)] und NIKOLAIDES (1905), die alle am Kaninchen experimentierten. Entgegen den Angaben MARCKWALDs fand LOEWY, daß die „Atemkrämpfe“ nicht arhythmisch, sondern rhythmisch auftreten; der Rhythmus war aber ganz bedeutend verlangsamt. Insbesondere wurde von LOEWY [1888 (a, b)] die außerordentlich wichtige, wenn auch auf Grund der heutigen Kenntnisse selbstverständliche Feststellung gemacht, daß nach suprabulbärem Hirnstammschnitt und *einseitiger* Vagotomie die charakteristischen Inspirationskrämpfe auch dann auftreten, wenn auf der Seite des intakten Vagus die Lunge zum Kollabieren gebracht wird, und daß sie wieder verschwinden, wenn diese Lunge von neuem gebläht wird. Die Analogie zum vorübergehenden Inspirationstetanus bei Pneumothorax (vgl. sub III B 4 a, S. 303 ff.) sowie zur inspiratorischen Nachwirkung der afferenten Vagusreizung (vgl. sub III B 2 d, S. 242 ff.) und zum inspiratorischen Übergangseffekt der Vagusausschaltung (vgl. sub III B 1 a, S. 207 ff.) ist offensichtlich. LOEWYs Beobachtungen sowie deren Deutung wurden von KOSTIN [1904 (a)] vollinhaltlich und mit graphischen Belegen (Abb. 3) bestätigt, und es wurde von diesem Autor die Frage nach dem Entstehen des Atmungsrhythmus u. a. mit dem bezeichnenden Hinweis darauf, daß das Atmungszentrum vor Tetanus bewahrt werden müsse, beantwortet. Damit schloß sich KOSTIN auch insofern der von MARCKWALD vertretenen Auffassung an, als er eine primär-autonome inspiratorische Aktivität voraussetzte, aus welcher heraus erst sekundär, und zwar auf reflektorischem Wege, der Rhythmus entstehen soll.

Nachgeprüft und erweitert wurden die MARCKWALDschen Experimente im Anschluß an LOEWY [1888 (a)] hauptsächlich durch LEWANDOWSKY (1896) und NIKOLAIDES (1905), denen es vor allem darum ging, die obere Grenze desjenigen suprabulbären Hirnstammabschnittes, dessen Querdurchtrennung im Verein mit Vagotomie zu Inspirationstetanus führt, genauer zu bestimmen. Den nicht sehr scharf begrenzten Querschnittsläsionen ist es wahrscheinlich zuzuschreiben, daß LEWANDOWSKY in Bestätigung MARCKWALDs [1890 (b)] schon nach Schnitt dicht hinter der Vierhügelplatte oder sogar durch die hinteren Zweihügel und eventueller Vagotomie (vgl. unten) Inspirationskrämpfe auftreten sah, dagegen nicht bei rostral von den hinteren Zweihügeln gelegtem

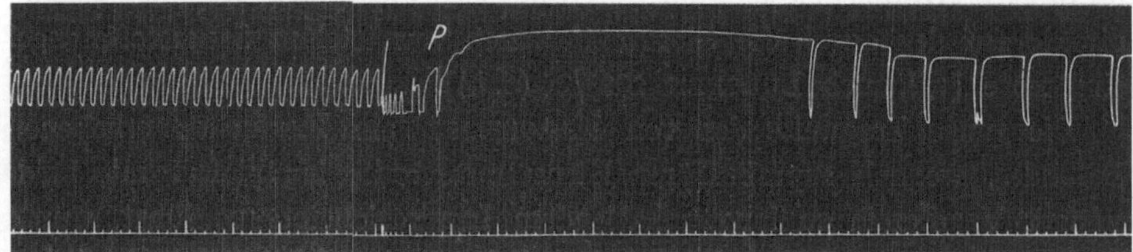

Abb. 3. Vorübergehender Inspirationstetanus hervorgerufen durch einseitigen Pneumothorax (p) bei intakten Vagi. Kaninchen, decerebriert (4 mm oberhalb der Alae cinereae). Zwerchfellkontraktionen; „Inspiration" nach oben. Zeit in 1 und $^1/_5$ sec. Der Versuch zeigt den primär „arhythmischen Atmungskrampf" (MARCKWALD 1887) und dessen Übergang in die „rhythmischen Atmungskrämpfe" mit langsamer Periodik [LOEWY 1888 (a)]. Inwieweit hier die noch erhaltenen Vagi eine Rolle spielen, läßt sich nicht entscheiden; durch Vagotomie (statt Pneumothorax) wurden in andern Versuchen analoge Effekte erhalten. [KOSTIN 1904 (a)]

Querschnitt, und daß er demzufolge, wie schon MARCKWALD, ein Inspirationshemmungszentrum in die caudalen Zweihügel verlegte. Nach einem Schnitt durch das vordere Paar der Vierhügel entsprach in den Versuchen von NIKOLAIDES der Vagotomieeffekt etwa dem bei intaktem Nervensystem zu erwartenden (Abb. 4, A), während ein durch das hintere Vierhügelpaar bzw. caudal davon gelegter Querschnitt eine Situation schuf, in welcher von etwa normaler Atmung ausgehend die beidseitige Vagotomie zu den langdauernden „Inspirationskrämpfen" führte (Abb. 4, B). Diese funktionell sehr eindeutigen Resultate entbehren aber einer genaueren anatomischen Lokalisierung der durch den Querschnitt gesetzten Läsionen.

Im Gegensatz zu den früheren Angaben von MARCKWALD [1887, 1890 (b)], LOEWY [1888 (a)] und FRANCK und LANGENDORFF (1888) und den späteren von ASHER und LÜSCHER (1899) und NIKOLAIDES (1905) konnte LEWANDOWSKY (1896) am Kaninchen eine inspiratorisch betonte Atmung bei direkt hinter den Corpora quadrigemina angelegtem Hirnstammschnitt auch ohne Vagotomie beobachten. Ein ähnliches Resultat wurde von TREVAN (1915/16) und TREVAN und BOOCK (1922) für die Katze angegeben. Immerhin mußten alle diese Autoren nach Decerebrierung durch die rostrale Hälfte des Pons feststellen, daß Vagotomie die Atmung noch viel tiefer und langsamer und stärker inspiratorisch betont werden ließ. Die Vermutung, daß bei diesen nur scheinbar nicht übereinstimmenden Befunden ein verschiedenes Verhalten von Kaninchen und Katze im Spiele sein könnte, daß aber vor allem mit sekundären Schädigungen des verbleibenden Hirnstamms durch Nebenverletzungen, hämorrhagische Kompression und Durchblutungsstörungen zu rechnen ist, wurde erst von LUMSDEN [1923 (a)] eingehender berücksichtigt.

Es ist zweifellos berechtigt, mit LUMSDEN [1923 (a)] eine neue Ära in der Erforschung der Automatie des Atmungszentrums beginnen zu lassen. Das

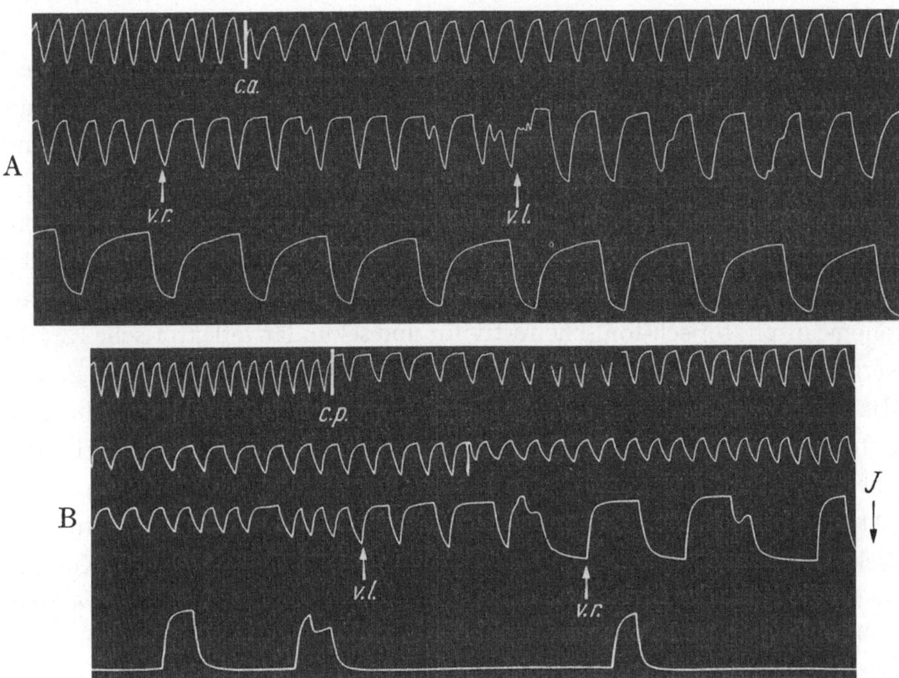

Abb. 4A u. B. Einfluß der Höhe des Hirnstammschnitts auf den Effekt der Vagotomie. Kaninchen. Pneumogramm, Inspiration nach unten. A: Querschnitt im Bereiche der Corpora quadrigemina anteriora (c.a.) gefolgt von Vagotomie rechts (v.r.) und links (v.l.). Gewöhnlicher Vagotomieeffekt. B: Querschnitt im Bereiche der Corpora quadrigemina posteriora (c.p.) gefolgt von Vagotomie links (v.l.) und rechts (v.r.). Starke inspiratorische Betonung mit Übergang zu periodisch unterbrochenen Inspirationskrämpfen. Vorläufer der typischen „Apneusis". (NIKOLAIDES 1905)

Hauptverdienst dieses Autors lag in der exakten Differenzierung der Hirnstammquerschnitte und der vergleichenden Untersuchung verschiedener Species; obschon die publizierten Resultate fast ausschließlich die Katze betreffen. Demgegenüber läßt die Aufzeichnung der Atmungsbefunde, verglichen mit denjenigen der früheren Autoren der Jahrhundertwende zu wünschen übrig. Was aber den Arbeiten LUMSDENs [1923 (a, b), 1923/24 (a, b)] den durchschlagenden Erfolg brachte, war die mehr symbolische als kritische Einteilung des Atmungszentrums in verschiedene Teilzentren, die verschiedenen Atmungsformen vorstehen sollten. Er unterschied ein im Bereiche des „noeud vital" liegendes „gasping centre", weil mit relativ caudal gelegtem Bulbärschnitt nur noch eine durch seltene und tiefe Inspirationen charakterisierte

„Keuch- oder Schnappatmung" übrig blieb. Etwas weiter cranial lokalisierte LUMSDEN ein Exspirationszentrum, welches zusammen mit dem auf Höhe der Striae acusticae liegenden „apneustic centre", das ein Inspirationszentrum darstellt, die bei suprabulbärem Ponsschnitt noch erhaltene Atmungsrhythmik erklären sollte. Im Hinblick darauf, daß Abtrennung vom cranialen Ponsdrittel zu einer durch Inspirationstetani veränderten Atmung führen *kann*, wurde schließlich im cranialsten Ponsabschnitt ein „pneumotaxic centre" angenommen, welches als weiteres exspiratorisches Zentrum zu betrachten ist. Das Inkohärente dieser Einteilung ist, daß das erstgenannte „gasping centre" sowie das „pneumotaxic centre" je für eine bestimmte Atmungsform verantwortlich sein sollten, während die beiden dazwischenliegenden Zentren als rein exspiratorischer bzw. rein inspiratorischer Natur betrachtet wurden und demnach als funktionelle Teilzentren, die erst im Zusammenspiel miteinander zur Atmungsrhythmik führen, gelten konnten. Wie wenig sagt diese schematisch-formale Beschreibung des Atmungszentrums aus verglichen mit den Überlegungen, welche sich die Autoren des letzten Jahrhunderts über primärautonome inspiratorisch-tonische Aktivität und sekundär-reflektorische Rhythmuserzeugung gemacht hatten!

Immerhin verdienen aus den Angaben LUMSDENs [1923 (a)] verschiedene Punkte hervorgehoben zu werden. An erster Stelle steht der Begriff der „Apneusis", womit LUMSDEN das in Inspirationsstellung erfolgende Anhalten der Atmung bezeichnete. Es handelt sich hier zweifellos um die inspiratorisch-tonische Grundinnervation. Die Lokalisation dieser inspiratorischen Komponente auf die Höhe der Striae acusticae, d. h. auf das Übergangsgebiet zwischen Medulla oblongata und Pons wird wohl dahin zu interpretieren sein, daß inspiratorisch wirksame Substrate sowohl auf bulbärem Gebiet als auch auf caudalem Ponsgebiet liegen. Selbstverständlich müssen inspiratorische Substrate auch im Bereich des „gasping centre" vorkommen; denn auch diese Form der Atmung ist ohne inspiratorisch wirksame Komponente nicht denkbar. Man kann demnach auf Grund dieses von LUMSDEN vorgeschlagenen Apneusis-Prinzips zum mindesten annehmen, daß inspiratorisch wirksame Nervenzellen auf die ganze Länge der Medulla oblongata verteilt sind und mehr oder weniger weit in den Ponsabschnitt hinaufreichen. Man kann mit einiger Wahrscheinlichkeit hinzufügen, daß solche Nervenzellen im Übergangsbereich zwischen Medulla oblongata und Pons in besonderer Weise massiert vorhanden sind. Mehr läßt sich aber an Hand solcher Querschnittsversuche nicht aussagen. Vor allem berücksichtigte LUMSDEN die Frage nach dem eventuell verschiedenen Grad autonomer Potenzen dieser Zellen nicht, auch nicht im Zusammenhang mit der Untersuchung ihrer Ansprechbarkeit auf Kohlensäure [LUMSDEN 1923/24 (a)]. Es ist nämlich gar nicht gesagt, daß die Zellen des „apneustic centre" über den höchsten Grad von Autonomie verfügen, um so weniger, als weiter caudal gelegene inspiratorische Substrate vorkommen, die nicht in einem direkten Abhängigkeitsverhältnis zum „apneustic centre" zu stehen brauchen.

Ein weiterer Punkt in LUMSDENS erster Publikation [1923 (a)] ist die Tatsache, daß bei der Katze Apneusis auch ohne Vagotomie zustande kommt, vorausgesetzt, daß der Ponsschnitt in ventrocaudaler Richtung geführt wird und damit tegmentalen Isthmusanteil von caudaleren Abschnitten trennt. Da LEWANDOWSKY (1896), wie oben (S. 20) angegeben, etwas Ähnliches für das Kaninchen feststellte, liegt die Vermutung nahe, daß auch abgesehen von der Artverschiedenheit die jeweilige inspirationshemmende Wirksamkeit des afferenten Vagus, die auch gewissen experimentell und anderweitig bedingten Schwankungen unterworfen sein kann, in dem Sinne eine entscheidende Rolle spielt, daß sie das Auftreten der Apneusis mehr oder weniger leicht verhindern kann. Die Unterbrechung des afferenten Lungenvagus ist demnach nicht eine condicio sine qua non für das Auftreten der Apneusis, sondern nur ein sie begünstigender Faktor. Das wesentliche Moment scheint der Wegfall eines im oberen Ponsdrittel liegenden exspiratorischen Substrates zu sein, welches von LUMSDEN als „pneumotaxic centre" bezeichnet wurde. Diese Interpretation geht vielleicht schon etwas darüber hinaus, was sich LUMSDEN selber vorgestellt hatte. Ob er z. B. seinem „pneumotaxic centre" eigene Rhythmizität zuschrieb, geht aus seinen Ausführungen nicht mit genügender Deutlichkeit hervor, auch nicht, ob er eventuell schon an eine reziproke Gegenwirkung zwischen den verschiedenen Teilzentren dachte. Seine ganze Konzeption war noch allzu sehr anatomisch-schematisch bestimmt und ließ daher keinen Raum für differenziertere neurophysiologische Überlegungen funktioneller Art. Wohl bezeichnete er das „pneumotaxic centre" als „automatisch" und ließ es hemmend auf das „apneustic centre" einwirken; doch ist nicht klar, ob „Automatie" hier Rhythmik oder Autonomie bedeutet [LUMSDEN 1923 (a, b)]; nach späteren Angaben ist die Tätigkeit des „pneumotaxic centre" eine rhythmische [LUMSDEN 1923/24 (b)].

Ein dritter Punkt, auf den LUMSDEN [1923 (a)] nur beiläufig hinwies, betrifft die in der Apneusis auftretende Periodik. Auch hier geht aus den Angaben des Autors nicht mit genügender Deutlichkeit hervor, ob unter „Apneusis" der dauernde, ununterbrochene Inspirationstetanus zu verstehen ist, oder ob das „apneustic centre" selber einen Rhythmus produziert. Daß die Annahme, es handle sich beim apneustischen Zentrum um ein inspiratorisch-tonisch wirksames Substrat, dessen Aktivität nur durch sekundäre Faktoren unterbrochen wird, zu Recht besteht, mag aus der dem ersten Beitrag LUMSDENS [1923 (a)] entnommenen Abb. 5 hervorgehen. Hier zeigt sich, daß die Apneusis erst dann zurückgeht, wenn der Blutdruck schon erheblich abgefallen ist, daß mit diesem Rückgang der inspiratorisch-tonischen Innervation sog. „gasps", d. h. schnappartige Atemzüge auftreten, die offensichtlich durch erneute Ventilation zum Wiederanstieg des Blutdrucks und damit zum Wiederauftreten der Apneusis führen. Zweifellos hätte das experimentum crucis, d. h. die künstliche Beatmung, das Durchhalten der Apneusis bewirkt; der Versuch wurde aber von LUMSDEN, jedenfalls in diesem Zusammenhang, nicht ausgeführt, obschon sich der Autor der Tatsache bewußt war, daß Asphyxie sofortiges Nachlassen der Apneusis zur Folge hat [LUMSDEN 1923/24 (a, b)]. Selbstverständlich ist hier darauf hinzuweisen, daß es je nach der Ausdehnung der zentralen Läsion alle Übergänge zwischen reiner Apneusis, apneustischer und mehr oder weniger unbeeinflußter Atmung gibt, und daß Befunde, wie sie Abb. 5 darstellt, nur bei sehr ausgesprochener Apneusis erhoben werden können. Wichtig ist aber die Feststellung, daß Apneusis als aktive Leistung eines inspiratorischen Substrats auf eine ausreichende Sauerstoffversorgung der maßgebenden Hirnstammabschnitte angewiesen ist.

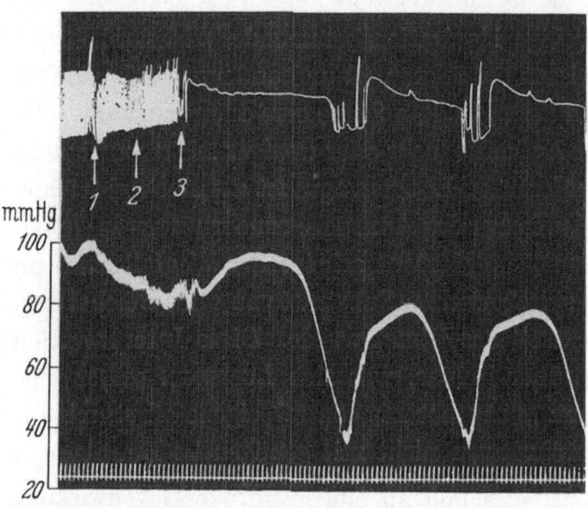

Abb. 5. Beispiel dafür, daß die „Apneusis" ein inspiratorischer Dauertonus ist, der durch sekundäre Faktoren, hier Blutdruckabfall, periodisch unterbrochen wird. Katze; ohne Angabe ob vagotomiert; Apneusis kommt auch bei intakten Vagi vor. Von oben nach unten: Atmung, pneumato-stethographisch registriert; Inspiration nach oben. Blutdruck der A. carotis communis dextra mit Hg-Manometer registriert. Zeit in 5 sec. — Durchschneidungen des Hirnstamms: *1.* auf Höhe des Mittelhirns; *2.* vom hinteren Rand der caudalen Zweihügel gegen den vorderen Rand des Pons; *3.* vom hinteren Rand der caudalen Zweihügel gegen den hinteren Rand des Pons. [LUMSDEN 1923 (a)]

Ein letzter Punkt, den LUMSDEN [1923 (a)] selber speziell betonte, bezieht sich, im Gegensatz zu den Angaben MARCKWALDs [1890 (b)] und LEWANDOWSKYs (1896, p. 483 ff.), auf die Nichtbeteiligung der caudalen Zweihügel am zentralnervösen Atmungsapparat. Ein Querschnitt, der direkt hinter der Vierhügelplatte den Pons vom Mittelhirn abtrennt, läßt die Atmung unverändert, und die Vagotomie ergibt den gleichen Effekt wie bei intaktem Nervensystem. Das Atmungszentrum reicht also nicht weiter hinauf als bis und mit dem rostralen Drittel des Pons.

LUMSDENs Verdienst an der Erforschung der Automatie des Atmungszentrums besteht darin, daß er verschiedene Teilzentren unterschied, deren Zusammenwirken erst die normale Atmung ermöglicht, und daß er für diese verschiedenen Teilzentren eine ungefähre anatomische Lage angeben konnte. Dagegen hat sich LUMSDEN mit der Frage der Rhythmusentstehung nicht befaßt; er war noch befangen von der alten Idee des „automatisch", d. h. autonom rhythmisch tätigen Zentrums, wenigstens soweit dies sein „gasping centre" und sein „pneumotaxic centre" betrifft. Beim „apneustic centre" ist die rein tonische Funktionsweise schon eher ersichtlich, aber auch nicht expressis verbis definiert, und für das bulbäre exspiratorische Zentrum fehlen genauere Angaben. LUMSDENs weitere Untersuchungen über die exspiratorische Aktivität [1923 (b)] und die chemische sowie vagale Beeinflussung der verschiedenen Teilzentren [1923/24 (a, b)] brachten zum Problem der Automatie des Atmungszentrums keine wesentlich neuen Gesichtspunkte, und vor allem wären die Angaben über vagale Reiz- und Ausschaltungseffekte auf Grund der neueren Kenntnisse zu revidieren. Dies lohnt sich angesichts der graphisch nicht einwandfreien Atmungsregistrierung aber nicht.

Kritik an den von LUMSDEN durchgeführten Untersuchungen wurde unter dem Patronat MISLAWSKYs von TEREGULOW (1929) und fast gleichzeitig von SCHOEN (1928), HENDERSON und SWEET (1930) und HESS [1931 (b)] geübt. Insbesondere wurde von HENDERSON und SWEET für die Katze gezeigt, daß es möglich ist, eine normale, wenn auch etwas verlangsamte Atmung nach vollständiger Querdurchtrennung der Medulla oblongata caudal der Striae acusticae noch aufrecht zu erhalten. Dies beweist aber nur, daß im bulbären Bereich noch soviel inspiratorisches und exspiratorisches Substrat vorhanden sein *kann*, wie notwendig ist, um im reziproken Gegenspiel einen Rhythmus zu erzeugen. Ein Widerspruch zu der von LUMSDEN aufgestellten These ergibt sich hieraus nicht; denn zwischen „gasping" einerseits und „apneusis" andererseits könnte doch irgendwo ein Übergangsstadium möglich sein, das einen wenn auch noch verlangsamten Rhythmus zustande kommen läßt. Jedenfalls schließt die von LUMSDEN gegebene Gliederung des Atmungszentrums, die ja rein phänomenologischen Charakter hat und über die inneren Mechanismen nichts aussagt, diese Überlegung nicht aus. Ein etwas höher gelegter Schnitt würde dann nach LUMSDEN zur Apneusis führen, weil unverhältnismäßig viel mehr inspiratorisches Substrat hinzukommt, während ein tiefer gelegter Schnitt deshalb zum Gasping Anlaß geben würde, weil weitere Anteile sowohl vom inspiratorischen als auch vom exspiratorischen Substrat in Wegfall kommen. Die Tatsache, daß auch eine reduzierte Medulla oblongata noch fähig ist, einen den Bedürfnissen vielleicht sogar genügenden Ventilationsrhythmus zu gewährleisten, schließt die Beteiligung suprabulbärer Mechanismen am normalen Atmungsrhythmus keineswegs aus. Das Prinzip der in der Biologie immer wieder anzutreffenden mehrfachen Sicherung wird wohl dem unmittelbar lebenswichtigen Atmungszentrum nicht vorenthalten sein!

Ein weiterer von HENDERSON und SWEET (1930) vorgebrachter und von HESS [1931 (b)] unterstützter Einwand gegen die von LUMSDEN vertretene Auffassung betraf die Zurückführung der Apneusis auf die als atmungsunspezifisch zu betrachtende Erscheinung der Enthirnungsstarre. Zweifellos liegt hier, innerhalb der Atmungsmotorik, eine der Enthirnungsstarre analoge Situation vor. Sie betrifft aber nicht die Antigravitationsmuskeln, sondern die Inspiratoren, und es steht zur Diskussion, ob auch das Zwerchfell, welches sich in ausgesprochenem Maße an der Apneusis beteiligt, zu den Antigravitationsmuskeln zu rechnen ist. Die Tatsache jedoch, daß Unterbrechung der rubro-spinalen Bahnen nicht zu inspiratorischer Tonisierung führt, und daß in typischer Enthirnungsstarre keine verlängerte Inspirationsphase auftritt, spricht eher gegen die Deutung der Apneusis als Symptom der allgemeinen Enthirnungsstarre [KELLER 1929, 1930 (b)]. Diese Ansicht wird durch neuere Befunde von COLLE u. Mitarb. unterstützt, wonach an Kaninchen und Katzen der elektromyographische Nachweis dafür erbracht wurde, daß die Intercostalmuskeln, und zwar sowohl die inspiratorisch als auch die exspiratorisch wirksamen, sich an der Enthirnungsstarre mit tonischer Aktivität beteiligen, daß dagegen das Zwerchfell unbeteiligt bleibt, d. h. nur eine respiratorische und keine posturaltonische Funktion ausübt (COLLE und MEULDERS 1959; MASSION, MEULDERS und COLLE 1960). In diesem Sinne spricht auch die Tatsache, daß wohl die Intercostalmuskeln, nicht aber das Zwerchfell durch Kleinhirnreizung (lobus anterior) beeinflußt werden (MEULDERS,

Massion und Colle 1960). Zweifellos ist es nach alledem nicht richtig, die Apneusis
einfach als eine Teilerscheinung der Enthirnungsstarre zu erklären. Sie als ein der Enthirnungsstarre analoges Phänomen zu betrachten, dürfte aber doch gerechtfertigt sein;
denn hier wie dort handelt es sich offensichtlich um eine Enthemmung, bedingt durch
den Wegfall höherer, hemmender Einflüsse. Daß dabei die „kritische Höhe" für die
klassische Enthirnungsstarre auf mesencephalem, für die Apneusis auf bulbo-pontinem
Niveau liegt, läßt sich ohne weiteres verstehen, wenn man bedenkt, daß die Integration
der Atmungsmotorik auf tieferem Niveau zustande kommt als diejenige der Körpermotorik.

Schon vor Lumsden hatte Coombs (1918) den Einfluß des queren Hirnstammschnitts auf die Atmung der Katze untersucht und dabei festgestellt,
daß eine Querschnittsläsion am cau-
dalen Ende der Vierhügelplatte zu
verlangsamter und vertiefter Atmung
führt, d. h. zu einer Atmungsform,
welche derjenigen nach Vagotomie
ähnlich sein soll. Es ist möglich, daß
die Atmung sich im Sinne inspiratorischer Betonung veränderte, d. h.
Tendenz zu apneustischem Typus
zeigte; doch läßt sich dies aus der
einzigen diesbezüglich publizierten
Atmungskurve (l. c., p. 466, Fig. 2)
nicht mit Sicherheit entnehmen. Die
Versuche wurden im Zusammenhang
mit der Durchschneidung der dorsalen Wurzeln angestellt (vgl. sub IV,
S. 355—56), und es wurden die Vagi
offenbar immer intakt belassen;

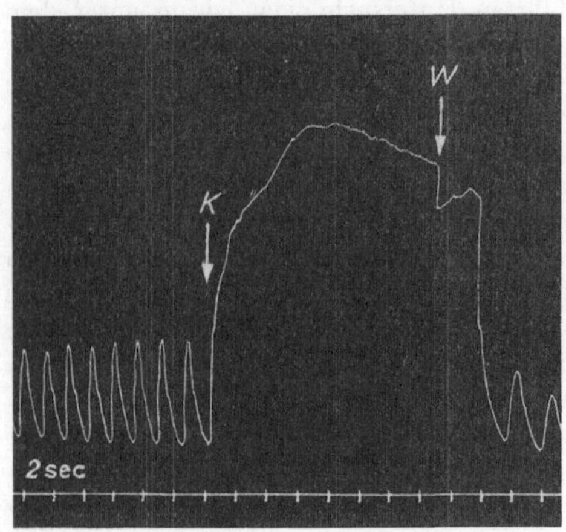

Abb. 6. „Apneusis" hervorgerufen durch vorüber-
gehende Unterkühlung beider Vagi. Katze, decere-
briert durch Schnittführung vom hinteren Rand der
caudalen Zweihügel gegen 2,5 mm caudal vom vorderen
Rand des Pons. Atmung pneumatisch registriert vom
Abdomen aus; Inspiration nach oben. Gleich wie
Kühlung (K) der Vagi wirkte beidseitige Vagotomie.
W Wiedererwärmung. [Stella 1938 (a)]

andernfalls müßte es wohl unfehlbar zur Apneusis gekommen sein. Es ist aber
anzunehmen, daß diese von Coombs nicht erkannt worden wäre, denn die Autorin
hat die von Marckwald (1887) erhobenen Befunde auch nicht in diesem Sinne
zu deuten vermocht. So blieb denn die Entdeckung der „Apneusis" Lumsden
vorbehalten. Auch in einer späteren Mitteilung wurde von Coombs (1930) bei
Querschnittsläsion hinter der Vierhügelplatte zwar eine Unregelmäßigkeit der
Atmungsbewegungen beobachtet; diese wurde jedoch nicht im Sinne Lumsdens
interpretiert, und der Vagotomietest auf Apneusis wurde offenbar von Coombs
auch zu diesem Zeitpunkt nicht vorgenommen. Dagegen wurde versucht, die
unregelmäßige Atmung bei Ponsschnitt auf den partiellen Ausfall proprioceptiver
tiver Afferenzen zurückzuführen.

Die von Lumsden vornehmlich an der Katze erhobenen Befunde wurden
von Stella [1938 (a)] am gleichen Tier einer systematischen Nachprüfung
unterzogen. Im wesentlichen konnten die Angaben Lumsdens bestätigt
werden. Abweichend war das Ergebnis dieser Nachprüfung insofern, als

Ponsschnitt auf irgendeiner Höhe allein nicht zu Apneusis führt, daß also zusätzliche beidseitige Vagotomie hierfür unbedingt erforderlich ist. Dies würde wiederum der ursprünglichen Beobachtung von MARCKWALD (1887) entsprechen. Erwähnenswert ist die in Abb. 6 wiedergegebene, durch Vaguskühlung bewirkte reversible Apneusis, die in besonders eindrücklicher Weise die aktive Inspirationsleistung darstellt. Bezüglich der Interpretation schloß sich STELLA weitgehend den Ansichten LUMSDENs an, indem er dem pneumotaktischen Zentrum eine periodisch-hemmende Einwirkung auf das apneustische Zentrum zuschrieb. Er setzte offensichtlich eine eigene rhythmische Tätigkeit des pneumotaktischen Zentrums voraus. Beachtenswert sind STELLAs Deafferenzierungsversuche, die einen neueren Beitrag zum Autonomieproblem lieferten (vgl. sub I, S. 7) und zur Schlußfolgerung führten, daß nicht nur dem regulären Atmungsrhythmus, sondern nach Ausschaltung des pneumotaktischen Zentrums auch dem Zustand der Apneusis eine autonome Ursache zugrunde gelegt werden muß. Außerdem wandte sich STELLA entschieden gegen eine Erklärung der Apneusis als Symptom der Enthirnungsstarre und betrachtete die Apneusis lediglich als eine übertriebene inspiratorische Aktivität. Richtiger und zutreffender wäre es vielleicht, zu sagen, daß die Apneusis für das inspiratorisch-motorische System denjenigen Zustand darstellt, den die Enthirnungsstarre für das motorische System der Antigravitationsmuskeln bedeutet. In weiteren Untersuchungen konnte STELLA [1939 (b)] mit Hilfe partieller Durchschneidungen, ebenfalls an der Katze, die Lage des pneumotaktischen Zentrums sowie dessen absteigende Verbindungen zum apneustischen Zentrum in ventro-medial gelegene Bezirke des Tegmentum pontis lokalisieren. Versuche über Ponsschnitteffekte am Hund ergaben im Prinzip gleichartige Resultate wie bei der Katze. Sie trugen aber erst vorläufigen Charakter [STELLA 1937, 1939 (c)]. Als besondere Erscheinung wurde am auf Ponsmitte decerebrierten Hund ein von STELLA [1939 (c)] in unzutreffender Weise als Apnoe bezeichneter exspiratorischer Atmungsstillstand beobachtet, dessen vagale Ursache unzweifelhaft daraus hervorging, daß Thoraxkompression zum Auftreten rhythmischer Atmungsbewegungen und Lungenkollaps sowie beidseitige Vagusausschaltung zu ausgesprochener Apneusis führten. Damit konnte eine schon zuvor von MANSFELD und TYUKODY (1936, 1937) und MANSFELD und HAMORI (1938) gemachte Beobachtung, daß Decerebrierung auf Ponsmitte beim Hund die Atmung stillegt, daß aber das Anlegen eines weiteren Hirnstammquerschnitts auf Höhe des Übergangs von Pons in Medulla oblongata die Atmung wieder auftreten läßt, als eine übermäßig starke inspirationshemmende Wirkung der Lungenblähung erklärt werden; doch hat STELLA selber diese Schlußfolgerung nicht gezogen und deswegen auch der zentralen Ursache dieser Überaktivierung des Inspirationshemmungsreflexes durch den Ponsschnitt nicht weiter nachgeforscht (vgl. MEIER und BUCHER 1942). Im gleichen Sinne wären vielleicht auch neueste Befunde von HAPKE

(1962) zu interpretieren, denen zufolge eine Schnappatmung („gasping") an Hunden, Katzen und Meerschweinchen auch ohne zentrale Ausschaltung durch pharmakologisch gesteigerte vagale Hemmung einer ebenfalls auf pharmakologischem Wege gedämpften inspiratorischen Aktivität zustande kommen soll.

Einen ganz wesentlichen Fortschritt bedeuteten für das Verständnis der Automatie, d. h. der rhythmischen Funktionsweise des Atmungszentrums, die von PITTS, MAGOUN und RANSON [1939 (b, c)] im Anschluß an zentrale Reizungen im Bereiche der Medulla oblongata (vgl. sub II B 3 a, S. 52ff.) ausgeführten Durchschneidungsversuche im Ponsgebiet und deren Interpretation. Die Autoren konnten die Befunde STELLAs an der Katze in fast sämtlichen wesentlichen Punkten bestätigen. Vor allem fanden auch sie die Vagotomie unerläßlich, um Apneusis zu erzeugen. Sie konnten durch weitere Experimente die Decerebrierungstheorie von HENDERSON und SWEET (1930) widerlegen und auch die Corpora quadrigemina caudalia als eventuelle Inspirationshemmungszentren [MARCKWALD 1887, 1890 (b)] ausschließen. PITTS u. Mitarb. gaben an Hand ihrer Reiz- und Durchschneidungsversuche erstmals eine logische, wenn auch hypothetische Erklärung für den Mechanismus der Atmungsautomatie. Apneusis beruht auf einem sich selbst unterhaltenden Erregungszustand innerhalb eines Komplexes zusammengehöriger inspiratorischer Neurone, welche das inspiratorische Zentrum darstellen. Wenn maximal ausgebildet, kann dieser inspiratorisch-tonische Erregungszustand nur durch sekundäre, interkurrente Faktoren zeitweilig unterbrochen werden; im übrigen führt er ohne künstliche Beatmung zum Tode des Tieres. Rhythmische Atmung kommt dadurch zustande, daß ein von den Autoren als „pneumotaktisch" bezeichneter Eingriff in dieses inspiratorische Selbsterregungssystem zu dessen periodischer Hemmung führt. Als „pneumotaktisch" wird dabei einerseits das vagal-reflektorische Hemmungssystem, andererseits ein analoger Mechanismus über das pontine pneumotaktische Zentrum LUMSDENs in Betracht gezogen. Das Neue an dieser Erklärung ist, daß dem pneumotaktischen Zentrum selber, so wenig wie selbstverständlich den vagalen Reflexzentren, keine eigene Rhythmizität zugeschrieben wird, sondern daß sich der Rhythmus aus einer gewissen Verzögerung im Gegenspiel zwischen dem primären inspiratorischen und dem sekundären vagalen oder pontin-pneumotaktischen Schaltmechanismus bzw. dem Zusammenwirken dieser beiden Mechanismen ergibt. Neu und besonders hervorzuheben ist an dieser Auffassung auch die Parallelstellung von vagal-reflektorischem und pontin-pneumotaktischem Schaltmechanismus. Konsequenterweise wurde von den Autoren angenommen, daß nicht nur absteigende Verbindungen vom pneumotaktischen zum inspiratorischen Zentrum, sondern auch aufsteigende Verbindungen vom letzteren zum ersteren bestehen müssen, und daß diese aufsteigenden Verbindungen in funktioneller Hinsicht der Lungenblähung inclusive ihrer vagal-afferenten Erregungskomponente entsprechen würden.

Dic Atmungsautomatie würde demnach primär auf dem zentralen pneumotaktischen und sekundär auf dem peripheren vagalen Schaltmechanismus beruhen.

Die Ausführungen von Pitts, Magoun und Ranson [1939 (b, c)] enthalten einige spezielle Punkte, auf die hinzuweisen für die weitere Diskussion von besonderem Interesse ist. Vorerst ist festzuhalten, daß die Autoren von einem apneustischen Zentrum im Sinne Lumsdens und Stellas, welches im Übergangsbereich von der Medulla oblongata zum Pons liegen würde, gar nicht mehr sprechen, sondern an Stelle dessen das von ihnen mittels zentraler Reizversuche lokalisierte bulbäre Inspirationszentrum setzen [Pitts, Magoun und Ranson 1939 (a); vgl. sub II B 3 a, S. 53]. Dessen ungehemmt andauernde Aktivität würde demnach bei Ausfall der vagalen und pneumotaktischen Kontrolle für die Apneusis verantwortlich sein. Die absteigenden Verbindungen vom pneumotaktischen Zentrum des rostralen Ponsabschnitts zu diesem bulbären Inspirationszentrum wurden von Pitts, Magoun und Ranson [1939 (c)] mittels partieller Durchschneidungen und elektrolytischer Läsionen in die ventro-*lateralen* Bezirke des Tegmentum verlegt, was frühere Befunde von Keller [1929, 1930 (b), 1931] bestätigt, jedoch im Gegensatz steht zu den gleichzeitig von Stella [1939 (b)] erhobenen Befunden (vgl. S. 27), wonach diese absteigenden Bahnen ventro-medial liegen. Pitts, Magoun und Ranson [1939 (c)] hoben außerdem hervor, daß der pneumotaktische Kontrollapparat einschließlich des vagalen Reflexsystems bilateral angelegt ist, und daß eines dieser Systeme, auch wenn es nur einseitig und nur noch teilweise funktioniert, genügen kann, um die rhythmische Tätigkeit des Atmungszentrums aufrecht zu erhalten.

Einer besonderen Erwähnung bedarf noch der in den Ausführungen von Pitts, Magoun und Ranson [1939 (b)] implicite enthaltene Begriff einer für die Entstehung des Rhythmus maßgebenden zentralen Verzögerung. Die Autoren sprachen vom mehr oder weniger großen „synaptischen Widerstand", der sich der Erregungsausbreitung im Inspirationszentrum entgegensetze, und betrachteten diesen offensichtlich als wesentlichen Faktor der Rhythmusentstehung. Eine Parallele zu der von Rosenthal (1862, 1875) entwickelten „Widerstandshypothese" und zu dem neueren Vergleich mit einem Kippschwingsystem (Bethe 1943; Meier und Bucher 1944) ist nicht zu verkennen. Aber schon Gad [1880 (b)] und Lewandowsky (1896) hatten ein zentrales Beharrungsvermögen als die unumgängliche Voraussetzung für eine rhythmische Tätigkeit, wie sie die Atmung darstellt, angenommen und hatten damit eine im Prinzip ganz ähnliche Vorstellung entwickelt, die aber noch jedes näheren Einblicks in die interneuronalen Mechanismen entbehrte. Zugefügt mag hier noch werden, daß für den vagal-reflektorischen Kontrollmechanismus das Beharrungsvermögen in konkreter Form durch Trägheit und Widerstände bei der Atmungsbewegung gegeben ist, was die innige Verknüpfung der vagalen

Steuerung mit der Atmungsrhythmik noch besser verständlich macht. Auch dieser Gedanke ist schon früher in verschiedener Weise zum Ausdruck gekommen, so z. B. bei LANGENDORFF [1887 (b)], der einerseits betonte, daß das Atmungszentrum in sich selbst die Bedingungen einer regelmäßigen Abwechslung von Inspiration und Exspiration enthält, der aber andererseits den Vagi die Fähigkeit zuerkannte, die Periode des Rhythmus zu beherrschen.

Die Frage der Autonomie wurde von PITTS, MAGOUN und RANSON [1939 (c)] auch noch kurz berührt, und zwar in dem Sinne, daß eine spontane Aktivität, wenn sie überhaupt vorkommt, nur dem inspiratorischen Zentrum zugeschrieben werden könne. Ganz ähnlich hatte sich früher schon MARCKWALD (1887) geäußert. Mit der abschließenden Bemerkung, daß spontane Rhythmizität nicht eine Eigenschaft des bulbären Atmungszentrums ist, bekannten sich PITTS u. Mitarb. fast eindeutig zu der Annahme, daß der Atmungsrhythmus kein elementarer Zellrhythmus sein kann, sondern auf dem reziproken Gegenspiel tonisch wirksamer Neuronensysteme beruhen muß (PITTS 1946).

Ein neues Verfahren, um den Einfluß, den verschiedene Abschnitte des suprabulbären Hirnstamms auf die Atmung ausüben können, zu erfassen, besteht nach MEIER und BUCHER in der quantitativen Auswertung der am efferenten Phrenicus elektrisch registrierten Atmungsphasen bei intakten Vagi und totalem querem Hirnstammschnitt auf verschiedener Höhe des Ponsbereichs. Nachdem schon MONNIER [1939 (b)] auf inspiratorische Verlängerungen der Atmungsphasen, wie sie bei anämischer Decerebrierung auf Ponshöhe an Katzen auch bei erhaltenen Vagi beobachtet werden können, hingewiesen hatte, wurde in einer ersten Mitteilung von MEIER und BUCHER (1941) am Kaninchen festgestellt, daß „proximaler" (d. h. relativ rostral gelegener) Ponsschnitt zu inspiratorisch betonter Atmung und „distaler" (d. h. relativ caudal gelegener) Ponsschnitt zu exspiratorisch betonter Atmung führt. In beiden Fällen war die Atmung verlangsamt, und sie erwies sich verschiedenen Afferenzen gegenüber als stärker beeinflußbar im Vergleich zum intakten Tier. Die unter solchen Bedingungen resultierende Atmungsfrequenz wurde von den Autoren als labil und dem Zentrum nicht „unbedingt anhaftend" bezeichnet, was auf Grund der früheren Ausführungen durchaus verständlich ist und auch wieder die Tatsache zum Ausdruck bringt, daß das von der suprabulbären Seite her reduzierte Atmungszentrum in erhöhtem Maße auf die Afferenzen, speziell vagalen Ursprungs, angewiesen ist. Die nach beidseitiger Vagotomie noch stärker verlangsamte Atmung wurde als stabil bezeichnet, was als Hinweis auf die vorwiegende Bedeutung vagaler Afferenzen zu bewerten ist. Eigentliche Apneusis trat dabei offenbar nicht auf; immerhin kann den Angaben entnommen werden, daß bei relativ rostral gelegenem Hirnstammschnitt als Folge der beidseitigen Vagotomie gelegentlich ausgesprochen inspiratorisch betonte Atmung auftrat, während bei relativ caudal gelegenem Ponsschnitt die beidseitige Vagotomie eine starke exspiratorische

Phasenbetonung zur Folge hatte. Diese Feststellung ist insofern von Bedeutung, als sie einen weiteren Hinweis auf das Vorhandensein pontiner inspiratorischer Substrate darstellt und die Aufmerksamkeit wiederum darauf richtet, daß entgegen der Annahme von PITTS, MAGOUN und RANSON (s. o.) das bulbäre inspiratorische Zentrum als Substrat für die inspiratorische Aktivität der Apneusis nicht allein maßgebend ist.

In einer zweiten Mitteilung wurde von BUCHER (1942) die vagal-respiratorische Ansprechbarkeit bei Ponsschnitt auf verschiedener Höhe, ebenfalls am Kaninchen, mit Hilfe der Trachealverschlußreaktion (vgl. sub. III B 4 b β, S. 316ff.) untersucht. Dabei ergab sich die gemäß den vorerwähnten Befunden zu erwartende erhebliche Verlängerung der Inspirationsphase bei exspiratorischem, der Exspirationsphase bei inspiratorischem Verschluß. In Abhängigkeit von der Ponsschnitthöhe wurde eine an der Phasenverlängerung gemessene maximale inspiratorische Reaktion bei Schnitt auf etwa Ponsmitte festgestellt, während die exspiratorische Reaktion, d. h. die Phasenverlängerung bei inspiratorischem Verschluß sich als um so ausgesprochener erwies, je weiter caudal der Ponsschnitt gelegt wurde. Dagegen ließ ein rostral direkt hinter den Corpora quadrigemina inferiora gelegter Querschnitt Atmungsphasen und Trachealverschlußreaktion dem Normaltier gegenüber unverändert. Die einfachste Interpretation dieser Befunde ist wohl die, daß inspiratorische und exspiratorische Substrate in der Längsrichtung des pontinen Hirnstammabschnitts in der Weise angeordnet sind, daß im rostralen Abschnitt vorwiegend exspiratorische, d. h. inspirationshemmende, im caudalen Abschnitt vorwiegend inspiratorische Substrate lokalisiert sind. Da diese beiden Substrate im antagonistischen Sinne auf die primär inspiratorische Aktivität des bulbären Atmungszentrums einwirken und damit an der Entstehung des Atmungsrhythmus mitbeteiligt sind, wird eine verstärkte inspiratorische Reaktion bei Verlust des rostralen, inspirationshemmende Substrate enthaltenden Ponsabschnittes verständlich. In ähnlicher Weise wäre bei caudal gelegtem Ponsschnitt die verstärkte exspiratorische Reaktion dadurch zu erklären, daß mit dem caudalen Ponsanteil wesentliche inspirationsfördernde Substrate in Wegfall kommen. Phasenverlängerung im einen oder andern Sinn bedeutet eben im Grunde genommen nichts anderes als Verlust an Rhythmizität infolge geschwächter antagonistischer Wirkung und braucht deswegen noch nicht unbedingt als gesteigerte Reflexerregbarkeit bewertet zu werden. Die anatomisch-gestaffelte Anordnung antagonistisch wirksamer Substrate erklärt den je nach Schnitthöhe verschiedenen respiratorischen Erfolg der Querdurchtrennung des Hirnstamms.

Diese hier vorgeschlagene Deutung der experimentellen Befunde BUCHERs unterscheidet sich von derjenigen des Autors lediglich dadurch, daß nicht von Zentren mit inspiratorisch oder exspiratorisch phasenhemmender Wirkung gesprochen wird, und daß vor allem kein „exspirationshemmender Mechanismus"

angenommen wird, welcher ohnehin erst für die aktive Exspiration, d.h.
die Aktivierung exspiratorischer Muskeln sinnvoll sein könnte. Demgegenüber
werden für den grundlegenden Prozeß der Rhythmusentstehung nur inspiratorische und inspirationshemmende Substrate vorausgesetzt; denn solange
kein zwingender Grund vorliegt, erübrigt sich die Einführung neuer Begriffe
bzw. neuer Zentren. Die von Bucher mittels der Trachealverschlußreaktion
erhobenen Befunde decken sich mit den Angaben von Lumsden und Stella
(s. o.) insofern, als der rostral gelegene inspirationshemmende Mechanismus
dem pneumotaktischen Zentrum, der caudal gelegene, in der hier gegebenen
Deutung inspiratorische Mechanismus dem apneustischen Zentrum entsprechen würde. Tatsächlich muß ja die bei mittlerem Ponsschnitt zu beobachtende verlängerte inspiratorische Trachealverschlußreaktion nichts
anderes darstellen als den Übergang zu der nach Loewy [1888 (a, b); vgl.
S. 19] auch bei intakten Vagi und Lungenkollaps auftretenden „Apneusis".
Die bei caudalem Ponsschnitt maximal ausgesprochene exspiratorische
Trachealverschlußreaktion findet ihr Analogon in dem von Stella [1939 (c);
vgl. S. 27] am auf Ponsmitte decerebrierten Hund festgestellten exspiratorischen Atmungsstillstand. Vielleicht liegt hier eben doch ein Verlust an
inspiratorisch sehr aktivem Substrat aus dem Ponsbereich vor.

Daß gerade mit Bezug auf die caudale Querdurchtrennung des Ponsabschnittes die respiratorischen Effekte auch von der Tierart abhängig sein
können, zeigen von Meier und Bucher (1944) in einer dritten Mitteilung an
der Katze erhobene und dem Verhalten des Kaninchens gegenübergestellte
Befunde. Der Unterschied besteht darin, daß bei der Katze mit caudalem
Ponsschnitt die auf exspiratorischen Trachealverschluß erfolgende inspiratorische Phasenverlängerung sehr bedeutend ist und noch ebenso groß ist wie
bei Querschnitt auf Ponsmitte, während die auf inspiratorischen Trachealverschluß erfolgende exspiratorische Phasenverlängerung viel weniger ausgesprochen ist als beim Kaninchen. Die beiden Tierarten verhalten sich demnach bei caudalem Ponsschnitt geradezu gegensätzlich, wie dies aus der
schematischen Darstellung der Abb. 1 (l. c., p. 41) hervorgeht. Von Meier
und Bucher (1944) wurde aber besonders hervorgehoben, daß es sich nicht um
ein prinzipiell verschiedenes Verhalten handeln kann, sondern daß beiden Tierarten die relativ rostrale Lage des inspirationshemmenden Mechanismus gemeinsam ist. Die Autoren hoben nur den einen Unterschied hervor, daß nämlich bei der Katze vom pontinen Hirnstamm aus besonders stark der inspiratorische Vaguseinfluß gehemmt werde, beim Kaninchen umgekehrt der exspiratorische. In der hier vorgeschlagenen Deutung würde diese Schlußfolgerung etwas
anders lauten, d. h. es wäre eine für die beiden Tierarten verschiedene Anordnung der inspiratorischen und exspiratorischen (= inspirationshemmenden)
Substrate mit Bezug auf die Längsachse des Hirnstamms anzunehmen. Der einzige Unterschied zwischen Katze und Kaninchen wäre dann vielleicht der, daß

im Übergangsgebiet von Medulla oblongata zu Pons bei der Katze mehr inspiratorisch wirksames Substrat vorliegt als beim Kaninchen, was im Wortlaut von LUMSDEN und STELLA bedeuten würde, daß das „apneustische Zentrum", welches beim Kaninchen auf den caudalen Ponsabschnitt beschränkt ist, bei der Katze weiter caudalwärts in die Medulla oblongata hinabreicht. Was schließlich nach beidseitiger Vagotomie und caudalem Ponsschnitt noch übrig bleibt, wäre bei der Katze die inspiratorische Phasenbetonung bzw. die Apneusis der eben genannten Autoren, beim Kaninchen die exspiratorisch betonte und verlangsamte Atmung nach MEIER und BUCHER (1941). Aus diesen Untersuchungen über den Einfluß verschieden hoch liegender Ponsschnitte auf die vagal-respiratorischen Effekte, geprüft an der Atmungsphasendauer, wie sie von MEIER und BUCHER an Kaninchen und Katze durchgeführt wurden, geht aber *eines* mit Sicherheit hervor, daß nämlich im suprabulbären Hirnstamm neben inspirationshemmenden auch inspirationsfördernde Substrate vorhanden sein müssen. Diese sind nicht identisch mit dem bulbären inspiratorischen Substrat, sondern sind in ähnlicher Weise wie die inspirationshemmenden Substrate als zugeordnet bzw. übergeordnet zu betrachten. In diesem Sinne wäre das „apneustische Zentrum" ein übergeordnetes inspirationsförderndes System des Tegmentum pontis, geradeso wie das „pneumotaktische Zentrum" ein übergeordnetes inspirationshemmendes System innerhalb desselben Hirnstammanteils darstellt. Das von MEIER und BUCHER (1944) aufgestellte Funktionsschema der Entstehung des Atmungsrhythmus erfährt durch diese etwas andersartige Betrachtungsweise keine prinzipielle Änderung, höchstens eine Vereinfachung.

Die Erforschung der Funktionsweise des Atmungszentrums mit Hilfe von Hirnstammdurchschneidungen wurde von HOFF und BRECKENRIDGE von neuem in Angriff genommen, und zwar vorerst und hauptsächlich mit Versuchen am Hund. Schon unter KRONECKER und MARCKWALD hatte HEINRICIUS (1890) an neugeborenen Hunden mittels Hirnstammdurchschneidung und nachfolgender Vagotomie vergeblich versucht, Inspirationskrämpfe zu erhalten, obschon er auf Grund von Vagussausschaltungs- und -reizversuchen, welch letztere ausschließlich inspiratorischen Effekt ergaben, den Schluß ziehen konnte, daß „schon vor der Geburt alle nervösen Wege für die Regelung der Athmung gangbar" seien. Abgesehen von diesen nur wenig zahlreichen Versuchen an jungen Hunden sowie von einem schon 1882 von SCHIFF (1894, p. 83) „an einem kleinen alten Hund" ausgeführten Versuch, der nach caudalem Ponsschnitt und beidseitiger Vagotomie „sehr charakteristische Krampfathmungen" ergab (l. c., Tafel II), hatten lediglich STELLA [1939 (c)] sowie NICHOLSON und HONG (1942) einige Angaben über das Verhalten dieses Versuchstiers gemacht. STELLA hatte dabei auf die oben (S. 27) erwähnte vagal bedingte exspiratorische Betonung der Spontanatmung nach Ponsschnitt hingewiesen. Da diese Atmung aber nach Vagotomie in Apneusis überging, ergab sich hieraus für den vagotomierten Ponsschnitthund kein vom Verhalten der Katze prinzipiell verschiedenes Resultat und konnte das Besondere des Hundes mit einer gesteigerten vagal-peripheren oder -zentralen Ansprechbarkeit auf Lungenblähung erklärt werden. In Bestätigung der vorläufigen Befunde von NICHOLSON und HONG (1942) fanden HOFF und BRECKENRIDGE (1949), daß die durch Ponsschnitt und beidseitige Vagotomie erzeugte Apneusis des Hundes durchaus nicht eine so absolute und permanente Erscheinung ist, wie man auf Grund der früheren an Kaninchen und Katze erhobenen Befunde hätte erwarten können. Statt einer zum Asphyxietod führenden Apneusis handelte es sich eher um apneustische Atmung mit gewissem Ventilationserfolg. Vor allem kam es den Autoren darauf an, die dem bulbären Atmungszentrum innewohnende Rhythmizität unter Beweis zu stellen und die Apneusis als einen sekundären, der rhythmischen Tätigkeit sich überlagernden und sie durch übermäßige inspiratorische Aktivierung fast vollständig verhindernden Prozeß zu betrachten. Tatsächlich wurden verschiedene experimentelle Feststellungen gemacht, die zeigen, daß beim Hund die Apneusis weitgehend abhängig ist von Afferenzen allgemeiner Art [Hirnnerven VIII, IX, (X), XI], sowie besonders von Afferenzen aus den Chemoreceptoren des Glomus caroticum, indem die Apneusis bzw. die apneustische Atmung durch Denervierung der Carotisteilungsstelle in rhythmische oder eventuell in periodische Atmung nach dem Biotschen Typ verwandelt wird, während Erregung der Chemoreceptoren sie verstärkt. Ein ähnliches Wiederauftreten rhythmischer Atmung ergab sich bei erhaltenen Glomusafferenzen mit dem Anlegen eines neuen Querschnitts durch den obersten Abschnitt der Medulla oblongata oder einfach dadurch, daß der Zustand des beidseitig vagotomierten Ponsschnittpräparates sich verschlechterte. Daß es sich dabei nicht um eine Besonderheit des Hundes handelte, zeigten BRECKENRIDGE und HOFF (1950) durch den Nachweis analoger Durchschneidungseffekte bei der Katze, und für das Kaninchen hatten übrigens schon LANGENDORFF und SCHIFF Ausnahmefälle beobachtet, bei denen die MARCKWALDsche Operation nicht einmal zur Krampfatmung führte (SCHIFF 1894, p. 84).

Als wesentlich ist aus diesen Untersuchungen von HOFF und BRECKENRIDGE festzuhalten, daß die Apneusis nicht einfach dadurch zustande kommt, daß das von vagalen und suprabulbären hemmenden Einflüssen befreite bulbäre Inspirationszentrum in maximale tonische Aktivität verfällt, wie PITTS, MAGOUN und RANSON [1939 (c)], wahrscheinlich in erster Linie unter dem Eindruck ihrer Reizversuche, es sich vorgestellt hatten. Zur Apneusis führt erst eine zusätzliche inspirationsfördernde Leistung, die ihren Ursprung im suprabulbären Hirnstamm hat. Dies war im Grunde genommen auch die ursprüngliche Ansicht von LUMSDEN [1923 (a)] und STELLA [1939 (a, c)], selbst diejenige von MARCKWALD (1887). LUMSDENs „apneustisches Zentrum" bedeutete doch eigentlich nichts anderes als ein suprabulbär gelegenes, für die

Inspirationskrämpfe verantwortlich zu machendes Substrat. Die Untersuchungen von HOFF und BRECKENRIDGE waren denn auch gewissermaßen die Reaktion auf eine von PITTS, MAGOUN und RANSON propagierte, dem bulbären Atmungszentrum die Automatie absprechende Vereinfachung der Vorstellung von der zentralen Rhythmusentstehung. HOFF und BRECKENRIDGE gingen sogar so weit, daß sie der vom suprabulbären Hirnstamm abgetrennten Medulla oblongata die Fähigkeit zuschrieben, einen dem normalen analogen Atmungsrhythmus erzeugen zu können. Dies würde aber bedeuten, daß die suprabulbären „Zentren" nur regulierenden Einfluß ausüben und nicht mehr zum Atmungszentrum selber gehören. Tatsächlich war die Annahme, daß eine caudal vom Pons abgetrennte Medulla oblongata unter Umständen noch eine rhythmische Atmung unterhalten kann, selbst wenn beide Vagi durchschnitten sind, durch verschiedene experimentelle Befunde früherer Autoren schon zur Genüge begründet [MARCKWALD 1887; GAD 1893; HENDERSON und SWEET 1930; MEIER und BUCHER 1942; PITTS 1942 (b); NICHOLSON und HONG 1942]. Dies schließt jedoch keinesfalls aus, daß suprabulbäre nervöse Anteile zur weiteren Sicherung der Rhythmusentstehung bzw. zu seiner Erhaltung beitragen. In diese schon oben (S. 25) erwähnte mehrfache Sicherung des Atmungsrhythmus wäre ja schließlich auch der vagale Selbststeuerungsmechanismus miteinzubeziehen. Was von diesem ganzen die Atmungsrhythmik bestimmenden Apparat sich intrazentral abspielt, kann mit vollem Recht zum Atmungszentrum gerechnet werden. Selbstverständlich ist es letzten Endes eine Ermessensfrage, ob man im Sinne von HOFF und BRECKENRIDGE eine restriktive Fassung des Begriffs „Atmungszentrum" vorziehen und dem suprabulbären sowie dem vagalen Mechanismus „regulierende" Bedeutung beimessen will, oder ob man diesen Begriff in extensiver Weise auslegt, den ganzen zentralen Apparat als „Atmungszentrum" bezeichnet und ihm vielleicht noch den vagalen Selbststeuerungsmechanismus zuordnet. Zugunsten der extensiven Fassung würde auch die bei näherem Zusehen durchaus nicht scharfe Abgrenzung zwischen bulbären und suprabulbären Schaltmechanismen sprechen.

Die nach Abtrennung der Medulla oblongata vom Pons und beidseitiger Vagotomie noch vorhandene sog. „medulläre Atmung" (besser ist es wohl, sie „bulbäre Atmung" zu nennen), ließ sich nach HOFF, BRECKENRIDGE und CUNNINGHAM (1950), auch nach Ausschaltung der Blutdruckzügler, durch Adrenalin reversibel unterdrücken, d.h. sie zeigte eine echte Adrenalinapnoe. HOFF und BRECKENRIDGE (1952) fanden für diese bulbäre Atmung zwei verschiedene Typen, die alternierend auftreten können, nämlich eigentliche „Eupnoe" und sog. Seufzeratmung („sighing"). Die letztere ist eine langsame tiefe Atmung, die LUMSDENs „gasping" entspricht. Ihr Auftreten ist weitgehend vagotomiebedingt; denn die bulbäre Atmung gleicht bei erhaltenen Vagi vorwiegend der „Eupnoe". Es ist also anzunehmen, daß die bulbäre Atmung in zwei Formen auftreten kann, die auf zwei verschiedene Mechanismen hinweisen. Insbesondere kann sich die Seufzeratmung der „Eupnoe" in viel langsamerem Rhythmus überlagern. Eine ähnliche kombinierte Spontanatmung kommt physiologischerweise vor und wurde schon vor einiger Zeit von SWINDLE (1925, 1926/27) speziell für amphibiotische Säuger beschrieben und als

„superimposed" bezeichnet. Interessant, aber nicht näher abgeklärt ist die von Hoff und Breckenridge gemachte Feststellung, daß die „Eupnoe" im unmittelbaren Anschluß an einen „Seufzer" eine Abschwächung oder einen vorübergehenden Ausfall von Atemzügen erfährt. Eine Analogie zur sog. „silent period" der Reflexphysiologie ist nicht zu übersehen. Der Effekt erklärt sich vielleicht einfach damit, daß bei beiden Rhythmustypen das gleiche bulbäre bzw. spinale Substrat beansprucht wird.

Hoff u. Mitarb. kamen im Hinblick auf die von ihnen nachgewiesene Selbständigkeit der bulbären Atmungsrhythmik, sowie auf Grund weiterer Untersuchungen zur Überzeugung, daß die Apneusis doch ein der Enthirnungsstarre der übrigen Skeletmuskulatur sehr nahe verwandter Zustand ist, wie dies schon Henderson und Sweet (1930) angenommen hatten. Die Feststellung, daß Myanesin apneustische Atmung vorübergehend in angeblich normale Atmung verwandelt, wurde von Breckenridge, Hoff und Smith (1950) dahin ausgelegt, daß das apneustische Zentrum gewissermaßen nichts anderes als ein Teil des reticulären Bahnungssystems von Rhines und Magoun (1946) ist. Weitere Befunde von Breckenridge und Hoff (1953), wonach Ischämie oder Anoxie auf Enthirnungsstarre und Apneusis in ähnlicher Weise einwirken, brachten eine Bestätigung dieser Auffassung. Demnach wäre die Apneusis als eine Überlagerung der an sich bulbären Atmung durch eine inspiratorische Hypertonie zu betrachten. In Analogie zu dieser Verallgemeinerung des Apneusisbegriffs wurde von den Autoren auch das pneumotaktische Zentrum in den allgemeinen reticulären Hemmungsmechanismus einbezogen, was insofern von Interesse ist, als damit der ursprünglichen Annahme, es handle sich beim pneumotaktischen um ein selbständig rhythmuserzeugendes Zentrum, von neuem der Boden entzogen wurde. Schließlich beschrieben Breckenridge und Hoff (1954) ähnlich wie schon früher Stella [1939 (c)] beim auf Ponshöhe decerebrierten Hund Zustände von Atmungslosigkeit, die unzutreffend als Apnoe bezeichnet wurden, in welchen Hautreize oder Thoraxkompression zum Auftreten einzelner Atemzüge oder von Perioden rhythmischer Atmung führten. Wie weit es sich hier um exspiratorische Atmungsstillstände bedingt durch vagale Übererregbarkeit auf Lungenblähung oder um zu geringe inspiratorische Aktivität der noch vorhandenen bulbären Substrate handelte, läßt sich nicht entscheiden. Die Wirksamkeit der Thoraxkompression würde vielleicht eher für die erste, diejenige der Hautreize für die zweite Alternative sprechen (vgl. auch sub III B 4 b, S. 307—08 und 314—15). Die Bezeichnung Apnoe würde bei streng logischer Verwendung des sprachlichen Ausdrucks für den ersten Fall sicher nicht zulässig sein, für den zweiten wahrscheinlich auch nicht. Im deutschen Sprachgebrauch dürfte auch der Ausdruck „Reflexatmung" für diese von Breckenridge und Hoff als „reflex respiration" bezeichneten Erscheinungen nur soweit zutreffen, als jeder einzelne Atemzug unmittelbar reizbedingt ist. Die Möglichkeit, in solchen Zuständen von Atmungslosigkeit decerebrierter Hunde durch diffuse elektrische Reizung der Medulla oblongata einzelne Atemzüge oder Perioden rhythmischer Atmung zu erzeugen, wie dies von BRECKENRIDGE und HOFF (1955) gezeigt wurde, könnte als ein Zeichen dafür gelten, daß in vielen dieser Fälle der bulbäre Anteil des Atmungszentrums doch nicht mehr in der Lage war, genügend inspiratorische Aktivität hervorzubringen, um einen Atmungsrhythmus zu unterhalten. Das bulbäre Atmungszentrum würde demnach nicht immer selbständig tätig sein, sondern gelegentlich einer zusätzlichen Aktivierung bedürfen, die ihm in erster Linie von seiten des apneustischen Zentrums zufließen könnte. Dies würde wiederum *für* die Beteiligung suprabulbärer Substrate als integrierender Bestandteil des Atmungszentrums sprechen.

Zwecks Lokalisierung des Atmungszentrums wurden auch von HUKUHARA u. Mitarb. Durchschneidungsversuche an Kaninchen, Katzen und Hunden angestellt. Die Vagi wurden zum voraus beidseitig durchschnitten und die Hirnstammschnitte, direkt hinter den caudalen Zweihügeln beginnend, in sechs Stufen sukzessive tiefer gelegt bis auf die Höhe des Obex. Die Atmungsbefunde unterschieden sich von dem bisher Bekannten lediglich dadurch, daß an Stelle von Apneusis nur apneustische Atmung erhalten wurde, und daß beim Übergang auf die Medulla oblongata, entgegen den Angaben von HOFF u. Mitarb., keine sog. Eupnoe, sondern wie bei LUMSDEN nur „gasping" festgestellt werden konnte (HUKUHARA, NAKAYAMA, BABA und ODANAKA 1951/52). Daraus zu schließen, daß ein Zentrum für normale Atmung auf der Höhe der Striae acusticae liege und caudal anschließend in der Medulla oblongata ein solches für „gasping", könnte als schematische Umschreibung von insofern andersartigen Verhältnissen bewertet werden, als Ponsschnitt auf mittlerer Höhe die Atmung unverändert läßt. Hierfür liegt aber in dieser ersten Arbeit kein hinreichender Beweis vor. In einer späteren Mitteilung von HUKUHARA und NAKAYAMA (1959) wurde tatsächlich nach mittlerem Ponsschnitt am zuvor beidseitig vagotomierten Tier statt Apneusis oder apneustischer Atmung eine nur vertiefte oder verlangsamte Atmung beobachtet, während bei Vagotomie nach erfolgtem Ponsschnitt sehr langsame apneustische Atmung auftrat. Durch diese Befunde wird, falls sie sich weiter bestätigen lassen, eine ganz neue Frage zur Diskussion gestellt, nämlich ob die Apneusis nicht ein Übergangseffekt der Vagotomie ist, der mehr oder weniger lange andauern kann. Bekannt ist schon lange, daß im unmittelbaren Anschluß an die Vagusausschaltung die Apneusis am stärksten ausgesprochen ist, und daß sie mit der Zeit wieder in rhythmische Atmung übergehen kann. Hierfür konnten aber verschiedene sekundäre Faktoren verantwortlich gemacht werden. Wenn nun HUKUHARA und NAKAYAMA betonen, daß dann, wenn man dem Atmungszentrum Zeit läßt, sich an die Folgen der Vagusausschaltung anzupassen, Ponsschnitt nicht mehr zu Apneusis oder apneustischer Atmung führt, eröffnen sie damit eine neue Perspektive für die Erklärung des Mechanismus und die Interpretation der Bedeutung der Apneusis. Vor allem ist hier darauf hinzuweisen, daß Vagotomie bzw. reizlose Vagusausschaltung im

Prinzip immer einen mehr oder weniger ausgesprochenen inspiratorischen Übergangseffekt ergibt (vgl. sub III B 1 a, S. 209—10; b, S. 214—16), dessen Zustandekommen im Zusammenhang mit der inspiratorischen Nachwirkung der afferenten Vagusreizung verständlich wird (vgl. sub III B 2 d, S. 242 ff.). Wenn man weiter berücksichtigt, daß nach Ponsschnitt bei erhaltenen Vagi die von MEIER und BUCHER (1942) und BUCHER (1944) festgestellten vagal-reflektorischen Phasenverlängerungen auftreten (vgl. oben, S. 30—33), dann liegt die Annahme sehr nahe, daß die Apneusis aus einer Phasenverlängerung des inspiratorischen Übergangseffektes der Vagotomie hervorgeht. Eine systematische Untersuchung der Ponsschnitteffekte nach Vagotomie, verglichen mit den Vagotomieeffekten nach Ponsschnitt, erweist sich daher als unbedingt notwendig. Ob es aber berechtigt ist, mit HUKUHARA und NAKAYAMA auf Grund ihres Befundes die Existenz eines pneumotaktischen Zentrums im rostralen Ponsabschnitt schon jetzt oder überhaupt in Abrede zu stellen, ist mehr als fraglich. Daß für den unmittelbaren Vagotomieeffekt ein im rostralen Ponsbereich gelegenes inspirationshemmendes Substrat von Bedeutung ist, bleibt auch dann unbestritten, wenn die japanischen Autoren mit ihrer neuen Feststellung wirklich ein allgemein gültiges Prinzip aufgedeckt haben. Ihr wesentliches Verdienst ist es jedoch jetzt schon, auf den eventuell ausgesprochenen dynamischen Charakter des Apneusisphänomens hingewiesen zu haben. Auch wird durch diese Überlegungen die unmittelbare Bedeutung suprabulbärer Anteile des Atmungszentrums in ein neues Licht gerückt.

In weiteren Versuchen konnten HUKUHARA, NAKAYAMA und YAMAGAMI (1959) am bulbär decerebrierten und (wahrscheinlich, wenn auch nicht angegeben) beidseitig vagotomierten Hund den elektromyographischen Nachweis erbringen, daß im Zustand des „gasping" die Pause zwischen den einzelnen Inspirationen durch eine aktiv-tonische Exspiration ausgezeichnet ist, welche während der Inspirationsphase eine kurze Hemmung erfährt, gefolgt von einem Rebound. Auch diese neuesten Befunde haben im Hinblick auf eine spätere Diskussion der Funktionsweise des bulbären Anteils des Atmungszentrums eine besondere Bedeutung.

Querschnittsläsionen im Bereiche des Ponsabschnittes des Hirnstamms wurden von OGATA, TASAKA und YOSHIMATSU (1951/52) am beidseits vagotomierten Kaninchen vorgenommen, um den Einfluß auf die von den Autoren als „wavy periodical respiration" bezeichnete Atmungsform zu untersuchen. Dabei ergab sich eine apneustisch deformierte Atmung bei Querschnitt im caudalen Ponsdrittel, während Abtrennung des rostralen Pons vom Mittelhirn im Verein mit der Vagotomie lediglich eine exspiratorisch verlangsamte tiefe Atmung zur Folge hatte. Ähnliche Versuche wurden von KATSUKI (1951/52) und KATSUKI und IKEDA (1951/52) ebenfalls am Kaninchen, aber bei erhaltenen Vagi durchgeführt und ergaben eine periodische Atmung vom Biotschen Typus. Irgend eine Ergänzung oder Erweiterung der früheren Decerebrierungsbefunde brachten diese Untersuchungen aber nicht.

Im Zusammenhang mit zentralen Ausschaltungen im Bereiche des pneumotaktischen Zentrums (vgl. sub II B 2, S. 47) wurden Hirnstammquerschnitte hinsichtlich ihres Effektes auf die Atmung auch von TANG (1953) bei der Katze untersucht. Die Tiere waron kurz zuvor vagotomiert worden und zeigten bei Ponsschnitt Apneusis mit periodischen Unterbrechungen wie bei LUMSDEN [1923 (a)] und LOEWY [1888 (b)]. Ein weiterer Querschnitt durch die Medulla oblongata führte zu rhythmischer Atmung, die offensichtlich LUMSDENs „gasping" entsprach. Irgendwelche neuen Gesichtspunkte ergaben sich aus diesen Durchschneidungsversuchen nicht, ganz abgesehen davon, daß die Zahl der so untersuchten Tiere allem Anschein nach nur klein war. In neueren Untersuchungen stellte TANG (1957) fest, daß die Apneusis der Katze durch Hyperkapnie verstärkt, durch Hypokapnie bis zum Verschwinden gebracht werden kann, und daß „gasping" allem Anschein nach eine Sauerstoffmangelerscheinung darstellt.

Von besonderer Bedeutung sind systematische Durchschneidungsversuche am caudalen Hirnstamm, die von WANG, NGAI und FRUMIN (1957) an einer großen Zahl von Katzen durchgeführt wurden. Die Versuche brachten für die wesentlichen Befunde der früheren Autoren eine erwähnenswerte Bestätigung. Ponsschnitt ergab bei intakten Vagi keine signifikante Veränderung der Atmung. Am beidseitig vagotomierten Tier wurde als kritische Grenze für das Auftreten der Apneusis eine Querschnittebene angegeben, welche vom hinteren Rand der Vierhügelplatte ventralwärts so verläuft, daß sie 2 mm hinter dem rostralen Rand des Pons liegt. Es führte also jeder weiter caudal angelegte Querschnitt zu Apneusis oder apneustischer Atmung, wobei im Hinblick auf die oben erwähnten Feststellungen von HUKUHARA und NAKAYAMA (1959) betont werden muß, daß die Vagotomie, wenn vorausgehend, kurz vor dem Anlegen der Ponsschnitte ausgeführt wurde. Der am weitesten caudal gelegene Querschnitt, der gerade noch apneustische Atmung hervorrief, entsprach auf der ventralen Seite dem caudalen Rand der Corpora trapezoidea. Dabei konnte mit Bezug auf den Typus der Apneusis bzw. der apneustischen Atmung in der Weise weiter differenziert werden, daß die inspiratorische Betonung der apneustischen Atmung mit sukzessive weiter caudal gelegtem Hirnstammschnitt abnahm, so daß rostraler Ponsschnitt ausgesprochene Apneusis, caudaler Ponsschnitt apneustische Atmung mit relativ kurzen inspiratorischen Perioden ergab. Die Chemoreceptoren der Carotis erwiesen sich als nur schwach apneusisfördernd und Myanesin schien nur in stärkeren Dosen und durch Vermittlung des Blutdruckabfalls zum Schwinden der Apneusis und Auftreten rhythmischer Atmung zu führen. Caudale Ponsschnitte gaben öfters Anlaß zu Biotscher Atmung. Querdurchschneidung der Medulla oblongata stellte in allen Fällen die rhythmische Atmung wieder her; nur in wenigen jedoch glich diese einer normalen Atmung. In allen übrigen Fällen trat typisches „gasping" auf, als dessen Kriterien die definierte exspiratorische Pause, das plötzliche Einsetzen einer spastischen Inspiration und deren abruptes Abbrechen bei der Exspiration angegeben wurden, dagegen nicht die im allgemeinen geringere Frequenz, die gelegentlich trotz ausgesprochen spastischem Typus so hoch wie diejenige einer normalen Atmung sein konnte. Die am caudalsten gelegene Querschnittsläsion, die rhythmische Atmung noch bestehen ließ, lag nur etwa 2 mm caudaler als diejenige, die noch zu Apneusis führen konnte. Beachtenswert ist im Hinblick auf die Autonomie der Atmung (vgl. sub I, S. 6—9) auch der experimentelle Nachweis, daß die von allen Afferenzen isolierte Medulla oblongata noch rhythmische Atmung unterhalten kann. Die Überlebenszeiten von Ponsschnitt- und Medullatieren wurden von den Autoren in einer großen Zahl von Versuchen ebenfalls bestimmt und erstreckten sich in vielen Fällen auf mehrere Stunden, wobei die apneustische Atmung prämortal in „gasping" überging und der Tod meistens nicht atmungs-, sondern kreislaufbedingt war.

Die Resultate dieser Untersuchungen von WANG u. Mitarb. wurden hier zusammenfassend wiedergegeben, da sie zweifellos die beste Darstellung der mit Hirnstammdurchschneidungsversuchen zu erhebenden Befunde bilden, und da diese Versuche wahrscheinlich auch das Optimum dessen ergeben haben, was man von Durchschneidungsversuchen erwarten kann. Die von den Autoren gezogenen Schlußfolgerungen interessieren hier insofern, als dem apneustischen Zentrum eine tonisch-inspiratorische, vom bulbären inspiratorischen Zentrum zu trennende und weitgehend unabhängige Funktion zugesprochen wird, als dieses apneustische Zentrum mit großer Wahrscheinlichkeit nicht dem allgemeinen reticulären Bahnungssystem zugeordnet werden kann und von Afferenzen aus dem Glomus caroticum wohl im fördernden Sinne beeinflußt wird, ohne jedoch in seiner Tätigkeit hierauf angewiesen zu sein. Dem bulbären Atmungszentrum wird zwar eine von spinalen und vagalen Afferenzen unabhängige, d. h. also autonome Automatie zugeschrieben, welche aber nicht als Schrittmacher für den Atmungsrhythmus in Frage kommen soll, da sie nur unter besonderen Bedingungen, die noch unbekannt sind, normale Atmung unterhalten kann. Allerdings wurde von den Autoren darauf hingewiesen, daß eine von suprabulbären Strukturen abgetrennte Medulla oblongata infolge Verlustes an vasoconstrictorischer Komponente (WANG 1955) den Blutdruck nicht mehr auf normaler Höhe zu halten vermag, und daß daher eine ungenügende Durchblutung ihre Rückwirkungen auf die Aktivität der isolierten bulbären Zentren haben könnte. WANG u. Mitarb. entwarfen auf Grund ihrer Durchschneidungsversuche ein Schema der Funktionsweise des Atmungszentrums, in welchem entgegen der bisherigen Annahme die primäre Rhythmusentstehung dem einerseits über den afferenten Vagus, andererseits über das pneumotaktische Zentrum in seiner Tätigkeit periodisch modulierend beeinflußten apneustischen Zentrum zuerkannt wird. Diese Auffassung lehnt sich einerseits an LUMSDEN [1923 (b)] an, steht aber andererseits im Gegensatz sowohl zu PITTS, MAGOUN und RANSON [1939 (c)], welche diese Funktion dem bulbären inspiratorischen Zentrum zuwiesen, als auch zu HOFF und BRECKENRIDGE (1949), welche das Schwergewicht der Rhythmusentstehung ganz auf das bulbäre Atmungszentrum verlegten. In konsequenter Verfolgung ihrer Ansicht vom Primat des apneustischen Zentrums kamen schließlich WANG u. Mitarb. zur allerdings hypothetischen Annahme, daß das apneustische Zentrum die „zentrale Station" für die Hering-

Breuerschen Reflexe sein müsse. Die später zu besprechenden aus den vierziger Jahren stammenden Untersuchungen von Wyss u. Mitarb. über die zentralen Schaltstellen der vagalen Atmungsreflexe im System des Tractus solitarius blieben hier unberücksichtigt (vgl. sub III B 5, S. 336ff.).

Die von den bisher erwähnten Autoren hauptsächlich an der Atmung von Katze und Hund, zum Teil auch von Affe und Kaninchen erhobenen Hirnstammdurchschneidungsbefunde gelten nach neueren Untersuchungen von Ondina, Yamamoto und Masland (1960) im Prinzip auch für die Albinoratte. Die Versuche wurden vorwiegend unter (initialer?) Chloroformnarkose angestellt und ergaben, wenn anscheinend auch keine eigentliche Apneusis, so doch sicher apneustische Atmung. Die bei diesen Untersuchungen festgestellte Tendenz zu aktiven Exspirationen, die speziell am bulbär decerebrierten Tier als sog. dissoziierte Atmung in Erscheinung trat, d. h. als voneinander getrennte aktive In- und Exspirationsbewegungen, ließe sich vielleicht auch damit in Zusammenhang bringen, daß die afferente Vagusreizung bei der Ratte nur schwache inspiratorische, wohl aber ausgesprochene exspiratorische Effekte hervorruft (Huber 1957; vgl. sub III B 2 a, S. 231). Auch mittels zentraler Reizversuche wurde von Ondina u. Mitarb. bei der Ratte ein anscheinend sehr ausgedehntes exspiratorisch wirksames Areal gefunden (vgl. sub II B 3 a, S. 60). So wäre bei diesem Tier angesichts besonders betonter inspirationshemmender Tendenzen eine ausgesprochene Apneusis vielleicht gar nicht zu erwarten. Es ist aber auch damit zu rechnen, daß Durchschneidungsversuche am kleinen Gehirn zu relativ umfangreicheren Durchblutungsstörungen führen, was selbstverständlich die Apneusis als zentral-inspiratorische Leistung ebenfalls beeinträchtigen könnte. Schließlich kamen Manni und Cassiano (1961) auf Grund von Querschnittsläsionen und lokalisierten Ausschaltungen im Bereiche des Mittelhirns des nicht narkotisierten Meerschweinchens zur Schlußfolgerung, daß ein pneumotaktisches Zentrum in den rostralen Abschnitt des mesencephalen Tegmentums zu lokalisieren sei. Auf die Fragwürdigkeit dieser Untersuchungen wurde an anderer Stelle hingewiesen (Wyss 1963; vgl. auch sub II B 2, S. 48).

Unblutige Methoden der Decerebrierung wurden im Zusammenhang mit der Untersuchung der Funktionsweise des Atmungszentrums ebenfalls verwendet. Die von Kronecker empfohlene und von Marckwald [1890 (b)] beschriebene Embolisierung durch intraarterielle Injektion von erstarrenden Öl-Paraffin-Mischungen erlaubte Asher und Lüscher (1899) die Bestätigung der von Marckwald (1887) erhobenen Befunde, allerdings ohne daß dazu die Atmungsbewegungen registriert wurden. Die anämische Enthirnung durch Ligatur der Arteria basilaris wurde von verschiedenen Autoren in Anwendung gebracht, so von Keller [1930 (a)], der eine Verlangsamung der Atmung feststellte, sowie von Monnier [1939 (b)], der in etwa einem Drittel der Fälle als „gedehnte Inspirationen" bezeichnete apneustische Atmung oder als „inspiratorische Apnoe" bezeichnete Apneusis beobachtete. Die Vagi waren bei diesen letzteren Versuchen nicht durchschnitten; die den Effekt verstärkende Wirkung der Vagotomie wurde aber erwähnt. In neuerer Zeit wurden von Breckenridge und Hoff (1953) vergleichende Decerebrierungsversuche mit Ligatur der Arteria basilaris angestellt, die aber den Durchschneidungsversuchen gegenüber nichts wesentlich Neues ergaben. Sowohl Monnier als auch Breckenridge und Hoff erklärten im Zusammenhang mit diesen Untersuchungen die apneustischen Erscheinungen, wie dies übrigens schon früher

HENDERSON und SWEET (1930) versucht hatten (vgl. S. 25), als das respiratorische Analogon der Enthirnungsstarre, und erblickten in der Formatio reticularis das hierfür verantwortliche zentrale System. Irgendwelche das

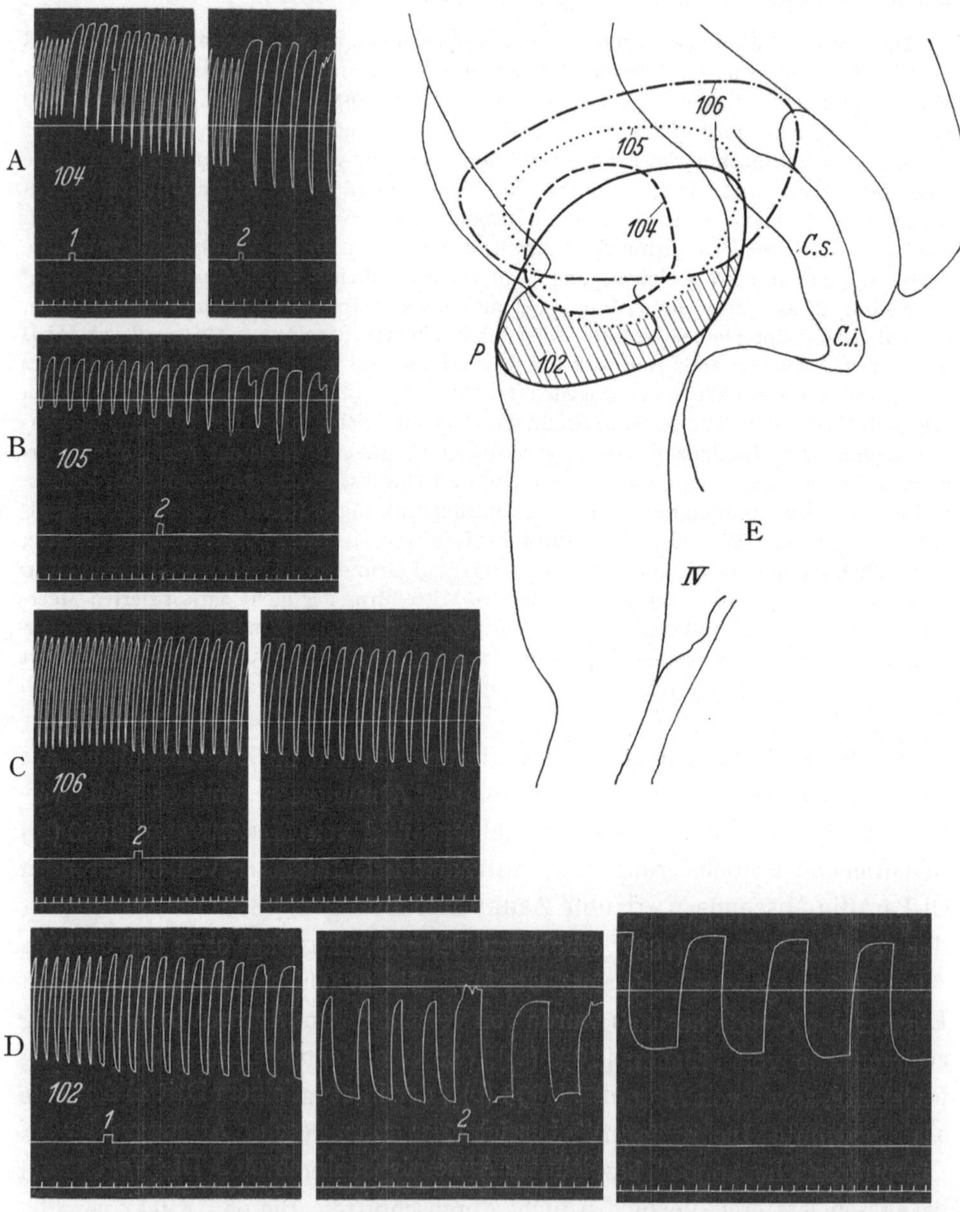

Abb. 7 A—E. Einfluß der Decerebrierung (mittels bilateraler Koagulation des Tegmentum durch Hochfrequenzstrom) auf das Verhalten der Atmung nach beidseitiger Vagotomie. Kaninchen. Von oben nach unten: Pneumogramm, Inspiration nach unten mit Angabe der Nullage der Mareyschen Kapsel durch die horizontale Linie; Signal der 1. bzw. 2. Vagotomie; Zeitmarkierung 3 sec. A, B und C: Gewöhnliche Vagotomieeffekte entsprechend den Läsionen *104, 105* und *106* auf Höhe des Mittelhirns. D: Zunehmende inspiratorische Betonung nach der *1.* und ausgesprochen apneustisch verlangsamte Atmung nach der *2.* Vagotomie, bei Hinabreichen der Läsion *102* ins Ponsgebiet. E: Sagittalschnitt durch den Hirnstamm: *P* Pons, *C.s.* Colliculus superior, *C.i.* Colliculus inferior, *IV* vierter Ventrikel. Die schraffierte Zone gibt das Areal an, um welches die Läsion *102* die Läsionen *104, 105* und *106* in caudaler Richtung überschreitet. (Original)

Atmungszentrum betreffenden besonderen Fragen konnten aber durch die anämische Enthirnung nicht beantwortet werden, auch nicht durch neueste Untersuchungen von KATSUKI, URAMOTO und MOTOZATO (1958), die ebenfalls bei erhaltenen Vagi durchgeführt wurden.

Eine andere Möglichkeit der unblutigen Decerebrierung beruht auf der beidseitigen Zerstörung des Hirnstamms, insbesondere des Tegmentums, durch zwei bilateral angelegte und entsprechend große Koagulationen, erzeugt durch Hochfrequenzstrom (WYSS 1945). Sofern solche Koagulationen die caudale Grenze des Mittelhirns nicht überschreiten, gibt nachfolgende Vagotomie den bekannten Atmungseffekt. Reicht aber die Decerebrierungskoagulation in das rostrale Ponsgebiet hinein, dann wird die anschließende beidseitige Vagotomie von apneustischer Atmung oder ausgesprochener Apneusis beantwortet (Abb. 7). Solche Versuche führen von der Querschnittsläsion zum Problem der zentralen, lokal immer weiter zu begrenzenden Ausschaltungen.

2. Die zentralen Ausschaltungsversuche

So wie auf dem Gebiet der nervösen Steuerung der Atmung LE GALLOIS (1812) der Promotor der Hirnstammdurchschneidungen war, so war FLOURENS (1842) derjenige der zentralen Ausschaltungen. Es handelte sich dabei ursprünglich nur darum, durch möglichst engbegrenzte lokale Zerstörung die Atmung auszuschalten und damit den Sitz des Atmungszentrums zu bestimmen (vgl. sub II A, S. 12). VOLKMANN (1841), LONGET (1842, 1847), FLOURENS (1851, 1858, 1862) und SCHIFF (1858/59) verfolgten dieses an sich einfache Ziel und mußten schließlich feststellen, daß nur eine beidseitig angelegte Läsion im erwarteten Sinne wirksam war. Ähnliche Versuche wurden von GIERKE (1873), MISLAWSKY (1885), LABORDE (1890) sowie GAD und MARINESCO (1892) angestellt und ergaben die oben (S. 13—14) erwähnten durchaus nicht in jeder Beziehung übereinstimmenden Resultate. Auch fehlte es bei diesen durch mechanische, z. T. mit Hitzewirkung kombinierte Verletzungen erzeugten Ausschaltungen an einer genügend scharfen anatomischen Lokalisation, so daß es selbst bei besserer Kenntnis von der Organisation des Atmungszentrums nicht möglich gewesen wäre, die hier betroffenen bulbären Substrate näher zu identifizieren. Immerhin konnte schon damals mit einiger Sicherheit an die Formatio reticularis gedacht werden (BECHTEREW 1908, p. 218), und es hätte daher vorerst das bulbäre inspiratorische Zentrum in diese Strukturen verlegt werden können. Es sollte aber noch einige Jahrzehnte dauern, bevor eine differenzierte Ausschaltung zirkumskripter Areale als Anteile eines weiter gefaßten bulbo-pontinen Atmungszentrums in Erwägung gezogen werden konnte.

Von KELLER [1930 (b), 1931] wurden bei der Katze partielle Schnittläsionen im Bereiche des Ponsabschnittes auf ihren Einfluß auf die Atmung

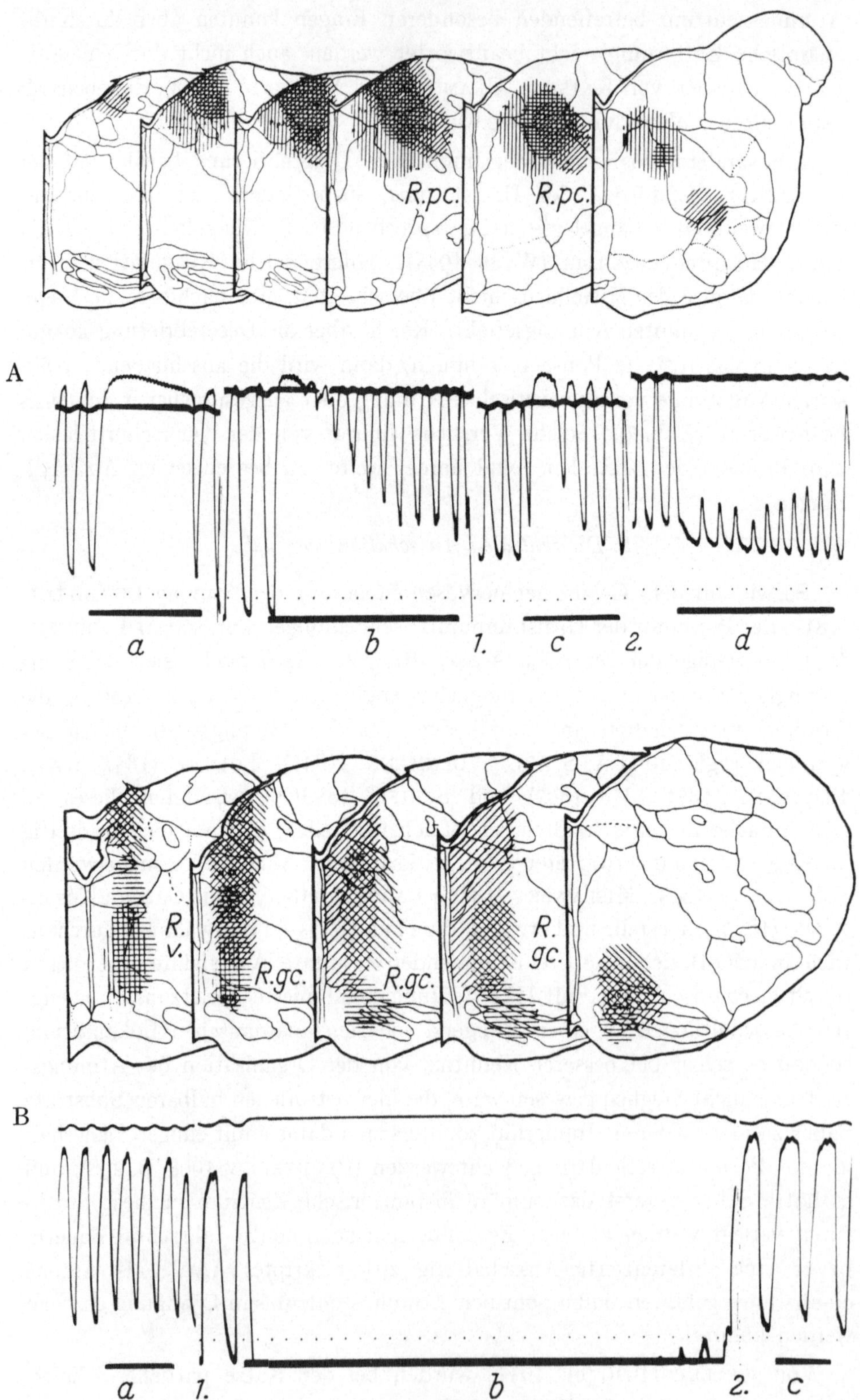

Abb. 8 A u. B. (Legende nebenstehend)

untersucht. Dabei wurde festgestellt, daß beidseitige Zerstörung der lateralen Hirnstammanteile zum Auftreten apneustischer Erscheinungen führt, was von PITTS, MAGOUN und RANSON [1939 (c)] bestätigt wurde, während STELLA [1939 (b)] beim gleichen Tier ventro-mediale Läsionen für solche Effekte verantwortlich fand. HENDERSON und CRAIGIE (1936) legten, ebenfalls bei der Katze, Schnitt- und Thermokauterläsionen ziemlich wahllos in die dorsale Hälfte der Medulla oblongata und konnten aus den wenigen und viel zu groben Ausschaltungen höchstens aussagen, daß die respiratorische Area im „medialen Drittel" der Medulla oblongata liege. Von einigem Interesse sind aber die von den Autoren medial vom Tractus solitarius angelegten Teilquerschnitte durch dieses „mediale Drittel", sowie Schnitte quer durch den Tractus solitarius, aus denen geschlossen wird, daß die für den respiratorischen Erfolg afferenter Vagusreizung maßgebenden zentralen Reflexwege einesteils absteigend im Tractus solitarius, andernteils medialwärts zu den respiratorischen Substraten verlaufen. Diese Angaben tragen jedoch nur vorläufigen Charakter und werden erst im Zusammenhang mit der Besprechung der aus den vagal-respiratorischen Reflexzentren (vgl. sub III B 5, S. 336 ff.) entspringenden efferenten und z. T. direkt absteigenden Bahnen von Bedeutung sein (vgl. sub II D 1 b, S. 112 ff.). Die von WYSS u. Mitarb. im Bereiche des Tractus solitarius und seines Kerngebiets am Kaninchen durchgeführten Ausschaltungsversuche bezogen sich ebenfalls nur auf den vagal-respiratorischen Reflexapparat und lieferten nur insofern einige die bulbären Substrate des Atmungszentrums betreffenden Nebenbefunde, als die anfänglich in medio-ventraler Richtung noch relativ ausgedehnten Läsionen die Spontanatmung des beidseitig vagotomierten Tieres bei caudaler Lage im exspiratorischen, bei rostraler Lage im inspiratorischen Sinne veränderten (WYSS und CROISIER 1943; ANDEREGGEN, OBERHOLZER und WYSS 1946). Ganz analoge Nebenbefunde können auch den von

Abb. 8 A u. B. Beeinflussung der Spontanatmung des beidseits vagotomierten Kaninchens durch bulbäre Läsionen, welche verschiedene Gebiete der Formatio reticularis miteinbeziehen. Atmungsregistrierung mittels Pneumogramm, Inspiration nach unten. Zeit in Sekunden. Reizsignal. Hirnstammschnitte nach MEESSEN und OLSZEWSKI (1949). A: Beispiele einer in den Nucleus reticularis parvocellularis hinabreichenden Läsion mit Veränderung des Atmungstypus im inspiratorischen Sinn. Vergleiche dazu die ersten beiden Atemzüge in *a* und *b* vor, mit den ersten beiden Atemzügen in *c* und *d* nach der zentralen Koagulation. Daß exspiratorisch wirksames Substrat ausgeschaltet wurde, ergibt sich nicht nur aus der inspiratorischen Veränderung des spontanen Atmungstypus, sondern auch daraus, daß afferente Vagusreizung mit Frequenz 120/sec vor der Koagulation einen ausgesprochen exspiratorischen Effekt (*a*), nach erstmaliger Koagulation (*1.*) einen abgeschwächt exspiratorischen Effekt (*c*), nach wiederholter Koagulation (*2.*) einen ausgesprochen inspiratorischen Effekt (*d*) ergibt. Außerdem resultiert bei zentraler Reizung (120/sec) vorgängig der ersten Koagulation ein initial deutlich exspiratorischer Effekt (*b*). (Vgl. sub III B 5, S. 340—42.) Die zugehörige Läsion reicht auf den mittleren beiden Schnitten am weitesten in den Nucleus reticularis parvocellularis (*R. pc.*) hinein. B: Beispiel einer in den Nucleus reticularis ventralis und gigantocellularis hinabreichenden Läsion mit Veränderung des Atmungstypus im exspiratorischen Sinn. Vergleiche dazu die ersten beiden Atemzüge in *a* mit dem schon nach Setzen der Koagulationselektrode (*1.*) vorwiegend exspiratorisch verlangsamten Atemzug in *b*, und nach erfolgter Koagulation (*2.*) in *c*. Daß hier inspiratorisch wirksames Substrat zerstört wurde, ergibt sich aus dem Verlust der inspiratorischen Komponente der afferenten Vagusreizung (20/sec), die in *a* vorhanden, in *c* verschwunden ist, sowie aus dem (nicht mehr registrierten) starken inspiratorischen Effekt der zentralen Reizung vor der Koagulation (*b*). (Vgl. sub III B 5, S. 340—42.) Die zugehörige Koagulationsstelle liegt 5—6 Schnittebenen weiter caudal im Übergangsbereich vom Nucleus reticularis ventralis (*R. v.*) zum Nucleus reticularis gigantocellularis (*R. gc.*). (Zusammengestellt aus den Abb. 5, 6, 23 und 24 von RICKENBACH und MEESSEN 1951)

RICKENBACH und MEESSEN (1951) an den reflektorischen Atmungszentren des Kaninchens durchgeführten Ausschaltungsversuchen entnommen werden. So zeigt sich z. B. in den dortigen Abb. 5 und 6 (l. c., p. 145) eine inspiratorische Veränderung der Spontanatmung infolge einer in den Nucleus reticularis parvocellularis hineinreichenden Läsion, sowie in den Abb. 23 und 24 (l. c., pp. 158—159) eine exspiratorische Veränderung der Spontanatmung infolge einer weiter caudal und ventral im Bereiche des Nucleus reticularis ventralis und gigantocellularis sitzenden Läsion (vgl. Abb. 8). Zweifellos eröffnen sich hier weitere Perspektiven für eine detailliertere funktionelle Analyse der bulbären Substrate des Atmungszentrums.

Erste auf die Ausschaltung bestimmter für die Atmung verantwortlicher bulbärer Substrate ausgerichtete Untersuchungen wurden von HUKUHARA, SUMI und OKADA (1952/53) an mesencephal decerebrierten Katzen und Hunden durchgeführt. Mit der elektrolytischen Methode wurden beidseits auf Höhe der Striae acusticae bis tief in die Formatio reticularis lateralis hinabreichende Läsionen gesetzt, die zu einem primären Ausfall der Atmung führten. Es ist anzunehmen, daß in diesen Versuchen die zutiefst von der Läsion betroffenen Substrate, d. h. also die beiden Formationes reticulares laterales, das verantwortliche Gebiet darstellten, obschon die zylindrischen Läsionen sich mit etwa gleichem Querschnitt von der Dorsalfläche der Medulla oblongata bis hinunter in das betreffende Areal erstreckten. Diese infolge der elektrolytischen Zerstörung unnötig große Ausdehnung der Läsionen entlang dem Stichkanal, sowie die Nichtberücksichtigung relativ großer sog. negativer Läsionen ohne Ausschaltungseffekt, worauf nur beiläufig hingewiesen wurde mit der Erwähnung von fünf Kontrollexperimenten mit Zerstörung der Formatio reticularis medialis, beeinträchtigen die Beweiskraft dieser von HUKUHARA u. Mitarb. erhobenen Befunde. Immerhin wurden diese Feststellungen weiterhin dadurch ergänzt, daß analoge Läsionen auf caudalerem Niveau ebenfalls wirksam waren, und daß diese auf Höhe des Obex viel näher an die Mittellinie herangebracht werden mußten. Hieraus zogen die Autoren die Schlußfolgerung, daß in den Formationes reticulares laterales auf Höhe der Striae acusticae das primäre, bulbäre Atmungszentrum liege, und daß seine absteigenden Bahnen im gleichen Substrat verlaufend gegen den Obex hin sich konvergierend einander nähern. Diese Anordnung würde somit, gewissermaßen im umgekehrten Sinne, dem ursprünglichen „noeud vital" von FLOURENS (1851) und dem später von SCHIFF (1858/59) und FLOURENS (1862) als paarig erkannten bulbären Atmungszentrum entsprechen. Der an sich unbestrittene Wert dieser von HUKUHARA u. Mitarb. durchgeführten Untersuchungen über den Sitz atmungsaktiver Substrate in der Medulla oblongata wird aber, abgesehen von der zu wenig präzisen Lokalisation der zentralen Läsionen, auch dadurch etwas geschmälert, daß die Atmung nur am Zwerchfellzipfel registriert wurde, und daß vor allem zwecks eventueller Differenzierung zwischen rostral gelegenen „zentralen" und mehr caudal gelegenen „absteigenden" Läsionen nicht auf Nasenflügel- und Kehlkopfatmung geachtet wurde. Auch wurde von den Autoren der Einfluß beidseitiger Vagotomie offenbar nicht untersucht. Schließlich ist an dieser Stelle auf die bei Verwendung von Gleichstrom keineswegs reizfreie zentrale Ausschaltung hinzuweisen.

Die schon oben (S. 14—15, Abb. 2) erwähnten, von VASSELLA (1961) mittels Hochfrequenz-Koagulation durchgeführten Ausschaltungsversuche ergaben für das Kaninchen ein bulbäres inspiratorisches Zentrum in der Formatio reticularis, lateral der Hypoglossuswurzel. Auf gleichzeitigen Ausfall von Brust- bzw. Bauch- und Nasenatmung wurde besonders geachtet, womit der eventuelle Einwand, daß vielleicht nur absteigende Bahnen zerstört wurden, von vornherein entkräftet war. Der primäre Ausfall inspiratorischer Innervation berechtigte weiterhin zur Annahme, daß es sich hier um den Nachweis des bulbären inspiratorischen Zentrums handelt, dem offenbar die oben diskutierte Autonomie der Atmung zugeschrieben werden muß (vgl. sub I, S. 3—11).

Ein besonderes Interesse beanspruchte die Möglichkeit der lokalisierten Ausschaltung des pneumotaktischen Zentrums und seiner Verbindungen mit der Medulla oblongata. JOHNSON und RUSSELL (1952) erzeugten elektrolytische Läsionen beidseits im Isthmusgebiet des Hirnstammes von Katzen und fanden Apneusis nur dann, wenn das latero-dorsale Gebiet des Tegmentum, angeblich der Locus coeruleus, betroffen war. Medio-ventrale Gebiete konnten zerstört werden, ohne daß Apneusis auftrat. Wahrscheinlich waren die Vagi von vornherein oder wurden sie im Anschluß an die zentrale Läsion durchschnitten, was aber von den Autoren nicht vermerkt wurde. Dagegen konnten sie mittels der Marchimethode einen von der betreffenden Region ausgehenden absteigenden Faserzug nachweisen, der als lateraler tegmento-reticulärer Trakt bezeichnet wurde und bis in die Formatio reticularis der Medulla oblongata auf Höhe der unteren Olive verfolgt werden konnte. Die Autoren betrachteten auf Grund dieser nur in einer kurzen Mitteilung und ohne experimentelle Belege veröffentlichten Versuche den Locus coeruleus als das klassische pneumotaktische Zentrum. In Übereinstimmung mit JOHNSON und RUSSELL konnte auch TANG (1953) an der beidseitig vagotomierten Katze durch beidseitige mechanische Zerstörung mittels Absaugen von Gewebe oder durch stereotaktisch angelegte elektrolytische Läsionen Apneusis erzeugen. In diesem Sinne wirksam war auch hier nur die beidseitige Ausschaltung der äußersten dorsolateralen Anteile des Tegmentum auf Höhe des Isthmus, d. h. des rostralen Ponsbereichs. Als unwirksam erwiesen sich in zahlreichen Fällen sehr ausgedehnte die zentralen und ventralen Gebiete des Isthmus umfassende Zerstörungen, die bezeichnenderweise zum Teil auch den Nucleus ruber und die Kreuzung der rubro-spinalen Bahnen betrafen. Die Ausdehnung dieser unwirksamen Läsionen in caudaler Richtung ließ in Bestätigung früherer mit partiellen

Schnittläsionen erhobener Befunde von Pitts, Magoun und Ranson [1939 (c)]
auch den Schluß zu, daß die für die Vermeidung der Apneusis verantwortlichen
absteigenden (und aufsteigenden?) Bahnen am lateralen Rand des Tegmentum
oder in dessen äußersten dorso-lateralen oder ventro-lateralen Bezirken verlaufen müssen. Über das für das pneumotaktische Zentrum maßgebende
Substrat machte aber Tang keine so bestimmten Angaben wie Johnson und
Russell. Auch waren die Läsionen hierfür noch viel zu wenig genau begrenzt,
wie dies für die elektrolytische Technik auch nicht anders zu erwarten ist.
Ähnliche mit verbesserter Technik durchgeführte Ausschaltungsversuche unternahm Baxter (1953) und fand im wesentlichen eine Bestätigung der Befunde
von Johnson und Russell, d.h. das Auftreten von Apneusis, so daß dadurch
auch die Angaben von Tang mehr Gewicht erhielten. Demnach wäre der Locus
coeruleus der Sitz des pneumotaktischen Zentrums, wenigstens auf Grund
dieser lokalen Ausschaltungsversuche. (Betreffend zentrale Reizversuche vgl.
sub II B 3 a, S. 61 ff.).

Im Anschluß an lokale Reizversuche in Medulla oblongata und Ponsabschnitt des Hirnstamms von Katzen wurden auch von Ngai und Wang (1957)
elektrolytische Läsionen gesetzt zwecks Lokalisierung des pneumotaktischen
Zentrums und seiner absteigenden Verbindungen. Im Unterschied zu Tang
wurde die beidseitige Vagotomie erst nach erfolgter beidseitiger zentraler Läsion
vorgenommen. Für Apneusis wirksame Läsionen lagen auch hier im dorso-
lateralen Bereich des Tegmentum auf Isthmushöhe, während ventral und
medial gelegene Läsionen in dieser Beziehung unwirksam waren. Dies entspricht, soweit ein genauerer Vergleich überhaupt möglich ist, den Befunden
von Tang sowie den Angaben von Johnson und Russell. Beidseitige Läsionen
im caudalen Ponsabschnitt waren nach Ngai und Wang nur dann apneusis-
wirksam, wenn sie das Gebiet lateral vom Nucleus olivaris superior betrafen;
dies entspricht nicht ganz den von Johnson und Russell mit der Marchi-
Methode erhobenen Befunden, was auch Ngai und Wang veranlaßte, von
einer definitiven Stellungnahme zum Verlauf dieser absteigenden Bahnen
Abstand zu nehmen. Versuche von Manni und Cassiano (1961), an Hand von
zentralen Ausschaltungen in Mittelhirn und Ponsabschnitt des nicht narkotisierten Meerschweinchens ein pneumotaktisches Zentrum nicht nur auf Höhe
des Isthmus, sondern außerdem im rostralen Tegmentum des Mittelhirns anzunehmen, dürften aus andernorts angegebenen Gründen als eher fragwürdig
erscheinen (Wyss 1963; s. oben, S. 41).

Zusammenfassend muß festgestellt werden, daß alle diese Untersuchungen,
die zu einer genaueren Lokalisierung des pneumotaktischen Zentrums und
seiner Verbindungen mit den bulbären respiratorischen Substraten hätten
führen sollen, nicht mit der für die heutigen Verhältnisse erforderlichen
Systematik und an Hand von viel zu geringen Zahlen von Einzelversuchen
durchgeführt wurden. Dazu kommt die Verwendung der auf Elektrolyse mit

Gleichstrom beruhenden Zerstörungstechnik, welche weder eine reizlose Ausschaltung noch eine den derzeitigen Anforderungen entsprechende Präzision mit Bezug auf Lokalisation und Begrenzung der Läsionen gewährleistet.

Ähnliche Überlegungen ergeben sich für hier der Vollständigkeit halber noch anzufügende Ausschaltungsversuche im Bereiche der Medulla oblongata. Von BRODIE und BORISON (1957) wurde an der mesencephal decerebrierten Katze der Boden der Rautengrube etwa 1 mm tief mittels des Thermokauters zerstört, was zu apneustischer Atmung führte. Zerstörung bis 2 mm Tiefe verwandelte die apneustische Atmung in „gasping". Erst wenn nach zusätzlichem suprabulbärem Hirnstammschnitt etwa die dorsale Hälfte der Medulla oblongata durch weitere Kauterisierung zerstört war, hörte auch diese letzte Form der Atmung ganz auf. Ob die Vagi primär durchschnitten waren oder erst mit der Abtragung „ausgeschaltet" wurden, ist den Angaben der Autoren nicht zu entnehmen. Aus solchen Befunden den Schluß zu ziehen, daß die rein bulbäre Atmung nicht auf einer reziproken Gegenwirkung von inspiratorischem und exspiratorischem Substrat beruht [WYSS 1954 (a)], sondern auf einem wahrscheinlich dem inspiratorischen Zentrum eigenen „gasping"-Rhythmus, bedeutet zum mindesten eine erhebliche Überschätzung der Genauigkeit der verwendeten Zerstörungstechnik, wenn nicht sogar eine ganz falsche Vorstellung von der gegenseitigen Lage und Abgrenzung zwischen inspiratorischem und exspiratorischem Zentrum. Statt dem langsamen „gasping"-Rhythmus grundlegende Bedeutung für die Entstehung der Automatie des Atmungszentrums beizumessen, erscheint es wohl als richtiger, diesen rudimentären Rhythmus auf weitgehend reduzierte inspiratorische und exspiratorische Substrate zurückzuführen. Jedenfalls muß jeder Versuch, ein besonderes „gasping"-Zentrum anzunehmen, beim gegenwärtigen Stand der Kenntnisse als unbegründet und sinnlos bezeichnet werden. Auch die von KATSUKI (1951/52) und KATSUKI und IKEDA (1951/52) erhobenen Befunde, denen zufolge die beidseitige Zerstörung im ventro-lateralen Gebiet des caudalen Ponsabschnittes zu periodischer Atmung vom Biotschen Typus führt, sind wohl weniger ein Ausdruck dafür, daß hier ein besonderes Regulationszentrum ausgeschaltet wurde, als dafür, daß durch diese Zerstörungen das Atmungszentrum eine funktionelle Einbuße erfuhr, die nicht allein auf systematischer Ausschaltung nervöser Anteile zu beruhen braucht, sondern ebensosehr durch Störungen der lokalen Blutversorgung bedingt sein kann.

3. Die zentralen Reizversuche

a) Elektrische Reizung. Die direkte elektrische Reizung der Medulla oblongata wurde zum Zwecke der Untersuchung der motorischen Innervation des Zwerchfells erstmals von KRONECKER und MARCKWALD (1879) am Kaninchen ausgeführt. Einzelne Öffnungsinduktionsschläge konnten unter günstigen Umständen einzelne Atmungsbewegungen auslösen, welche den normalen ganz ähnlich waren, während tetanische Reizung unregelmäßige und langdauernde Kontraktionen des Zwerchfells ergab. Über Art und Lage der Elektroden wurden aber keine Angaben gemacht, so daß anzunehmen ist, daß die Medulla oblongata in toto gereizt wurde. BRECKENRIDGE und HOFF (1955) verwendeten eine ähnliche als „transmedullary stimulation" bezeichnete Anordnung, um beim Ponsschnitt- bzw. Medullatier (Hund) mit Atmungsstillstand in Exspiration inspiratorischen Tetanus oder rhythmische Atmung zu erzeugen. Auch BURNS und SALMOIRAGHI (1960) konnten mit einem sehr starken schockartigen Stromstoß durch die Medulla oblongata von Mäusen oder jungen Katzen je nach zeitlichem Eintreffen mit Bezug auf die Atmungsphase ein verfrühtes

oder verspätetes Auftreten der nächstfolgenden Inspiration oder bei schon
begonnener Inspirationsphase eine vorübergehende Hemmung mit anschließender Vertiefung und Verlängerung der Inspiration, oder auch ein plötzliches
Abbrechen derselben auslösen.

LANGENDORFF und GÜRTLER (1881) reizten die Medulla oblongata mit
zwei symmetrisch auf Höhe der caudalen Rautengrube eingesteckten Nadeln
und stellten bei schwacher und mittlerer Chloralnarkose „Wirkungen von er-
staunlicher Mannigfaltigkeit" fest, was nichts anderes besagt, als daß sowohl
inspiratorische als auch exspiratorische Effekte erzielt wurden. Auf eine
Lokalisation der Reizstellen bzw. der gereizten Substrate wurde von vornherein
verzichtet. Entsprechend einer damals noch einseitigen Auffassung von der
ausschließlich inspirationshemmenden Wirkung des afferenten Vagus legte
LANGENDORFF, entgegen den Angaben von KRONECKER und MARCKWALD, das
Schwergewicht auf das bulbäre exspiratorische Zentrum als *Reflex*apparat
und hätte wahrscheinlich das inspiratorisch-motorische Zentrum am liebsten
ganz den spinalen Zentren des Halsmarks zugeordnet, von wo aus er, ähnlich
wie etwas später MARCKWALD (1887), durch zentrale elektrische Reizung tatsächlich auch inspiratorische Wirkungen erhielt. CHRISTIANI (1882) konnte
mit der direkten elektrischen Reizung von Medulla oblongata und Ponsabschnitt des Hirnstamms keinen eindeutigen Erfolg an der Atmung feststellen, während JOSEPH (1883) mittels Latenzzeitmessungen für spinale,
bulbäre und reflektorische Auslösung inspiratorischer Effekte ganz im Sinne
LANGENDORFFs die Reflexnatur der auf bulbäre Reizung erhaltenen inspiratorischen Kontraktionen nachgewiesen zu haben glaubte.

MARCKWALD (1887) reizte im Anschluß an seine früheren mit KRONECKER
durchgeführten Untersuchungen die Medulla oblongata des Kaninchens mit
bis zur Basis cranii eingestochenen Stahlnadeln. In Ergänzung der früheren
Befunde konnten außer Inspirations- auch Exspirationseffekte nachgewiesen
werden, die sich einerseits als Unterbrechungen des Atmungskrampfes, wie er
nach Abtrennung der Medulla oblongata vom höheren Hirnstamm und beidseitiger Vagotomie erhalten wurde, d.h. also als exspiratorische Atmungsbewegungen durch Hemmung inspiratorischer Innervation zu erkennen
gaben, andererseits als aktive Exspirationen. MARCKWALD schloß denn auch
aus diesen Befunden auf die Existenz eines dem bulbären Inspirationszentrum
zugeordneten bulbären Exspirationszentrums; er beging aber seiner früher
erwähnten Feststellung (vgl. S. 18) gegenüber die Inkonsequenz, diesem
exspiratorischen Zentrum auch „automatische" Funktion zuzuschreiben.
ADUCCO (1890) reizte die Rautengrube nicht narkotisierter Hunde tetanisch
mit oberflächlich angelegten Elektroden und fand ausschließlich inspiratorische Effekte, und zwar inspiratorischen Tetanus mit Übergang in beschleunigte Atmung unter allmählichem Nachlassen der inspiratorischen Tonisierung.

Eine lokalisatorische Trennung von inspiratorisch und exspiratorisch ansprechenden Gebieten suchte SPENCER (1892) durch punktförmige oberflächliche Reizung am vollständig unverletzten Boden der Rautengrube von Katzen, Hunden und Affen nachzuweisen. Er erhielt inspiratorische Verstärkung der Atmung bei Reizung beidseits entlang der Mittellinie bis zu 2 mm von dieser entfernt, exspiratorische Verstärkung der Atmung beidseits weiter lateral bis zu 3 mm von der Mittellinie; außerdem fand er in diesem letzteren Bereich eine Stelle, die 1—2 mm rostral von der Spitze des Calamus scriptorius lag, mit Atmungsverlangsamung. Eine genauere anatomische Lokalisierung der für die Reizeffekte verantwortlichen Substrate konnten aber diese Versuche von SPENCER wie alle vorerwähnten Untersuchungen nicht ergeben.

Den Anfang zu einer schon ganz modern anmutenden Technik der punktförmig lokalisierten Reizung der Medulla oblongata des Kaninchens machte GAD (1893) mit der Verwendung von bis zur Spitze lackierten Nadeln, die an frei beweglichen dünnen Drähten hängend vom Boden des vierten Ventrikels aus in das verlängerte Mark eingestochen wurden. Falls sich die Nadelspitzen in der Formatio reticularis lateralis befanden, wurde Atmungsbeschleunigung im inspiratorischen Sinne erhalten, während bei Reizung im Bereiche der Spitze des Calamus scriptorius, d. h. im „noeud vital", schon bei schwächsten Reizen tetanische Kontraktion der Inspiratoren auftrat. Hieraus schloß GAD auf Reizung der Nervenzellen des Atmungszentrums im ersteren, auf Reizung absteigender Bahnen im letzteren Fall, womit solche Reizungen zum erstenmal in fortschrittlichem Sinne interpretiert wurden. Damit ist allerdings noch nichts darüber ausgesagt, ob diese Reizbefunde als gleichbedeutend mit denjenigen früheren und späteren Ausschaltungsbefunden zu bewerten sind, denen zufolge das bulbäre Atmungszentrum in die Formatio reticularis lateralis zu lokalisieren wäre (GAD und MARINESCO 1892; HUKUHARA, SUMI und OKADA 1952/53). Die hierfür notwendigen detaillierten Angaben über die registrierten Atmungseffekte sind in der Mitteilung GADs nicht enthalten. Auch der Publikation von ARNHEIM (1894), die unter GADs Leitung entstanden ist, läßt sich außer der Feststellung, daß vom Facialiskern aus die Atmungsfrequenz nicht beeinflußt werden kann, die Nasenatmung aber eine „inspiratorische Verschiebung" erkennen läßt (l. c., p. 30, Fig. 5), über lokalisatorische Befunde kaum etwas Genaueres entnehmen.

Es ist auffallend, daß im Anschluß an diese technisch schon gut entwickelten Versuche von GAD während längerer Zeit keine zentralen Reizungen der Medulla oblongata mehr vorgenommen wurden. Die offensichtlich auf MISLAWSKY zurückgehenden Reizversuche von TEREGULOW (1929) entbehrten zwar der feinen Lokalisation, wie sie von GAD schon erreicht worden war, brachten aber insofern etwas Neues, als faradische und galvanische Reizung verglichen wurden. Mit faradischer Reizung wurden von den rostralen Oblongata-Abschnitten aus Inspirationsstillstände oder auf solche tendierende Veränderungen der Atmung erhalten, vom Bereich des Calamus scriptorius aus mehr caudal inspiratorische, mehr rostral exspiratorische Effekte. Die richtigerweise am beidseitig vagotomierten Tier (Katze) ausgeführten Gleichstromreizungen ergaben als einigermaßen typisches Resultat einen inspiratorischen Effekt bei absteigender Durchströmung des Hirnstamms im Ponsbereich, d. h. wenn die Anode im Bereiche des pneumotaktischen und die Kathode im Bereiche des apneustischen Zentrums lag. Eine Aktivierung des letzteren ist wohl die plausibelste Erklärung für diesen Befund. Aufsteigende Durchströmung dieser Art hatte keinen Einfluß auf die Atmung. Dagegen war die Kathode an der Spitze des Calamus scriptorius inspiratorisch, an dessen Basis exspiratorisch wirksam, was von TEREGULOW als Beweis für die Teilbarkeit des bulbären Atmungszentrums in ein inspiratorisches und ein exspiratorisches Zentrum angeführt wurde. Der Autor kam auf Grund dieser Befunde zur Schlußfolgerung, daß das bulbäre Atmungszentrum auch ohne die Beteiligung höher gelegener respiratorischer Zentren befähigt sei, normale rhythmische Atmungsbewegungen hervorzubringen, und sprach damit, im Gegensatz zu LUMSDEN, den suprabulbären Substraten eine unmittelbare Bedeutung für die Entstehung des Atmungsrhythmus ab. Der Einfluß von polarisierendem Gleichstrom auf die Tätigkeit des bulbären Atmungszentrums wurde von NICHOLSON und SOBIN [1938 (b)] am Hund untersucht, jedoch nur so, daß der Strom der caudalen Rautengrube breitflächig-unipolar zugeführt wurde. Die Resultate waren entweder Aufhören der Atmung in Exspirationslage oder inspiratorische Reaktion nach dem Bilde der apneustischen Atmung. Dabei kam es offensichtlich nicht darauf an, in welcher Richtung der Strom floß, so daß die Befunde bei Berücksichtigung der relativ starken und eventuell zu irreversiblen Veränderungen führenden Stromstärken vielleicht am ehesten als elektrotonische Blockierungseffekte zu deuten sind, wenn nicht gar als teilweise, elektrolytische Ausschaltungen. Da überdies nicht angegeben wurde, ob die Vagi intakt oder durchschnitten waren, erübrigt sich jede weitere Diskussion.

Die Wiederaufnahme der von GAD (1893) eingeführten Technik der lokalisierten Reizung in der Medulla oblongata erfolgte durch BROOKHART, STEFFENSEN und GESELL (1937) mit einer vorläufigen Mitteilung über Atmungseffekte. Die wahrscheinlich am Hund angestellten Versuche ließen die Formatio reticularis und den Tractus solitarius mit seinem Kern als die respiratorisch besonders wirksamen Substrate erkennen. Die Beurteilung der Atmungseffekte blieb aber zu unbestimmt, um eine spezifisch inspiratorische oder exspiratorische Differenzierung oder gar eine entsprechende Lokalisierung zu ermöglichen.

Unter Verwendung des stereotaktischen Gerätes von Horsley und Clarke suchte MONNIER [1938 (a, b), 1939 (a)] die Medulla oblongata der Katze nach atmungsaktiven Stellen systematisch abzutasten. Soweit die etwas komplex gestaltete Darstellung der Atmungseffekte sich überblicken läßt, können die Befunde dahin zusammengefaßt werden, daß die ventrale Formatio reticularis ein vornehmlich inspiratorisch wirksames Substrat darstellt, während dorso-medial gelegene Stellen, speziell im caudaleren Teil, d. h. etwa auf der Höhe des Obex, exspiratorisch wirksam sind. Die weitere Feststellung, daß auf dieser Höhe die Reizung im Bereiche des Tractus solitarius inspiratorisch wirkt, würde der später von OBERHOLZER, ANDEREGGEN und WYSS (1946) nachgewiesenen Lage des vagal-inspiratorischen Reflexzentrums entsprechen. Aus den lokalisatorischen Befunden MONNIERs lassen sich jedoch keine bindenden Schlüsse ziehen, erstens weil die stereotaktische Projektion auf das so vielgestaltige Gebiet der Medulla oblongata eine absolut sichere Identifizierung der Reizstellen nicht garantiert, und zweitens weil die Reizung von 12 bis über 50 Stellen an ein und demselben Tier die Integrität des Gewebes beeinträchtigt und die Reizstromausbreitung derart beeinflussen kann, daß eine Lokalisation von Reizstellen äußerst problematisch wird. Auch ist es nicht denkbar, daß so zahlreiche Reizstellen in einem einmaligen Experiment in nützlicher Frist reizphysiologisch ausgewertet werden können.

Ebenfalls mit stereotaktischer Lokalisiertechnik, aber mit erheblich verbesserter Atmungsregistrierung wurde die Medulla oblongata der Katze von PITTS, MAGOUN und RANSON [1939 (a)] mit bipolarer lokaler Reizung auf atmungsaktive Gebiete untersucht. Es ergab sich eine Häufung inspiratorischer Reizstellen in der ventralen Reticularsubstanz und eine solche exspiratorischer Reizstellen dorsal davon, von der Mittellinie bis ziemlich weit lateral. Außerdem konnten die beiden Areale in der Längsrichtung einigermaßen auseinandergehalten werden, indem das exspiratorische Areal dem inspiratorischen gegenüber leicht rostralwärts verschoben gefunden wurde, so daß es dieses letztere von dorsal und rostral her kappenartig zu umfassen schien. Die caudale Grenze wurde für das exspiratorische Gebiet leicht rostral, für das inspiratorische etwas weiter caudal vom Obex angegeben. Noch weiter caudal gelegene Reizstellen ergaben inspiratorische oder exspiratorische Verschiebungen der Atmungslage ohne nennenswerte Veränderungen von Frequenz und Amplitude der Atmungsbewegungen, so daß für diese nicht mehr genauer lokalisierten Fälle an eine Reizung absteigender Bahnen gedacht werden mußte. Mit Bezug auf die von PITTS, MAGOUN und RANSON vorgenommene Lokalisierung der Reizstellen finden die oben gemachten kritischen Bemerkungen sinngemäße Anwendung. Die Bewertung der Reizeffekte erfolgte nach Maßgabe maximaler inspiratorischer bzw. exspiratorischer Reaktionen, welche fast durchweg mit einer Reizfrequenz von über 200 pro Sekunde erhalten wurden. Es ist jedoch nicht zweckmäßig, bei gegebener Reizstärke erhaltene maximale Effekte für die Lokalisation zu verwerten. Eine genauere Lokalisation kann vielmehr nur dann erzielt werden, wenn an der Reizschwelle die erforderliche Reizstärke bestimmt und als Kriterium gewählt wird. Bei dieser Art des Vorgehens könnte auch die für die Beurteilung sehr wichtige primäre Änderung des Atmungstypus besser erkannt werden. Angesichts der hohen Reizfrequenz gewinnen diese Argumente ganz besonders an Bedeutung. Daß in diesen Versuchen von PITTS u. Mitarb. die Reizfrequenz für eine zuverlässige Lokalisierung von Reizstellen zu hoch war, ergibt sich auch daraus, daß bei Reizung des exspiratorischen Zentrums mit abnehmenden Frequenzen beim Übergang von 70 auf 34 pro Sekunde ein gerade noch erkennbarer Frequenzeffekt auftrat [PITTS, MAGOUN und RANSON 1939 (a), p. 684, Fig. 5 D]. Die Möglichkeit der Reizung afferenter Vagusfasern wäre also hier sicher zu berücksichtigen gewesen [vgl. auch GESELL 1940 (b), p. 578). Als allgemeine Regel ist bei solchen zentralen Reizversuchen eben unbedingt zu fordern, daß jede Reizstelle vorerst mit den verschiedensten Reizfrequenzen auf Schwelleneffekte untersucht, und daß erst dann vergleichsweise überschwellig gereizt wird. Auch kommt es für die Beurteilung der Reizeffekte noch sehr darauf an, ob zur überschwelligen Reizung nur das Doppelte bis Dreifache, oder sogar mehr als das Zehnfache der Reizschwelle verwendet wird. Daß im letzteren Fall an eine Lokalisierung von eigentlichen Reizstellen nicht mehr zu denken ist, ergibt sich von selbst.

Wie aus den Angaben von PITTS, MAGOUN und RANSON [1939 (a)] zu entnehmen ist, wurden die Reizversuche routinemäßig mit einer Reizstärke von etwa dem Zehnfachen der Reizschwelle durchgeführt. Dies bewog BROOKHART

(1940) in Fortführung früherer Arbeiten (BROOKHART, STEFFENSEN und
GESELL 1937; BROOKHART 1939) zur Nachkontrolle der lokalisatorischen
Befunde für inspiratorische und exspiratorische Effekte, unter Verwendung
einer geringgradig überschwelligen Reizstärke. Die allerdings am Hund angestellten und daher nicht direkt vergleichbaren Versuche ergaben keine
Bestätigung der Befunde von PITTS u. Mitarb. in dem Sinne, daß etwa die
ventrale Reticularsubstanz inspiratorisch, die dorsale exspiratorisch wirksam
wäre. Eine eindeutige Trennung zwischen inspiratorischen und exspiratorischen Effekten sowie eine Abgrenzung gegenüber unspezifischen Atmungsaktivierungen wurde aber von BROOKHART nicht vorgenommen, so daß trotz
dem Vorteil des schwächeren Reizes die lokalisatorische Bewertung der Befunde dadurch doch wieder erheblich beeinträchtigt wurde. Dies fällt um so
mehr ins Gewicht, als auch BROOKHART eine zu hohe Reizfrequenz verwendete,
nämlich primär rechteckigen und mittels eines Transformators übertragenen
Wechselstrom von 90 Perioden, bei bipolarer Reizung, so daß je nach Reizstärke mit 90 oder 180 Reizen pro Sekunde gerechnet werden mußte. Dazu
kam auch in diesen Versuchen wieder die schon oben erwähnte und für eine
scharfe Lokalisation ungünstige Verwendung eines und desselben Versuchstiers für eine viel zu große Zahl von Reizstellen, von denen diejenigen mit
positivem Reizerfolg (über 10 pro Versuch) überdies noch mit einer elektrolytischen Läsion versehen wurden. Alle diese Momente schwächen die Beweiskraft der von BROOKHART erhobenen Befunde, wonach weder mit schwacher
noch mit starker Reizung eine getrennte Lokalisierung inspiratorisch und
exspiratorisch wirksamer Gebiete innerhalb der Formatio reticularis der
Medulla oblongata nachgewiesen werden kann.

Es wäre nicht richtig, auf Grund der hier vorgebrachten Einwände gegen
die Zweckmäßigkeit der von BROOKHART durchgeführten Untersuchungen auch
die Kritik dieses Autors an den Arbeiten von PITTS, MAGOUN und RANSON
[1939 (a)] als hinfällig zu erklären. Die Verwendung einer Reizstärke vom
zehnfachen Schwellenwert läßt sich mit einer präzisen Lokalisation in die
engste Nachbarschaft der Reizelektrode sicher nicht mehr vereinbaren. Die
diesbezüglich von MAGOUN und BEATON (1941) und PITTS [1941 (a, b)] ausgeführten Kontrolluntersuchungen ergaben dementsprechend für die verwendeten bipolaren Elektroden und die für „maximale" Effekte notwendige
Reizstärke einen „Aktionsradius" von 0,5—0,7 mm, was bezogen auf die
anatomischen Verhältnisse in der Medulla oblongata immerhin schon eine
beträchtliche Ausbreitung des Reizstromes darstellt. Das hindert selbstverständlich nicht, daß beim sukzessiven Einführen einer bipolaren Elektrode
von dorsal her in die Medulla oblongata über eine Strecke von etwa 1 mm ein
Umschlag von inspirationshemmender in inspirationsfördernde Reizwirkung
erfolgt, wie dies von PITTS [1941 (b), 1942 (a)] nachgewiesen wurde (Abb. 9).
Rückblickend betrachtet erscheint es im Sinne BROOKHARTs durchaus richtig,

den Befunden von PITTS, MAGOUN und RANSON präzise Lokalisation um die Elektrodenspitze abzusprechen und gleichzeitig die Möglichkeit ins Auge zu fassen, daß es mit wirklich punktförmiger Abtastung der Formatio reticularis nicht gelingt, inspiratorische und exspiratorische Areale voneinander zu trennen. Auf der andern Seite aber wäre das Vorgehen von PITTS u. Mitarb.

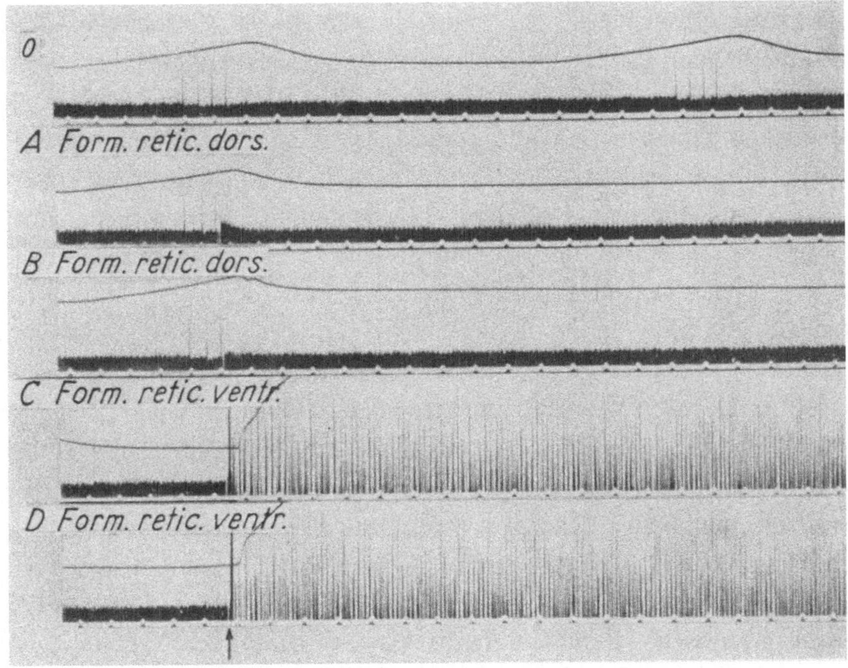

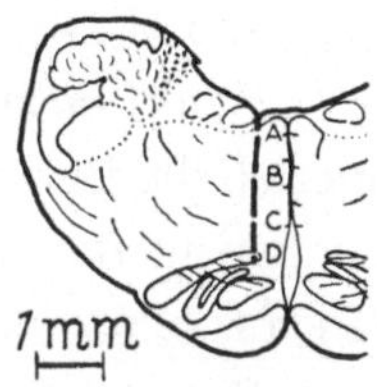

Abb. 9A—D. Zentrale Reizung in der Medulla oblongata der Katze mit von dorsal her sukzessive vorgeschobener bipolarer Nadelelektrode. Reizimpulse 0,1 msec, 8 V, 240/sec. Registrierung von oben nach unten: Pneumogramm, Inspiration nach oben; efferente Aktionsströme vom aufgefaserten N. phrenicus; Zeit in $^1/_5$ sec. Die oberste Kurve (0) zeigt zwei Inspirationsfolgen einer einzelnen motorischen Einheit. Diese erfährt bei Reizung in der dorsalen Reticularsubstanz (A, B) eine Hemmung, als Ausdruck eines exspiratorischen Effektes, während bei Reizung in der ventralen Reticularsubstanz (C, D) eine Aktivierung zahlreicher Motoneurone erfolgt, als Ausdruck eines inspiratorischen Effektes. [PITTS 1941 (b)]

als durchaus zweckmäßig zu bezeichnen in dem Sinne, daß eine gewisse Ausbreitung des Reizstromes notwendig ist, um zu einer funktionellen Trennung zwischen inspiratorischem und exspiratorischem Gebiet zu kommen. Im Lichte dieser Überlegungen hätten also PITTS u. Mitarb. den Einwänden BROOKHARTs gegenüber nicht so sehr das relativ eng begrenzte Aktionsfeld ihrer zentralen Reizungen betonen, sondern viel eher die Ausbreitung der Reizstromwirkung als für den Lokalisationserfolg maßgebend bezeichnen müssen. Begreiflicherweise wäre vorerst einmal an ein und derselben Tierart der Nachweis zu erbringen, daß mit Schwellenreizen eine Trennung zwischen inspiratorischem und exspiratorischem Substrat innerhalb der Formatio reticularis der Medulla oblongata nicht so gut gelingt, daß dagegen bei stärkeren und damit ein größeres Feld aktivierenden Reizen eine solche Trennung eher möglich wird. Daß im letzteren Fall eine scharfe Abgrenzung der betreffenden Gebiete gegenüber der Umgebung nicht zu erwarten ist, versteht sich von selbst. Es wäre vorauszusehen, daß auf diese Weise eher zu große, nach außen abgerundete Areale erhalten werden, wie sie von PITTS, MAGOUN und RANSON [1939 (a)] tatsächlich auch gefunden wurden. Bevor aber ein einwandfreier Beweis dafür erbracht ist, daß nur mit künstlicher Aktivierung größerer Felder eine Trennung zwischen inspiratorischem und exspiratorischem Substrat gelingt, ist es nicht angezeigt, auf den eventuellen Mechanismus des Verhaltens der künstlich gereizten bulbären Anteile des Atmungszentrums einzugehen.

Trotz den anderslautenden Befunden von BROOKHART (1940) ist aus den eben angeführten Gründen die Trennung der Reticularsubstanz des verlängerten Marks in ein ventral gelegenes inspiratorisches und ein dorsal gelegenes exspiratorisches Gebiet, wie es PITTS, MAGOUN und RANSON [1939 (a)] durch Reizversuche an der Katze gewissermaßen als Prototyp festlegten, und wie es in prinzipiell ähnlicher Weise von BEATON und MAGOUN (1941) für den Affen (Macaca mulatta) bestätigt wurde, zum mindesten als Arbeitshypothese anzunehmen. Die beiden Gebiete würden dann den aus den Resultaten der Durchschneidungsversuche geforderten bulbären Teilzentren inspiratorischer und exspiratorischer Natur entsprechen. Dagegen kann die von PITTS, MAGOUN und RANSON [1939 (b)] geäußerte Ansicht, daß das apneustische Zentrum mit diesem bulbären inspiratorischen Zentrum identisch sei, nicht aufrecht erhalten werden, wie schon früher an Hand der Durchschneidungsversuche dargelegt wurde (vgl. sub II B 1, S. 31). Die im Anschluß an diese Untersuchungen hinsichtlich der Funktionsweise des Atmungszentrums gezogenen Schlußfolgerungen, speziell die Beziehungen der beiden Zentren zueinander und ihren funktionellen Einbau in das bulbo-pontine Atmungszentrum im weiteren Sinne betreffend [PITTS, MAGOUN und RANSON 1939 (b, c)], bilden einen wesentlichen Beitrag zur Kenntnis von der Organisation des Atmungszentrums (vgl. sub II C; S. 102). Auch darauf ist hinzuweisen, daß zwar eine eventuell vorhandene autonome Tätigkeit dem bulbären inspiratorischen Zentrum zugeschrieben, das bulbäre Atmungszentrum aber nicht als spontan-rhythmisch tätig betrachtet wurde [PITTS, MAGOUN und RANSON 1939 (c)]. Auch diese beiden Fragen spielen für das Verständnis der Funktionsweise des Atmungszentrums eine gewisse Rolle, indem der ersteren grundlegende Bedeutung zukommt, die letztere aber im Zusammenhang damit hinfällig wird, daß das bulbär-inspiratorische Zentrum nicht, wie die Autoren angenommen hatten, mit dem apneustischen Zentrum identisch ist. Trotzdem kann der von PITTS, MAGOUN und RANSON [1939 (c)] geäußerten Vermutung, daß die spontane Aktivität des bulbären inspiratorischen Zentrums zum Auftreten der Apneusis führt, vorbehaltlos beigepflichtet werden.

RIJLANT [1942 (b)] untersuchte den unmittelbaren Erfolg der zentralen Reizung von inspiratorischem und exspiratorischem Gebiet des bulbären Atmungszentrums an der efferenten elektrischen Aktivität von Phrenicus und Recurrens. Bei Kaninchen, Katze und Hund ergab unipolare Reizung im Bereiche der caudalen Rautengrube in einer Tiefe von 2—3 mm inspiratorische Erregungseffekte, unmittelbar hinter den Striae medullares in einer Tiefe von etwa 1 mm dagegen Hemmung der inspiratorischen Innervation sowie, im Recurrens, exspiratorische Erregungseffekte [RIJLANT 1940 (b)]. Eine genauere als die angegebene anatomische Lokalisation wurde nicht vorgenommen. Die Versuche galten vielmehr dem Mechanismus der efferenten Innervation des Atmungszentrums (vgl. sub II D 2 a δ, S. 161—62) und gründeten sich vorwiegend in methodischer Hinsicht auf die Angaben von PITTS u. Mitarb. Von besonderer Bedeutung ist auch der von RIJLANT erbrachte Nachweis, daß kathodische Polarisation der ventral gelegenen Strukturen die inspiratorische Aktivität verstärkt, und daß anodische Polarisation sie abschwächt; daß andererseits kathodische Polarisation der dorsal gelegenen Strukturen die inspiratorische Aktivität abschwächt und die exspiratorische verstärkt. Trotz der mangelnden anatomischen Auswertung weisen diese ausgesprochen funktionell orientierten Untersuchungen RIJLANTs eine bemerkenswerte Übereinstimmung auf mit den von PITTS u. Mitarb. aus ihren ganz andersartig angelegten Versuchen gezogenen Schlußfolgerungen.

Die von PITTS, MAGOUN und RANSON [1939 (a)] an der Katze erhobenen lokalisatorischen Befunde wurden von COMROE (1942/43) am gleichen Tier mit unipolarer Reiztechnik bestätigt. Auch COMROE reizte mit relativ starken Strömen, die häufig zu Atmungsstillständen in Inspiration, Exspiration oder Mittelstellung führten. Ebenfalls an der Katze wurden von BACH (1948, 1952) ähnliche Reizversuche im Bereiche der Formatio reticularis angestellt mit dem Resultat, daß inspiratorische Effekte vorwiegend aus ventro-medialen, exspiratorische eher aus dorsalen Gebieten erhalten wurden, allerdings für beide Effekte mit vielen Ausnahmen. Die Interpretation dieser Befunde wird dadurch erschwert, daß die Beurteilung der Atmungseffekte nicht rein nach Maßgabe inspiratorischer und exspiratorischer Reaktionen, sondern zudem im Hinblick auf Bahnung und Hemmung der für die Atmungsmuskulatur bestimmten Innervation vorgenommen wurde. Insbesondere wurde Atmungsstillstand in Mittelstellung zusammen mit exspiratorischem Stillstand als Atmungshemmung bezeichnet, was sicher nicht zulässig ist, da Stillstand in Mittellage zum mindesten eine inspiratorische *und* eine exspiratorische Komponente enthält, wie dies aus der Analyse der mit afferenter Vagusreizung erhaltenen „Mischeffekte" hervorgeht (vgl. sub III B 2 g γ, S. 274ff.). In technischer Hinsicht ist auf die Verwendung von fast 1 mm dicken (bipolaren) Elektroden hinzuweisen, sowie auf die Reizung mit Wechselstrom von 60 Perioden und einer Reizspannung von 5 Volt, was auch dann, wenn die letztere nicht

den Effektivwert, sondern die doppelte Scheitelspannung darstellt, einen sehr
starken Reiz bedeutet. Unter Berücksichtigung der oben (S. 52) angeführten
kritischen Bemerkungen zur stereotaktischen Reizmethodik im Bereiche der
Medulla oblongata ist daher auch für diese Untersuchungen die Lokalisation
der Reizstellen als äußerst problematisch zu bezeichnen, und die erhobenen
Befunde haben einen nur approximativen Wert.

Die Medulla oblongata des Kaninchens wurde von WOLDRING (1950) und
WOLDRING und DIRKEN (1951) mit erheblich feineren Elektroden auf atmungsaktive Gebiete untersucht. Die Reizung erfolgte meist unipolar, seltener
bipolar, mit kurzen Impulsen relativ geringer Intensität und unter Berücksichtigung verschiedener Reizfrequenzen. Zur Lokalisierung der Reizstellen
diente die geometrische Projektion vom Mikromanipulator auf das anatomische
Schema. Nur in einem Teil der Fälle wurde histologisch kontrolliert. Die
Atmungsregistrierung ließ feinere Details nicht erkennen. Die von den Autoren
erzielten Resultate entsprechen weitgehend denjenigen von PITTS, MAGOUN
und RANSON [1939 (a)], mit einem ventro-medialen inspiratorischen und einem
dorso-lateralen exspiratorischen Anteil der Formatio reticularis. Die Gesamt-
ausdehnung des aktiven Gebietes war aber bedeutend kleiner als bei der Katze,
wohl nicht zuletzt deswegen, weil schwächer gereizt wurde.

Die ebenfalls am Kaninchen angestellten Reizversuche von RICKENBACH
und MEESSEN (1951) lieferten, in dem Maße als sie nicht nur die Reflexzentren
im System des Tractus solitarius (vgl. unten S. 63 sowie sub III B 5, S. 336 ff.),
sondern auch die Formatio reticularis selber betrafen, einen weiteren Beitrag
zur ungefähren Lokalisierung atmungsaktiver Substrate im Bereiche der
Medulla oblongata. Es wurde bipolar mit schwachen Impulsen unter Berücksichtigung eines eventuellen Frequenzeffektes (vgl. sub III B 2 a, S. 228 ff.)
gereizt. Obschon im Zusammenhang mit den anschließend vorgenommenen
Koagulationen die Reizstellen nicht genau angegeben werden konnten, so ließ
sich doch auch hier eine Bevorzugung ventro-medialer Gebiete für inspiratorische und dorso-lateraler Gebiete für exspiratorische Effekte nachweisen
(vgl. S. 44—45, Abb. 8).

Von AMOROSO, BELL und ROSENBERG (1951, 1951/52, 1954) wurde die
caudale Medulla oblongata des Schafes mittels stereotaktisch eingeführter
bipolarer Nadelelektroden systematisch auf respiratorische Reizeffekte durch-
untersucht. Es wurden kurze Impulse geringer bis hoher Intensität verwendet,
und sämtliche Reizstellen wurden histologisch kontrolliert. In Übereinstimmung mit PITTS, MAGOUN und RANSON [1939 (a)] ergab sich innerhalb
der Formatio reticularis ein medio-ventrales inspiratorisch wirksames und
ein dorso-laterales, weiter rostral reichendes exspiratorisch wirksames Gebiet.
Es zeigte sich zwischen schwachen und starken Impulsen kein qualitativer
Unterschied im Reizerfolg, auch dann nicht, wenn dieser ein Atmungsstillstand
in Mittelstellung war. Ebenso ergab Variation der Reizfrequenz, allerdings

nur zwischen 100 und 300 pro Sekunde, keine Änderung im Typus des Reizeffektes.

Einen weiteren technischen Fortschritt bedeuteten die Untersuchungen von LILJESTRAND (1953, 1958), die wiederum an der Katze durchgeführt wurden. Zur unipolaren Reizung dienten feinste bis fast zur Spitze isolierte Stahlnadeln, die meistens nur an einer, seltener an zwei oder mehr Stellen in die Medulla oblongata eingeführt wurden, meistens von dorsal, seltener von ventral her. Die Versenkung der Elektroden erfolgte stufenweise mit Reizung auf jeder Stufe. Es wurde mit kurzen Impulsen sowohl schwach als auch stark gereizt, und zwar immer vergleichsweise mit niederen, mittleren und höheren Impulsfrequenzen. Die Atmung wurde als echtes Volumpneumogramm registriert und in zweckmäßiger Weise auf inspiratorische und exspiratorische Komponenten analysiert. Der einzige Nachteil war die etwas grobe Aufzeichnung der Atmungsbewegungen mit Tintenschreiber, was eine feinere Untersuchung des Atmungstypus und seiner Veränderungen verunmöglichte. Die Resultate ergaben im wesentlichen eine Bestätigung der von PITTS, MAGOUN und RANSON [1939 (a)] erhobenen Befunde, wenn auch die anatomische Grenze zwischen dem ventralen inspiratorischen und dem dorsalen exspiratorischen Zentrum nicht mit der vielleicht erwünschten Schärfe angegeben werden konnte. Bemerkenswert ist, daß im Übergangsbereich gemischte Effekte auftraten, die bei starker Reizung einen Atmungsstillstand in Mittelstellung ergaben. Daß bei Reizung im dorso-lateralen Gebiet in der Nähe des Tractus solitarius Frequenzeffekte auftraten, wie sie von der afferenten Vagusreizung her bekannt sind (vgl. sub III B 2 a, S. 228 ff.), ist leicht verständlich. Dagegen scheint es nicht gelungen zu sein, in der Längsrichtung des Tractus solitarius eine Differenzierung in rostrale exspiratorische und caudale inspiratorische Anteile nachzuweisen, entsprechend der von WYSS u. Mitarb. am Kaninchen festgestellten funktionellen Topographie (vgl. sub III B 5, S. 338 ff., sowie unten S. 63). LILJESTRAND konnte weiterhin feststellen, daß bei Reizung direkt ventral vom Tractus solitarius inspiratorische oder exspiratorische Effekte ohne Veränderung der Atmungsfrequenz auftreten können, was als Hinweis darauf bewertet wurde, daß vagale Reflexwege auch unter Umgehung des Atmungszentrums direkt zu den spinalen respiratorischen Motoneuronen führen. Ähnliche Beobachtungen waren schon früher von WYSS u. Mitarb. gemacht worden, blieben aber damals unveröffentlicht [WYSS 1954 (a)]. Gelegentlich wurden von LILJESTRAND bei Reizung der Formatio reticularis der Medulla oblongata auch Atmungseffekte erhalten, die weder als inspiratorische noch als exspiratorische Reaktionen oder deren eventuelle Kombination gelten konnten, deren gesonderte Beurteilung jedoch der geringen Zahl der Fälle wegen vorbehalten bleiben mußte. Wesentlich ist dieser Hinweis deswegen, weil daraus hervorgeht, daß dem qualitativen Aspekt des Reizerfolges die nötige Beachtung geschenkt wurde, was für eine Lokalisierung funktionell einheitlicher Substrate unbedingte Voraussetzung ist.

Ohne auf die anatomische Lokalisation näher Bezug zu nehmen, untersuchten Chatfield und Purpura (1953) mit bipolarer Reizung bei relativ hoher Frequenz die aus der ventralen Formatio reticularis nach Pitts, Magoun und Ranson [1939 (a)] zu erhaltenden inspiratorischen Reaktionen. Ähnlich wie schon früher Amoroso, Bell und Rosenberg (1951/52) beim Schaf konnten diese Autoren bei der Katze die Entwicklung des inspiratorischen Effektes bei zunehmender Reizstärke zur Darstellung bringen und zeigen, wie bei schwacher Reizung die Atmung inspiratorisch verschoben, eingeengt und beschleunigt ist, und wie sie mit stärkerer Reizung schließlich in inspiratorischen Tetanus übergeht. Wenn Chatfield und Purpura im weiteren die Feststellung machten, daß Vagotomie die Ansprechbarkeit des inspiratorischen Zentrums auf künstliche Reizung steigert, und daß anschließend afferente Vagusreizung, allerdings nur mit hoher Frequenz untersucht, sie wieder herabsetzt, so ist dabei nicht nur an eine vagal-afferent bedingte Herabsetzung der Erregbarkeit des vom zentralen künstlichen Reiz getroffenen Substrates zu denken, sondern auch daran, daß die vagale Hemmung zudem am efferenten Übertragungssystem, speziell an den in Frage kommenden Motoneuronen angreifen könnte. Der von den Autoren erhobene Befund ist aber nicht nur geeignet, zur Abklärung der efferenten Mechanismen des Atmungszentrums beizutragen (vgl. sub II D, S. 105 ff.), sondern wird auch, was die afferente Seite betrifft, auf Grund der später zu besprechenden afferenten Vagusreizung noch besser verständlich werden (vgl. sub III B 2, S. 226 ff.).

Baumgarten (1955/56) reizte im Anschluß an Mikroableitungen im Bereiche der Formatio reticularis der Katze mit relativ hoher Frequenz (240 pro Sekunde) sowohl Stellen inspiratorischer als auch solche exspiratorischer Neurone (vgl. sub II B 5, S. 82—86). Im ersteren Fall trat fast immer ein tonisch-inspiratorischer Reizeffekt, allerdings begleitet von einer Steigerung des Streckertonus auf; im letzteren Fall erfolgte teils Atmungsstillstand in Mittellage, teils inspiratorische Reaktion, oder dann blieb der Reiz wirkungslos. Eine differenzierte Lokalisation dieser Reizstellen wurde nicht gegeben.

Ondina, Yamamoto und Masland (1960) reizten in ganz ähnlicher Weise, wie es Pitts, Magoun und Ranson [1939 (a)] an der Katze getan hatten, die Medulla oblongata der Albinoratte. Sie verwendeten zur unipolaren Reizung feine Nadelelektroden mit nicht mehr als 10 μ aktivem Spitzendurchmesser, Impulse von 3 msec Dauer und etwa 1,5 V, bei einer Reizfrequenz von meistens 100 pro Sekunde. Es wurde ein ventro-medial auf Höhe des rostralen Drittels der Oliva inferior gelegenes, relativ eng begrenztes inspiratorisch aktives Gebiet abgegrenzt, welches als inspiratorisches Zentrum bezeichnet wurde. In einem viel ausgedehnteren, einesteils dorso-lateral, andernteils caudal anschließenden Areal wurden mehr diffus verteilte, exspiratorisch aktive Reizstellen gefunden. Ähnlich wie bei Pitts, Magoun und Ranson für die Katze ergab sich also auch für die Ratte ein kappenartig über das inspiratorische sich ausbreitendes exspiratorisches Gebiet. Die Autoren sind jedoch der Ansicht, daß es sich beim dorso-lateralen Anteil dieses Areals, welcher sich etwa mit dem Nucleus tractus solitarii deckt, um die Reizung vagaler Afferenzen handelte. Da nie mit Frequenzen unter 60 pro Sekunde gereizt wurde, konnte diese Annahme aber nicht an Hand eines eventuellen Frequenzeffektes (vgl. sub III B 2 a, S. 228 ff.; sowie III B 5, S. 338 ff.) weiter begründet werden. Das in caudaler Richtung anschließende Gebiet wurde demgegenüber als bulbärexspiratorisches Zentrum betrachtet, wohl nicht zuletzt deswegen, weil aus diesem Areal die exspiratorischen Reizeffekte offenbar eindeutig und besser reproduzierbar waren. Der Verzicht darauf, Reizstellen mit negativem Resultat ebenfalls anzugeben, im Zusammenhang damit schwache und stärkere Reizeffekte mit Bezug auf die Lokalisierung zu unterscheiden, sowie auch schwache inspiratorische und exspiratorische Effekte eindeutig zu interpretieren, läßt diesen neueren Untersuchungen keinesfalls eine größere Bedeutung beimessen als denjenigen der früheren Autoren. Ein mehr generell zu bewertender Eindruck ist vielleicht der, daß für das bulbär-inspiratorische Substrat ein mehr kompaktes, im vorliegenden Fall auf jeder Seite etwa 1,1 mm³ umfassendes Areal der Formatio reticularis angegeben werden kann, während man sich für das bulbär-exspiratorische Substrat mit der ungefähren Angabe eines mehr diffus sich ausdehnenden und offensichtlich nicht einheitlichen Gebietes begnügen muß. Es erhebt sich wirklich die Frage, ob nicht hierin schon ein Hinweis darauf zu erblicken ist, daß dem bulbären inspiratorischen Zentrum direkte, primär-autonome Funktion zukommt, während die bulbären (und auch suprabulbären) exspiratorischen Anteile sekundärer Natur sind und auf indirektem Wege das Zustandekommen der Atmungsautomatie ermöglichen.

Eine systematische Untersuchung, welche nicht nur die zentrale Reizung im Bereiche der Medulla oblongata umfaßt, sondern zum ersten Mal auch auf den ganzen Ponsabschnitt ausgedehnt wurde, konnte von NGAI und WANG (1952, 1957) an der Katze durchgeführt werden. Zur Reizung dienten stereotaktisch eingeführte bipolare (coaxiale) Elektroden, sowie kurze Impulse, bei niedrigen bis hohen Reizfrequenzen. In der Formatio reticularis der Medulla oblongata ergab sich ein ventrales, caudal vom Obex ventro-medial gelegenes inspiratorisches und ein dorsal davon gelegenes exspiratorisches Gebiet, was die Befunde von PITTS, MAGOUN und RANSON [1939 (a)] von neuem bestätigte. Zu erwähnen ist, daß bei Reizung des exspiratorischen Zentrums mit niedrigen Frequenzen nur Inspirationshemmung erhalten wurde, und daß es für aktive Exspirationen höherer Reizfrequenzen bedurfte. Im caudalen Ponsabschnitt erwiesen sich die medialen Bereiche des Tegmentum auf lokale Reizung inspiratorisch wirksam, die lateralen Bereiche exspiratorisch. Auf Ponsmitte gruppierten sich die exspiratorischen Reizstellen medial, die inspiratorischen lateral. Im rostralen Ponsabschnitt schließlich fand sich das gesamte atmungsaktive Areal im dorso-lateralen Bereich des Tegmentum, mit exspiratorischen und inspiratorischen, vorwiegend aber mit solchen Reizstellen, von welchen aus als ein ganz andersartiger Effekt Atmungsbeschleunigung erhalten wurde. Bemerkenswert ist weiterhin, daß die vom Ponsbereich her ausgelösten exspiratorischen Reaktionen vorwiegend als exspiratorische Stillstände auftraten, dagegen nicht als aktive Exspirationen. Solche wurden fast nur von der Medulla oblongata aus erhalten und auch dort erst mit stärkeren bzw. frequenteren

Reizen. Zusammengefaßt ergibt sich aus diesen Reizversuchen von NGAI und WANG (1957), daß in der Reticularsubstanz des Tegmentum pontis inspiratorisch wirksame Substrate vorkommen, und daß sie im caudalen Abschnitt medial, im mittleren Abschnitt lateral von exspiratorisch wirksamen Substraten liegen. Die Annahme, daß es sich hier um das auf Grund von Durchschneidungsversuchen nachgewiesene apneustische Zentrum handelt, stellt wohl mehr als nur eine Arbeitshypothese dar (vgl. sub II B 1, S. 22—26). Dagegen konnten NGAI und WANG auf Grund ihrer zentralen Reizversuche keine Angaben über das pneumotaktische Zentrum machen.

Ebenfalls an der Katze wurden Reizversuche im Ponsbereich mit Wirkung auf die Atmung von BAXTER und OLSZEWSKI (1955) durchgeführt. Gereizt wurde bipolar mit relativ starken und frequenten Impulsen, und zwar an narkotisierten oder decerebrierten Tieren. Exspiratorische Effekte wurden hauptsächlich aus den ventralen Anteilen der Reticularsubstanz des Tegmentum pontis erhalten, während mehr rostral gelegene dorso-laterale Gebiete, und speziell der Locus coeruleus, auf Reizung ausgesprochen inspiratorische Effekte ergaben. JOHNSON und RUSSELL (1952) hatten schon früher in ihrer vorläufigen Mitteilung einen ähnlichen inspiratorischen Reizbefund angegeben, der allerdings nur für den Zustand bei intakten Vagi galt; denn nach Vagotomie hatte angeblich die gleiche Reizung des Locus coeruleus einen exspiratorischen Effekt. Bei BAXTER und OLSZEWSKI blieb aber der inspiratorische Reizerfolg auch nach Vagotomie erhalten. Trotzdem auf Grund dieser Befunde der Locus coeruleus als eindeutig inspiratorisch wirksames Substrat zu betrachten war, hielten die Autoren an der durch die Ausschaltungsversuche von TANG und RUCH (1951), JOHNSON und RUSSELL (1952), TANG (1953), BAXTER (1953) und NGAI und WANG (1957) begründeten Annahme fest, daß der Locus coeruleus als das pneumotaktische Zentrum zu betrachten sei (vgl. sub II B 2, S. 47—49). Daß dessen lokale Reizung nicht den aus den Ausschaltungsversuchen zu erwartenden exspiratorischen Effekt ergab, versuchten BAXTER und OLSZEWSKI damit zu erklären, daß an einem solchen höheren Zentrum die elektrische Reizung nicht mehr eine einfache Aktivierung, sondern eine Unterbrechung bzw. Desorganisierung der normalen Funktion ergebe, ähnlich wie die elektrische Reizung am Sprachzentrum des Menschen, und daß es deswegen zu einem Verlust der pneumotaktischen Funktion und dadurch analog der Apneusis zum inspiratorischen Reizeffekt kommen müsse. So interessant und der detaillierten Analyse wert diese Erklärung auch sein mag, so ist doch erst dann an eine weitere Verfolgung dieser Idee zu denken, wenn auf Grund einer noch besseren Präzisierung der anatomischen Lokalisation sämtliche durch ihren Wegfall apneusiserzeugenden Strukturen und vor allem an Hand einer vollständigen Auswertung der reiztechnischen Möglichkeiten sowie der Beurteilung der Reizeffekte der Nachweis erbracht ist, daß wirklich nur der Locus coeruleus als verantwortliches Substrat in Frage kommen kann, und daß vom Locus coeruleus aus tatsächlich keine direkte inspirationsfördernde Wirkung ausgeht. Angesichts der Schwierigkeiten, die sich selbst bei der anatomischen Abgrenzung des als Locus coeruleus bezeichneten Kerns bieten, sowie im Hinblick auf die unmittelbare Nachbarschaft der mesencephalen Trigeminuswurzel und des Brachium conjunctivum erscheint eine funktionelle Bezugnahme, sei es auf Grund von Ausschaltungs- oder Reizversuchen, auf irgend eine dieser Strukturen noch äußerst problematisch. Es muß daher die Frage der substratgebundenen Lokalisierung dessen, was funktionell als pneumotaktisches Zentrum bezeichnet wird, und was nach allem Dafürhalten ein inspirationshemmendes System sein sollte, vorläufig noch offen gelassen werden.

Nicht die primär an der Automatie des Atmungszentrums beteiligten Substrate betreffende zentrale Reizversuche wurden erstmals von WYSS u. Mitarb. im Zusammenhang mit Ausschaltungen im Bereiche des Tractus solitarius und seines Kerngebietes vorgenommen. Die Lage der damals bipolaren Koagulationselektroden von 0,1 mm Dicke und 0,5 mm Abstand wurde jeweils durch bipolare Reizung kontrolliert. Dabei ergaben sich im rostralen Anteil des Solitariussystems die im Zusammenhang mit der Untersuchung der vagalen Reflexzentren näher besprochenen rein exspiratorischen Reaktionen (ANDER-EGGEN, OBERHOLZER und WYSS 1946; WYSS, ANDEREGGEN und OBERHOLZER 1946), im caudalen Anteil die analogen rein inspiratorischen Reaktionen (OBERHOLZER, ANDEREGGEN und WYSS 1946; vgl. dazu sub III B 5, S. 340 bis 342). Die Annahme, daß es sich hier um Substrate handelte, die nicht zum zentralen automatischen System gehören, stützt sich darauf, daß nach Vagotomie auf der betreffenden Seite die den vagalen Reflex aufhebende zentrale Ausschaltung minimaler Dimension die Spontanatmung in keiner Weise beeinflußte. Die typisch „vagalen", aber ausschließlich die exspiratorische bzw. die inspiratorische Komponente in Aktion zeigenden Reizbefunde waren in Zusammenhang mit den Resultaten der Ausschaltung der direkte Beweis für die Reflexnatur dieser Zentren innerhalb des Systems des Tractus solitarius. Bestätigende Befunde hierzu lassen sich den Arbeiten von RICKENBACH und MEESSEN (1951), sowie von OBERHOLZER (1955) und HUBER, OBERHOLZER und PARMEGGIANI (1960) entnehmen. Insbesondere wurde von WYSS u. Mitarb. auch darauf hingewiesen, daß bei Reizung im Bereiche des Tractus solitarius gelegentlich exspiratorisch bzw. inspiratorisch betonte Reaktionen ohne Änderung der Atmungsfrequenz auftraten [WYSS 1954 (a)], was nach analogen Befunden von LILJESTRAND (1953) darauf bezogen werden mußte, daß vagale Reflexzentren oder zentrale Schaltwege auch unter Umgehung der Automatie des Atmungszentrums auf die inspiratorische motorische Innervation einwirken können (vgl. oben, S. 59).

Es war von vornherein anzunehmen, daß bei zentralen Reizungen im Bereiche des Rhombencephalon außer denjenigen respiratorischen Reizantworten, welche sich direkt auf die Automatie des Atmungszentrums beziehen lassen oder indirekt, d. h. von den vagalen Reflexzentren aus zustande kommen, auch solche respiratorischen Reizeffekte vorkommen müssen, welche die Atmung und ihre vagale Kontrolle als Ganzes betreffen, ohne in den intimeren Mechanismus der Automatie und der ihr nahestehenden Selbststeuerung einzugreifen. Solche allgemeinen Atmungseffekte, welche hauptsächlich als Atmungsbeschleunigung mit oder ohne Amplitudenzunahme in Erscheinung treten, wurden tatsächlich von den meisten Autoren, welche zentrale Reizversuche in der Medulla oblongata und dem rostral anschließenden Ponsabschnitt bis hinauf zum Mesencephalon anstellten, beobachtet. Soweit sie als Polypnoe besonderer Art betrachtet wurden, ergab sich hieraus keine Schwierigkeit in der Beurteilung der Reizeffekte. Gelegentlich konnte aber eine solche Atmungsbeschleunigung ein schwacher inspiratorischer Effekt sein und als solcher nicht erkannt werden, oder es konnte umgekehrt eine allgemeine Atmungsbeschleunigung mit ähnlichen inspiratorischen Effekten verwechselt werden. Insbesondere war vielleicht die Miteinbeziehung solcher allgemeiner Atmungseffekte in die Beurteilung der inspiratorischen und exspiratorischen Reaktionen einer der Hauptgründe, weshalb BROOKHART (1940) bei seinen zentralen Reizversuchen am Hund zu keinem eindeutigen Resultat und damit zur Ablehnung der lokalisatorischen Befunde von PITTS, MAGOUN und RANSON [1939 (a)] kam (vgl. oben, S. 54). Demgegenüber erkannte LILJESTRAND (1953) in den seltenen Fällen dieser und ähnlicher Art etwas nicht in den übrigen Rahmen Passendes und schloß solche Versuche von der für die Lokalisation der Reizstellen maßgebenden Beurteilung aus (vgl. S. 59).

In systematischer Weise wurden zentrale Reizversuche mit besonderer Art von Atmungsbeschleunigung als Reizerfolg nur von wenigen Autoren in Angriff genommen. BORISON, CLARK und WANG (1948) und BORISON (1948) beschrieben bei der Katze sog. „spasmodic respiratory responses", d. h. Reaktionen von beschleunigter und vertiefter Atmung, welche von dorsolateral gelegenen Reizstellen in der Medulla oblongata erhalten wurden. Die Atmungsbeschleunigung erfolgte dabei mit sehr ausgesprochener inspiratorischer Vertiefung und, soweit es die pneumatothorakographische Registrierung überhaupt beurteilen ließ, ohne aktive exspiratorische Verschiebung. Die Analogie mit Atmungseffekten, wie sie bei sehr intensiver afferenter Nervenreizung erhalten werden, wurde von den Autoren selber hervorgehoben. Die Bezugnahme auf die absteigende Trigeminuswurzel, auf den Tractus solitarius und die eintretenden Fasern der Vagusgruppe deutete in der gleichen Richtung. Trotzdem von einem zentralen diese Reaktionen „regulierenden" Mechanismus zu sprechen, muß daher als völlig unbegründet und nur zur weiteren Verwirrung der an sich schon komplizierten Sachlage beitragend bezeichnet werden. Dies gilt insbesondere auch für den Versuch, solche Befunde mit der Funktion des pneumotaktischen Zentrums in Zusammenhang zu bringen, wo doch noch nicht einmal abgeklärt ist, ob es sich bei diesen Atmungsbeschleunigungseffekten nicht etwa um die intrazentrale Reizung von Fasern aus Chemoreceptoren vagaler und glossopharyngealer Herkunft handelt. In späteren Versuchen von BRODIE und BORISON (1957) wurde durch oberflächliche Reizung des Bodens der caudalen Rautengrube beim gewöhnlich atmenden decerebrierten Tier „gasping-like breathing" erhalten; offensichtlich handelte es sich um eine exspiratorische Reaktion, um so mehr als nach Vagotomie auftretende Apneusis durch dieselbe Reizung in exspiratorisch betonte Atmung verwandelt wurde. Beim suprabulbär decerebrierten Tier mit ausgesprochener Keuchatmung („gasping"), d. h. mit sehr langsamer, durch tiefe kurze Inspirationen charakterisierter Spontanatmung führte eine analoge Reizung am Boden der caudalen Rautengrube zu einer Beschleunigung der Inspirationsfolge mit eventueller Einbuße an Atmungstiefe. Vielleicht handelte es sich hier um eine der oben erwähnten analoge Atmungsbeschleunigung; doch lassen sich mangels näherer Angaben über die für die Reizeffekte verantwortlichen anatomischen Substrate die von den Autoren mitgeteilten Reizbefunde nicht weiter verwerten.

Ausschließliche Atmungsbeschleunigungseffekte, welche weder inspiratorische noch exspiratorische Tendenz erkennen lassen, welche aber mit erheblicher Zunahme der Atmungsamplitude einhergehen können, wurden auch von KATSUKI und IKEDA (1951/52) sowie von ARAKI (1959) bei Reizung im caudalen Ponsbereich des Kaninchens erhalten, und zwar im ventro-lateralen Gebiet, beidseits anschließend an die Pyramidenbahn. Zum Teil handelte es sich auch hier um gesamthafte Atmungsaktivierungserscheinungen, die nicht auf Substrate schließen lassen, die primär an der Entstehung des Atmungsrhythmus beteiligt sind. Zum Teil aber lassen die von ARAKI wiedergegebenen Atmungskurven deutliche Mischeffekte erkennen, welche die Annahme einer gleichzeitigen Aktivierung von inspiratorischen und exspiratorischen Komponenten sehr wahrscheinlich machen. Eine eingehendere lokalisatorische Analyse konnten die mitgeteilten Befunde aber nicht ergeben, und wenn die genannten Autoren sich damit begnügten, von einem „superior regulatory center of respiration" zu sprechen, so mag diese Bezeichnung der Annahme eines die Atmung gesamthaft beeinflussenden Mechanismus entsprechen. Näheres jedoch läßt sich hieraus mit Bezug auf die Art dieses übergeordneten Zentrums nicht aussagen.

Wahrscheinlich besser definiert und vor allem viel genauer lokalisiert sind diejenigen Atmungsbeschleunigungseffekte, die von NGAI und WANG (1957) bei Reizung im rostralen Ponsabschnitt der Katze festgestellt wurden. Die Autoren fanden die betreffenden Reizstellen im dorso-lateralen Bereich des Tegmentum auf Isthmushöhe, d. h. also ungefähr dort, wo nach JOHNSON und RUSSELL (1952) und BAXTER und OLSZEWSKI (1955) das pneumotaktische Zentrum liegen sollte. Im gleichen Areal fanden NGAI und WANG auch

inspiratorische und exspiratorische Reizstellen, welche aber im caudal anschließenden Gebiet des Tegmentum viel zahlreicher vorhanden waren, und
zwar die exspiratorischen medial, die inspiratorischen lateral gruppiert.
Obschon die Mitteilung von NGAI und WANG keine graphische Wiedergabe
eines solchen Atmungsbeschleunigungseffektes enthält, kann angenommen
werden, daß es sich dabei tatsächlich um eine besondere, weder als inspiratorische noch als exspiratorische Reaktion zu bewertende polypnoische Atmungsaktivierung handelte. Es muß hier jedoch daran erinnert werden, daß die
exspiratorische Reaktion der Katze, wie sie bei afferenter Vagusreizung erhalten wird, nicht selten mit einer ausgesprochenen Atmungsbeschleunigung
einhergeht [WYSS 1943 (b); vgl. sub III B 2 g β, S. 273]. Diese stellt aber
auch so etwas Besonderes dar, und man geht daher wohl kaum fehl, wenn man
solche aus dem dorso-lateralen Tegmentum des Isthmus erhaltenen Atmungsbeschleunigungen als Reaktionen auffaßt, die das Atmungszentrum als Ganzes
betreffen, und wenn man das zugrunde liegende Substrat als nicht mehr zum
Atmungszentrum im engeren Sinne gehörend betrachtet.

    b) Nicht-elektrische Reizung. Die zentralen Reizversuche, welche mit
andern als elektrischen Reizen angestellt wurden, spielten für die Erforschung
der Funktionsweise des Atmungszentrums jedenfalls zahlenmäßig eine nur
untergeordnete Rolle. LANGENDORFF und GÜRTLER (1881) reizten die Gegend
des Atmungszentrums am Kaninchen durch Aufsetzen eines Tetanisierungshammers auf die Alae cinereae und beobachteten sowohl inspiratorische als
auch exspiratorische Effekte. Chemische bzw. osmotische Reizung mittels
aufgelegter Kochsalzkristalle ergab dagegen nur exspiratorische Effekte, und
auch diese nur mit relativ großer Latenz. Die Frage, ob retrospektiv betrachtet
in diesen ersten Befunden schon ein Anzeichen dafür erblickt werden darf,
daß exspiratorisch wirksame Substrate oberflächlich, d. h. dorsal liegen und
inspiratorisch wirksame tiefer, d. h. ventral, könnte vielleicht auf Grund
von Versuchen MARCKWALDs (1887) am gleichen Tier bejaht werden, denen
zufolge Kochsalzreizung an der rostralen Schnittfläche der Medulla oblongata
ähnlich wie ein an gleicher Stelle applizierter starker Kältereiz zu unkoordinierten Zwerchfellkontraktionen führte, gleichzeitig aber die Spontanatmung
verlangsamte und nach Vagotomie die Inspirationskrämpfe in raschere Atmungsfolge verwandelte. Demgegenüber konnte ADUCCO (1890) am nicht
narkotisierten Hund durch oberflächliche Kochsalzreizung der Rautengrube
nur inspiratorische Effekte nachweisen und schrieb die anders lautenden Befunde LANGENDORFFs der von diesem Autor verwendeten Chloralnarkose zu.
Osmotische Reizung vom Boden der Rautengrube aus war wahrscheinlich auch
der wesentliche Faktor der Atmungsaktivierungen, die von GURDJIAN (1927),
ebenfalls am Hund, mit verschiedenen Salzen erhalten wurden, die jedoch als
unspezifische Erregungseffekte unbekannter Genese zu betrachten sind. Nicht
viel anders verhält es sich mit neueren Untersuchungen von ANDREW und

TAYLOR (1958) über Beeinflussung der Atmung des Hundes durch intracisternal eingeführte anisotonische Lösungen.

Ein spezifisch-chemischer Effekt kann trotz der diesbezüglich negativen Befunde
von EULER (1938) an der chloralosierten Katze den Kaliumionen zugeschrieben werden,
indem die Einführung isotonischer Kaliumphosphatlösungen in die Cisterna magna sowohl
im Tierversuch als auch am Menschen zu einer initialen Atmungsaktivierung führte
(RESNICK, MASON, TERRY, PILCHER und HARRISON 1936; STERN 1942; DOWNMAN und
MACKENZIE 1943; SMOLIK 1943, 1944; WALKER, SMOLIK und GILSON 1945/46). In
welcher Weise dabei die Kaliumwirkung erfolgte, ist aber nicht bekannt, und es ist die
Möglichkeit, daß gleichzeitig Erregungs- und Lähmungseffekte vorkommen, und daß
eine Kaliumwirkung auf die eintretenden Nervenwurzeln im Vordergrund steht, keineswegs ausgeschlossen. Auch ist an das Mitwirken eventuell vorhandener intracranieller
Chemoreceptoren (LOESCHCKE 1957) zu denken.

Die gleichen Überlegungen gelten auch für die zahlreichen Versuche zentraler Applikation von körpereigenen oder körperfremden Stoffen im Bereich des vierten Ventrikels,
welche vornehmlich an Hund und Katze, teilweise auch am Kaninchen angestellt wurden.
Nur in wenigen Fällen konnte dabei mit einiger Wahrscheinlichkeit auf eine lokale Reizwirkung am Atmungszentrum geschlossen werden. NICHOLSON und SOBIN [1938 (a)]
erhielten mit lokaler Applikation von Nicotinlösungen auf die Obexgegend beim Hund
ausgesprochene exspiratorische Reaktionen, was eventuell eine erregende Wirkung auf die
dorsal gelegenen exspiratorischen Substrate vermuten läßt. Dagegen wirkten in den
Versuchen von SUH, WANG und LIM (1935) sowie GESELL, HANSEN und WORZNIAK
(1942/43) acetylcholinhaltige Lösungen vom Boden des vierten Ventrikels aus in
unbestimmter Weise atmungsaktivierend, d.h. also sicher nicht spezifisch auf ein Teil-
substrat des Atmungszentrums. Dasselbe muß gesagt werden mit Bezug auf Cyanid
[OWEN und GESELL 1931; WINDER, WINDER und GESELL 1933; WINTERSTEIN und GÖK-
HAN 1953; LOESCHCKE und KOEPCHEN 1957/58 (a); WINTERSTEIN und WIEMER
1958/59; WIEMER 1960], Sulfid (OWEN und GESELL 1931; WINDER und WINDER
1933), Lobelin [CLEMENTI 1928; CRIMI 1933; BEKAERT und LEUSEN 1950; WINTERSTEIN
und GÖKHAN 1953; LOESCHCKE und KOEPCHEN 1957/58 (a); WINTERSTEIN und
WIEMER 1958/59; WIEMER 1960], Tubocurarin (FELDBERG und MALCOLM 1959) und
Veratridin [LOESCHCKE und KOEPCHEN 1957/58 (a)]. Selbst die von LEUSEN [1954
(a, b)] am Hund erhobenen Befunde, denen zufolge CO_2-haltige Lösungen vom vierten
Ventrikel aus (nicht durch Vermittlung der Wasserstoffionenkonzentration) atmungsaktivierend wirken, sollen nach LOESCHCKE, KOEPCHEN und GERTZ (1957/58) sowie
WIEMER (1960) auf der Reizung von intracraniellen Chemoreceptoren und nicht auf der
spezifischen Erregung von Strukturen des Atmungszentrums beruhen. Auch Ammonium-
chloridlösungen sollen nach WINTERSTEIN und GÖKHAN (1953), BERSAQUES und LEUSEN
(1954) sowie LOESCHCKE und KATSAROS (1959) auf intracraniell-reflektorischem Wege
wirken. Es liegt daher kein Anlaß vor, diesen chemischen Einwirkungen vom Boden der
Rautengrube her maßgebende Bedeutung für die lokale Reizung am Atmungszentrum
beizumessen.

Entscheidende Versuche lokalisierter chemischer Reizung im Bereiche des
Atmungszentrums wurden von COMROE (1941, 1942/43) mit kohlensäure-
haltigen Lösungen angestellt. Bei lokal begrenzter Injektion in die Formatio
reticularis der Medulla oblongata der Katze erzeugten Lösungen von Bicarbonat oder Bicarbonat mit Kohlensäure ähnliche Atmungsaktivierungen,
wie sie auf hämatogenem Weg mit Kohlensäure erhalten werden. Frequenz
und Tiefe der Atmung nahmen vorübergehend zu, und zwar in viel stärkerem
Maße, als dies für verschiedene, Säure oder auch nur Kohlensäure enthaltende
Vergleichslösungen der Fall war. Auch waren Injektionen auf ungefähr

Obexhöhe in viel größerem Prozentsatz wirksam als solche im Ponsbereich. Besonders hervorgehoben wurde von COMROE die Tatsache, daß an Stellen, wo die elektrische Reizung nur einen inspiratorischen oder exspiratorischen Stillstand als Teileffekt auslösen kann, lokal begrenzte Kohlensäurereizung eventuell eine Hyperpnoe als Gesamteffekt hervorruft. Ob dies schon ein erster Hinweis darauf war, daß die Kohlensäure durch Vermittlung besonderer chemosensibler Receptoren auf die Neurone des bulbären Atmungszentrums stimulierend einwirkt, wie dies später von EULER und SÖDERBERG [1952 (a, b)] auf Grund von ganz anderen mit zentralen elektrischen Ableitungen vorgenommenen Versuchen postuliert wurde, läßt sich nicht ohne weiteres entscheiden. Jedenfalls konnte die Vermutung, daß der lokale elektrische Reiz nur bestimmte Neurone vorwiegend inspiratorischer oder vorwiegend exspiratorischer Natur treffe und deswegen nur die inspiratorische oder die exspiratorische Komponente als solche aktivieren könne, während die Kohlensäure über das zentrale Chemoreceptoren-System den rhythmuserzeugenden interneuronalen Schaltvorgang als Ganzes im fördernden Sinne beeinflusse, weder von COMROE in dieser detaillierteren Form zur Diskussion gestellt werden, noch wurde sie von EULER und SÖDERBERG als Argument in ihre Voraussetzungen miteinbezogen. Es unterliegt aber keinem Zweifel, daß dieser von COMROE nachgewiesene Unterschied im Reizeffekt zwischen lokaler chemischer und lokaler elektrischer Reizung einen sehr wesentlichen experimentellen Befund darstellt, dessen Deutung mit oder ohne Annahme eines chemosensiblen Receptorenapparates für das Verständnis der Funktionsweise des Atmungszentrums später einmal ausschlaggebend werden kann.

Thermische Reizversuche wurden im Bereiche des Atmungszentrums nur in vereinzelten Fällen vorgenommen. Auf den Boden der Rautengrube applizierte Wärme zeigte sich in den Versuchen von GURDJIAN (1927) am Hund vom Gebiet der Ala cinerea aus am ehesten respiratorisch wirksam, indem beim Auflegen einer heißen Kupferthermode ein exspiratorischer Atmungsstillstand erfolgte mit sofortigem Wiederauftreten der Atmung nach deren Entfernung. R. HESS (1940) verwendete für die lokale Wärmeeinwirkung die offene Bespülung der Rautengrube des Kaninchens mit überkörperwarmer bis heißer Ringerlösung. Bei nicht zu hoher Temperatur trat dabei eine als Wärmereizeffekt zu deutende Atmungsaktivierung mit Beschleunigung und Amplitudenzunahme auf, die auch nach Abklingen der Wärmewirkung nur langsam zurückging. Bei Verwendung ausgesprochen heißer Lösungen von über 50^0 C Ausgangstemperatur kam es zum Auftreten inspiratorischer Tetani, die bis zu andauerndem inspiratorischem Atmungsstillstand führten, der aber auffallenderweise auch bei Temperaturen von über 75^0 C, die sicher schon zerstörend wirken mußten, noch soweit reversibel war, daß beim Rückgang der Wärmewirkung wieder eine ausreichende Atmung auftrat. Oberflächliche thermische Reize können aber ebensowenig wie oberflächliche osmotische oder chemische Reizungen auf spezifische Substrate des Atmungszentrums bezogen werden, und es ist auch hier an die Möglichkeit der Reizung afferenter Fasern oder sensibler Strukturen verschiedenster Art zu denken. Dagegen zeigten sich auf bestimmte Substrate des Atmungszentrums zu beziehende thermische Reizeffekte anläßlich der von Wyss u. Mitarb. am Kaninchen verwendeten reizlosen Ausschaltung mittels Hochfrequenzstrom, wobei der Beweis der thermischen Reizung auch dadurch erbracht werden konnte, daß die Reizwirkung die Öffnung des Koagulationsstromes um viele Sekunden überdauerte (Wyss 1945). Speziell auf die thermische Reizung bulbärer Substrate sich beziehende Versuche mit Hochfrequenzstrom wurden neuerdings von Holmes, Newman und Wolstencroft (1958, 1960) an der Katze durchgeführt. Dabei wurde bei thermoelektrisch kontrollierter Erwärmung im Bereiche des Nucleus reticularis gigantocellularis eine nicht näher charakterisierte Atmungsaktivierung festgestellt. Nochmals stellt sich daher die Frage, ob vielleicht auch für die thermische Reizung des Atmungszentrums ein vom elektrischen Reiz verschiedener Aktivierungsmechanismus zu erwarten ist, ähnlich wie dies oben für die Reizung mit Kohlensäure diskutiert wurde.

Mechanische Reizung atmungsspezifischer Substrate der Medulla oblongata wurde ebenfalls im Zusammenhang mit dem Setzen von Reiz- oder Koagulationselektroden beobachtet. Die diesbezüglichen von Wyss u. Mitarb. erhobenen Befunde betrafen jedoch fast ausschließlich die vagal-respiratorischen Reflexzentren im System des Tractus solitarius mit dem zugehörigen Kernareal (Andereggen, Oberholzer und Wyss 1946), wo je nach Lokalisation inspiratorische oder exspiratorische Effekte auftraten (vgl. sub III B 5, S. 338ff.).

Wenn auch die zentralen Reizversuche auf nichtelektrischer Grundlage in der Erforschung der Automatie des Atmungszentrums einen nur kleinen Platz einnehmen, so konnte doch schon für die Kohlensäurewirkung gezeigt werden, daß gewisse chemische Reize zu Erfolgen führen können, die in ihrem physiologischen Aspekt denjenigen elektrischer Reizung bei weitem überlegen sind. Im Hinblick auf die zunehmende Bedeutung, die spezifischen chemischen Reizen im Zusammenhang mit bestimmten Funktionen des Zentralnervensystems zugeschrieben werden muß, ist daher auch in diesem methodischen Sektor für die Abklärung der Funktionsweise des Atmungszentrums noch mancher Fortschritt zu erwarten.

4. Die zentralen Abkühlungs- und Anaesthesierungsversuche

Im unmittelbaren Anschluß an das über chemische Reizung Gesagte sind hier auch diejenigen Eingriffe am Atmungszentrum zur Sprache zu bringen, die dazu dienen sollten, auf physikalischem oder chemischem Wege eine vorübergehende, reversible Ausschaltung bestimmter Teilsubstrate bzw. funktioneller Komponenten, wenn nicht der Gesamtfunktion des Atmungszentrums vorzunehmen. Wie schon oben (vgl. sub I, S. 8) erwähnt wurde, dienten die Abkühlungsversuche in erster Linie dazu, in Anlehnung an entsprechende Versuche am Herzen die Ursprungsstelle der Autonomie ausfindig zu machen. Insbesondere wendete FREDERICQ (1883) die von GRÜTZNER [1878 (a)] für den Nerven im allgemeinen und von GAD [1880 (b)] für den afferenten Lungenvagus im speziellen erprobte Technik der lokalen Abkühlung als erster auf das Atmungszentrum an mit dem Bestreben, der Ansicht BROWN-SÉQUARDs (1860) sowie LANGENDORFFs (LANGENDORFF und GÜRTLER 1881), wonach Zerstörung der Medulla oblongata durch Reizeffekte hemmender Art auf spinale Atmungszentren im Halsmark die Atmung stillege, mit der einwandfreien Technik einer reizlosen Ausschaltung entgegenzutreten. Es gelang ihm allerdings nicht, durch Auflegen und lückenloses Wiederauflegen von Eisstückchen auf den Boden der Rautengrube des spontan atmenden Kaninchens die Atmung zum vollständigen Verschwinden zu bringen. Sie wurde nur ganz erheblich verlangsamt und hörte erst dann auf, wenn die Abkühlung, selbst bei erhaltener Membrana atlanto-occipitalis, mittels Ätherverdampfung oder Kältemischung vorgenommen wurde. Darüber, ob eine solche vollständige Kältelähmung des Atmungszentrums, welche vergleichsweise auch am Vogel durchgeführt wurde, eventuell reversibel war wie die durch Eiskühlung erhaltene Atmungsverlangsamung, äußerte sich FREDERICQ nicht. Es wurde lediglich angegeben, daß man auf diese Weise ein Tier, ohne nennenswertes Absinken der Körpertemperatur töten könne, daß im Verlauf der Abkühlung die Atmung anfangs nur verlangsamt sei und die Inspirationsbewegungen erst später ihre Amplitude bis zum vollständigen Verschwinden einbüßten. Da die Vagi bei diesen Versuchen allem Anschein nach intakt waren, ist bei der Beurteilung dieses Befundes an einen der eigentlichen Atmungslähmung vorangehenden Vagusausschaltungseffekt zu denken. FREDERICQ kam es aber nicht hierauf an, sondern auf den Nachweis einer Zentralisierung der atmungsauslösenden Impulse in der Medulla oblongata.

Ganz ähnliche Versuche mit direkter Abkühlung des Bodens der Rautengrube wurden von TRENDELENBURG (1910) ebenfalls am Kaninchen angestellt und zeigten an der Atmung eine Verlangsamung mit gleichbleibender oder inspiratorisch vergrößerter Amplitude. Da die Vagi auch in diesen Versuchen wahrscheinlich intakt waren, ist vor allem anderen an eine zentrale Vagusausschaltung zu denken. Ganz in Übereinstimmung mit den Befunden FREDERICQs genügte eine solche Abkühlung keinesfalls, um die Atmung einzuschränken, geschweige denn, sie zum Verschwinden zu bringen, was im offensichtlichen Gegensatz stand zu dem sehr ausgesprochenen Blutdruckabfalleffekt. Vergleichende Versuche mit Abkühlung des Carotisblutes führten zur Atmungsverlangsamung, ohne Amplitudeneinschränkung, bis zum exspiratorischen Stillstand. Von TRENDELENBURG wurde außerdem die Ringkühlung des obersten Halsmarks vorgenommen, die als reine Leitungsunterbrechung von der Atmung mit Amplitudenabnahme ohne Frequenzänderung bis zum Übergang in (passiven?) exspiratorischen Stillstand beantwortet wurde. Bei Wiedererwärmung erwies sich diese Ausschaltung als vollkommen reversibel. Das Atmungszentrum selber betraf sie sicher nicht. DITTLER (1913) kühlte in Versuchen, in denen das Verhalten der Zwerchfellaktionsströme zur Diskussion stand, die Medulla oblongata von Kaninchen und Katzen sehr stark ab, so daß die Spontanatmung angeblich bis zum Erlöschen verlangsamt wurde, jedoch ohne daß sich eine Abnahme der Aktionsstromfrequenz feststellen ließ (vgl. sub II D 2 a α, S. 134). Demgegenüber bewirkte Kühlung des Halsmarks von innen her ein Erlöschen der Atmungsbewegungen mit primärer Abnahme der Aktionsstromfrequenzen. Diese der experimentellen Belege entbehrenden Befunde lassen wenigstens vermuten, daß die zentral-bulbäre Abkühlung zur Verlangsamung der Atmung ohne Amplitudeneinschränkung, die efferentspinale Abkühlung zur Amplitudenabnahme ohne Verlangsamung der Atmung führte, ganz so, wie es auch in den Versuchen von TRENDELENBURG der Fall war.

GURDJIAN (1927) konnte durch lokale Abkühlung der Rautengrube beim Hund keine signifikante Veränderung der Atmung hervorrufen, wahrscheinlich deswegen, weil die Kühlwirkung nicht tief genug reichte. NICHOLSON (1936) wiederholte diese Versuche mit verbesserter Technik und fand bei Gesamtkühlung des Bodens der Rautengrube ein Aufhören der Atmung in nahezu Exspirationsstellung, wobei sowohl zu Beginn als auch nach Abschluß der Kühlperiode gelegentlich ausgesprochen inspiratorisch betonte Übergangseffekte auftraten. Noch deutlicher zeigten sich solche als apneustische Atmung oder sogar als Apneusis bezeichneten inspiratorischen Effekte, wenn nur die Obexregion lokal abgekühlt wurde. Es war also zu vermuten, daß hier zuerst exspiratorisch wirksame Substrate zur Ausschaltung kamen, entsprechend ihrer aus Reizversuchen bekannten dorsalen Lage. Tatsächlich konnte auch bei stärkerer Abkühlung die übermäßige inspiratorische Aktivität wieder abnehmen bis zum vollständigen exspiratorischen Stillstand, woran das Tier schließlich zugrunde ging. Geringere Grade der lokalen Abkühlung der Obexregion sowie weiter rostral lokalisierte Abkühlungen ergaben eine beschleunigte Atmung, die wahrscheinlich auch als inspiratorische Reaktion, d. h. als Verlust exspiratorischer Komponenten zu deuten war. Da in diesen Versuchen Kälteausschaltung einer kleinen Region im Bereich des „noeud vital" zu apneustischer Atmung führte, glaubte NICHOLSON, die Existenz eines pneumotaktischen Zentrums in Abrede stellen zu müssen. Es könnte aber dieser Befund ebenso in dem Sinne gedeutet werden, daß die pneumotaktische Wirkung gerade durch Vermittlung dieses bulbären exspiratorischen Substrates erfolgte, und daß bei wahrscheinlich intakten Vagi deren inspirationshemmende Wirkung durch die Abkühlung gleichzeitig ausgeschaltet wurde oder aber ihren Angriffspunkt ebenfalls am ausgeschalteten bulbären exspiratorischen Substrat

hatte. Diesbezügliche Versuche wurden denn auch von NICHOLSON und
BREZIN (1937) vorgenommen und zeigten den Ausfall der afferenten Vaguswirkung bei lokaler Abkühlung im Bereich des Calamus scriptorius an Hand
sowohl der afferenten Vagusreizung als auch der mechanischen Blähung und
Entblähung der Lungen sowie der reversiblen oder definitiven Vagusausschaltung. Insbesondere konnten die Autoren zeigen, daß mäßige Abkühlung der
Obexregion eventuell nur den exspiratorischen Effekt der Lungenblähung
aufhob, dagegen nicht den inspiratorischen der Lungenentblähung; daß
stärkere zentrale Abkühlung auch diesen letzteren verunmöglichte und zu
apneustischer Atmung führte, auf welche die Vagusausschaltung keinen Einfluß mehr ausübte; daß die bei mäßiger Abkühlung der Obexregion auftretende
inspiratorische Atmungsbeschleunigung durch zusätzliche (beidseitige) Vagotomie in ausgesprochen apneustische Atmung verwandelt wurde. Die Autoren
kamen auf Grund dieser Befunde zu der Schlußfolgerung, daß die bei ausreichender Kühlung der Obexregion auftretende apneustische Atmung bedingt
sei durch die Ausschaltung der vagalen Afferenzen kombiniert mit depressiver
Wirkung auf gewisse bulbäre respiratorische Substrate. Es erschien ihnen aber
die Annahme eines die Inspiration unterbrechenden Zentrums nicht als notwendig, indem sie auf Angaben von FORBES (1922) über den Mechanismus der
reziproken Innervation sich beziehend die Unterbrechung der Inspiration dem
Ansteigen der afferenten Erregungsfrequenzen bis zu einem kritischen Wert
zuschrieben, welcher bei zentraler Kühlung nicht mehr erreicht würde. Auf
jeden Fall liegen hier wichtige Befunde vor, die bei richtiger Interpretation
für die Erklärung der Automatie des Atmungszentrums noch von maßgebender Bedeutung sein werden.

Am Kaninchen wurden allgemeine und lokalisierte Abkühlungen der
freigelegten Rautengrube von R. HESS (1940) vorgenommen, und zwar in der
Regel nach beidseitiger Vagotomie, so daß der komplizierende Faktor der
zentralen Vagusausschaltung durch Kälte von vornherein ausgeschlossen war.
Bei allgemeiner Abkühlung wurde festgestellt, daß es in allen Fällen zu einer
Verlangsamung der Atmung kam, und zwar derart, daß durch diese Verlangsamung der vorhandene Atmungstypus akzentuiert wurde. Es erfuhren aber
immer beide Atmungsphasen eine zeitliche Dehnung. Der gleiche Effekt ergab
sich bei lokaler Abkühlung im rostralen Gebiet nahe des Aquaedukts, während
bei Abkühlung in der Gegend des Calamus scriptorius in Übereinstimmung
mit NICHOLSON die Tendenz zur ausgesprochen inspiratorischen Betonung
vorherrschte. Diese konnte anfänglich als Verkürzung der Exspirationsphasen
mit vorübergehender Atmungsbeschleunigung in Erscheinung treten, um
dann aber in verlängerte Inspirations- und Exspirationsphasen und entsprechende Atmungsverlangsamung überzugehen. Als weiterer wesentlicher
und bisher zu wenig beachteter Punkt ergab sich aus den Befunden von R. HESS
die Unmöglichkeit, nur durch Abkühlung eines bestimmten eng begrenzten

Areals eine Verlangsamung der Atmung zu bekommen, was von neuem darauf hinweist, daß es für den Atmungsrhythmus keinen „pace-maker" im restriktiven Sinne gibt, wohl aber eine auf weite Gebiete sich erstreckende Interaktion zwischen verschiedenen Substraten.

Soweit sich diese letzteren und die vorerwähnten Abkühlungsversuche an der Rautengrube überblicken lassen, darf man annehmen, daß primär eine Ausschaltung dorsal gelegener exspiratorischer Substrate zur inspiratorischen Betonung und Verlangsamung der Atmung führt, und daß sekundär auch inspiratorische Substrate teilweise betroffen werden, so daß die Atmung auch im exspiratorischen Sinne verlangsamt wird.

Ähnlich wie FREDERICQ (1883) am Kaninchen mit der Abkühlungstechnik den Beweis zu erbringen suchte, daß das bulbäre Atmungszentrum als solches die Atmungsmotorik beherrscht, und daß seine Zerstörung nicht durch Hemmungsreiz auf die spinalen Zentren des Halsmarks, sondern infolge primären Verlustes der motorischen Innervation zum Verschwinden der Atmung führt, so versuchte ADUCCO (1888/89, 1890) diesen gleichen Beweis durch Cocainisierung der Rautengrube beim nicht narkotisierten Hund zu erbringen. Das Resultat einer lokalen Applikation von Cocainlösung auf den Boden des vierten Ventrikels zeigte insofern eine weitgehende Übereinstimmung mit der Kältewirkung, als es vorerst zu einer inspiratorischen Veränderung der Atmung, d. h. zu einer Atmungsbeschleunigung mit inspiratorischer Verschiebung bis zum inspiratorischen Tetanus kam, und daß erst bei weiterer Einwirkung des Anaestheticums der Übergang in den exspiratorischen Stillstand und damit in die eigentliche Atmungslähmung erfolgte. Durchaus vergleichbare Befunde wurden von FRANÇOIS-FRANCK (1892) ebenfalls am Hund erhoben, wenn auch in der einzigen publizierten Kurve die inspiratorische Verschiebung nur sehr wenig ausgesprochen war. LANGLOIS und GARRELON (1908) wiederholten die Versuche von ADUCCO und FRANÇOIS-FRANCK und bestätigten den durch direkte Einwirkung einer Cocainlösung auf die Gegend der Alae cinereae zu erzielenden Atmungsstillstand. Sie zeigten außerdem, daß mit schwächeren Lösungen zwar nicht die Spontanatmung, wohl aber die Wärmepolypnoe verhindert wird.

Offenbar ohne Kenntnis dieser früheren Arbeiten untersuchten NICHOLSON und SOBIN [1938 (a)] den gleichen Effekt, auch wieder am Hund, bei Cocainapplikation im Bereich des Calamus scriptorius. In weitgehender Übereinstimmung mit den Abkühlungseffekten war die inspiratorische Reaktion, sei es in Form einer inspiratorischen Tonisierung oder als apneustische Atmung der unmittelbare, die Abnahme dieser inspiratorischen Aktivität mit Übergang in exspiratorischen Stillstand der anschließende zur vollständigen Lähmung des Atmungszentrums führende Erfolg der zentralen Anaesthesierung. Auch konnte gezeigt werden, daß bei Erholung von dem an sich reversiblen Anaesthesierungseffekt das Wiederauftreten der Atmung durch eine inspiratorische

Tonuszunahme eingeleitet wurde. Weiter wurde festgestellt, daß oberflächliche Anaesthesierung der Rautengrube bei noch vorhandener Atmung die vagalen Atmungsreflexe, untersucht durch Blähen und Kollabierenlassen der Lungen (vgl. sub III B 4 a, S. 294 ff.) oder durch afferente Vagusreizung (vgl. sub III B 2, S. 226 ff.), zum Verschwinden brachte. Zweifellos handelte es sich dabei um die initiale Anaesthesierung der eintretenden Vaguswurzeln, vielleicht aber auch um das Eindringen von Anaestheticum in das Gebiet des Tractus solitarius. Irgend eine nähere Differenzierung dieses Ausschalteffektes läßt sich an Hand der vorliegenden Angaben jedoch nicht vornehmen.

LOESCHCKE und KOEPCHEN [1957/58 (b)] stellten ähnliche Versuche zunächst in der Weise an, daß sie beim Hund den dritten und vierten Ventrikel mit novocainhaltigen Bicarbonat-Phosphat-Pufferlösungen durchströmten und dabei eine Abnahme des Atmungsminutenvolumens, eventuell bis zum Atmungsstillstand, nur dann erhielten, wenn die peripheren Chemo- und Pressoreceptoren ausgeschaltet, d. h. wenn die Carotisteilungsstelle denerviert und die Vagi durchschnitten waren. Ob dabei wirklich der Ausfall der erwähnten Afferenzen, und nicht etwa derjenige des afferenten Lungenvagus die entscheidende Rolle spielt, läßt sich mangels genauer Angaben über die Art des Atmungsstillstandes und entsprechender Kontrollversuche nicht beurteilen. Die von denselben Autoren an der Katze vorgenommenen Injektionen von Novocainlösungen in den dritten und vierten Ventrikel ergaben den Befunden von FRANÇOIS-FRANCK (1892) insofern sehr ähnliche Resultate, als die Atmung ohne oder mit nur sehr wenig ausgesprochenem inspiratorischem Übergangseffekt zum exspiratorischen Stillstand kam.

In einer zweiten Mitteilung versuchten LOESCHCKE und KOEPCHEN [1957/58 (c)] den Angriffsort des Novocains zu lokalisieren. Direkte Applikation des Anaestheticums auf die Rautengrube blieb, selbst bei Verwendung hoher Konzentrationen, ohne Erfolg. Dies steht im Gegensatz zu den von ADUCCO (1888/89, 1890), FRANÇOIS-FRANCK (1892) sowie NICHOLSON und SOBIN [1938 (a)] mit Cocain erhobenen Befunden und könnte vielleicht mit dem geringeren Penetrierungsvermögen des Novocains erklärt werden. Injektion in den geschlossenen vierten Ventrikel jedoch führte zu einer exspiratorischen Atmungsstillegung, und zwar nicht, wenn diese Injektion direkt den Obex anvisierte, wohl aber dann, wenn sie etwas weiter rostral gerichtet wurde. Da eine Atmungseinschränkung auch dann erfolgte, wenn die Novocainlösung in den lateralen Recessus in die Nähe des intakten Plexus chorioideus injiziert wurde, schlossen die Autoren auf diesen letzteren als den möglichen Angriffsort und suchten die Annahme, daß die bulbären respiratorischen Substrate vom Novocain nicht erreicht würden, auch dadurch zu stützen, daß beim novocainbedingten exspiratorischen Atmungsstillstand durch direkte elektrische Reizung des inspiratorischen Zentrums der Medulla oblongata noch ebenso starke inspiratorische Tetani erhalten wurden wie bei nicht durch

Novocain veränderter Atmung. Ob die Vermutung der Autoren, daß die von NICHOLSON und SOBIN [1938 (a)] beobachteten Cocaineffekte zum Teil auf Ausschaltung oberflächlicher Strukturen im Gebiet der lateralen Recessus des vierten Ventrikels und der anschließenden Hirnbasis zurückzuführen sind, zu Recht besteht, muß mangels genauerer Angaben dahingestellt bleiben. Jedenfalls suchten sich schon die älteren Autoren vor unkontrollierbarer Ausbreitung der Cocainwirkung dadurch zu schützen, daß die Substanz, in Vaseline oder Gelatine aufgenommen, dem Boden der Rautengrube dicht angelegt wurde. Es ist daher kaum anzunehmen, daß die Möglichkeit einer direkten Einwirkung von lokal appliziertem Cocain auf Substrate des bulbären Atmungszentrums angesichts der in andere Richtung weisenden Befunde und Schlußfolgerungen von LOESCHCKE und KOEPCHEN schon als ausgeschlossen zu bezeichnen ist. Gerade die weitgehende Übereinstimmung mit den durch lokale Abkühlung der hinteren Rautengrube erzielten Effekten, insbesondere mit Bezug auf die vorübergehende inspiratorische Tonisierung, läßt die ursprüngliche Annahme einer an Ort und Stelle in die Tiefe des Substrates gehenden Wirkung nicht von der Hand weisen.

Zusammengefaßt ergibt sich aus den zentralen Abkühlungs- und Anaesthesierungsversuchen als vielleicht einziger bedeutungsvoller Befund die mögliche vorübergehende Abschwächung oder Ausschaltung relativ oberflächlich bzw. dorsal liegender exspiratorisch wirksamer Substrate. Ob außerdem im Sinne von LOESCHCKE und KOEPCHEN auch noch Ausschaltungseffekte an besonderen chemosensiblen Zonen im Bereiche der Plexus chorioidei im Spiele sind, muß bis auf weiteres dahingestellt bleiben und würde wahrscheinlich auch nicht mehr den intimeren Mechanismus der Automatie des Atmungszentrums, sondern dessen Beeinflussung als Ganzes betreffen.

5. Die zentralen Ableitungsversuche

Begreiflicherweise jüngeren Datums sind Versuche zur elektrischen Ableitung von Aktionsströmen des tätigen Atmungszentrums bzw. seiner verschiedenen Anteile. Von Anfang an konnte dabei festgestellt werden, daß mit der Einführung unipolarer oder bipolarer Ableitelektroden in die verschiedenen Substrate des verlängerten Marks in der Regel keine auf viele Einzelelemente sich beziehende kollektive Aktionsstromregistrierungen erhalten wurden, wie man sich dies von den peripheren afferenten und efferenten Nerven her gewohnt war. Im Gegenteil ging die Tendenz von Anfang an dahin, mit der zentralen Ableitung unter Verwendung möglichst feiner Elektroden die Tätigkeit einzelner Neurone zu erfassen. Dabei erkannte man sehr bald, daß es sich vorwiegend um Ableitungen von Nervenzellen und nicht von Nervenfasern handeln mußte, was sowohl aus der eng begrenzten funktionellen Lokalisierung der „aktiven" Ableitestellen, als auch aus Größe und Dauer der registrierten Ausschläge hervorging.

Erste Versuche dieser Art wurden von GESELL, BRICKER und MAGEE (1935) an der Medulla oblongata des Hundes mit bipolarer Ableitetechnik angestellt. Die Tätigkeit einzelner Neurone äußerte sich dabei im Auftreten von sog. Spikes, die sich in wechselnder Frequenz folgten, und für welche die Bezeichnung „inspiratorische Potentiale" gewählt wurde, falls ihre Frequenz während der Inspirationsphase zunahm und während der Exspirationsphase abnahm, letzteres eventuell bis zum vollständigen Verschwinden. Als „exspiratorische Potentiale" wurden solche Spikefolgen bezeichnet, deren Frequenz während der Exspirationsphase größer bzw. während der Inspirationsphase kleiner war. Auf die Tatsache, daß im Zustand der dyspnoisch aktivierten Atmung in ursprünglich aktivitätsfreien Gebieten respirationssynchrone Spikes auftreten oder ursprünglich mit konstanter Frequenz tätige Neurone atmungssynchrone Frequenzschwankungen aufweisen konnten, wurde von den Autoren in dieser ersten vorläufigen Mitteilung schon hingewiesen. In einer ersten ausführlichen Arbeit wurden dann von GESELL, BRICKER und MAGEE (1936) für zahlreiche Strukturen der Medulla oblongata des Hundes die verschiedensten „respiratorischen Potentiale" beschrieben und auf deren häufigstes Auftreten in der Formatio reticularis der Obexregion hingewiesen. Auch wurden inspiratorische Potentiale häufiger beobachtet als exspiratorische. Da die Vagi allem Anschein nach intakt waren, wurden zweifellos auch afferente Aktivitäten vagaler Herkunft registriert, ähnlich solchen aus den Hinterstrangkernen. Die von den Autoren gemachte Voraussetzung, daß Neurone mit respiratorischem Rhythmus zur Atmungsinnervation zu rechnen sind, dürfte allerdings nur für ruhige, eupnoische Atmung zutreffen; denn bei dyspnoisch aktivierter Atmung kann die Muskulatur des Stamms und der Extremitäten in so weitgehendem Maße mitbeteiligt sein, daß keine Gewähr dafür gegeben ist, daß nur spezifisch respiratorische Neurone der Formatio reticularis tätig sind. Aus dem gleichen Grunde können retikuläre Neurone mit an sich kontinuierlicher Aktivität, die nur gelegentlich respiratorisch moduliert wird, nicht unbedingt als „respiratorische" bezeichnet werden. Eine lokalisatorische Trennung von inspiratorisch und exspiratorisch aktiven Neuronen innerhalb der Formatio reticularis, etwa im Sinne einer Bevorzugung der ventro-medialen Gebiete für inspiratorische, der dorso-lateralen für exspiratorische Neurone, wie im Hinblick auf die Reizversuche von PITTS, MAGOUN und RANSON [1939 (a)] vielleicht zu erwarten gewesen wäre, konnte von GESELL u. Mitarb. nicht vorgenommen werden. Es ist aber zu bedenken, daß trotz der ansehnlichen Zahl von 80 Versuchen diese von GESELL u. Mitarb. gesammelten Ableitungsbefunde, da sie sich auf den ganzen Hirnstamm inclusive Hypothalamus und oberstes Halsmark verteilten, für das einzelne Substrat sich nicht auf große Zahlen von Einzelsondierungen stützen konnten. Es konnte sich daher bei diesen Versuchen vorerst nur um eine erste Übersicht handeln, und es erhob sich in der Folgezeit sogar die Frage nach der Möglichkeit von mechanisch bedingten Artefakten, insbesondere für gewisse „exspiratorische" Potentiale (WOLDRING 1950).

GESELL, MAGEE und BRICKER (1939/40) gaben in weiteren Versuchen keine näheren Anhaltspunkte für eine zuverlässigere anatomische Lokalisierung zentraler respiratorischer Potentiale, auch nicht für Ableitungen aus der Formatio reticularis der Obexregion. Sie befaßten sich dagegen mit den verschiedenen Aspekten dieser Spikefolgen und unterschieden einen langsam anschwellenden Typus, charakterisiert durch stetig zunehmende Frequenz bis zum plötzlichen Abbruch der Impulsfolge, einen rasch anschwellenden Typus, charakterisiert durch raschen Anstieg der Frequenz mit allmählichem Abfall, und schließlich einen „steady-state"-Typus mit konstant bleibender Frequenz. Inspiratorische Potentiale erwiesen sich als fast ausschließlich vom ersteren, langsam anschwellenden Typus, während exspiratorische Potentiale den andern beiden Typen entsprachen; sofern allerdings besonders bei diesen letzteren keine mechanisch bedingten Artefakte vorlagen.

Weitere elektrische Sondierungen der Medulla oblongata wurden von WOLDRING (1950) am Kaninchen vorgenommen. Verwendet wurden bipolare Elektroden mit minimalem Elektrodenabstand, sowie symmetrische Verstärkung. Auch hier konnten drei Typen von atmungssynchronen Impulsfolgen nachgewiesen werden, nämlich inspirations- und exspirationssynchrone, ähnlich wie sie GESELL u. Mitarb. beschrieben hatten, sowie als dritter Typ lungenblähungssynchrone Impulsfolgen, welche auf den zentralen Verlauf afferenter Vagusfasern bezogen werden konnten. Die Charakterisierung dieser drei Typen erfolgte durch Anlegen einer inspiratorischen oder exspiratorischen Stenose sowie durch anelektrotonische Blockierung beider Vagi. Erwartungsgemäß wurde die inspiratorische Impulsfolge durch inspiratorische Stenose oder Vagusausschaltung verlängert, während sie auf exspiratorische Stenose nicht verändert wurde. Demgegenüber erwies sich der Einfluß inspiratorischer oder exspiratorischer Stenose auf die exspiratorische Impulsfolge als variabel. Dagegen schien diese letztere durch Vagusausschaltung eine Abschwächung zu erfahren. Auf die vagal-afferenten Impulsfolgen wirkte, wiederum gemäß der Erwartung, inspiratorische Stenose abschwächend, exspiratorische Stenose verstärkend, während Vagusausschaltung diese Afferenzen zum Verschwinden brachte. Afferente Vagusreizung von relativ hoher Frequenz (90 pro Sekunde) brachte die inspiratorischen Impulsfolgen zum vollständigen Verschwinden, während sie auf exspiratorische Impulsfolgen stark aktivierend wirkte. Bei zehnmal niedrigerer Frequenz ergab afferente Vagusreizung zwar eine Abnahme der Entladungsfrequenz der inspiratorischen Neurone; doch wurde diese niedrigere Impulsfrequenz auch während der Inspirationspause aufrecht erhalten, so daß eine fast stetige Dauerinnervation der Inspiratoren resultierte. Hieraus auf eine ausschließlich hemmende Wirkung des Vagus auf die zentrale inspiratorische Aktivität zu schließen, wie es auch DIRKEN und WOLDRING

(1951) noch taten, entsprach nicht mehr dem Stand der Kenntnisse über die Wirkungsweise des afferenten Lungenvagus [WYSS 1939 (b), 1943 (b)]. Vielmehr konnte man schon damals dieser zentralen Reaktion auf niederfrequente afferente Vagusreizung die Bedeutung eines Mischeffektes zuschreiben, d. h. einer Kombination von inspiratorischer Reaktion (im Sinne einer Steigerung des inspiratorischen Resttonus) mit exspiratorischer Reaktion (im Sinne einer Hemmung der inspiratorischen Bewegungsinnervation). Pneumographisch dargestellt würde dieser Effekt einem mehr oder weniger vollständigen Atmungsstillstand in Mittelstellung gleichkommen, dessen Natur als Resultante aus antagonistischen Vaguswirkungen schon seit noch längerer Zeit bekannt war (vgl. sub III B 2 g γ, S. 274ff.).

Funktionell betrachtet bedeuteten diese Versuche von WOLDRING (1950) und DIRKEN und WOLDRING (1951) einen entschiedenen Fortschritt gegenüber denjenigen von GESELL u. Mitarb., und zwar besonders deswegen, weil dadurch die typische vagale Beeinflußbarkeit der bulbären inspiratorischen und exspiratorischen Neurone und damit die Echtheit der respiratorischen Natur der zentralen Ableitungen erwiesen war. In lokalisatorischer Hinsicht konnten WOLDRING (1950) und WOLDRING und DIRKEN (1951) entgegen den vom Hund stammenden Angaben von GESELL u. Mitarb. für ihre Versuche am Kaninchen doch eine gewisse Trennung von inspiratorischen und exspiratorischen Befunden vornehmen. Exspiratorisch aktive Stellen wurden im Mittel in geringerer Tiefe, d. h. in mehr dorsal gelegenen Strukturen gefunden, inspiratorisch aktive Stellen dagegen etwas tiefer, d. h. mehr ventral. In der Längsrichtung erstreckten sich die exspiratorischen Stellen caudal über den Obex hinaus und lagen dort besonders weit dorsal. Eine eindeutige Strukturbeziehung konnte für diese Ableitungsversuche jedoch nicht gegeben werden. Die Lokalisation der Ableitungsstellen erfolgte stereotaktisch vom Obex aus, dessen eigene Ortsbestimmung zugegebenermaßen innerhalb eines halben Millimeters schwanken konnte. Direkte histologische Kontrolle der Elektrodenspitze wurde nur in einem (wahrscheinlich kleineren) Teil der Versuche vorgenommen. Auch wurden Angaben über die Lokalisation der negativen, d. h. keine respiratorische Aktivität zeigenden Elektrodenstellen nicht gemacht. Alle diese Umstände erschweren die Beurteilung der von WOLDRING u. Mitarb. erhobenen Ableitungsbefunde ganz erheblich. Die von den Autoren gezogenen Schlußfolgerungen gründen sich auch zu einem wesentlichen Teil auf die lokalen Reizversuche, denen zufolge das inspiratorische Areal ventro-medial, das exspiratorische dorso-lateral liegt (vgl. sub II B 3 a, S. 52ff.), während die Angabe, daß das inspiratorische Substrat in der Reticularsubstanz, das exspiratorische im Bereich der absteigenden Trigeminuswurzel und des Tractus solitarius zu suchen wäre, vielleicht eher auf die Ableitungsversuche zu beziehen ist. Was an den Ableitungsbefunden von WOLDRING und DIRKEN aber besonders auffällt, ist das Fehlen von positiven Resultaten aus dem ganzen medialen Bereich der Formatio reticularis und die Konzentrierung der aktiven Stellen auf laterale und dorso-laterale Gebiete, welche mit efferenten Strukturen, wie z. B. dem Nucleus ambiguus (vgl. unten, S. 80) sowie mit afferenten und vagal-reflektorischen Mechanismen in näherer Beziehung stehen. Im gleichen Gebiet wurden ja auch die den eintretenden Vagusfasern zuzuschreibenden mit Lungenblähung synchronen zentral-vagalen Afferenzen gefunden. Jedenfalls ergab sich aus den elektrischen Ableitungsversuchen von WOLDRING und DIRKEN noch keine sehr überzeugende Lokalisation von inspiratorisch und exspiratorisch wirksamen und für die Automatie des Atmungszentrums als primär verantwortlich zu bezeichnenden Neuronenaggregaten.

Etwa zur gleichen Zeit wie die eben beschriebenen wurden zentrale Ableitungsversuche auch von AMOROSO, BAINBRIDGE, BELL, LAWN und ROSENBERG (1951) an der Medulla oblongata von Hund, Katze und Ratte mit unipolarer Elektrodenanordnung vorgenommen. Ähnlich wie GESELL u. Mitarb. fanden auch diese Autoren nur relativ seltene aktive Stellen und keine eindeutige Trennung in inspiratorische und exspiratorische Areale; immerhin schienen inspiratorische Impulsfolgen im caudalen Bereich des Rhombencephalon auf die ventro-mediale Formatio reticularis konzentriert zu sein. Die respiratorische Natur der inspiratorischen Potentiale wurde an ihrem Ansprechen auf Kohlensäure und Sauerstoffmangel sowie an ihrer zeitlichen Beziehung zu den Zwerchfellaktionsströmen erkannt. Caudal vom Obex, aus dorsal gelegenen Strukturen abgeleitete inspiratorische und exspiratorische Impulsfolgen wurden als afferente bzw. efferente respiratorische Aktionsströme bewertet. Das spärliche Auftreten respiratorischer Potentiale im Bereiche der Formatio reticularis wurde von AMOROSO u. Mitarb. besonders hervorgehoben und mit einer nur partiellen Beteiligung dieser Gebiete an der Aktivierung der untergeordneten spinalen Zentren in Zusammenhang gebracht. Vor allem wurde von diesen Autoren aber auf die Diskrepanz in lokalisatorischer Hinsicht zwischen den Befunden aus Reiz- und Ableitungsversuchen aufmerksam gemacht und darauf hingewiesen, daß Ableitungsbefunde aus etwa hundertmal kleineren Gebieten stammen, als bei lokaler Reizung aktiviert werden. Die Reizung würde erst dadurch einen lokalisierbaren Effekt ergeben, daß sie eine Mehrzahl gleichartiger Elemente miteinander erfaßt, deren dominante Wirkung gegenüber gleichzeitig erregten antagonistischen Elementen schließlich als alleinige zum Ausdruck käme. Damit war schon ein erster Schritt getan, um für das spärliche Auftreten und die mangelnde lokalisatorische Differenzierung zentraler respiratorischer Aktionsströme innerhalb der Formatio reticularis eine eventuelle Erklärung zu finden.

Die bisher erwähnten zentralen Ableitungsversuche entbehrten aber einer präzisen anatomischen Lokalisation der Ableitungsstellen. Eine noch vor Erscheinen der ersten Publikation WOLDRINGs (1950) begonnene, aber erst später veröffentlichte systematische Untersuchung bulbärer respiratorischer Potentiale wurde von ACHARD und BUCHER (1954) am Kaninchen durchgeführt. Es wurde mit feinen Elektroden unipolar abgeleitet, und zwar in der Weise, daß die Elektrode jeweils von der Dorsalfläche der Medulla oblongata her unter ständiger Kontrolle der elektrischen Aktivität sukzessive tiefer versenkt wurde, bis in Eupnoe vorhandene respiratorische, d. h. inspiratorische oder exspiratorische Impulsfolgen auftraten. War dies der Fall, dann wurde nach Registrierung der letzteren die Elektrode definitiv herausgezogen. War dies nicht der Fall, dann wurde die Elektrode bis tief in die ventralen Partien der Medulla oblongata vorgeschoben und wieder herausgezogen. Die Stichkanäle und speziell deren unterste Enden wurden histologisch genau lokalisiert. Insbesondere wurden an ein und demselben Tier nur soviele Sondierungen vorgenommen, daß eine sichere Verifizierung jeder einzelnen Elektrode gewährleistet war. Die Vagi waren zwecks Ausschaltung pulmonaler Afferenzen von vornherein durchschnitten. Die Versuche ergaben als eindeutiges Resultat, daß nur solche Sondierungen auf vorwiegend inspiratorische oder viel weniger zahlreiche exspiratorische Neurone stießen, welche bestimmte Strukturen, allen voran den Nucleus ambiguus erreichten, und zwar auf Höhe des cranialen Anteils des Nucleus nervi hypoglossi. Demgegenüber trafen nur vereinzelte positive Sondierungen mit inspiratorischem Resultat die Gegend des Nucleus nervi hypoglossi selber, sowie den intrazentralen Verlauf der Hypoglossuswurzel. Mit Ausnahme ganz weniger z. T. fraglicher positiver Befunde blieben dagegen die ventralen und dorso-lateralen Abschnitte der Formatio reticularis für die sechsfache Zahl von lokalisierten, sowie für eine weitere zehnfache Zahl von nicht lokalisierten Sondierungen ohne positiven respiratorischen Befund. Diese Resultate mußten daher zu der Schlußfolgerung führen, daß zentrale respiratorische Potentiale aus der Medulla oblongata in allererster Linie auf ihren eventuell sekundär-motoneuronalen Ursprung zu untersuchen sind, und daß nicht eher an die Möglichkeit der Aktivität primär-respiratorischer Substrate gedacht werden darf, als die motoneuronale Herkunft aus den genannten oder eventuell noch andern motorischen Hirnnervenkernen mit absoluter Sicherheit ausgeschlossen ist. Die motoneuronale Natur der aus dem Nucleus ambiguus stammenden inspiratorischen Potentiale konnte in den Untersuchungen von ACHARD und BUCHER (1954) auch an der in Dyspnoe relativ häufig beobachteten „Synchronisierung" erkannt werden, d. h. an einer rhythmischen Schwankung der Basislinie des inspiratorischen Potentials, deren Frequenz von etwa 80 bis 100 pro Sekunde zwar etwas unter derjenigen der inspiratorischen Motoneurone des Kaninchens lag [WYSS 1939 (a), 1955/56], deren Zustandekommen aber nicht anders erklärt werden konnte, als daß Soma- oder Dendritenpotentiale *eng beieinander* liegender Zellen bei synchroner Aktivierung zur elektrischen Addition und damit zum elektrophysiologischen Ausdruck kommen mußten (vgl. sub II D 2 a δ, S. 43—49).

Im Lichte dieser von ACHARD und BUCHER erhobenen Befunde halten sämtliche bisher erwähnten zentralen Ableitungsversuche an der Medulla oblongata infolge zu wenig präziser anatomischer Lokalisation der eben erwähnten Kritik nicht Stand, d. h. die eventuell motoneuronale Herkunft der registrierten inspiratorischen oder exspiratorischen Potentiale ist in keinem Fall mit Sicherheit ausgeschlossen. Wieweit in den noch zu besprechenden späteren Versuchen diese selbe Kritik als angebracht zu erachten ist, wird von Fall zu Fall noch zu erörtern sein. Das von WOLDRING und DIRKEN festgestellte Fehlen respiratorischer Potentiale in einem großen Anteil der Formatio reticularis des Kaninchens und die von AMOROSO u. Mitarb. hervorgehobene Seltenheit respiratorischer Potentiale in der Formatio reticularis von Hund, Katze und Ratte finden in den Untersuchungsresultaten von ACHARD und BUCHER zum mindesten eine Bestätigung. Darüber hinaus muß man sich aber jetzt schon die Frage vorlegen, ob denn überhaupt die respiratorische Aktivität dieses Substrates, dessen Bedeutung für die respiratorische Innervation außer Zweifel steht, nur in Form von inspiratorischen und exspiratorischen Impulsfolgen zum Ausdruck kommen kann, oder ob es nicht noch andere zentralnervöse Vorgänge gibt, welche vielleicht ähnlich wie die von EULER und SÖDERBERG [1952 (b)] nachgewiesenen „langsamen Potentiale" bei Einwirkung von Kohlensäure auf dieses gleiche Substrat, als Mechanismus der interneuronalen Schaltvorgänge und damit als Grundlage der Automatie des Atmungszentrums in Frage kommen könnten.

Unipolare zentrale Ableitungen atmungssynchroner elektrischer Aktivität wurden an der Medulla oblongata decerebrierter Katzen und Hunde auch von HUKUHARA, NAKAYAMA und OKADA (1954) mit Hilfe feinster Elektroden vorgenommen. Von den durch Resultate aus Querschnittsläsionen (HUKUHARA, NAKAYAMA, BABA und ODANAKA 1951/52) und lokalen Ausschaltungen (HUKUHARA, SUMI und OKADA 1952/53) gestützten Annahme ausgehend, daß das primäre Atmungszentrum in der lateralen Reticularsubstanz beinahe auf Höhe der Striae medullares liegt, suchten und fanden die Autoren in diesem Gebiet, in einer Tiefe von etwa 3—4 mm, sowohl inspiratorische als auch exspiratorische Potentiale. Diese konnten in caudaler Richtung bis ins oberste Halsmark verfolgt werden und schienen sich weitgehend an die bulbäre und spinale Reticularsubstanz zu halten. Der von HUKUHARA u. Mitarb. gezogenen Schlußfolgerung, daß es sich bei den am weitesten rostral gelegenen Anteilen um das eigentliche Atmungszentrum handelte, bei den caudal anschließenden Abschnitten um die aus diesem Zentrum absteigenden Bahnen, steht die Tatsache gegenüber, daß die rostralen aktiven Areale in unmittelbarer Nachbarschaft des Facialiskerns, die weiter caudal sich anschließenden mit großer Wahrscheinlichkeit im Bereiche des Nucleus ambiguus lagen. Die oben auf Grund der Befunde von ACHARD und BUCHER (1954) gestellte Forderung nach lokalisatorischem Ausschluß respiratorisch aktiver Motoneurone konnte in diesen Versuchen offensichtlich noch nicht erfüllt werden. Zudem wurden die für eine genaue anatomische Lokalisation unentbehrlichen negativen Ableitungsbefunde nicht angegeben, was eine Beurteilung der vorliegenden Resultate sehr erschwert. Die funktionelle Analyse der registrierten inspiratorischen und exspiratorischen Potentiale bestätigte im wesentlichen die Angaben der früheren Autoren, wobei aber trotz wahrscheinlich intakten Vagi keine zentralen vagalen Afferenzen zur Beobachtung kamen. Dagegen wurde in einer späteren Mitteilung von HUKUHARA, OKADA und NAKAYAMA (1956) der Einfluß des afferenten Lungenvagus auf die Tätigkeit einzelner inspiratorischer Neurone von Kaninchen, Katze und Hund untersucht, wobei die bekannten Effekte der vagalen Atmungssteuerung am zentralen bzw. effektorischen Einzelelement zur Darstellung kamen, nämlich Vagotomieeffekt (vgl. sub III B 1 d, S. 221 ff.), Lungenblähungseffekt (vgl. sub III B 4 a, S. 294 ff.) sowie erregende und hemmende Wirkung der afferenten Vagusreizung (vgl. sub III B 2 e β, S. 255 ff.). Außerdem wurden von HUKUHARA und OKADA [1956(a)] Hemmungs- und Erregungseffekte an einzelnen inspiratorischen Neuronen der Katze nachgewiesen, wie sie im Zusammenhang mit dem Schluckakt auftreten.

Während in allen bisher erwähnten Ableitungsversuchen an der Medulla oblongata die anatomische Lokalisation von inspiratorischen und exspiratorischen Potentialen bzw. von entsprechenden Neuronen den kritischen Einwand, daß es sich um respiratorisch aktive Motoneurone handeln könnte, nicht zu entkräften vermochte, wurde von BAUMGARTEN (1955/56) auf Grund von systematisch durchgeführten unipolaren Ableitungen an der Katze die im Hinblick auf die Resultate von ACHARD und BUCHER (1954) eindeutige Angabe gemacht, daß alle respiratorisch positiven Ableitestellen im Bereiche der Formatio reticularis lateralis mit Sicherheit außerhalb des Nucleus ambiguus gelegen hätten. Die genaue anatomische Lokalisation der sieben in Frage kommenden Ableitestellen, von denen eine inspiratorische und sechs exspiratorische vorlagen, und die durch relativ große „Elektrolysepunkte" markiert worden waren, wurde in dieser ersten Arbeit jedoch nicht wiedergegeben. Drei weitere inspiratorische Ableitestellen fanden sich in der Formatio reticularis medialis, worunter eine im Mikrophotogramm abgebildete Stelle so nahe an der Hypoglossuswurzel lag, daß für diese der eventuelle motoneuronale Ursprung sicher nicht ausgeschlossen war.

Abgesehen von der in dieser ersten Mitteilung zweifellos noch nicht abgeklärten anatomischen Frage brachten die Untersuchungen BAUMGARTENs an der Katze in funktioneller Hinsicht eine weitgehende Bestätigung für die von DIRKEN und WOLDRING (1951) am Kaninchen erhobenen Befunde. Außerdem wurde aber auch in sehr eindrücklicher Weise gezeigt, wie unter Succinylcholinlähmung der Atmungsmuskulatur und intratrachealer Sauerstoffinsufflation die Tätigkeit inspiratorischer Neurone weiter besteht, und zwar erwartungsgemäß, wie bei relativ exspiratorischem Trachealverschluß oder

Vagotomie, mit sowohl inspiratorischer als auch exspiratorischer Phasenverlängerung. Von besonderem Interesse ist auch die Feststellung, daß unter Sauerstoffatmung viel häufiger exspiratorisch aktive Neurone gefunden wurden als bei Luftatmung, und daß solche exspiratorischen Neurone, die schon unter Luftatmung tätig waren, durch Sauerstoffatmung aktiviert wurden. Umgekehrt setzte Sauerstoffatmung die Tätigkeit inspiratorischer Neurone herab, so daß Übergang von Sauerstoff- zu Luftatmung und in noch höherem Grad zu Atmung von kohlensäurehaltigem Sauerstoff aktivitätssteigernd wirkte. Ob die Tatsache, daß exspiratorisch entladende Neurone durch Sauerstoff aktiviert werden, und zwar derart, daß die Atmung dadurch exspiratorisch verlangsamt wird, als Ausdruck dafür bewertet werden darf, daß es sich hier nicht um exspiratorische Motoneurone handelt, sondern um zentrale Neurone mit primär inspirationshemmender Wirkung, kann hier nur als offene Frage zur Diskussion gestellt werden. Da aber von BAUMGARTEN, BAUMGARTEN und SCHAEFER (1957) auf Grund weiterer elektrischer Sondierungen der Formatio reticularis der Nachweis erbracht wurde, daß das Prädilektionsgebiet dieser exspiratorischen Neurone doch im Bereiche des Nucleus ambiguus liegt, erhält die Vermutung der motoneuronalen Natur dieser exspiratorischen Potentiale wieder neue Nahrung. Diese Annahme gewinnt um so mehr an Gewicht, als die Respirationsstellung der Stimmbänder auch für die Exspirationsphase der normalen ruhigen Atmung aktiver Muskelleistung bedarf, was am Musculus crico-arytaenoideus lateralis der Katze auch elektromyographisch nachgewiesen wurde (GREEN und NEIL 1955). Somit ist die motoneuronale Herkunft dieser exspiratorischen Potentiale der Formatio reticularis lateralis bis jetzt noch nicht mit genügender Sicherheit als ausgeschlossen zu betrachten.

In den eben erwähnten, von BAUMGARTEN, BAUMGARTEN und SCHAEFER (1957) an der Katze durchgeführten Untersuchungen wurde auch für inspiratorisch aktive Neurone ein Prädilektionsgebiet nachgewiesen, welches in der kleinzelligen dorso-lateralen Reticularsubstanz gelegen ist, direkt ventral anschließend an das Kernareal des Tractus solitarius, und zwar in Höhe seines rostralen Drittels. Dabei handelte es sich sicher nicht um den Kern des Tractus solitarius selber und offenbar auch nicht um den etwas weiter medial anschließenden Hypoglossuskern. Dieser Ausschluß benachbarter Strukturen mit eventueller Beziehung zur Atmung wurde jedoch nicht mit der Angabe negativer Ableitestellen in den betreffenden Arealen belegt, sondern stützte sich zur Hauptsache auf die positiven Ableitestellen, die durch einen „Elektrolysepunkt" markiert worden waren. Mit verbesserter Markierungstechnik konnte dieser neue Nervenkern mit inspiratorischer Funktion als wohlumschriebene „subsolitär" gelegene Ansammlung von großen, dem motorischen Typ ähnlichen Nervenzellen etwa auf die Höhe des mittleren Drittels des Tractus solitarius lokalisiert werden (BAUMGARTEN 1959/60). Von BAUMGARTEN, BALTHASAR und KOEPCHEN (1960) wurde seine anatomische Lage

auf dem Querschnitt der Medulla oblongata eindeutig festgehalten (Abb. 10);
sie würde recht genau derjenigen des Nucleus parasolitarius der früheren
Autoren entsprechen. Zwei Typen von inspiratorisch wirksamen Nervenzellen
wurden von BAUMGARTEN und KANZOW (1958) in diesem subsolitär gelegenen
Nervenkern unterschieden, nämlich Rα-Neurone mit phrenicus-synchroner

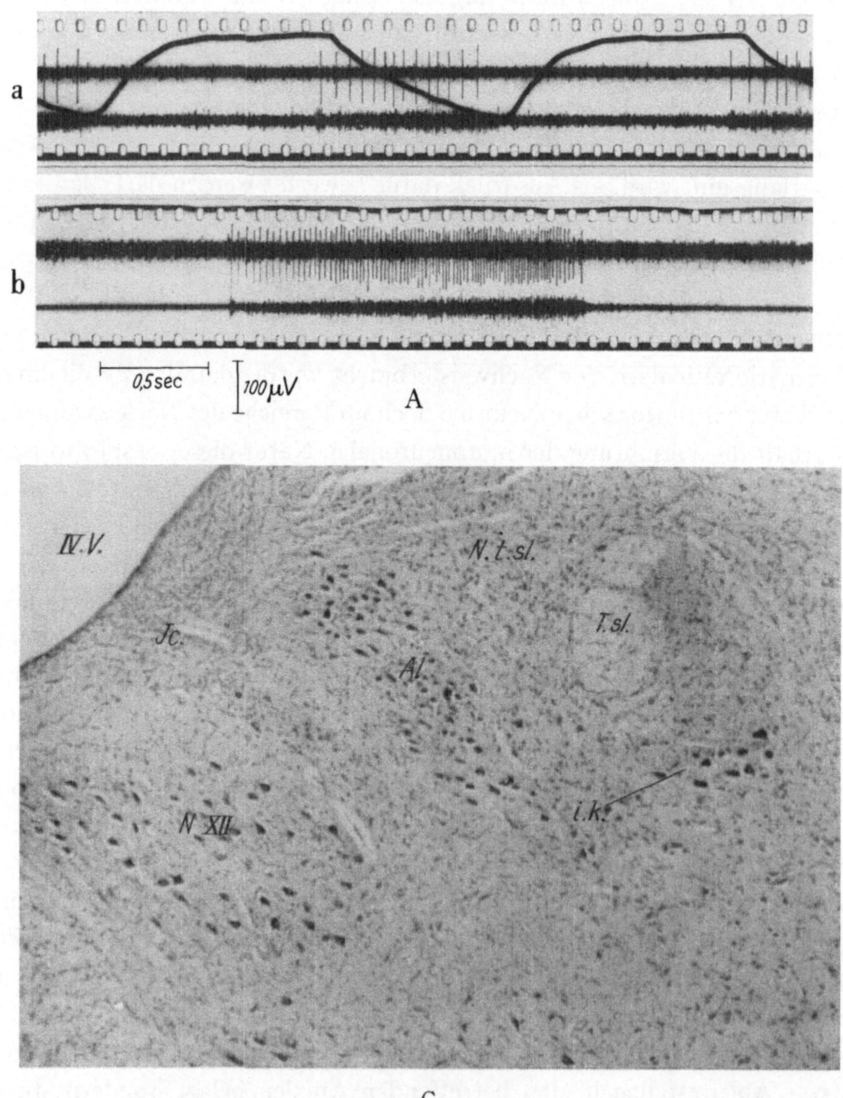

Abb. 10A—C. Lokalisierung eines inspiratorischen Kerngebietes in der Medulla oblongata der Katze.
A: Extracelluläre Mikro-Ableitung von einem inspiratorisch aktiven Neuron (mit isolierter Platinelektrode
von 25 μ Durchmesser). Von oben nach unten: Thorakogramm, Inspiration nach unten; Mikro-Ableitung;
Ableitung vom efferenten Phrenicus. a Spontanatmung. b Dasselbe nach Lähmung der Atmungsmuskulatur mit Succinylcholin (2 mg/kg intravenös) unter endotrachealer Sauerstoff-Diffusionsatmung. B: Mar-
kierung der inspiratorischen Ableitstelle im mikroskopischen Schnittpräparat (Nissl-Färbung, Vergr.
30mal). M Elektrolysepunkt der Elektrodenspitze. C: Anatomisches Detailbild der Lagebeziehungen
des inspiratorischen Kerns (Nissl-Färbung, Vergr. 50mal). In B und C bedeuten: Al Nucleus alaris;
N.XII Nucleus nervi hypoglossi; T.sl. Tractus solitarius; N.t.sl. Nucleus tractus solitarii; Ic. Nucleus
intercalatus; IV.V. Ventriculus quartus; i.k. inspiratorischer Kern. (BAUMGARTEN, BALTHASAR und
KOEPCHEN 1960)

Entladung, welche durch Lungenblähung gehemmt werden und den erwähnten
großen Zellen vom motorischen Typ entsprechen, sowie Rβ-Neurone mit ebenfalls
inspiratorischer Entladung, welche aber auf Lungenblähung stärker aktiviert
werden und vielleicht neben ihrer zentral-inspiratorischen Tätigkeit als Schalt-

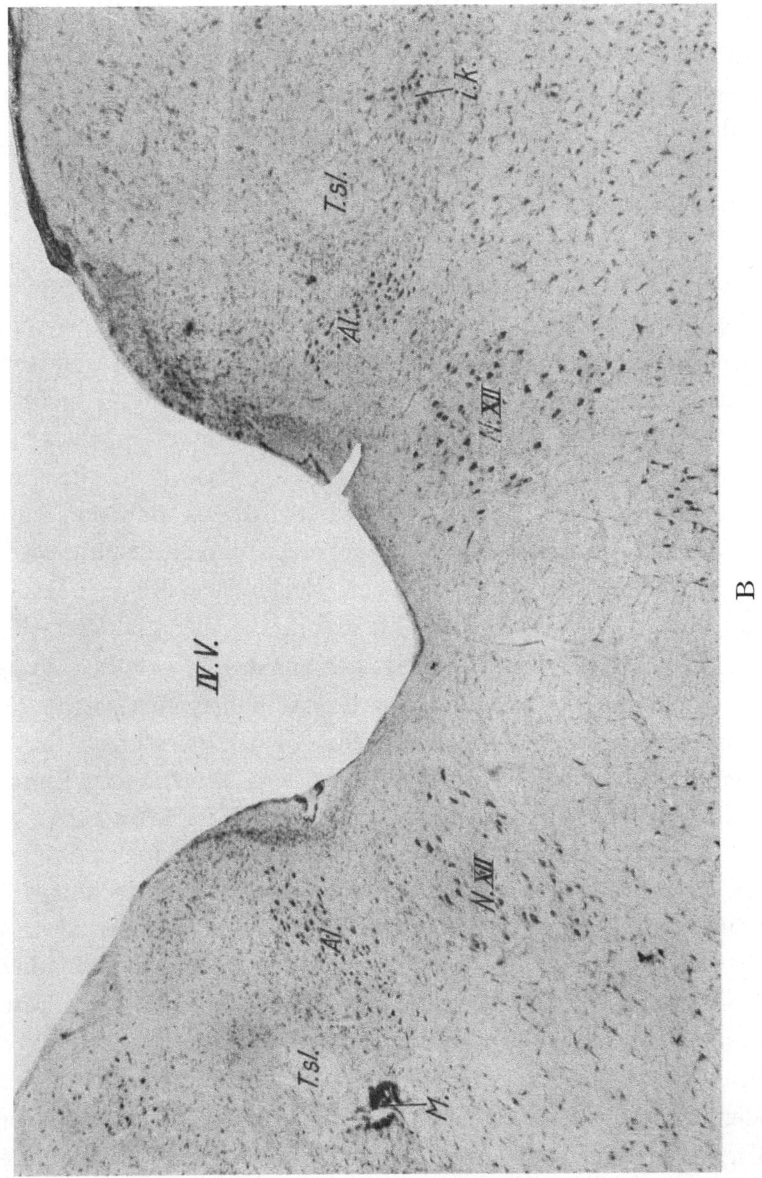

neurone des vagal-exspiratorischen Reflexmechanismus funktionieren (BAUM-
GARTEN, KANZOW und KOEPCHEN 1958/59; vgl. sub III B 5, S. 342—43).
Dank der weitgehend verbesserten Lokalisiertechnik konnten BAUMGARTEN
u. Mitarb. an Hand ihrer elektrischen Ableitungsbefunde zum ersten Mal
ein bisher nicht bekanntes inspiratorisch wirksames Substrat nachweisen,

für welches die oben gestellte Forderung nach Ausschluß irgendwie bekannter an der Atmungsinnervation eventuell beteiligter motoneuronaler Strukturen als erfüllt betrachtet werden kann. Ob es sich bei diesem inspiratorischen Nervenkern um ein primär-inspiratorisches Zentrum mit autonomer Potenz handelt, vielleicht sogar um das dem paarigen „noeud vital" zugrunde liegende Substrat, erscheint aber auf Grund von neueren Ausschaltungsversuchen und deren Interpretation (Vassella 1963) eher fraglich (vgl. S. 92). Das gleiche gilt für neuere Untersuchungen von Baumgarten und Salmoiraghi (1962) an der Medulla oblongata des Goldfisches, wo respiratorisch aktive Neurone in die kleinzellige Schicht des motorischen Vaguskerns lokalisiert wurden.

Elektrische Ableitungsversuche wurden an der Medulla oblongata der beidseitig vagotomierten Katze auch von Haber, Kohn, Ngai, Holaday und Wang (1957) durchgeführt. Die Lokalisierung der Ableitestellen wurde in der Regel stereotaktisch vom Obex als Bezugspunkt aus vorgenommen, und nur in einigen Fällen wurde histologisch nachkontrolliert. Inspiratorisch und exspiratorisch aktive Stellen wurden im Bereich der Reticularsubstanz nach der stereotaktischen Methode in ziemlich ausgedehnter Verteilung gefunden, während sie bei histologischer Kontrolle eine gewisse Konzentrierung in ein Gebiet aufwiesen, welches auch wieder dem Nucleus ambiguus entsprechen könnte. Von den Autoren wurde zwar angegeben, daß die inspiratorischen Entladungen ungefähr der inspiratorischen Region von Pitts, Magoun und Ranson [1939 (a)] entsprechen und die exspiratorischen im allgemeinen etwas weiter caudal liegen würden; doch läßt sich aus den mitgeteilten, übrigens viel zu wenig genau angegebenen Lokalisationsbefunden eine solche Verteilung nicht in überzeugender Weise herauslesen. Auch können angesichts der oben erwähnten Untersuchungen von Baumgarten u. Mitarb. solche nur summarisch lokalisierbaren Ableitungsbefunde für die weitere Erforschung der Automatie des Atmungszentrums kaum mehr von Bedeutung sein.

Einen eigentlichen Fortschritt in der zentralen Ableitetechnik scheint die Verwendung von echten Mikroelektroden, d. h. von weniger als $2\,\mu$ dicken Mikropipetten durch Nelson (1959) gebracht zu haben. Die Sondierung der Medulla oblongata der Katze ergab mit dieser Methode einen anscheinend viel höheren Prozentsatz an positiven Befunden als bei Verwendung von etwa zehnmal dickeren Ableitelektroden. Auch war es möglich, mit diesen Mikroelektroden zwischen Potentialen mit negativem und solchen mit positivem Ausschlag zu unterscheiden, wobei die ersteren als extracelluläre Ableitungen von Nervenzellen, die letzteren als intracelluläre oder von verletzten Nervenfasern herrührende Aktionspotentiale gedeutet werden konnten. Die große Schwierigkeit bestand aber bei diesen Versuchen immer noch in der Lokalisierung der Ableitestellen, welche nur durch stereotaktische Orientierung mit Bezugnahme auf den Obex vorgenommen wurde. Die mangelnde Präzision in der anatomischen Ortsbestimmung stand also hier im krassen Gegensatz zur Feinheit der Ableitung. Dagegen darf wohl angenommen werden, daß eine Täuschung durch mechanische Artefakte (WOLDRING 1950) nicht vorlag. Inspiratorisch oder exspiratorisch aktive Stellen, die als „Zellpotentiale" zu interpretieren waren, fanden sich im lateralen Bereich der Medulla oblongata, die ersteren im Mittel auf ungefähr Obexhöhe und relativ ventral, die letzteren etwas weiter caudal und relativ dorsal gelegen. Als „Faserpotentiale" zu deutende Ableitestellen konnten absteigend ins oberste Halsmark verfolgt werden, und zwar selbst bei ruhiger Atmung, sowohl für inspiratorische als auch für exspiratorische Aktivität. Aus der letzteren Tatsache wurde der Schluß gezogen, daß auch in Eupnoe eine „exspiratorische" Innervation vorliegt, welche aber vielleicht doch nur als hemmende Wirkung auf inspiratorische Motoneurone zum Ausdruck kommt. In funktioneller Hinsicht wurde von NELSON weiterhin festgestellt, daß bei verlangsamter Atmung sowohl inspiratorische als auch exspiratorische Erregungsserien verlängert waren, und daß solche Phasenverlängerungen wenigstens zum Teil auch von einer Zunahme der Entladungsfrequenz begleitet waren. Diese Erscheinung konnte offensichtlich nichts anderes sein als das elektrophysiologische Äquivalent einer Atmungsvertiefung, welche sich zweifellos durch Integrierung der gleichzeitig aufgenommenen Pneumotachogrammkurve hätte nachweisen lassen. Auch waren bei diesen Versuchen die Vagi wahrscheinlich intakt, so daß auch von vagal-reflektorischer Seite aus an die Möglichkeit einer gleichzeitigen Verlangsamung und Vertiefung der Atmung zu denken war. In lokalisatorischer Hinsicht brachten die Befunde NELSONs angeblich eine Bestätigung derjenigen von HABER u. Mitarb. (1957) sowie von WOLDRING (1950); doch bezog sich diese Übereinstimmung vorwiegend auf die relativ dorsale Lage der exspiratorischen gegenüber den inspiratorischen Ableitestellen, während eine direkte Bezugnahme auf spezifisch-anatomische Strukturen nicht möglich war. Wahrscheinlich handelte es sich bei den von NELSON abgeleiteten „Zellpotentialen" um solche aus der lateralen Reticularsubstanz. Noch wichtiger ist aber, daß aus der medialen Reticularsubstanz keine respiratorischen Potentiale erhalten wurden, eine Feststellung, die allerdings nicht durch eine detaillierte Angabe der immerhin recht zahlreichen negativen Sondierungsbefunde belegt wurde. Außerdem ist die Möglichkeit, daß in diesen Versuchen Motoneurone des Nucleus ambiguus getroffen wurden, keinesfalls ausgeschlossen, was die Verwertung der Befunde im Hinblick auf die Erforschung der Funktionsweise des Atmungszentrums doch wieder beeinträchtigt.

Von COHEN und WANG (1956, 1959) wurden die zentralen Ableitungsversuche auf den Ponsabschnitt des Hirnstamms ausgedehnt. Verwendet wurden meistens vagotomierte Katzen und wiederum etwas dickere unipolare Ableitelektroden, die stereotaktisch eingeführt und zum Teil auch so lokalisiert wurden. Zum andern Teil wurde, allerdings nur für Ableitestellen mit positivem Resultat, histologisch verifiziert. Der Zeitablauf der Einzelpotentiale wurde insofern berücksichtigt, als die am häufigsten gefundenen diphasischen Potentiale mit etwa 1 msec dauerndem negativen Ausschlag auf Zellen, die seltener beobachteten triphasischen Potentiale mit etwa 0,5 msec dauerndem negativen Ausschlag auf Fasern bezogen wurden. Durch gleichzeitige Registrierung der efferenten Aktionsströme des Phrenicus konnte die respiratorische Phasen-

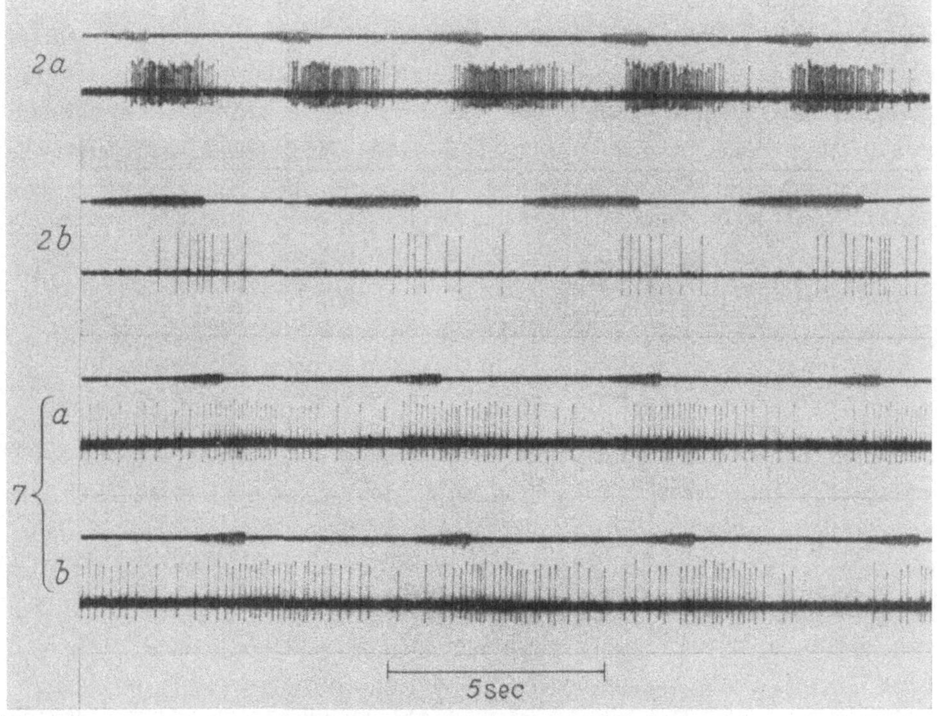

Abb. 11. Zentrale Neurone mit inspiratorisch-exspiratorischer Übergangsaktivität, aus dem Ponsgebiet der decerebrierten oder mit Lachgas narkotisierten, thorakotomierten und meist vagotomierten und mit CO_2-Zugabe künstlich beatmeten Katze. 2a Entladung mit anhaltend hoher Frequenz und fast vollständigem Aufhören beim Übergang von Exspiration zu Inspiration. 2b Dasselbe bei einem andern Neuron mit geringer Entladungsfrequenz. 7a, b Fortlaufende Registrierung eines weiteren Neurons mit kontinuierlicher Entladung, deren Frequenz im Sinne der inspiratorisch-exspiratorischen Übergangsaktivität mehr oder weniger stark moduliert ist, so daß es gelegentlich zu einer Entladungspause kommt. Jeweilen oben das efferente Phrenicuselektrogramm, darunter das zentrale Elektrogramm. Zeit: 5 sec. (Zusammengestellt aus den Fig. 2 und 7 der Originalarbeit von COHEN und WANG 1959)

beziehung genau festgelegt werden. Eindeutig inspirationssynchrone Aktivitätsperioden (vgl. sub II D 2 a ζ, S. 176, Abb. 38) wurden prädominierend im dorso-lateralen Gebiet des rostralen Ponsabschnittes (Isthmus) gefunden, d. h. im Bereiche von Locus coeruleus und Brachium conjunctivum, und es wurde die Ansicht vertreten, daß es sich hier um die Neurone des „pneumotaktischen Zentrums" handelt. Daneben fanden sich im gleichen Gebiet auch Neurone mit inspiratorisch-exspiratorischer Übergangsaktivität (Abb. 11), welche als die prädominierende Aktivitätsform auch im gesamten Bereich des Nucleus reticularis des rostralen und mittleren bis caudalen Ponsabschnittes festgestellt wurden. Erst im caudalsten Ponsabschnitt, d. h. in der Übergangszone zur Medulla oblongata, wurden im Nucleus reticularis gigantocellularis vorwiegend Neurone mit exspiratorisch-inspiratorisch verlaufender transitorischer Aktivität nachgewiesen (vgl. sub II D a ζ, S. 176, Abb. 38 und II D 2 b γ, S. 192, Abb. 42). Von besonderer Bedeutung ist die Tatsache, daß diese Neurone mit Übergangsaktivität im einen oder andern Sinn in ihrer Tätigkeit vagusunabhängig sind; denn die diesbezüglichen Versuche wurden an beidseitig vagotomierten Tieren angestellt. Auch sind sie unabhängig von eventuellen proprioceptiven Afferenzen, da sie auch nach Succinylcholinlähmung noch vorhanden waren. Mit Recht wurde daher von Cohen und Wang diese relative Häufigkeit, mit welcher solche Neurone mit transitorischer Aktivität im Bereiche des Ponsabschnittes gefunden wurden, der relativen Seltenheit, mit welcher transitorische Neurone in der Medulla oblongata bivagotomierter Tiere angetroffen wurden (Achard und Bucher 1954; Haber, Kohn, Ngai, Holaday und Wang 1957), gegenübergestellt, und es wurde die Ansicht vertreten, daß diese transitorischen Neurone mit der „Regulation des Übergangs zwischen den beiden Atmungsphasen" zu tun haben, d. h. also gewissermaßen die Bindeglieder beim Zustandekommen der Atmungsautomatie darstellen. Diese transitorischen Neurone würden im eigentlichen Sinne der von Wyss [1950 (a), 1954 (a)] vorgeschlagenen Betrachtungsweise das zentrale Element der Rhythmusentstehung darstellen, welches bei intakten Vagi durch das in den Blähungsreceptoren der Lungen gelegene periphere Element der Rhythmusentstehung zusätzlich ergänzt wird. Wenn Cohen und Wang weiterhin die Feststellung machten, daß diejenigen Ponsabschnitte, in welchen transitorische Neurone des inspiratorisch-exspiratorischen Typs gefunden wurden, auch diejenigen sind, von denen aus Ngai und Wang (1957) mittels elektrischer Reizung exspiratorische Reaktionen erhielten, so handelt es sich hier sicher um eine wichtige Problemstellung, welche an Hand differenzierter kombinierter Reiz- und Ableitungsversuche weiter verfolgt werden muß. Ganz besonderes Interesse verdient dann auch die genauere Abklärung der für das pneumotaktische und das apneustische Substrat zu erhebenden Reiz- und Ableitungsbefunde, vorausgesetzt allerdings, daß sich diese beiden Substrate durch verfeinerte Ausschaltungsversuche vorerst einmal genauer abgrenzen lassen. Die relativ große Zahl respiratorisch aktiver Neurone, welche von Cohen und Wang im Ponsbereich aufgefunden wurden, erklärt sich zweifellos aus der Beatmung mit Zusatz von Kohlendioxyd. Eine eventuelle Beteiligung der Körpermuskulatur an den Atmungsbewegungen könnte vielleicht sogar den lokalisatorischen Wert dise zentralen Ableitungen beeinträchtigen. Aber selbst mit dieser Einschränkung müßten die Untersuchungen von Cohen und Wang als ein ganz wesentlicher Beitrag zur Erforschung der Automatie des Atmungszentrums bezeichnet werden.

Von Takagi und Nakayama (1958) wurden ähnliche Beobachtungen am (wahrscheinlich vagotomierten) Kaninchen gemacht. Neurone mit analoger

Übergangsaktivität, d. h. mit zunehmender Entladung im Verlauf der Inspiration und Rückgang der Entladung während der Exspiration (vgl. Abb. 12), wurden dabei hauptsächlich aus einem Gebiet erhalten, welches ungefähr dem Nucleus reticularis pontis caudalis (nach MEESSEN und OLSZEWSKI 1949) entspricht. Ob diese Befunde sowohl anatomisch als auch funktionell mit den Angaben von COHEN und WANG übereinstimmen, wird erst auf Grund weiterer, vergleichender Untersuchungen an Katze und Kaninchen entschieden werden können. Auch wird bei derartigen Untersuchungen der sichere Ausschluß vagaler Afferenzen in vermehrtem Maße zu berücksichtigen sein. Ebenso wäre eine Erklärung dafür zu finden, weshalb die von TAKAGI und NAKAYAMA registrierten Spikes elektro-positiv waren.

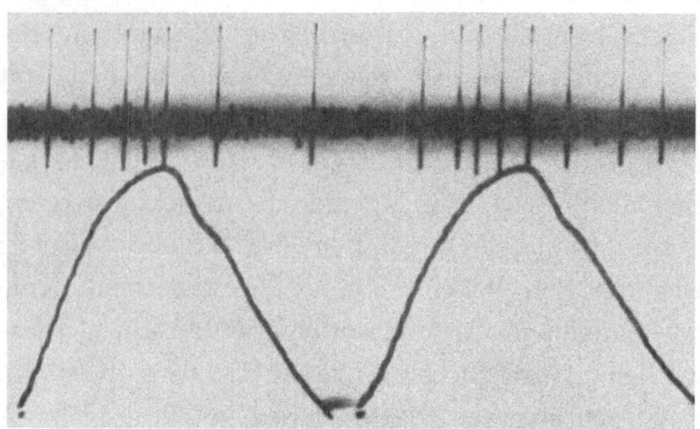

Abb. 12. Zentrales Neuron mit inspiratorisch-exspiratorischer Übergangsaktivität aus dem Ponsgebiet des mit Urethan (1,2 g/kg) narkotisierten tracheotomierten, wahrscheinlich auch vagotomierten (?) und spontan atmenden Kaninchens. Oben zentrales Elektrogramm, unipolar abgeleitet mit 10 μ Stahlelektrode: 9 mm rostral des Obex, 2,5 mm lateral der Medianlinie und 2 mm unter der Dorsalfläche. Spikes nach oben positiv. Unten Thorakogramm, Inspiration nach oben. (TAKAGI und NAKAYAMA 1958)

Daß die durch zentrale Ableitung aus dem dorso-lateralen Gebiet des Isthmus nachweisbare respiratorische Aktivität, welche als pneumotaktisch bezeichnet wird, nicht autochthon ist, sondern aus nervöser Beeinflussung von seiten caudal gelegener Hirnstammabschnitte hervorgeht, wurde von COHEN (1958) dadurch nachgewiesen, daß diese rhythmische Aktivität durch ipsilaterale Hemisektion auf Höhe der Tubercula acustica zwar nicht aufgehoben wird, daß sie aber dann verschwindet, wenn zusätzlich zur Hemisektion eine sagittale Spaltung des ganzen Ponsabschnittes bis hinauf zum Aquädukt vorgenommen wird. Damit erfährt die Widerlegung der gelegentlich immer wieder aufgestellten Behauptung, daß das pneumotaktische Zentrum eine eigene rhythmische Tätigkeit besitze, ihre experimentell begründete Bestätigung.

Im Gegensatz zu den von COHEN und WANG (1959) erhobenen Befunden fanden SALMOIRAGHI und BURNS [1960 (a)] bei systematischer Abtastung des Hirnstamms der Katze mittels extracellulärer Mikroelektroden, die im Gebiet zwischen dem oberen Rand des Isthmus und dem ersten Halssegment in dorso-ventraler Richtung eingeführt wurden, gar keine respiratorisch aktiven Neurone im Ponsabschnitt, dagegen recht häufig solche im Gebiet der Medulla oblongata, ganz besonders auf Höhe des Obex. Die Lokalisierung wurde aber nur stereotaktisch mit Bezug auf den Obex vorgenommen, und die aktiven

Stellen wurden lediglich auf die Horizontalfläche projiziert. Die Tiefenangaben wurden nicht näher differenziert; die meisten aktiven Stellen lagen zwischen 2 und 4 mm von der Dorsalfläche (?) entfernt. Es ist anzunehmen, daß die nachgewiesenen respiratorischen Neurone in der lateralen Reticularsubstanz lagen und zum Teil sicher auch den Nucleus ambiguus betrafen. Dies ist insofern von Bedeutung, als den Autoren die Befunde von ACHARD und BUCHER (1954) offenbar nicht bekannt waren. Das Gebiet der medialen Reticularsubstanz scheint nach den Befunden von SALMOIRAGHI und BURNS für respiratorisch aktive Neurone außer Betracht zu fallen, abgesehen vielleicht vom Obexbereich; was im großen und ganzen mit den Resultaten früherer Autoren im Einklang steht (WOLDRING und DIRKEN 1951; ACHARD und BUCHER 1954; HUKUHARA, NAKAYAMA und OKADA 1954; BAUMGARTEN 1955/56; HABER, KOHN, NGAI, HOLADAY und WANG 1957; NELSON 1959). SALMOIRAGHI und BURNS konnten jedoch keine lokalisatorische Trennung zwischen inspiratorisch und exspiratorisch aktiven Neuronen vornehmen; ihren Angaben zufolge sollen diese untereinander vermischt vorkommen, die ersteren doppelt so häufig wie die letzteren. In Ermangelung der histologischen Kontrolle wurde aber der objektive Beweis hierfür nicht erbracht und erscheint es auch nicht ohne weiteres zulässig, die anders lautenden Befunde von WOLDRING und DIRKEN (1951), HABER, KOHN, NGAI, HOLADAY und WANG (1957), sowie BAUMGARTEN, BAUMGARTEN und SCHAEFER (1957) auf mechanische Artefakte zurückzuführen.

SALMOIRAGHI und BURNS [1960 (b)] konnten weiterhin feststellen, daß die rhythmische Tätigkeit respiratorischer Neurone nicht auf periodische Afferenzen aus der Peripherie angewiesen ist, daß aber die Aktivität dieser Neurone mit ihrer Isolierung von benachbarten Strukturen abnimmt. Man könnte daraus wohl den Schluß ziehen, daß die Autonomie als eine Kollektiverscheinung aufzufassen ist, beruhend auf der gegenseitigen bahnenden Wirkung zwischen Neuronen gleichartiger Natur (vgl. sub I, S. 10). Anschließend kamen BURNS und SALMOIRAGHI (1960) auf Grund von Versuchen über die Beeinflussung der Tätigkeit der bulbären respiratorischen Neurone durch lokale elektrotonische Polarisierung, durch Hypo- und Hyperkapnie sowie durch zentral applizierte interkurrente elektrische Reize zur Bestätigung dieser Auffassung und zu der weiteren Annahme, daß die Automatie des Atmungszentrums durch die reziproke Wechselwirkung zwischen inspiratorischen und exspiratorischen Zellkollektiven zustande kommt (vgl. sub II C, S. 100—104).

Neuerdings gelang es SALMOIRAGHI und BAUMGARTEN (1961), atmungssynchrone Aktivität von zentralen Neuronen der Medulla oblongata der Katze auch intracellulär abzuleiten. In 51 Versuchen wurden sieben inspiratorisch aktive und ein exspiratorisch aktives Neuron angetroffen. Erstere waren vermutlich Zellen des von BAUMGARTEN u. Mitarb. nachgewiesenen inspiratorischen Kerngebietes (vgl. S. 84—85, Abb. 10). Ob es sich bei diesen Neuronen aber um Elemente handelt, die an der Automatie des Atmungszentrums beteiligt sind, oder gar um solche, welche autonom-inspiratorisch tätig sind, läßt sich auch auf Grund der Tatsache, daß sie zellphysiologisch als Schrittmacheroder „Starter"-Neurone bezeichnet werden können, nicht entscheiden (WYSS 1963). Die in früheren Untersuchungen von WYSS u. Mitarb. (OBERHOLZER, ANDEREGGEN und WYSS 1946) sowie von RICKENBACH und MEESSEN (1951) am Kaninchen durchgeführten Ausschaltungsversuche im Bereiche des Tractus solitarius und neuere Befunde, denen zufolge beidseitige Ausschaltung dieser Gebiete bei der Katze keinen Verlust der Atmung bedingen (VASSELLA 1963), sprechen eher gegen eine solche Annahme. An Hand zentraler Ableitungsversuche allein dürfte es wohl kaum jemals gelingen, autonom aktives Substrat, dem eine kollektive Systemautonomie zukommt, wie sie für das primäre Inspirationszentrum gefordert werden muß, einwandfrei nachzuweisen.

Eine atmungssynchrone Aktivität zentraler Neurone wurde kürzlich von ITO und WATANABE (1962) auch an der Medulla oblongata der Kröte nachgewiesen. An Hand von extracellulären Ableitungen konnten Entladungen einzelner Neurone registriert werden, welche sich auf die Beteiligung der Submaxillarmuskeln, einerseits an der Mundatmung, andererseits an der Lungenatmung, bezogen. Mit gleichzeitiger elektromyographischer Registrierung der Tätigkeit der Submaxillarmuskeln sowie des Mundhöhlendrucks konnte gezeigt werden, daß bei Mundatmung langsame, bei Lungenatmung rasche motorische Einheiten aktiviert werden. Die zentralen Ableitestellen konnten für die Mundatmung in die Formatio reticularis lokalisiert werden, und zwar in ein Gebiet, das ventro-medial vom Vestibulariskern und ventral vom Facialiskern liegen und dem Nucleus reticularis medius (nach KAPPERS, HUBER und CROSBY 1936; p. 654, Reptilien!) entsprechen soll. Die relativ niedrigen „spikes" wurden auf kleine respiratorische Neurone bezogen. Die zentralen Ableitestellen für die Lungenatmung, welche viel höheren „spikes" entsprachen, wurden auf große respiratorische Neurone bezogen, die sich auf ein viel ausgedehnteres Areal verteilen, welches sich rostral über die Striae acusticae hinaus und caudal bis gegen den Obex erstreckt. Da die genaue histologische Lokalisation „positiver" und „negativer" Ableitestellen jedoch nicht wiedergegeben wurde, muß auf jede weitere Diskussion oder Interpretation dieser an sich vielversprechenden Befunde verzichtet werden.

C. Die Automatie des Atmungszentrums

Auf Grund der im vorigen Abschnitt referierten, mit sehr verschiedenartigen experimentellen Verfahren am Atmungszentrum erhobenen Befunde kann man sich heute ein bestimmtes, wenn auch noch keineswegs abgeschlossenes Bild von dessen Funktionsweise machen. Die als Automatie bezeichnete Rhythmusentstehung wurde von ADRIAN und BUYTENDIJK (1931) am isolierten Hirnstamm des Goldfisches und von ADRIAN (1931) an dem noch primitiveren

Nervensystem des Wasserkäfers (Dytiscus marginalis) auf eine langsame elektrische Potentialschwankung zurückgeführt, die als die Ursache der periodischen Aussendung von Erregungsserien in die efferenten Nervenbahnen zu betrachten war. Über die Herkunft dieser langsamen Schwankungen war damit allerdings noch nichts ausgesagt, es sei denn, daß sie als autonomer und rein intrazentraler Vorgang auf die Tätigkeit des Dendritenapparates zurückgeführt werden mußten. Insbesondere wurde von den Autoren die Ansicht vertreten, daß es sich um langsam verlaufende Depolarisierungs- und Repolarisierungsvorgänge im Bereiche der Dendriten handle, welche als entsprechende Schwankungen des „central excitatory state“ zur periodischen Aussendung von efferenten Erregungen führen würden. Es wurde auch angenommen, daß diese langsamen Schwankungen nicht auf eine Summation von Einzelerregungen zurückzuführen sind, sondern als solche im Dendritenapparat selber lokal entstehen. Die Frage, ob die langsame Periodik auf einzelne Zellen zu beziehen ist, oder aber erst aus dem Kollektivum hervorgeht, wurde von ADRIAN offen gelassen. Immerhin erschien das letztere vielleicht doch als wahrscheinlicher, obschon von ADRIAN (1931) die Parallele zur Tätigkeit des Sinus venosus des Froschherzens hervorgehoben wurde. Für Nervenzellen selbst niederster Wirbeltiere oder gar Wirbelloser konnte man doch wohl kaum eine so langsame Periodik postulieren, wie sie die Atmungsrhythmik dieser Tiere darstellt. Wenn von ADRIAN (1931) weiterhin festgestellt wurde, daß bei Dytiscus marginalis die respiratorische Aktivität sowohl vom thorakalen als auch vom abdominalen Gangliensystem ausgehen und unter Umständen bei Zerstörung des ersteren erst nach einer gewissen Zeit in letzterem wieder auftreten kann, so könnte man vielleicht schon hierin einen gewissen Hinweis darauf erblicken, daß diese lokale Dendritenaktivität an sich nicht ein rein lokaler, auf die Zelle selbst beschränkter rhythmischer Prozeß ist, sondern eventuell auch schon auf eine interneuronale Beeinflussung zurückzuführen wäre. Welcher Art diese auch sein mag, der Atmungsrhythmus würde selbst bei diesen niederen Tieren nicht auf einem elementaren Zellrhythmus beruhen können.

Für die Atmungsrhythmik der höheren Wirbeltiere und speziell der Säuger wurde ein komplizierterer intrazentraler Schaltmechanismus im Prinzip von den ersten Anfängen an in Betracht gezogen. Die schon von LE GALLOIS (1812) als primär erkannte inspiratorische Tätigkeit des Atmungszentrums sollte nach MÜLLER (1837), BUDGE (1859) und ROSENTHAL (1862) vorerst einen zentralen Widerstand überwinden müssen, bevor sie als efferente Innervation zum Ausdruck kommen kann, und würde auf diese Weise ihren rhythmischen Charakter erhalten. Während aber MÜLLER diesem besonderen Verhalten des „Nervenprinzips“ noch keine konkrete Deutung zu geben vermochte, äußerte sich BUDGE schon sehr eindeutig in dem Sinne, daß der afferente Vagus über ein eigenes exspiratorisches Zentrum die Widerstände gegen die stetig sich auswirkende inspiratorische Aktivität anrege und dadurch die Exspiration und den Rhythmus fördere. Damit in Einklang stand die damals von FUNKE (1858) vertretene Ansicht, daß die Atmung auf einer rhythmisch unterbrochenen Tätigkeit der Inspiratoren beruhe, wenn auch FUNKE dem Vagus eine inspirations*fördernde* Wirkung zuschrieb. Dies war auch die von ROSENTHAL (1862) mit allem Nachdruck vertretene Ansicht, so daß in dem von diesem Autor als Modell der Rhythmusentstehung erdachten mechanischen Kippschwingsystem der afferente Vagus entgegen BUDGEs Meinung nicht „widerstandssteigernd", sondern „widerstandsherabsetzend" wirken mußte. ROSENTHALs unwiderrufene Verkennung der inspirationshemmenden Wirkung des afferenten Lungenvagus hatte zweifellos den Fortschritt in der Erkenntnis der Funktionsweise des Atmungszentrums hintangehalten; denn die unbestrittene inspirationshemmende Wirkung des Nervus laryngeus superior wurde und konnte von niemandem mit dem primären Atmungsrhythmus in Zusammenhang gebracht werden. BUDGE dagegen war mit der Einbeziehung des afferenten Vagus in den Mechanismus der zentralen Rhythmusentstehung schon einen entscheidenden Schritt weiter gegangen. Dieser fortschrittliche Gedanke BUDGEs wurde in der Folgezeit aber speziell deswegen nicht weiter ausgewertet, weil mit der Entdeckung der Selbststeuerung der Atmung durch HERING (1868) und BREUER (1868) das Interesse ganz auf die peripher-reflektorische Betrachtungsweise verlegt wurde und Mutmaßungen über die der Rhythmizität zugrunde liegenden *zentralen* Vorgänge weder von diesen beiden Autoren noch später von HEAD (1889) angestellt wurden. Wohl hoben LOCKENBERG (1873), ROSENBACH [1877 (a, b)] und FREDERICQ (1879) das Primat der inspiratorischen Innervation hervor und betrachteten die Exspiration als sekundäre Erscheinung; wohl schrieb GIERKE (1873) bestimmten auf Bahnen des Vagus usw. in das verlängerte Mark gelangenden Fasern das Amt zu, für den Rhythmus der Tätigkeit des Atmungszentrums zu sorgen; aber noch BURKART (1878) erklärte den Atmungsrhythmus unter Bezugnahme auf PFLÜGER (1868) auf Grund chemischer, von der Sauerstoffzufuhr abhängiger Vorgänge, welche sich innerhalb der Zellen des Atmungszentrums abspielen sollten, und ROSENBACH [1877 (b)] hatte sogar die Ansicht vertreten, daß die vagale Beeinflussung des Atmungsrhythmus, nach diesem selben chemischen Prinzip, aber über die Vasomotorik des Atmungszentrums erfolgen müßte.

Ohne darauf Bezug zu nehmen, daß die Atmungsrhythmik auch nach beidseitiger Vagotomie weiter besteht, suchte GAD [1880 (b)] den vagusbedingten Rhythmus durch ein dem vagalen Reflexmechanismus innewohnendes „Beharrungsvermögen" zu erklären; denn ohne ein solches müßte sich statt einer periodischen Schwankung ein mittlerer inspiratorisch-tonischer Gleichgewichtszustand einstellen. Nur ein kleiner Schritt wäre es gewesen, dieses Beharrungsvermögen als Eigenschaft des Atmungszentrums selber zu bezeichnen und damit die auch ohne Vagus erfolgende Atmungsrhythmik verständlich zu machen. Dieser Schritt wurde aber auch von MELTZER (1892), der die Lücke in GADs Beweisführung richtig erkannte, nicht mit der nötigen Entschiedenheit gewagt, indem dieser Autor das vikariierende Eintreten anderer, allerdings nicht unbedingt in rhythmischer Weise inspirationshemmend wirkender afferenter Fasern vermutete, dem Atmungszentrum aber doch eine eigene rhythmische Organisation zuschrieb. MARCKWALD [1887, 1890 (b)] hatte den afferenten Vagus ebenfalls als hauptverantwortlich für die Atmungsrhythmik bezeichnet und diese damit als einen primär-reflektorischen Vorgang aufgefaßt; ihren Weiterbestand nach Vagotomie schrieb er aber Einflüssen aus höheren Zentren zu und betrachtete das Atmungszentrum selber als rein tonisch wirksam. KOSTIN [1904 (a)] bekannte sich zu fast der gleichen Auffassung, indem er einen primären inspiratorischen Tetanus annahm, aus welchem sich reflektorisch der Rhythmus entwickeln würde. KOSTIN war es auch, der darauf hinwies, daß durch einen solchen sekundären reflektorischen Vorgang das Atmungszentrum vor dem Dauertetanus bewahrt werden müsse. Nach LANGENDORFF [1887 (b)] und FRANCK und LANGENDORFF (1888) hingegen sollte das Atmungszentrum „die Bedingungen einer regelmäßigen Abwechslung von Inspiration und Exspiration in sich selbst enthalten", wenn auch die Periode des Rhythmus von den Vagi weitgehend beherrscht werde. Über einen eventuellen Mechanismus der zentralen Rhythmik wurde aber nichts ausgesagt. Auch ARNHEIM (1894), der ganz die Auffassung GADs vertrat, konnte über die zentrale Rhythmusentstehung keine Angaben machen. Er folgte aber GAD (1886) und MARCKWALD (1887) auch im Hinblick darauf, daß nur den inspiratorisch wirksamen Zellen des Atmungszentrums die Befähigung zur autonomen Tätigkeit zuzuschreiben sei, womit ein weiteres, für die Automatie des Atmungszentrums grundlegendes Prinzip zur Diskussion gestellt wurde.

Als erster versuchte LEWANDOWSKY (1896), für die zentrale Entstehung des Atmungsrhythmus eine plausible Erklärung zu geben. Die autonome (von LEWANDOWSKY „automatisch" genannte) inspiratorische Tätigkeit des Atmungszentrums würde selbst zu einer „Verminderung der inspiratorischen Energie, d. h. gewissermaßen einer Erschöpfung des Atmungszentrums" führen. Begründet wurde diese Auffassung vom Absinken der inspiratorischen Energie durch den Nachweis, daß die inspirationshemmende Wirkung einer kurzfristigen afferenten Vagusreizung im Verlauf bzw. gegen Ende einer Inspirationsphase immer stärker wird (vgl. sub III B 2 e α, S. 251—52). Außerdem würde sich aber das Inspirationszentrum über den Inspirationsvorgang bzw. die inspirationshemmenden Vagusfasern noch eine selbst-reflektorische Hemmung verschaffen, welche „in dem Grade wächst, als die Energie des Inspirationszentrums sinkt". So würden also zentrale Energieabnahme und Vagushemmung zusammen zur Exspiration führen. Während der auf diese Weise eingeleiteten Exspirationsphase käme es dann im weiteren erstens zum Rückgang der reflektorischen Vagushemmung und zweitens zur Regenerierung der inspiratorischen Energie, so daß schließlich die Inspiration wieder einsetzt. Bei dieser Gelegenheit verwies LEWANDOWSKY auch auf das von GAD [1880 (b)] für die vagale Umschaltung geforderte Beharrungsvermögen. Er hatte damit diese für das Zustandekommen des Rhythmus unerläßliche Eigenschaft implicite wohl auch dem zentralen Prozeß der Zunahme und Abnahme der inspiratorischen Energie zugedacht. Allerdings blieb der Mechanismus dieses letzteren Prozesses noch völlig im Dunkeln, und LEWANDOWSKY war offensichtlich in seinen Überlegungen noch nicht so weit gekommen, den für die afferente Vaguswirkung durchaus geläufigen Begriff der zentralen Hemmung auch auf die Rhythmuserzeugung in den bulbären Zentren selber anzuwenden. Dies fällt um so mehr auf, als er in den hinteren Vierhügeln ein übergeordnetes Inspirationshemmungszentrum vermutete, welches auf das bulbäre Atmungszentrum hemmend einwirken sollte, ähnlich wie der afferente Vagus bei Lungenblähung. Einem solchen suprabulbären Inspirationshemmungszentrum grundlegende Bedeutung für die Rhythmusentstehung beizumessen, wäre eigentlich die logische Konsequenz aus den Befunden und Überlegungen MARCKWALDs (1887) gewesen. Sie wurde aber von LEWANDOWSKY nicht gezogen; noch weniger wäre für den damaligen Stand der Kenntnisse zu erwarten gewesen, solche inspirationshemmenden Zentren auch für das bulbäre Atmungszentrum selber anzunehmen. Immerhin hatte sich LEWANDOWSKY schon sehr weitgehend einer solchen Konzeption genähert. Dadurch aber, daß er sowohl seinem Inspirationshemmungszentrum in den hinteren Vierhügeln als auch einem besonderen Zentrum für die aktive Exspiration autonome Befähigung zuschrieb, blieb er hinter GAD (1886), MARCKWALD (1887) und ARNHEIM (1894), die diese Eigenschaft ausschließlich für die inspiratorisch wirksamen Zellen des Atmungszentrums reservierten (s. o.), um eine merkliche Schrittlänge zurück.

Es mag auf den ersten Blick müßig erscheinen, diesen Ausführungen LEWANDOWSKYs im Rahmen der Besprechung der Automatie des Atmungszentrums einen so breiten Platz einzuräumen. Gerechtfertigt ist dies jedoch im Hinblick darauf, daß mit der hierdurch vermittelten Vorstellung von der Funktionsweise des Atmungszentrums für die Zeit um die Jahrhundertwende ein gewisser Abschluß erreicht war. Zweifellos war das Verständnis für zentralnervöse Mechanismen durch die damals neu aufgekommene Neuronenlehre in anatomischer Hinsicht auf eine gesichertere Grundlage gestellt worden. In funktioneller Hinsicht dagegen war das Vorstellungsvermögen für zentrale interneurale Prozesse noch viel zu wenig entwickelt. So waren denn auch vom Beginn dieses Jahrhunderts an auf dem Gebiet der Automatie des Atmungszentrums während längerer Zeit keine wesentlichen Fortschritte mehr zu verzeichnen. Einerseits wurde die Automatie auf reflektorische Vorgänge, insbesondere die vagalen zurückgeführt [BAGLIONI 1907, 1911; DE SOMER 1923; SHARPEY-SCHAFER 1932; GESELL und MOYER 1935 (d)]; andererseits war der Begriff bzw. das Wort „automatisch" ja schon von Anfang an sowohl im Sinne des Selbsttätig-Rhythmischen als auch des Selbsttätig-Kontinuierlichen verwendet worden (MÜLLER 1837). Dies hatte für die Deutung der Atmungsbewegungen zur Folge, daß mit „Automatie" nicht nur das selbsttätige bzw. autonome, sondern auch das rhythmische bzw. automatische Geschehen bezeichnet wurde (LUDWIG 1858; ROSENTHAL 1862, 1875). In vielen Fällen mochte wohl auch der Begriff des Rhythmischen in demjenigen des Selbsttätigen a priori enthalten gewesen sein, so daß unter „Automatie" schließlich nur noch das letztere, was heute „Autonomie" genannt wird, verstanden wurde [vgl. z. B. GAD 1886; LANGENDORFF 1887 (b); MARCKWALD 1887, 1890 (b); WINTERSTEIN 1911, 1946; HESS 1931 (b)]. So war zu Beginn dieses Jahrhunderts auch von der sprachlichen Seite her dafür gesorgt, daß man sich über die Entstehung des Atmungsrhythmus keine besonderen Gedanken mehr zu machen brauchte und sich damit begnügen konnte, den Rhythmus als die autonome Potenz des Zentrums zu betrachten und mit „Automatie" zu bezeichnen; sofern man es nicht vorzog, diesen Rhythmus als ausschließlich reflektorisch entstanden zu erklären. Damit hatte sich ein komplexer Automatiebegriff eingebürgert, der in der Folgezeit über viele Schwierigkeiten scheinbar hinweghalf.

Eine gewisse Analogie zwischen der zentralen Rhythmus*entstehung* und der vagal-reflektorischen Rhythmus*beeinflussung* konnte schon aus den Arbeiten zahlreicher früherer Autoren entnommen werden; in den Ausführungen LEWANDOWSKYs kam diese Anschauung besonders deutlich zum Ausdruck: Das Inspirationszentrum „erschöpft" sich einerseits selbst, andererseits wird es über den vagalen Reflexweg gehemmt; anschließend folgt die Enthemmung mit der „Wiederherstellung der inspiratorischen Energie". Man konnte sich aber mit Recht die Frage vorlegen, ob wirklich der afferente Lungenvagus nur den Rhythmus „beeinflußt", oder ob er nicht ebensogut als Teilmechanismus der Rhythmus*entstehung* betrachtet werden kann. So ist wohl HALDANE (1927, p. 46) zu verstehen, wenn er den Ausdruck prägte: „as if the center were one piece with the lungs". Etwas Genaueres ließ sich aber damals über einen Parallelismus zwischen zentraler Automatie und vagal-reflektorischer Kontrolle noch nicht aussagen. Noch fehlte jede konkrete Vorstellung von zentralen Schaltmechanismen; noch war im komplexen Begriff der „Automatie" das Selbsttätig-Rhythmische nach Art der Herzautomatie als elementarer Prozeß verankert. Statt zu versuchen, den Atmungsrhythmus in Teilmechanismen zu zerlegen und so zu analysieren, hatte man sich anscheinend damit abgefunden, den primären Rhythmus als Gegebenheit hinzunehmen, und fragte nicht mehr nach seiner Entstehung.

Einen erneuten Anstoß zur Erforschung der Automatie des Atmungszentrums gab LUMSDEN [1923 (a, b)] dadurch, daß er die auf MARCKWALD

(1887) zurückgehende Idee von der inspiratorisch-tonischen Grundaktivität und deren Modulation durch afferenten Vagus einerseits und höhere Zentren andererseits in neuem Gewande wieder auferstehen ließ. Neu war dabei die Bezeichnung „Apneusis" und die Postulierung eines apneustischen sowie eines übergeordneten pneumotaktischen Zentrums. Mit Bezug auf die Entstehung des Atmungs*rhythmus* gaben aber weder LUMSDEN noch später STELLA [1938(a, b)] eine neue Erklärung; vielmehr waren beide Autoren noch viel zu sehr von der Idee des an sich rhythmisch tätigen Zentrums befangen, als daß sie es gewagt hätten, von der selbsttätig-rhythmischen Funktion vor allem des pneumotaktischen, z.T. aber auch des apneustischen Zentrums abzusehen und den Rhythmus auf eine gegenseitige Beeinflussung solcher Teilzentren zurückzuführen. Schon aus den Angaben MARCKWALDs ließen sich in dieser Hinsicht fortschrittlichere Überlegungen ableiten; aber erst PITTS, MAGOUN und RANSON [1939(b, c)] zogen auf Grund von zentralen Reizversuchen und Querschnittsläsionen am Hirnstamm die logische Konsequenz in dem Sinne, daß das als primär zu betrachtende inspiratorische (= apneustische) Zentrum über das sekundäre pneumotaktische Zentrum mit einer gewissen Verzögerung sich selber wieder hemmt und dadurch erst den Rhythmus zustande kommen läßt. Dieser intrazentrale Steuerungsmechanismus wurde von den Autoren auch dem vagal-reflektorischen parallel gestellt, indem beide zusammen als die zum Atmungsrhythmus führenden „pneumotaktischen" Systeme bezeichnet wurden. Damit war in der Erforschung der Automatie des Atmungszentrums wieder ein entscheidender Schritt getan. Die zentrale Komponente der Rhythmusentstehung war zum ersten Mal in unmißverständlicher Weise auf das Niveau der interneuronalen Beziehungen zwischen verschiedenen an sich nicht rhythmisch tätigen Teilzentren gehoben worden. Was GAD [1880(b)] und LEWANDOWSKY (1896) schon vorschwebte, als sie vom Beharrungsvermögen der vagal-reflektorischen Steuerung sprachen, und was noch früher von MÜLLER (1837) und ROSENTHAL (1862) als Widerstandshypothese angenommen wurde, gewann hier in Form einer zentralen Latenz vielleicht doch schon einen etwas konkreteren Aspekt. PITTS, MAGOUN und RANSON entwarfen jedoch für die Funktionsweise des nunmehr auf den ganzen bulbo-pontinen Hirnstamm ausgedehnten Atmungszentrums ein insofern vereinfachtes Bild, als dem bulbären inspiratorisch-tonischen Substrat außer dem vagalen nur der pontine pneumotaktische Mechanismus gegenübersteht und diese beiden rhythmus-erzeugenden Mechanismen ihre hemmende Wirkung auf das inspiratorische Zentrum durch Vermittlung des bulbären exspiratorischen Zentrums ausüben (PITTS 1946). Dieses letztere würde demnach nicht in der Lage sein, ohne die aufsteigenden und absteigenden „pneumotaktischen Afferenzen" von sich aus mit dem bulbären inspiratorischen Zentrum einen rein bulbären intrazentralen Rhythmus zu unterhalten. Das bulbäre Atmungszentrum galt somit in den Augen von PITTS u. Mitarb. als rein inspiratorisch-tonischer Natur, und es wurde auch keine weitere Differenzierung vorgenommen zwischen diesem und einem besonderen apneustischen Zentrum.

In ganz anderer Weise suchte etwa zur gleichen Zeit GESELL [1939 (b, c), 1940 (a, b)] die Entstehung des Atmungsrhythmus zu erklären. Von der Annahme ausgehend, daß es entgegen PITTS, MAGOUN und RANSON [1939 (a, b, c)] nicht gelinge, ein bulbäres inspiratorisches von einem bulbären exspiratorischen Zentrum zu unterscheiden, daß vielmehr auf Grund von Reizversuchen (BROOKHART 1940) inspiratorische und exspiratorische Neurone im Bereiche der Reticularsubstanz nebeneinander vorkommen sollen, wurde von GESELL die allerdings rein spekulative Hypothese aufgestellt, daß diese beiden Zellarten durch gegenseitig hemmend wirkende Kollateralen in reziproker Beziehung zueinander stehen, und daß auf diese Weise innerhalb des bulbären Atmungszentrums selber der Rhythmus entsteht. Es ist auffallend und erinnert an die seinerzeit ebenso auffallende Einstellung ROSENTHALs (1862), daß GESELL [1939 (a), 1940 (a, b)] dem afferenten Lungenvagus keine inspirationshemmende Wirkung zuschrieb und sich damit sowohl HERING (1868) und BREUER (1868) als auch GAD [1880 (b)], HEAD (1889) und ADRIAN (1933) expressis verbis entgegenstellte. Auch eine Beteiligung des afferenten Vagus am Zustandekommen des Atmungsrhythmus mußte damit von vornherein ausgeschlossen sein, es wäre denn, daß GESELL [1940 (b), p. 545] mit der „Verschiebung des vagal erregenden Effektes auf das exspiratorische Zentrum während der Exspirationsphase" einen durch die vagalen Afferenzen mitbedingten Vorgang im Auge hatte. Aber auch so würden sich die Angaben GESELLs mit den Erfahrungen aus der experimentellen Forschung eines ganzen Jahrhunderts und den daraus von verschiedensten Seiten gezogenen Schlußfolgerungen nicht auf einen gemeinsamen Nenner bringen lassen. Was GESELLs Beitrag an die Erforschung der Automatie des Atmungszentrums ausmacht, betrifft die im Gegensatz zu PITTS, MAGOUN und RANSON stehende Annahme, daß das bulbäre Atmungszentrum selber in der Lage ist, den Atmungsrhythmus aufrecht zu erhalten; wenn auch die Vorstellung von zwei dicht ineinander liegenden „Halbzentren", deren Zellen in unmittelbarer reziproker Beziehung untereinander stehen, den tatsächlichen Verhältnissen höchstens teilweise entsprechen kann. Während also PITTS, MAGOUN und RANSON dem Atmungsrhythmus neben dem vagalen unbedingt auch suprabulbäre Mechanismen zugrunde legten, betrachtete GESELL das bulbäre Atmungszentrum als ein weitgehend selbständiges und von suprabulbären Substraten nur akzessorisch beeinflußtes Zentrum [GESELL 1940 (b), pp. 582—592].

Diese beiden sich diametral gegenüberstehenden Ansichten haben beide zur weiteren Abklärung der Automatie des Atmungszentrums beigetragen. Wesentlich war dabei die von HOFF und BRECKENRIDGE (1949) hervorgehobene Tatsache, daß die Apneusis durch zahlreiche Faktoren mitbedingt ist; daß sie nicht lediglich auf den Ausfall pneumotaktischer und vagaler Einflüsse zurückzuführen ist; daß sie letzten Endes auf einer allzu intensiven Tätigkeit des bulbären inspiratorisch-tonischen Zentrums beruht, welche durch humorale und afferent-nervöse Einwirkungen derart verstärkt sein kann, daß die bulbären exspiratorischen Mechanismen allein nicht mehr genügen, um eine Hemmung dieser Tätigkeit zu erwirken. So würde also das bulbäre Atmungszentrum entgegen der Ansicht von PITTS u. Mitarb. eine eigene Rhythmizität besitzen, wie dies auch BERNTHAL (1944, p. 161) sowie NGAI, FRUMIN und WANG (1952) und neuerdings BURNS und SALMOIRAGHI (1960) hervorhoben. Das bulbäre inspiratorische Substrat allein kann jedoch nicht rhythmisch tätig sein, sondern bedarf hierzu der inspirationshemmenden Funktion des bulbären exspiratorischen Substrates. Andererseits wäre es auch nicht richtig, den suprabulbären pontinen Mechanismen die Beteiligung an der primären Entstehung des Atmungsrhythmus absprechen zu wollen, wie dies aus den Angaben GESELLs abgeleitet werden könnte, was aber besonders auf Grund der Befunde von MEIER und BUCHER (1941) keinesfalls in Frage kommt. Schließlich wird die von LUMSDEN [1923 (a, b)] gemachte Annahme eines besonderen „gasping centre" ebenfalls hinfällig, und man hätte sich vorzustellen, daß auf der ganzen Länge des den Ponsabschnitt sowie die Medulla oblongata umfassenden Hirnstamms sowohl inspiratorische als auch inspirationshemmende (= exspiratorische) Substrate vorhanden sind, welche sich alle an der Entstehung des Atmungsrhythmus beteiligen. Insbesondere wären die verschiedenen Formen von Keuch- oder Schnappatmung, wie sie bei Hirnstammquerschnitt im Bereich der Medulla oblongata noch auftreten können, auf letzte Überbleibsel rhythmischer Aktivität, hervorgegangen aus noch vorhandenen inspiratorischen und exspiratorischen Substraten, sowie teilweise noch bestehender vagaler Steuerung, zurückzuführen.

Unter Berücksichtigung der verschiedenartigen experimentellen Befunde und der daraus gezogenen Schlußfolgerungen gab WYSS [1950 (a)] eine erste zusammenfassende Übersicht über die Funktionsweise des Atmungszentrums. Wesentlich war dabei die Annahme eines bulbären inspiratorischen Zentrums, dem eigene Autonomie zugeschrieben wurde, und welches mit dem an sich nicht autonomen bulbären Exspirationszentrum in reziproker Gegenwirkung den ersten grundlegenden rhythmischen Prozeß erzeugen sollte. Das bulbäre inspiratorische Zentrum würde dabei das primitivere Substrat mit rein tonischer Funktion darstellen, während die Rhythmusentstehung auf einem höher differenzierten interneuronalen Hemmungsmechanismus beruhen würde. In diesem Zusammenhang sei vielleicht darauf hingewiesen, daß nach HARRIS und BORISON (1954) das inspiratorische Substrat gegen Barbituratdepression resistenter ist als die Atmungsrhythmik. Diesem ersten rein bulbären Funktionssystem zugeordnet wurde ein zweiter den Rhythmus sichernder und verstärkender Prozeß angenommen, der über das pneumotaktische Zentrum vermittelt würde. Schließlich wurde diesen beiden zentralen rhythmuserzeu-

genden Systemen noch als drittes, peripheres System der vagale Selbststeuerungsmechanismus als gewissermaßen gleichberechtigt angeschlossen,
unter Hinweis auf die inzwischen erfolgte Lokalisierung der vagal-respiratorischen Reflexzentren im Bereiche des Tractus solitarius und seines Kerngebietes (vgl. sub III B 5, S. 338—342). Damit war ein erstes Schema für die
Automatie des Atmungszentrums aufgestellt, welches vor allem dadurch charakterisiert war, daß es die vagal vermittelten Lungenblähungs- und Ent-
blähungseffekte als Teil des rhythmuserzeugenden Apparates in die Betrachtung miteinbezog. Etwas später und offenbar unabhängig hievon wurde
von TAKAGI, HASEGAWA und ISHII (1951/52) von der Vorstellung ausgehend, daß der lungenblähungsbedingte vagale Steuerungsmechanismus für
die Atmung rhythmusbestimmend ist, die Annahme gemacht, daß im Atmungszentrum selber ähnliche Steuerungsmechanismen vorkommen müssen, welche,
zusammen mit den vagalen, den rhythmischen Wechsel von Inspiration zu
Exspiration und von dieser wieder zurück zur Inspiration gewährleisten. Aus
der Besprechung der zur Erforschung der Funktionsweise des Atmungszentrums verwendeten experimentellen Verfahren (vgl. II B 1—5, S. 17—92)
geht wohl zur Genüge hervor, daß ähnliche Auffassungen schon bei zahlreichen
Autoren der früheren Zeit anzutreffen sind, wenn sie auch nicht mit der heute
möglichen Konsequenz durchdacht und zum Ausdruck gebracht werden
konnten.

Das ursprünglich von WYSS [1950 (a)] entworfene Schema der Automatie
des Atmungszentrums war insofern vereinfacht, als darin nur *ein* bulbäres
inspiratorisches Substrat angenommen wurde, welches ähnlich wie bei PITTS
(1946) auch das apneustische Zentrum LUMSDENs enthalten sollte. Dieses
letztere ist auf Grund zahlreicher experimenteller Erfahrungen aber sicher
nicht identisch mit dem bulbären inspiratorischen Zentrum, zum mindesten
nicht in bezug auf seine suprabulbäre Lage. Es erschien daher angezeigt, das
Schema der Automatie des Atmungszentrums dadurch zu erweitern, daß im
caudalen Ponsbereich ein besonderes inspirationsförderndes Substrat ein-
gesetzt wurde, welches gewissermaßen als das Gegenstück zum pneumotaktischen Zentrum, welches inspirationshemmend wirkt, zu betrachten ist.
Außerdem schien es angezeigt, auch die auf GAD (1886) zurückgehende Annahme, daß nur dem inspiratorischen Zentrum autonome Befähigung zukomme, in dem Sinne zu berücksichtigen, daß die autonome Potenz des bulbären inspiratorischen Zentrums bildlich als vegetatives Grundsubstrat in
das Schema aufgenommen wurde [WYSS 1954 (a)]. Selbstverständlich handelt
es sich hier um eine rein hypothetische Vorstellung; denn experimentell ist es
bis jetzt nicht gelungen, besondere inspiratorische Neurone mit autonomer
Potenz von andern inspiratorischen Neuronen zu unterscheiden. Irgend ein
Anschluß des inspiratorischen Substrates an das vegetative Nervensystem ist
aber als wahrscheinlich anzunehmen und ist wohl nur als direkte zentrale

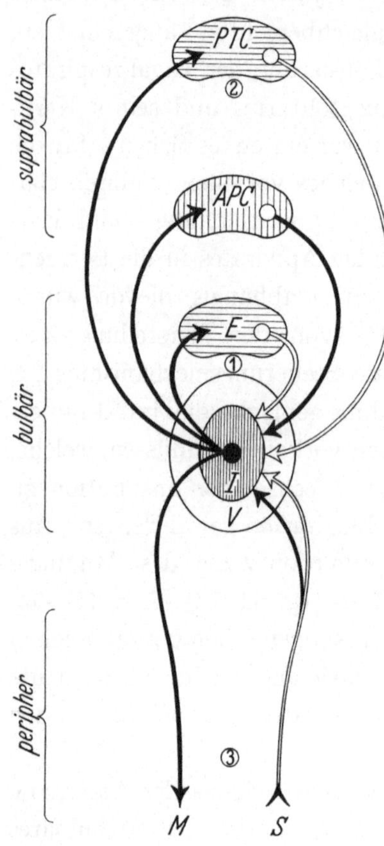

Abb. 13. Schematische Darstellung der Funktionsweise des Atmungszentrums. Das im vegetativen Grundsubstrat (*V*) liegende autonome inspiratorische Zentrum (*I*) gibt seine primär tonische Aktivität einerseits absteigend in die periphere inspiratorische Muskulatur (*M*) ab, andererseits aufsteigend in das bulbäre exspiratorische Zentrum (*E*) mit rückläufig inspirationshemmender Wirkung, in das suprabulbäre inspiratorische Zentrum („apneustisches Zentrum", *APC*) mit rückläufig inspirationsfördernder Wirkung, sowie in das suprabulbäre exspiratorische Zentrum („pneumotaktisches Zentrum", *PTC*) mit rückläufig inspirationshemmender Wirkung. Die mit Verzögerung erfolgende hemmende Rückwirkung aus *E*, *PTC* und der Sensibilität der Lungenblähung (*S*) unterbricht den primären inspiratorischen Tonus nach Maßgabe seiner Intensität und erzeugt damit über die Stufen *1*, *2* und *3* den Atmungsrhythmus (Automatie). Eine eventuelle inspirationsfördernde Wirkung aus übergeordneten bulbären Substraten ist nicht berücksichtigt, dagegen die inspirationsfördernde vagale Komponente. Dick ausgezogene Pfeile bedeuten erregende, doppelt-konturierte Pfeile hemmende Beeinflussung

Einflußnahme eines vegetativen, im speziellen sympathischen Grundsubstrates auf das motorische Innervationssubstrat denkbar. Diese Annahme würde einer schon früher von Wyss [1943 (a)] vorgeschlagenen Einteilung des Atmungszentrums in ein „centre initiateur" und ein „centre effecteur" entsprechen, mit der näheren Präzisierung jedoch, daß diese Einteilung auf das bulbäre inspiratorische Zentrum zu beschränken wäre und damit auch dessen Autonomie begründen würde.

Die hier mitgeteilten Überlegungen geben Anlaß, an Hand der Abb. 13 ein prinzipielles Funktionsschema für die Automatie des Atmungszentrums aufzustellen. Dieses soll keinesfalls mehr als die den heutigen Kenntnissen entsprechenden absolut notwendigen Teilsubstrate und Teilmechanismen enthalten. Das mit dem vegetativen Grundsubstrat (V) in engster Beziehung stehende bulbäre inspiratorische Zentrum (I) ist autonom-tonisch wirksam. Seine autonome Potenz mag dabei dem vegetativen Grundsubstrat zugeschrieben werden. Seine tonische Aktivität wird dadurch verstärkt, daß dieses bulbäre inspiratorische Zentrum mit einem ähnlichen suprabulbären Substrat (APC) in Verbindung steht, welches dem „apneustischen" Zentrum der Literatur entspricht, hier aber lediglich als ein übergeordnetes aktivitätsförderndes Substrat zu betrachten ist. So ergibt sich ein gemeinschaftlicher bulbo-pontiner Anteil des Atmungszentrums, der als primäres Substrat die tonisch-inspiratorische Erregungsenergie produziert. Unterhalten wird diese primäre inspiratorische Aktivität durch das adäquate innere Milieu, insbesondere dessen Partialspannung an Kohlendioxyd, sowie durch eventuelle Afferenzen aus den spezifischen Chemoreceptoren der Herzbasis und der

Carotiden. Sekundär zugeordnet ist dem bulbären inspiratorischen Substrat ein erstes inspirationshemmendes System, welches als das bulbäre exspiratorische Zentrum (E) bezeichnet wird. Dieses verfügt nicht über eigene autonome Potenz, sondern wird vom inspiratorischen Zentrum aus aktiviert und wirkt auf dieses im hemmenden Sinne zurück. Aus dieser gegenseitigen Wechselwirkung, die mit der erforderlichen Verzögerung erfolgt, geht die *bulbäre* Komponente des Atmungsrhythmus (1) hervor. Ebenfalls sekundär zugeordnet ist dem bulbären inspiratorischen Zentrum ein zweites inspirationshemmendes System, welches als das pontine pneumotaktische Zentrum (PTC) bezeichnet wird. Es besitzt ebenfalls keine autonome Potenz und übt in analoger Weise mit ähnlicher Verzögerung eine hemmende Rückwirkung auf das bulbäre inspiratorische Zentrum aus, woraus sich die *suprabulbäre* Komponente des Atmungsrhythmus (2) entwickelt. Als dritte rhythmuserzeugende Komponente schließt sich dem bulbären Anteil des Atmungszentrums der *vagale* Selbststeuerungsmechanismus (3) in der Weise an, daß der afferente Lungenvagus über verschiedene Kernareale des Tractus solitarius sowohl auf das bulbäre exspiratorische als auch auf das bulbäre inspiratorische Zentrum einwirkt und so nach Maßgabe der Lungenblähung und -entblähung nur mit der durch die Atmungsbewegung gegebenen mechanischen Verzögerung den Atmungsrhythmus endgültig bestimmt (vgl. sub IIIA, S. 201—206 und III B 5, S. 338—342). Während dieser letztere reflektorische Mechanismus der Automatie des Atmungszentrums schon weitgehend bekannt ist, lassen sich über die beiden erstgenannten zentralen Mechanismen keine näheren Angaben machen. Einzig ist auf die von COHEN und WANG (1956, 1959) sowie von TAKAGI und NAKAYAMA (1958) im Ponsbereich von Katze bzw. Kaninchen nachgewiesenen „transitorischen Neurone" mit Übergangsaktivität im inspiratorisch-exspiratorischen Sinne hinzuweisen, sowie auf Neurone mit exspiratorisch-inspiratorischer Übergangsaktivität, die von den erstgenannten Autoren im Nucleus reticularis gigantocellularis, und zwar im Grenzgebiet zwischen Medulla oblongata und Pons gefunden wurden (vgl. sub II B 5, S. 87—91). Solche transitorischen Neurone wären vielleicht geeignet, die für die automatische Umschaltung erforderliche Verzögerung zu erklären, indem sie sich in gewisser Anologie zu den Lungenblähungsreceptoren zwischen inspiratorische und exspiratorische Substrate einschalten. Zweifellos ergibt sich hier ein neuer Ausgangspunkt für die weitere Erforschung der Automatie des Atmungszentrums.

Einen Beitrag zum Problem der Funktionsweise der oben an erster Stelle erwähnten bulbären Komponente des Atmungsrhythmus lieferten BURNS und SALMOIRAGHI (1958, 1960) an Hand von kombinierten Reiz- und Ableitungsversuchen an der Medulla oblongata der Katze. Wenn es SALMOIRAGHI und BURNS [1960 (a)] auch nicht gelang, inspiratorisch und exspiratorisch aktive Neurone anatomisch zu trennen, und wenn auch die allgemeine Lokalisierung in das Gebiet der lateralen Reticularsubstanz den Angaben früherer Autoren gegenüber nichts grundlegend Neues brachte, so konnten doch im Anschluß an die von SALMOIRAGHI und BURNS [1960 (b)] vorgenommenen partiellen Durchschneidungen an der Medulla oblongata und auf Grund von lokalen Polarisations- und Reizversuchen an den zentralen respiratorischen Neuronen, deren elektrische Aktivität registriert wurde, Beobachtungen gemacht werden, welche das funktionelle Verhalten respiratorisch tätiger Nervenzellen im Bereich des bulbären Atmungszentrums dem Verständnis näher rücken. Aus einer gewissen Unregelmäßigkeit der Entladungen einzelner respiratorischer Neurone, aus der Beeinflußbarkeit dieser Entladungen durch lokalen Elektrotonus sowie durch interkurrent auf die Medulla oblongata applizierte diffuse Einzelreize schlossen BURNS und SALMOIRAGHI auf eine Entstehung dieser Entladungen durch gegenseitige Selbsterregung („self-reexcitation", BURNS und GRAFSTEIN 1952) zwischen gleichartigen, untereinander in Verbindung stehenden Nervenzellen. Nach Ansicht der Autoren würden zwei Arten solcher Neuronenaggregate vorkommen, inspiratorisch und exspiratorisch wirksame, welche zueinander im gegenseitigen Verhältnis „reziproker Innervation" stehen und dementsprechend nur alternierend in Funktion treten. Über den Mechanismus dieser „reziproken Innervation" und damit der bulbären Automatie konnten allerdings keine Aussagen gemacht werden. Dagegen wurde von den Autoren auf die Dauerentladung inspiratorischer Neurone hingewiesen, welche im Verlaufe des Wiederauftretens der Atmung nach Hyperventilationsapnoe beobachtet werden konnte. Auch zeigten die exspiratorischen Neurone meistens nicht initial, d. h. anläßlich des Luftaustritts die stärkste Aktivität, sondern etwa in der Mitte des Inspirationsintervalls, weshalb sie von den Autoren als „anti-inspiratory" bezeichnet wurden. Diese beiden letzteren Angaben lassen sich jedenfalls vereinbaren mit der aus den Untersuchungen und Überlegungen früherer Autoren hervorgegangenen Annahme, daß die inspiratorisch-tonische Aktivität primär autonomer Natur ist und sekundär durch Hemmung zur Atmungsrhythmik moduliert wird. Ob die beiden der Automatie des bulbären Atmungszentrums zugrunde liegenden antagonistisch wirksamen Neuronensysteme tatsächlich nicht auf anatomisch getrennte Substrate verteilt sind, sondern in ein und demselben Gebiet sich als lose Neuronenaggregate verschiedener Systemzugehörigkeit gegenseitig durchdringen, wie es SALMOIRAGHI und BURNS [1960 (a)] doch für wahrscheinlich erachten, muß weiteren Untersuchungen vorbehalten bleiben.

Im Anschluß an neuere Untersuchungen mit intracellulärer Ableitung von hauptsächlich inspiratorisch wirksamen Neuronen der Medulla oblongata der Katze (vgl. S. 91—92) versuchten SALMOIRAGHI und BAUMGARTEN (1961) die Automatie des Atmungszentrums auf drei an der Rhythmus-Entstehung beteiligte Mechanismen zurückzuführen. Neben der oben erwähnten gegenseitigen Selbsterregung wäre eine gegenseitige Selbsthemmung als limitierender Faktor anzunehmen, außerdem die ebenfalls oben schon angeführte, aber nicht näher definierte „reziproke Innervation". Daß die beiden erstgenannten Mechanismen, welche den weiter oben (vgl. S. 102ff.) erwähnten inspirationsfördernden und inspirationshemmenden, bulbären und suprabulbären Substraten zuzuordnen sind, für die Erklärung der Entstehung des Atmungsrhythmus völlig ausreichen, und daß die „reziproke Innervation" in diesem Zusammenhang weder notwendig noch angebracht erscheint, wurde an anderer Stelle dargelegt (Wyss 1963).

D. Die efferenten Mechanismen des Atmungszentrums

Das Atmungszentrum ist ein motorisches Zentrum. In erster Linie ist es inspiratorisch, in zweiter Linie inspirationshemmend bzw. exspiratorisch wirksam. Man kann voraussetzen, daß die efferenten Bahnen des Atmungszentrums in dessen bulbären Anteilen ihren Ursprung nehmen, d. h. im bulbären inspiratorischen sowie im bulbären exspiratorischen Zentrum. Diese Bahnen verlaufen absteigend für die spinalen Motoneuronengruppen in Hals- und Brustmark, sie verlaufen innerhalb der Medulla oblongata etwa auf gleicher Höhe zu den Kernen der Kehlkopfmuskulatur, sowie aufsteigend zum Facialiskern. Durch diese von gemeinsamer zentraler Stelle ausgehenden efferenten Mechanismen wird die *Koordination* zwischen Bauch- und Brustatmung einerseits, zwischen Stimmband- und Nasenflügelatmung andererseits gewährleistet. Diese Koordination ist eine primär-motorische. Wieweit sie durch afferente Erregungen aus Effektoren und Erfolgsorganen zusätzlich gesichert wird, läßt sich nicht ohne weiteres beurteilen. Gewisse Anhaltspunkte ergeben sich hierfür aus der Möglichkeit einer direkten, d. h. unter Umgehung des Atmungszentrums erfolgenden Beeinflussung der motorischen Innervation, z.B. des Zwerchfells, ausgehend von den Lungenblähungsreceptoren und reflektorisch vermittelt als sog. Vagus-Zwerchfell-Reflex. Dieser kann über das System des Tractus solitarius und dessen Kern verlaufen, vielleicht sogar über absteigende Kollateralen des primären Neurons mit Reflexschaltung erst auf motoneuronalem Niveau. Jedoch sind solche Reflexe für die eigentliche Koordination nur von untergeordneter Bedeutung. Auch ist nicht anzunehmen, daß aus suprabulbären Anteilen des Atmungszentrums efferente Bahnen zu respiratorisch wirksamen Motoneuronen abgehen, so daß die hier vertretene und auch experimentell weitgehend begründete Ansicht über die bulbospinale und bulbo-bulbäre Natur der efferenten Mechanismen des Atmungszentrums durchaus ihre Berechtigung hat.

Die vorliegenden Ausführungen beziehen sich in erster Linie auf die Atmungsinnervation der Säugetiere, wo die Inspiration der primäre Vorgang ist und die Exspiration primär als Hemmung der Inspiration erfolgt. Schon bei den Vögeln gestalten sich die Verhältnisse insofern anders, als selbst bei ruhiger Atmung der aktiven Inspiration, meist getrennt durch eine Pause, eine aktive Exspiration gegenübersteht. Auch bei Reptilien und Amphibien liegen ähnliche, teils erheblich kompliziertere Innervationsverhältnisse vor, die hier nur soweit berücksichtigt werden können, als sie erwähnenswerte Parallelen zur

Atmungsinnervation der Säugetiere aufweisen. (Vgl. dazu BABÁK 1921: speziell die Abschnitte Amphibien pp. 706—810; Reptilien pp. 810—880; Vögel pp. 880—950.)

Spezielle Untersuchungen der *synergistischen* Koordination der verschiedenen an den Atmungsbewegungen beteiligten Muskelgruppen wurden nur relativ selten in Angriff genommen, und soweit dies geschehen ist, bezogen sie sich fast ausschließlich auf die inspiratorische Innervation. Als erster hat wohl BUDGE (1855) in seiner Promotionsrede in Bonn auf die synergistische Koordination sowohl zwischen den beiden Zwerchfellhälften als auch zwischen Zwerchfell und inspiratorischer Intercostalmuskulatur aufmerksam gemacht, indem er den Nachweis erbrachte, daß Phrenicotomie der einen Seite zu verstärkten Zwerchfellbewegungen der gegenüberliegenden Zwerchfellhälfte, beidseitige Phrenicotomie zu verstärkter inspiratorischer Hebung des Brustkorbs führt. Daß BUDGE diese kompensatorische Leistung, deren vorwiegende Abhängigkeit von vagalen Afferenzen damals noch nicht zur Diskussion stehen konnte, auf einen dem Nervensystem innewohnenden „Antagonismus" zurückführte, ist für heute insofern von Interesse, als selbst ohne reflektorische Komponente das Prinzip der synergistischen Hemmung [vgl. WYSS 1954 (c)] auf Grund seitheriger Erfahrungen (s. u.) auch für die inspiratorisch-motorische Innervation Gültigkeit besitzt. CHAUVEAU (1891) reizte am spinalisierten Pferd die als Rami perforantes bezeichneten sensiblen Hautäste der Intercostalnerven und konnte auf diese Weise koordinierte Inspirationsbewegungen auslösen, die durch ein physiologisches Zusammenwirken von inspiratorischen Intercostalmuskeln und Zwerchfell zustande kamen, so daß eine reflektorische Beatmung mit entsprechendem Ventilationserfolg möglich war. An Katze, Kaninchen und Hund untersuchten MASOIN und DU BOIS-REYMOND (1896) die Funktionsweise der Intercostalmuskeln und konnten dabei feststellen, daß die inspiratorisch wirksamen Mm. intercartilaginei beim Auftreten der Atmungsbewegung aus der Apnoe heraus erst im Anschluß an die Tätigkeit des Zwerchfells mit ihrer Aktivität einsetzen, daß aber die Phrenicotomie auf die Funktion der Intercostales externi keinen Einfluß ausübt, wenn Dyspnoe vermieden wird. Auch GAD (1896) untersuchte die Synergie zwischen Zwerchfell und Intercostales externi sowie Intercartilaginei und machte, unabhängig von MASOIN und DU BOIS-REYMOND, die Beobachtung, daß aus der Apnoe heraus das Zwerchfell sich vor den Intercartilaginei zu kontrahieren beginnt. Er konnte die Synergie der thorakalen Inspiratoren mit dem Zwerchfell damit zur Darstellung bringen, daß nach Querschnittsdurchtrennung zwischen Hals- und Brustmark der Thorax inspiratorisch eingezogen wird, und war wohl auch der erste, der den Begriff einer Hierarchie der inspiratorischen Zentren schuf und das bulbäre Atmungszentrum als ein *inspiratorisches Koordinationszentrum* betrachtete (GAD 1902).

Die *antagonistische* Koordination zwischen inspiratorisch und exspiratorisch wirksamen Muskelgruppen war schon seit Jahrhunderten Gegenstand bewegungsphysiologischer Studien und bezüglich der äußeren und inneren Zwischen-rippenmuskeln auch Anlaß zu heftigen Kontroversen gewesen. Experimentell wurde von MARTIN und HARTWELL (1879/80) die alternierende Tätigkeit von Zwerchfell und inneren Intercostalmuskeln an Hund und Katze nachgewiesen, nachdem schon zuvor LUCIANI (1878) für die Ruheatmung des Hundes auf die exspiratorische Beteiligung der Abdominalmuskeln aufmerksam gemacht, und nachdem auch MOSSO [1878, 1903 (c)] am Menschen Brust- und Bauchatmung in ihrer gegenseitigen Abhängigkeit untersucht hatte. Auch HOUGH (1893) sowie BERGENDAL und BERGMAN (1897) hatten in Versuchen an Hund, Kanin-chen und Katze die antagonistische Funktion der äußeren und inneren Inter-costalmuskeln sowie die inspiratorische Tätigkeit der Intercartilaginei be-stätigt gefunden, allerdings nur bei Dyspnoe und nach Ausschaltung der übrigen Atmungsmuskeln. Von neueren Arbeiten mit mechanischer Regi-strierung der Atmungsbewegungen seien hier nur noch diejenigen von GESELL und MOYER [1935 (a, b, c, d)] erwähnt, die am Hund unter Morphin-Urethan-Narkose durchgeführt wurden und vergleichsweise das Verhalten von thorakaler und abdominaler Atmung unter verschiedenen Zuständen che-mischer und reflektorischer Atmungsaktivierung zum Gegenstand hatten.

Von besonderem Interesse für die Untersuchung der Koordination der Atmungsbewegungen sind elektromyographische und elektroneurographische Simultanregistrierungen der inspiratorischen und exspiratorischen Inner-vation, wie sie im Tierversuch speziell von GESELL [1936 (a, b), 1940 (b)] und RIJLANT [1937 (d)], am Menschen von TOKIZANE, KAWAMATA und TOKI-ZANE (1951/52) sowie von CAMPBELL (1952, 1958) in Angriff genommen wurden. Systematische neurophysiologische Untersuchungen der respira-torisch-motorischen Koordination, welche deren synergistische und anta-gonistische Aspekte gleichzeitig und sowohl bei eupnoischer Ruheatmung als auch bei den verschiedensten Formen der Atmungsaktivierung erfassen, liegen jedoch noch nicht vor. Dagegen enthält die einschlägige Literatur zahlreiche Einzelbeiträge zum Problem der efferent-respiratorischen Inner-vation, deren Besprechung nach Muskelgruppen und zugehörigen Nerven ge-ordnet zu erfolgen hat (vgl. sub II D 2, S. 132—194) und so die Unterlage für eine spätere systematische Analyse der motorischen Innervation der Atmung liefern kann.

Die Koordination der efferenten Mechanismen des Atmungszentrums be-kommt dadurch einen besonderen Aspekt, daß das bulbäre Atmungszentrum paarig-bilateral angeordnet ist. Hieraus erwächst diesem Zentrum und damit dem motorischen Innervationsapparat der Atmung die Aufgabe, die für die gleichzeitige Betätigung der Atmungsmuskeln der beiden Körperseiten er-forderliche Synergie herzustellen. Verschiedene Eingriffe an der Medulla oblongata sowie am Halsmark dienten der Erforschung dieser bilateralen Ko-ordination und werden nachfolgend an erster Stelle behandelt.

Die besondere Art der Erregungsbildung im Atmungszentrum kommt ebenfalls in dessen efferenten Mechanismen zum Ausdruck und konnte anfänglich auch nur aus diesen letzteren erschlossen werden. Im Nachfolgenden wird an zweiter Stelle die vom Atmungszentrum ausgehende motorische Innervation und ihre Übertragung auf die Atmungsmuskulatur zu besprechen sein.

1. Die paarig-bilaterale Anordnung des Atmungszentrums und seiner motorischen Innervationsapparate

a) Die Medianspaltung der Medulla oblongata. Als erstem ist es VOLKMANN (1842) „nach mehreren vergeblichen Versuchen wiederholt gelungen, das verlängerte Mark in der Mittellinie der Länge nach zu theilen, ohne die Athembewegungen zu vernichten oder auch nur in ihrem Rhythmus zu stören". Dieser etwas später auch von LONGET (1850) erhobene Befund wurde von SCHIFF (1858/59, p. 323) vollinhaltlich bestätigt und noch dahin erweitert, daß selbst das Herausschneiden eines 1—2 mm breiten symmetrisch zur Mittellinie liegenden und damit auch den FLOURENSschen Lebensknoten in seiner ursprünglichen unpaaren Form einschließenden Gewebestreifens die Atmung bestehen läßt. Erst wenn in den „oberen äußeren Teil" der Ala cinerea eingeschnitten wurde, stand die Atmung auf der betreffenden Seite still, was SCHIFF veranlaßte, jeder Körperhälfte ihr eigenes Atmungszentrum zuzuerkennen. Entgegen VOLKMANN jedoch schrieb SCHIFF der Zwischensubstanz, d. h. den Kommissuren des verlängerten Marks eine gewisse Bedeutung für die synchrone Tätigkeit der beiden Zentren zu, was im Hinblick darauf, daß SCHIFF das Atmungszentrum als reflektorisch tätig betrachtete, nicht unbedingt im Widerspruch stand zum Weiterbestehen der bilateralen Synchronie nach Medianspaltung der Medulla oblongata. Die paarige Anordnung wurde schließlich auch von FLOURENS (1858) für den „noeud vital" der höheren Säugetiere anerkannt, nachdem von ihm nur wenige Jahre zuvor die unpaare Lokalisation in die Spitze des V des Calamus scriptorius nochmals bestätigt worden war (FLOURENS 1851).

Neu aufgegriffen wurde die Frage der Medianspaltung der Medulla oblongata von LANGENDORFF [1879 (a)] und LANGENDORFF, NITSCHMANN und WITZACK (1881). Die Autoren bestätigten in verschiedenen an Kaninchen durchgeführten Versuchen die von ihren Vorgängern erhobenen Befunde, insbesondere das Fortdauern bzw. Wiedereinsetzen einer bilateral-synchronen Atmung nach erfolgtem Eingriff. Die Synchronie der beidseitigen Atmungsbewegungen, welche an der gleichzeitigen oder ungleichzeitigen Tätigkeit der beiden Zwerchfellhälften kontrolliert wurde, erwies sich aber nach der Medianspaltung als weitgehend störanfällig. So ergab einseitige Vagotomie nur auf dieser einen Seite Atmungsverlangsamung, während die Gegenseite die ursprüngliche Atmungsfrequenz meistens beibehielt. Erst durch diesen Eingriff kam es also

zu der a priori vielleicht erwarteten Dissoziation der beidseitigen Atmungszentren. Durchschneidung des zweiten Vagus führte erwartungsgemäß auch
auf der andern Seite zur Verlangsamung der Atmung, und es schien sich nach
beidseitiger Vagotomie die bilaterale Synchronie ganz oder annähernd wieder
herzustellen. Die ausgesprochene Labilität einer solchen echten oder scheinbaren Synchronie zeigte sich aber sofort bei einseitiger afferenter Vagusreizung, deren Erfolg unter diesen Bedingungen fast ausnahmslos auf die
Seite der Reizung beschränkt blieb. Es konnte daher aus diesen Befunden der
Schluß gezogen werden, daß die Synchronie zwischen den beiden Anteilen
des paarig angeordneten Atmungszentrums in erster Linie durch die diese
beiden Teile verbindenden Kommissurenfasern gewährleistet sein muß, wenn
auch LANGENDORFF diesen Zentren keine autonome, sondern nur eine regula-
torische Funktion beimessen wollte. Weiter konnte mit Bestimmtheit ausgesagt werden, daß nach Medianspaltung der Medulla oblongata die Synchronie
der beiden Seiten praktisch nur noch durch den vagalen Steuerungsmechanismus aufrecht erhalten werden kann; wobei allerdings vorausgesetzt werden
muß, daß beide Teilzentren je für sich funktionstüchtig bleiben und ihre
efferenten Verbindungen bis zu den Atmungsmuskeln beibehalten. Schließlich
machten LANGENDORFF u. Mitarb. noch eine weitere grundlegende Beobachtung, indem nach Medianspaltung der Medulla oblongata einseitige Trigeminusreizung, hervorgerufen durch Reizung der Nasenschleimhaut der einen Seite
mit Chloroform oder elektrischem Strom, zu exspiratorischem Atmungsstillstand nur der gleichen Seite führte, während bei afferenter Reizung des N.
brachialis die Atmung auf beiden Seiten in exspiratorischen Stillstand überging. Dies galt in prinzipiell gleicher Weise, ob die Vagi, einseitig oder beidseitig, intakt oder durchschnitten waren, ob bilaterale Synchronie bestand
oder nicht.

Alle diese Befunde wurden von KNOLL (1889) in systematischen Untersuchungen an zahlreichen Kaninchen im wesentlichen bestätigt gefunden. Die
Erhebungen KNOLLs weichen aber in dem Sinne von denjenigen LANGENDORFFs
ab, daß nach Medianspaltung der Medulla oblongata eine Asynchronie der
beiden Seiten bei einseitiger Vagotomie in der Hälfte der Fälle beobachtet
wurde; daß in der Mehrzahl der übrigen Fälle der Effekt einseitiger Vagotomie
auf beiden Seiten auftrat und die Synchronie erhalten blieb; daß in der verbleibenden Minderzahl der Fälle schon bei intakten Vagi Asynchronie festgestellt wurde; daß nur in ganz seltenen Ausnahmefällen nach beidseitiger
Vagotomie eine Asynchronie weiterbestand. Außerdem erhielt KNOLL bei einseitiger afferenter Vagusreizung den Erfolg nicht nur auf der gleichen Seite,
sondern, wenn auch in viel geringerem Ausmaß auch auf der Gegenseite, und
zwar unabhängig davon, ob Synchronie oder Asynchronie vorlag. Afferente
elektrische Reizung eines N. infraorbitalis und mechanische Reizung der
Schleimhaut der einen Nasenhöhle führte, auch bei bestehender Asynchronie,

zu beidseitigem exspiratorischem Atmungsstillstand, was im Gegensatz zu den Befunden LANGENDORFFs stand. Dagegen ergab sich wiederum Übereinstimmung insofern, als KNOLL bei afferenter Reizung von Cervicalnerven oder des N. ischiadicus ebenfalls beidseitige exspiratorische Reaktionen erhielt. Gesamthaft betrachtet ließe sich aus den etwas anders lautenden Ergebnissen KNOLLs vielleicht der Schluß ziehen, daß auch nach Medianspaltung der Medulla oblongata eine synchrone Tätigkeit der beiden Seiten im Prinzip noch vorhanden ist, und daß eine eventuell auftretende Asynchronie wohl zum Teil dem Verlust gegenseitiger Beeinflussungsmöglichkeit zwischen links und rechts, in ausschlaggebender Weise aber den verschiedenen afferenten, speziell vom Vagus ausgehenden Einwirkungen der beiden Seiten zuzuschreiben wäre. KNOLL selber suchte das verschiedene Verhalten durch die verschiedene „reflektorische Einwirkung der beiden Hälften der gespaltenen Oblongata auf die Gegenseite" zu erklären, machte aber die unzutreffende Annahme, daß hierfür die sensible Versorgung beider Lungen durch jeden Vagus von entscheidender Bedeutung sei. Richtiger wäre es gewesen, von der motorischen (statt reflektorischen) Einwirkung des Atmungszentrums der einen Seite auf die Atmungsmuskulatur der Gegenseite zu sprechen und für den Fall des Weiterbestehens der Synchronie nach Medianspaltung und einseitiger Vagotomie die Möglichkeit ins Auge zu fassen, daß diese gekreuzte motorische Innervation deswegen die Oberhand über die Tätigkeit des Atmungszentrums der Gegenseite gewinnen kann, weil das unter dem Einfluß des afferenten Vagus stehende Halbzentrum der einen Seite den frequenteren Rhythmus erzeugt, verglichen mit dem gegenseitigen der vagalen Beeinflussung beraubten Halbzentrum. Ob dabei sogar noch an eine eventuelle Rückwirkung der spinalmotorischen Zentren der Gegenseite auf das zugehörige bulbäre Halbzentrum zu denken ist, kann in diesem Zusammenhang nicht weiter diskutiert werden. Jedenfalls kann aber auf Grund der Untersuchungen KNOLLs die auf LANGENDORFF zurückgehende Annahme, daß nach Medianspaltung der Medulla oblongata die bilaterale respiratorische Synchronie einzig und allein durch die vagalen Afferenzen zustande komme, nicht aufrecht erhalten werden. Vielmehr sollte das Hauptgewicht darauf gelegt werden, daß die Medianspaltung der Medulla oblongata die gegenseitigen Beziehungen der beiden Hälften des Atmungszentrums zueinander derart schwächt, daß bei asymmetrischer afferenter Beeinflussung mit der Möglichkeit einer bilateralen Dissoziation der Automatie zu rechnen ist.

Medianspaltungen der Medulla oblongata wurden im Anschluß an die Versuche von LANGENDORFF und von KNOLL nur noch relativ selten vorgenommen. Der gelegentlich zu findende Hinweis, daß auch PORTER (1894/95) diesen Eingriff vorgenommen hätte, muß auf einem Irrtum beruhen. Auch kombiniert mit der nachfolgend zu besprechenden Hemisektion des Halsmarks wurde die mediane Längsteilung des verlängerten Marks von PORTER entgegen anders lautenden Angaben nicht ausgeführt. Nur GIRARD (1891) hatte zwecks vollständiger Abtrennung der einen Hälfte der Medulla oblongata vom Halsmark die hohe Hemisektion des letzteren durch eine anschließende aufsteigende Medianspaltung ergänzt (s. u.). Dagegen ist die Kombination von Medianspaltung der Medulla oblongata mit caudal angelegtem Halbseitenquerschnitt des Halsmarks (BEST und TAYLOR 1939, p. 551) in der Originalliteratur nicht zu finden. NICOLAIDES (1907) konnte die Befunde LANGENDORFFs an erwachsenen Kaninchen und Hunden insofern nicht bestätigen, als die Medianspaltung der Medulla oblongata nur bei jungen Tieren zu einer Asynchronie der Atmungsbewegungen der beiden Körperseiten führte. Er suchte diesen gegenteiligen Befund mit der Annahme zu erklären, daß in der ontogenetischen Entwicklung sich eine bilateral-assoziative Koordination auf Höhe der cervicalen und thorakalen Rückenmarkssegmente ausbildet, eine Vermutung, die im Hinblick auf das unten (vgl. S. 117ff.) zu besprechende „gekreuzte Phrenicusphänomen" zweifellos ein gewisses Interesse beanspruchen muß.

In neuerer Zeit fand RIJLANT [1937 (f), 1947] am Kaninchen, daß die Medianspaltung der Medulla oblongata die Spontanatmung zum Verschwinden bringt, eine Feststellung, die zu den Angaben von KNOLL und LANGENDORFF im Widerspruch steht und wofür einstweilen auch keine Erklärung gegeben werden kann. Demgegenüber führten HUKUHARA, SUMI und OKADA (1952/53), allerdings nur in zwei Fällen, die Medianspaltung der Medulla oblongata bei der Katze aus, um den Nachweis zu erbringen bzw. die Bestätigung dafür zu geben, daß durch diesen Eingriff die Atmung keine nennenswerte Veränderung erfährt. Letzthin schließlich bedienten sich SALMOIRAGHI und BURNS [1960 (b)] der Medianspaltung der Medulla oblongata, um bei der Katze den Einfluß der progressiven Isolierung des Atmungszentrums von benachbarten Strukturen auf die Tätigkeit der bulbären respiratorischen Neurone zu untersuchen. Es wurde dabei die schon von SCHIFF (1858/59, p. 323) festgestellte gegenseitige Unabhängigkeit der beiden Hälften des bilateral angelegten Atmungszentrums mit neuer Technik bestätigt. Ein von den bisherigen Angaben abweichender Befund ergab sich aber insofern, als Medianspaltung im Obexbereich auf eine Strecke von nicht mehr als 4 mm Zwerchfell- und Thoraxatmung vollständig aufhob trotz Weiterbestehen der bulbären respiratorischen Aktivität. Auf Nasen- oder Glottisatmung wurde offenbar nicht geachtet. Die Möglichkeit einer Kreuzung der absteigenden Atmungsbahnen auf Höhe des Obex mußte auf Grund dieser Beobachtungen als vorläufig einfachste Deutung in Erwägung gezogen werden unter Hinweis auf die alten Befunde von FLOURENS (1851), welcher als ursprüngliche Lage des „noeud vital" die Spitze des V des Calamus scriptorius angegeben hatte. Ob etwa bei der Katze in dieser Beziehung andere Verhältnisse vorliegen als bei dem für die früheren Versuche dieser Art meistens verwendeten Kaninchen, erscheint mehr als fraglich. Wie SALMOIRAGHI und BURNS selber hervorheben, bedarf die endgültige Abklärung dieses Befundes weiterer experimenteller Untersuchungen, wobei dann auf die oben erwähnte Angabe RIJLANTs Bezug zu nehmen wäre, derzufolge auch beim Kaninchen die Medianspaltung der Medulla oblongata die Atmung aufheben soll, sowie auf die gegenteiligen Befunde von HUKUHARA, SUMI und OKADA (1952/53) an der Katze.

b) Die Eingriffe am Rückenmark.

α) *Die halbseitige Querschnittsdurchtrennung (Hemisektion).* Nachdem durch die Ergebnisse der Medianspaltung der Medulla oblongata die paarig-bilaterale Anordnung des Atmungszentrums zur Genüge festgelegt war, mußte es zweifellos angezeigt erscheinen, diese Annahme einer beidseitigen Anlage auch durch die einseitige Unterbrechung der absteigenden Bahnen unter Beweis zu stellen. Erste diesbezügliche Eingriffe waren schon sehr früh von SCHIFF (1854) vorgenommen worden und hatten zu dem eindeutigen Resultat geführt, daß ipsilateral zur halbseitigen Querschnittsdurchtrennung im Übergangsbereich zwischen verlängertem Mark und oberstem Halsmark sowohl Thorax- als auch Zwerchfellatmung stillgelegt wurden. Verantwortlich für diesen Ausfall war der anfangs „mittlerer Markstrang" genannte Seiten-strang des Rückenmarks, der damit als „den respiratorischen Bewegungen vorstehend" bezeichnet wurde (SCHIFF 1858/59, pp. 299, 307—309; vgl. auch SCHIFF 1894, pp. 12—23, 100—107). Man hätte auf Grund dieser ersten Versuche annehmen können, daß die beiden Hälften des paarigen Atmungs-zentrums den Atmungsmuskeln der beiden Seiten bzw. den beiden Seiten des Zwerchfells die motorischen Erregungen auf vollständig getrennten Bahnen zuführen. Diese Ansicht mochte auch eine Stütze darin gefunden haben, daß eine über die ersten vier Halssegmente sich erstreckende Medianspaltung des Rückenmarks die Zwerchfellatmung in keiner Weise beeinträchtigte (BERT 1870, p. 348), und daß auch ausgedehntere Medianspaltungen des Halsmarks bis hinunter ins Brustmark die Atmungsbewegungen des Zwerchfells bzw. beim Vogel der beiden Thoraxhälften (CAVALIÉ 1898) unbeeinflußt ließen, es sei denn, daß Blutungen und gröbere Verletzungen den Erfolg des operativen Eingriffs vereitelten [HÉNOCQUE und ELOY 1882 (d)].

BROWN-SÉQUARD (1869, 1870) konnte die Befunde SCHIFFs nur insofern bestätigen, als totale Hemisektion des Halsmarks unterhalb des ersten und oberhalb des vierten Halssegments bei Katzen, Hunden, Kaninchen und Meerschweinchen die Atmung auf der gleichen Seite nur gelegentlich ganz aufhob, meistens nur abschwächte. Im Gegensatz zu SCHIFF fand er, daß partielle Hemisektion, d. h. Durchschneidung des Seiten- und Hinterstrangs mit Einbezug von grauer Substanz der einen Seite sowohl Zwerchfell- als auch Thoraxatmung auf dieser Seite sogar verstärkte, woraus er den Schluß zog, daß der Vorderstrang in erster Linie für die Erregungsleitung zu den Kernen der Atmungsmuskeln in Frage komme, und daß auch nach Hemisektion des Halsmarks die „Ursache zur Atmungsbewegung, welcher Art sie auch sein möge, gleichzeitig auf beide Seiten des Rückenmarks einwirke". SCHIFF (1870) erklärte diese von den seinigen abweichenden Befunde durch „Reiz-wirkung", und späteren Beobachtungen von BROWN-SÉQUARD (1892) ist zu entnehmen, daß die Atmung auf der Seite der Hemisektion anfangs meistens abgeschwächt oder aufgehoben war und erst später, besonders nach Eröffnung des Thorax, gleich stark oder gar stärker wurde als auf der Gegenseite. Auf jeden Fall hatte BROWN-SÉQUARD schon relativ früh auf die Möglichkeit hingewiesen, daß die vom Atmungszentrum ausgehenden efferenten Mechanismen vielleicht doch nicht die ursprünglich vermutete vollständige bilaterale Trennung innehielten, und daß hinsichtlich des Verlaufs der absteigenden Atmungsbahnen im Seitenstrang ernstliche Zweifel berechtigt waren. Sein diesbezüglicher Hinweis auf den Vorderstrang sollte denn auch durch Beobachtungen von GIRARD (1891) und besonders durch die Untersuchungen von KOHNSTAMM (1900), ROTHMANN (1902), ALLEN (1927) und PITTS (1940) eine weitgehende Bestätigung erfahren (s. u.).

Die Hemisektion des obersten Halsmarks wurde von LANGENDORFF, NITSCHMANN und WITZACK (1881) vorerst dazu verwendet, den Nachweis zu erbringen, daß die auf der Gegenseite zur Hemisektion persistierende Atmung bei afferenter Vagus- und Trigeminusreizung von beiden Seiten aus beeinflußt wird, immerhin stärker von der Seite des intakten Rückenmarks aus. Auch dieser Befund ließ sich aber noch durchaus vereinbaren mit der Annahme bilateral vollständig getrennter efferenter Mechanismen und war nur ein weiterer Hinweis auf kommissurale Beziehungen zwischen den beiden Seiten des Atmungszentrums selber. Eine weitere Bestätigung dieser Ansicht schienen Versuche von NITSCHMANN (1885) zu bringen, denen zufolge eine exakte Medianspaltung des ganzen Halsmarks die Zwerchfellatmung des Kaninchens auf beiden Seiten intakt und synchron bestehen ließ und zwar derart, daß beide Hälften des Zwerchfells auf afferente Reizung von Vagus, Trigeminus, Brachialis oder Ischiadicus der einen Seite in gleicher Weise reagierten. Erst nachdem die Medianspaltung weiter rostral in den Calamus scriptorius hinein verlängert worden war, hatte afferente Reizung der drei erstgenannten Nerven nur noch gleichseitigen Effekt am Zwerchfell, während afferente Ischiadicusreizung nach wie vor auf beide Zwerchfellhälften einwirkte. Zusätzlich zur Medianspaltung waren Hemisektionen des Halsmarks schon von BERT (1870, p. 348) und von HÉNOCQUE und ELOY [1882 (d)] vorgenommen worden, jedoch ohne einheitliche Resultate ergeben zu haben. Wenn NITSCHMANN schließlich den vergeblichen Versuch unternahm, nach Abtrennung des Halsmarks von der Medulla oblongata auch die „spinalen Atmungszentren" median zu spalten, so hätte ihn eigentlich auch dieser Mißerfolg von der Unhaltbarkeit der von LANGENDORFF zur Voraussetzung gemachten Annahme spinaler Atmungszentren überzeugen können.

Mit Ausnahme der Beobachtungen BROWN-SÉQUARDs (1869, 1870) waren alle bisher aufgeführten experimentellen Befunde mit der Vorstellung zu vereinbaren, daß die efferenten Mechanismen des Atmungszentrums bilateral vollständig getrennt verlaufen, d. h. daß sie von der Stelle an, wo die absteigenden Bahnen die Medulla oblongata verlassen, keine gegenseitigen Beziehungen mehr miteinander eingehen. Einen neuen Hinweis auf die Nichthaltbarkeit dieser Annahme hätten weitere Beobachtungen LANGENDORFFs [1887 (a, c)] gebracht, wenn dieser Autor nicht in voreingenommener Weise die Existenz primärer Atmungszentren des Halsmarks und deren Hemmung durch den Verletzungsreiz vorausgesetzt hätte. Die grundlegende Beobachtung war die, daß nach einseitiger Hemisektion des Halsmarks die gleichseitige Brust- und Zwerchfellatmung wohl stillgelegt war, daß aber nach einiger Zeit diese Seite doch wieder zu atmen anfing, und zwar meistens synchron mit der weiter atmenden Gegenseite. KNOLL (1889) konnte diesen Befund insofern nicht bestätigen, als unmittelbar nach erfolgter Hemisektion auf Höhe des Calamus scriptorius die Atmung der gleichen Seite nicht aufgehoben war, sondern abgeschwächt weiterbestand. Er hatte denn auch, ohne diesbezüglich auf BROWN-SÉQUARD (1869, 1870) Bezug zu nehmen, die Möglichkeit ins Auge gefaßt, daß die Atmungserregung im Bereiche des Halsmarks von der einen auf die andere Seite übertragen wird, was LANGENDORFF [1887 (c)] abgelehnt hatte mit dem Hinweis darauf, daß infrabulbäre Verbindungen höchstens im Zustand der dyspnoischen Aktivierung in Funktion treten könnten. Von dieser durch die Voraussetzung bulbärer Atmungszentren diktierten Annahme ausgehend konnte LANGENDORFF auch die Tragweite des von ihm tatsächlich schon festgestellten gekreuzten Phrenicusphänomens (s. u.) nicht erkennen. Hingegen erhob KNOLL als erster mit Bestimmtheit diesen Befund, indem er nachwies, daß Phrenicotomie auf der Gegenseite zur Hemisektion zu einer Aktivierung der Atmung auf der gleichen Seite führen kann, was im Grunde genommen hätte Anlaß sein sollen, seinen Namen demjenigen des Schiff-Porterschen Phänomens (s. u.) voranzustellen. Auf alle Fälle hatte KNOLL die strenge bilaterale Trennung bzw. Einseitigkeit der efferenten Mechanismen des Atmungszentrums als unhaltbar erkannt und damit für die ursprüngliche und später bestätigte Feststellung von BROWN-SÉQUARD (1869, 1870, 1892) eine unabhängige experimentelle Grundlage geschaffen. Demgegenüber vertrat SCHIFFs Schüler GIRARD (1891) auf Grund ausgedehnter Untersuchungen an verschiedenen Tierarten die Ansicht, daß bei ruhiger Atmung die Hemisektion des Halsmarks zur reinen „respiratorischen Hemiplegie" führt, mußte aber für den Zustand der Dyspnoe zugeben, daß die Atmungserregung auch auf die Seite der Hemisektion übergreifen kann. Reine respiratorische Hemiplegie erhielt auch MARINESCO beim Kaninchen durch isolierte Zerstörung des Processus reticularis im Seitenstrang des Halsmarks. Der Ausfall der Atmungsbewegungen wurde als definitiv betrachtet, wenn er wenigstens für die Dauer einer Stunde und selbst bei Dyspnoe anhielt. Auch konnte MARINESCO durch Hemisektion des Halsmarks auf der einen und Exstirpation des Atmungszentrums auf der andern Seite die Atmung zum dauernden Stillstand bringen (GAD und MARINESCO 1892; GAD 1893). Im Gegensatz dazu wurde von LANGENDORFF (1893) in Versuchen, die von NICKELL (1888) mit anderer Zweckbestimmung an Kaninchen und Katzen angestellt wurden, die Beobachtung gemacht, daß Hemisektion unterhalb der Medulla oblongata die Atmung auf der betreffenden Seite nicht aufhob, daß also die Atmungserregung selbst bei Ausschluß eventueller Dyspnoe von jeder Seite des Halsmarks aus zu den Atmungsmuskelkernen beider Seiten gelangte, wenn auch weniger ausgiebig zu denjenigen der Gegenseite. Die Annahme, daß von der einen Hälfte des Atmungszentrums aus beide Seiten des Atmungsapparates innerviert und aktiviert werden können, fand darin eine weitere Stütze, daß auch nach vollständiger Abtrennung oder Zerstörung der einen Hälfte der Medulla oblongata die Atmungsbewegungen immer noch auf beiden Seiten auftraten (GIRARD 1891, PORTER 1894/95), und daß maximale inspiratorische Aktivierung infolge künstlicher Reizung des inspiratorischen Zentrums der einen Seite (allerdings ohne Längsspaltung der Medulla oblongata!) durch zusätzliche Reizung auf der andern Seite nicht weiter verstärkt werden konnte [PITTS, MAGOUN und RANSON 1939 (b)].

Die definitive Klarstellung der bis dahin umstrittenen Verhältnisse bei der efferenten Erregungsübertragung vom Atmungszentrum auf die Atmungsmuskeln erfolgte durch PORTER (1894/95). An Hand von systematisch angelegten Hemisektionen und Längsspaltungen des Halsmarks wurden in zahlreichen Versuchen an Kaninchen und Hunden die folgenden prinzipiellen Befunde erhoben: Einseitige Hemisektion im Bereich zwischen Calamus scriptorius und viertem Halssegment hob in den meisten Fällen die Atmung auf der gleichen Seite vorübergehend oder für längere Zeit auf; nur in wenigen Fällen ging sie ohne Störung weiter. Die durch Hemisektion des Halsmarks einseitig stillgelegte Atmung des Zwerchfells begann sofort wieder, sobald der Phrenicus der Gegenseite durchschnitten wurde. Durch kombinierte Hemisektionen und Längsspaltungen konnte schließlich der Beweis erbracht werden, daß für das Übertreten der Erregungen auf die Gegenseite nur die Höhe des vierten Halssegments, d. h. die Höhe der Motoneurone des Phrenicus in Frage kommt. Somit ergab sich für die funktionell-topographische Anordnung der efferenten Mechanismen des Atmungszentrums etwa folgendes Schema: Die auf bulbärem Niveau liegenden beiden Hälften des paarigen Atmungszentrums stehen untereinander durch kommissurale Verbindungen in Beziehung, senden aber ihre Erregungen auf jeder Seite getrennt bis hinunter auf das motoneuronale Niveau, wo sie in erster Linie auf die gleichseitigen, in zweiter Linie und unter besonderen Voraussetzungen (s. u.) auch auf die gegenseitigen motorischen Kerne einwirken. Diese von PORTER für die motorische Innervation des Zwerchfells nachgewiesene Anordnung gilt in ähnlicher Weise auch für die Gesamtheit der motorischen Innervation der Thoraxmuskulatur; denn auch die thorakale Atmung kann nach Hemisektion des Halsmarks einseitig oder beidseitig sein, wie schon LANGENDORFF [1887 (a, c)], KNOLL (1889) und GIRARD (1891) für das Säugetier (Kaninchen) und CAVALIÉ (1898) für den Vogel (Ente) nachgewiesen hatten.

Die im Rückenmark absteigenden Atmungsbahnen hatte Bell (1822), allerdings ohne eine stichhaltige Begründung dafür zu geben, in die Seitenstränge verlegt, was Longet (1847) auf Grund partieller Durchschneidungen für wahrscheinlich hielt und Schiff (1854; 1858/59, p. 307) bestätigte. Die von Marinesco (s. o.) durchgeführten thermischen Ausschaltungsversuche ließen anscheinend sogar den Schluß zu, diese spinale Atmungsbahn in den Processus reticularis („zone réticulaire antérieure") zu verlegen (Gad und Marinesco 1892; Gad 1893). Porter (1894/95) begnügte sich wiederum mit der Bezugnahme auf den Seitenstrang, hielt diese von ihm nachkontrollierte Angabe aber für so sicher, daß ihm weitere Versuche als unnötig erschienen. Demgegenüber wies Kohnstamm (1900) an Hand ausgedehnter Degenerationsversuche darauf hin, daß die motorische Projektion auf die Kerne der Atmungsmuskulatur über die reticulo-spinalen Bahnen des „Vorderseitenstrangs" zu erfolgen hat, und Rothmann (1902) untersuchte an Hunden den Einfluß partieller Durchschneidungen des Halsmarks auf Thorax- und Zwerchfellatmung mit dem Resultat, daß die reticulo-spinalen Fasern für die Phrenicuskerne im „Vorderseitenstrang", d. h. lateral von den ventralen Wurzelfasern, diejenigen für die Kerne der Intercostalmuskulatur im „lateralen Vorderstrang", d. h. medial von den ventralen Wurzelfasern verlaufen. Es ist daher durchaus denkbar, daß die früheren Autoren, mit der bemerkenswerten Ausnahme von Brown-Séquard (1869, 1870) und Girard (1891), bei dorsolateralem Eingehen auf das Rückenmark den Seitenstrang mehr oder weniger vollständig zerstören mußten, um Ausfallseffekte an der Atmung zu bekommen und deshalb diesen für verantwortlich hielten. Auch den Processus reticularis konnte Rothmann ausschalten, ohne daß die Atmung betroffen wurde. Die in diesem Zusammenhang oft zitierten Versuche von Allen (1927) brachten vielleicht eine gewisse Bestätigung in dem Sinne, daß Läsionen des Halsmarks, welche die von Rothmann angegebenen Areale betreffen, die Atmung stark beeinträchtigten. Im übrigen bezogen sie sich aber hauptsächlich auf Atmungseffekte bei Reizung von Hirnrinde und Tectum, und es wurde im Gegensatz zu Rothmann die Atmung nur als Ganzes, d. h. nicht seitendifferenziert untersucht, was im Hinblick sowohl auf die Hemisektionen als auch auf die ausgedehnten beidseitigen und naturgemäß immer asymmetrischen Läsionen sicher angezeigt gewesen wäre. Die anatomischen und funktionellen Beziehungen der absteigenden Atmungsbahnen zu ihren Ursprungskernen im bulbären Atmungszentrum einerseits und den Atmungsbewegungen andererseits wurden schließlich von Pitts (1940) einer systematischen Analyse unterzogen. Dabei ergab sich, daß einseitige Durchschneidung von Vorderstrang und vorderem Seitenstrang des Halsmarks im akuten Experiment die Atmung auf der gleichen Seite vorübergehend aufhob und im chronischen Experiment retrograde Degenerationserscheinungen in den Nuclei reticulares ventralis et dorsalis medullae oblongatae vornehmlich der gleichen Seite zur Folge hatte.

Umgekehrt ergaben isolierte Läsionen in den beiden bulbären Kerngebieten der einen Seite Marchi-Degenerationen im vorwiegend gleichseitigen Vorderstrang und vorderen Seitenstrang. Damit konnte in Bestätigung der ursprünglich von Brown-Séquard (1869, 1870) erhobenen Befunde die von Kohnstamm (1900) und Rothmann (1902) begründete Annahme des hauptsächlich ipsilateralen Verlaufs der absteigenden Atmungsbahnen in den Tractus reticulo-spinales von Vorderstrang und Vorderseitenstrang als erwiesen gelten.

Die Hemisektion des Rückenmarks auf Höhe des zweiten Halssegments kombiniert mit einer Medianspaltung des Halsmarks vom zweiten Halssegment bis hinab zum ersten Brustsegment wurde von Porter und Muhlberg (1901) schließlich noch dazu verwendet, die im Prinzip auf Brown-Séquard (1887) zurückgehende Annahme, daß Läsionen des Rückenmarks die Atmung durch Hemmung spinaler respiratorisch aktiver Substrate zum Stillstand bringen, experimentell zu widerlegen. Durch den kombinierten Eingriff wurde nämlich die respiratorische Bewegung der gleichseitigen Zwerchfellhälfte im chronischen Versuch an Katzen und Kaninchen auf Tage bis Wochen hinaus definitiv ausgeschaltet, und zwar ohne daß die Erregbarkeit der Phrenicusmotoneurone etwa erloschen wäre, was an spastischen Kontraktionen der betreffenden Zwerchfellhälfte unter Asphyxie oder Strychnin nachgewiesen wurde. Der offensichtlich sehr eindeutige Befund wurde von den Autoren dahin interpretiert, daß die Phrenicuszentren im Halsmark nicht zur „automatischen" und damit auch nicht zur autonomen respiratorischen Tätigkeit befähigt sind; daß infolgedessen auch die Behauptung einer Hemmung dieser Tätigkeit jeder Grundlage entbehrt und die Annahme „spinaler Atmungszentren" als endgültig widerlegt betrachtet werden muß. Die mediane Längsspaltung des oberen Halsmarks, kombiniert mit einer Hemisektion an deren caudalem Ende, d. h. zwischen dem dritten und vierten Halssegment, wurde auch von Merkulova (1960) an der Katze ausgeführt mit dem Erfolg, daß die Atmung auf der operierten Seite abgeschwächt wurde, was im Zusammenhang damit, daß reflektorische Aktivierung der Atmung auch auf die betroffene Seite übergreift, als Zeichen einer gekreuzten Innervation auf spinalem Niveau bewertet wurde.

β) Das „gekreuzte Phrenicusphänomen". Besonderes Interesse beansprucht im Zusammenhang mit der Halbseitendurchtrennung des Halsmarks das nach Schiff und Porter benannte „gekreuzte Phrenicusphänomen" oder „crossed phrenic phenomenon" (Rosenblueth und Ortiz 1936). Vielleicht hatte es schon Schiff (1873) als solches entdeckt, aber sicher nicht richtig erkannt; denn noch viel später versuchte er es durch besondere Innervationsverhältnisse des Zwerchfells beim Hund sowie durch dyspnoische Atmungsaktivierung zu erklären (Schiff 1894, pp. 16—23, 100—107). Langendorff [1887 (c)] beobachtete es nur deswegen, weil er, um zu beweisen, daß das Zwerchfell auf der Seite der Hemisektion noch aktive Atmungsbewegungen ausführt, den Phrenicus der Gegenseite durchschnitt. Erst Knoll (1889) machte den Versuch in der vollen Erkenntnis, daß es sich um einen Fall von Erregungsübertragung auf die Gegenseite des Rückenmarks handeln müsse (s. o.). Girard (1891) beobachtete ebenfalls, daß Durchschneiden oder Ausreißen des nach der Hemisektion noch aktiven gegenseitigen Phrenicus die Zwerchfellhälfte der primär durch die Hemisektion gelähmten Seite wieder zu heftigen Atmungsbewegungen veranlaßte. Er erkannte darin aber nicht eine spezielle Wirkung der Phrenicotomie, sondern wohl lediglich die Folge der durch die allgemeine Behinderung der Atmung bedingten dyspnoischen Aktivierung. Für diese hatte er in Abweichung von der reinen respiratorischen Hemiplegie und gemäß seiner „théorie de l'entre-croisement infra-bulbaire" die Erregungsübertragung auf die Gegenseite anerkannt und damit die nach Hemisektion des Halsmarks bilateral auftretende dyspnoische Atmung erklärt. So blieb es schließlich PORTER (1894/95) vorbehalten, den schon von KNOLL (1889) als solchen vorbereiteten Versuch zu wiederholen und in das richtige Licht zu rücken.

Auf das Wesentliche reduziert besteht das gekreuzte Phrenicusphänomen darin, daß die durch Hemisektion des Halsmarks stillgelegte gleichseitige Zwerchfellhälfte unmittelbar wieder zu „atmen" beginnt, wenn der gegenseitige Phrenicus durchschnitten wird. Umgekehrt verhindert Phrenicotomie der einen Seite die Stillegung der noch „atmenden" Zwerchfellhälfte durch Hemisektion des Halsmarks auf der andern Seite. Zweifellos handelt es sich dabei um einen Sonderfall derjenigen schon von BROWN-SÉQUARD (1869, 1870, 1892), LANGENDORFF [1887 (c), 1893], KNOLL (1889) und GIRARD (1891) angetroffenen Umstände, unter denen Hemisektion des Halsmarks nicht zur respiratorischen Hemiplegie führte und wofür LANGENDORFF [1887 (c)] und GIRARD (1891) die dyspnoische Aktivierung der Atmung verantwortlich machten. PORTER (1894/95) selber gab keine Erklärung dafür, *weshalb* bei Durchschneiden des Phrenicus die absteigende motorische Erregung auf die Seite der Hemisektion hinübergeleitet wird, sondern begnügte sich damit, für die *Möglichkeit* einer Übertragung auf die Gegenseite die anatomische Grundlage in den „gekreuzten Dendriten" der Vorderhornzellen (CAJAL 1894, p. 15) zu erblicken. Auch DEASON und ROBB (1911) konnten keine befriedigendere Erklärung für das gekreuzte Phrenicusphänomen geben. Wohl hatten sie versucht, den unmittelbaren Effekt auf die Reizung afferenter Fasern im Phrenicus zu beziehen; für den Dauereffekt dagegen dachten sie an eine zentral-erregende Nachwirkung auf Reizung afferenter Nerven im allgemeinen sowie an Dyspnoe. BARCROFT (1934, p. 22) hatte sich ebenfalls zu diesem Problem geäußert, jedoch beschränkte er sich auf einen rein deskriptiven Erklärungsversuch.

Von ROSENBLUETH und ORTIZ (1936) wurde die Frage des „crossed phrenic phenomenon" von neuem aufgegriffen und einer systematischen Untersuchung unterzogen. Die Kontraktionen der beiden Seiten des Zwerchfells konnten getrennt registriert werden. Bei den wenigen untersuchten Affen und Meerschweinchen trat das Phänomen nicht in Erscheinung, dagegen wurde es an Hunden (Abb. 14), Katzen und Kaninchen regelmäßig beobachtet und an der letzteren Tierart genauer analysiert. Es konnte mit Sicherheit nachgewiesen werden, daß Asphyxie bzw. Dyspnoe nicht als ursächlicher, wahrscheinlich aber als begünstigender Faktor in Frage kommt. Der Ausfall von Afferenzen aus der durch die Phrenicotomie stillgelegten Zwerchfellhälfte selber konnte als ursächliches Element ebenfalls ausgeschlossen werden; denn auf Durchschneiden der entsprechenden dorsalen Wurzeln trat der Effekt nicht auf, wohl aber, wenn daraufhin auch die zugehörigen ventralen Wurzeln durchtrennt wurden. Auch der Wegfall von Afferenzen aus der passiv bewegten Zwerchfellhälfte der Hemisektionsseite kam nicht in Frage; denn vorherige Durchschneidung der dorsalen Wurzeln dieser Seite hob den Effekt nicht auf und periphere Reizung des durchschnittenen Phrenicus ergab nicht etwa eine Hemmung der gekreuzten Zwerchfellatmung. Deafferenzierung der Lungen durch beidseitige Vagotomie sowie des Thorax durch caudale Querschnittsdurchtrennung des Halsmarks, wodurch auch eventuell über den Sympathicus verlaufende Afferenzen ausgeschaltet wurden, ließ das gekreuzte Phrenicusphänomen bestehen. Ebenso war Durchschneidung der Halssympathici, der Depressor- und Sinusnerven ohne Einfluß. ROSENBLUETH und ORTIZ kamen somit zur Schlußfolgerung, daß das gekreuzte Phrenicusphänomen auf der Unterbrechung der Erregungsleitung in den motorischen Fasern des Phrenicus beruhen müsse, und daß auf bisher unbekannte Weise eine solche Unterbrechung ihre Rückwirkung auf die Motoneurone haben müsse, derart, daß dadurch ein

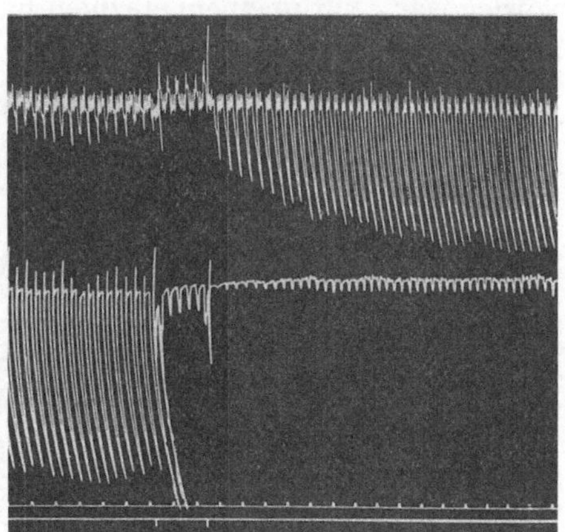

Abb. 14. Gekreuztes Phrenicusphänomen. Hund. (Dial 0,7 ml/kg intraperitoneal.) Vagi beidseits durchschnitten. Hemisektion links auf Höhe C_2. Vollkommene Durchtrennung des Rückenmarks auf Höhe C_7. Mechanomyogramm der linken Zwerchfellhälfte oben, der rechten Zwerchfellhälfte unten. Zeit in 5 sec. Zwischen den beiden Reizmarken Phrenicotomie rechts. (ROSENBLUETH und ORTIZ 1936)

neuer zentraler Schaltweg auf die Gegenseite eröffnet würde. Erklärt war damit der Mechanismus des ganzen Vorgangs noch keineswegs; doch verdient hervorgehoben zu werden, daß nicht nur Phrenicotomie wirksam war, sondern daß auch reversible Blockierung der motorischen Erregungen im Phrenicus durch Äther oder Elektrotonus die gekreuzte Zwerchfellatmung auftreten und wieder verschwinden ließ (Abb. 15). Dabei wurde von den Autoren hervorgehoben, daß die contralaterale Aktivität erst auftrat, nachdem die Blockierung praktisch vollkommen war, daß sie aber nach Deblockierung nicht sofort, sondern erst allmählich wieder zurückging. Ebenfalls von Bedeutung war die Feststellung, daß nach vollständiger Curarisierung und Aktionsstromableitung von beiden Phrenici das gekreuzte Phrenicusphänomen auch erst nach Durchschneidung des aktiven Phrenicus auftrat, daß also nicht die neuromusculäre Blockierung, sondern die Axonunterbrechung als solche das ausschlaggebende Moment sein mußte.

Weitere diese Annahme bestätigende Befunde wurden von ROSENBLUETH, KLOPP und SIMEONE (1938) an Kaninchen und Katzen erhoben. Im chronischen

Versuch ergab bis fast ein halbes Jahr nach einseitiger Phrenicotomie die contralaterale Hemisektion des Halsmarks keine Lähmung der noch atmenden Zwerchfellhälfte, d. h. es erfolgte oder bestand schon gekreuzte Erregungsübertragung. Dies war weniger eindeutig und weniger häufig der Fall, d. h. die noch atmende Zwerchfellhälfte wurde durch die Hemisektion gelegentlich ganz oder teilweise stillgelegt, wenn der zentrale Phrenicusstumpf mit dem peripheren Halssympathicus oder mit dem Accessoriusast des Musculus sternocleidomastoideus zur funktionierenden Anastomosierung gebracht worden war. Nur in einem einzigen Fall allerdings konnte mittels Durchschnei-

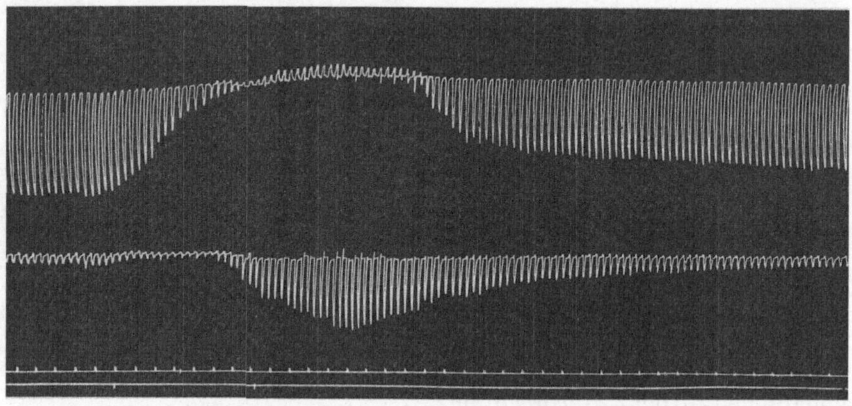

Abb. 15. Gekreuztes Phrenicusphänomen, hervorgerufen durch reversible Leitungsunterbrechung im Phrenicus. Kaninchen (Dial 0,55 ml/kg, intraperitoneal). Vagi beidseits durchschnitten. Hemisektion links auf Höhe C_2. Mechanomyogramm der rechten Zwerchfellhälfte oben, der linken Zwerchfellhälfte unten. Zeit in 5 sec. Zwischen den beiden Reizmarken wird ein äthergetränkter Wattebausch dem rechten Phrenicus angelegt. (ROSENBLUETH und ORTIZ 1936)

dung des anastomosierten Phrenicus das gekreuzte Phänomen ausgelöst werden. Durch Vagotomie gelang es den Autoren, in solchen chronischen Versuchen nach Phrenicotomie der einen Seite mit oder ohne Anastomosierung und nach Hemisektion der andern Seite mit Stillegung auch jener Zwerchfellhälfte, in einigen wenigen Fällen diese letztere wieder in respiratorische Aktivität zu versetzen. Von Interesse ist außerdem der von ROSENBLUETH u. Mitarb. an der Katze erbrachte Nachweis des gekreuzten Phrenicusphänomens bei künstlicher Reizung der Medulla oblongata oder des obersten Halsmarks. Dazu wurde nach weitgehender Deafferenzierung und Querschnittsdurchtrennung im siebenten Halssegment zuerst eine Hemisektion auf Höhe des dritten Halssegments vorgenommen, so daß die gleichseitige Zwerchfellhälfte stillgelegt war. Darauf wurde unter künstlicher Beatmung die Medulla oblongata bis zum zweiten Halssegment median gespalten, und mittels zweier weiterer gleichseitiger Hemisektionen wurde die betreffende Seite der Medulla oblongata und des obersten Halsmarks abgetragen. Lokale diffuse Reizung der übrig gebliebenen Hälfte des Atmungszentrums oder seiner absteigenden Bahnen im obersten Halsmark derselben Seite ergab eine tetanische Kontraktion der gleichseitigen ohne Beteiligung der gegenseitigen Zwerchfell-hälfte. Nach Durchschneidung des Phrenicus der gereizten Seite trat bei er-neuter zentraler Reizung die tetanische Kontraktion in der gegenseitigen Zwerchfellhälfte auf. Damit war das gekreuzte Phrenicusphänomen auch für die künstliche Reizung zentraler inspiratorischer Substrate nachgewiesen. Weitere Versuche von ROSENBLUETH u. Mitarb. betrafen die allerdings keines-wegs reizfreie (s. u.) posttetanische Blockierung des Phrenicus zwecks rever-

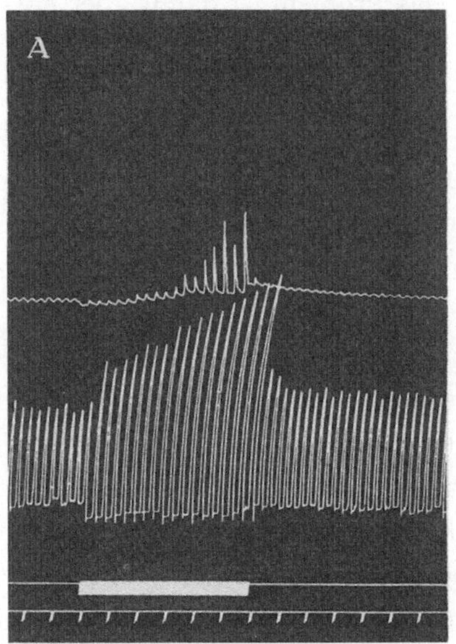
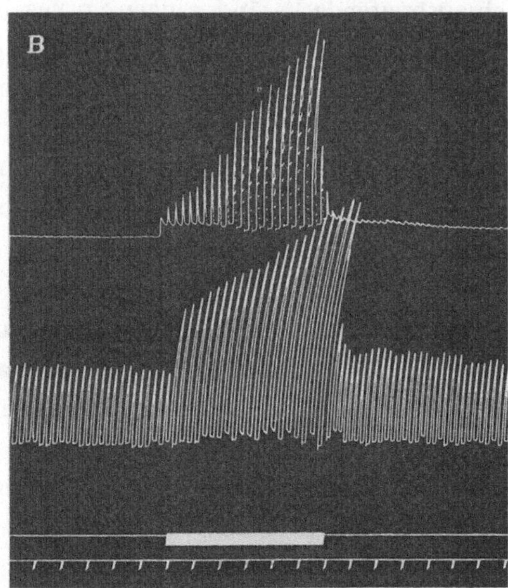

Abb. 16A u. B. Durch Trachealverschluß hervorgerufenes „gekreuztes" Phrenicusphänomen. Katze (Dial 0,7 ml/kg intraperitoneal). Hemisektion links auf Höhe C_2, rechts auf Höhe C_7. Kontraktionen des Zwerchfells, registriert mittels Headschem Zwerchfellzipfel; oben links, unten rechts. Während Reiz-markierung Verschluß der Trachealkanüle. Effekt als „asphyktisch" (bzw. dyspnoisch?) bezeichnet; jedoch ohne Angabe, ob vagotomiert oder nicht. A: Bevor der rechte Phrenicus reversibel blockiert wurde. B: Nachdem der rechte Phrenicus dreimal mit Wechselstrom reversibel blockiert worden war. (ROSENBLUETH, KLOPP und SIMEONE 1938)

sibler Auslösung des gekreuzten Phänomens, sowie den weiteren Nachweis, daß im Anschluß an reversible Phrenicusausschaltungen dieser Art das dyspnoisch ausgelöste „gekreuzte" Phänomen ganz erheblich verstärkt wurde (Abb. 16). Hieraus ergab sich wiederum die schon früher erwähnte bemerkens-werte Tatsache, daß der einmal eröffnete Weg der gekreuzten Erregungsüber-tragung für nachfolgende ähnliche Aktivierungen eröffnet blieb. Beim Kanin-chen wurde außerdem festgestellt, daß im Zustand des gekreuzten Phrenicus-phänomens oder auch nach reversibler Phrenicusblockade Vagotomie nicht mehr eine Verlangsamung, sondern eine Beschleunigung der Atmung auslöste. Eine Erklärung hierfür konnte jedoch nicht gegeben werden. Die bei elek-trischer „Blockierung" des aktiven Phrenicus mit dem gekreuzten Phänomen einhergehende Verlangsamung und Vertiefung der Atmung stand aber wohl weniger mit der Unterbrechung der motorischen Fasern des Phrenicus als mit der Reizung von dessen sensiblen Fasern in Zusammenhang, um so mehr als über die Durchschneidung der entsprechenden dorsalen Wurzeln keine Angaben gemacht wurden.

Die von ROSENBLUETH u. Mitarb. erhobenen Befunde sollten den experimentellen Beweis dafür erbringen, daß das gekreuzte Phrenicusphänomen auf die Unterbrechung der Erregungsleitung in den motorischen Fasern des Nervus phrenicus zurückzuführen ist, und daß hier besondere, nicht auf Erregungsfortpflanzung beruhende und anderweitig vom Neuriten in die Nervenzelle sich ausbreitende Veränderungen vorliegen. Das Problem ist damit aber noch lange nicht gelöst, und die Möglichkeit einer retrograden oder afferenten Aktivierung steht nach wie vor zur Diskussion. Es erschien aber im Hinblick auf die weitere Abklärung dieser auch allgemein-neurophysiologisch äußerst interessanten Frage angezeigt, die von ROSENBLUETH u. Mitarb. erzielten Resultate an dieser Stelle auf das Wesentlichste reduziert anzuführen, um sie im Zusammenhang mit späteren Untersuchungen einer kritischen Würdigung unterziehen zu können.

Zunächst wurde das gekreuzte Phrenicusphänomen von TOSATTI [1938 (a, b), 1938/39] einer weiteren systematischen Analyse unterzogen. An Kaninchen und Hunden wurde der Nachweis erbracht, daß die primär angelegte Hemisektion auf Höhe des zweiten oder dritten Halssegments mit gleichem Erfolg, sowohl hinsichtlich des gleichseitigen Zwerchfellausfalls als auch mit Bezug auf das gekreuzte Phänomen bei gegenseitiger Phrenicotomie, durch Unterbrechung nur des Seitenstrangs ersetzt werden kann. Nähere Angaben darüber, ob es sich dabei um den von ROTHMANN (1902) für das Zwerchfell als maßgebend erachteten Vorderseitenstrang (vgl. S. 116) handelte, wurden nicht gemacht. Doch können diese Befunde als Bestätigung dafür gelten, daß diese primär für die motorische Innervation des Zwerchfells verantwortliche absteigende Bahn des Vorderseitenstrangs unterbrochen werden muß, um das gekreuzte Phrenicusphänomen der betreffenden Seite auslösen zu können. Weiter wurde von TOSATTI festgestellt, daß 2 Tage nach Seitenstrangdurchschneidung auf der einen Seite mit entsprechender Zwerchfellhemiplegie das gekreuzte Phänomen statt durch Phrenicotomie auch durch Hemisektion des Rückenmarks der Gegenseite zustande kam, woraus unter Mitberücksichtigung weiterer partieller Durchschneidungsversuche geschlossen werden konnte, daß für die verbleibende Zwerchfellinnervation nur noch der gleichseitige Vorderstrang übrig blieb, was als „pseudo-incrociamento" bezeichnet wurde. Wurde dagegen 2 Tage nach Seitenstrangdurchtrennung der einen Seite mit gleichseitiger Zwerchfellhemiplegie nur der Seitenstrang der Gegenseite durchschnitten, so erfolgte weder eine Lähmung des Zwerchfells auf dieser Seite, noch eine Kreuzung auf die andere Seite. Es blieb in diesem Fall die primär aufgetretene Zwerchfellhemiplegie offenbar bestehen, und die Zwerchfellhälfte der andern Seite atmete weiter. Ein vollständiger Ausfall der Zwerchfellatmung wurde aber dann erhalten, wenn 1 Std nach Hemisektion auf Höhe des dritten Halssegments der Seitenstrang der Gegenseite durchschnitten wurde. Der verbleibende Vorderstrang konnte also in diesem Fall nichts mehr ausrichten, im Unterschied zum umgekehrten Verfahren, wo bei morphologisch gleichem Endzustand der erhaltene Vorderstrang durch den zeitlich vorausgegangenen Eingriff am Seitenstrang in seiner respiratorisch-motorischen Funktion irgendwie „vorbereitet" wurde. Diese „Vorbereitung" des Vorderstrangs kann offensichtlich auch durch die gleichseitige Phrenicotomie erfolgen; denn in den Versuchen Tosattis wurde beim klassischen gekreuzten Phrenicusphänomen, hervorgerufen durch Hemisektion des dritten Halssegments und gegenseitige Phrenicotomie, die noch atmende Zwerchfellhälfte nicht stillgelegt, wenn auf der Seite der noch intakten Rückenmarkshälfte der Seitenstrang durchschnitten wurde, wohl aber dann, wenn der Vorderstrang durchtrennt wurde. Daß hier auch Durchschneidung des Hinterstrangs wirkungslos blieb, sei nur der Vollständigkeit halber erwähnt. Umgekehrt ergab sich, daß die als erstes vorgenommene Phrenicotomie der einen Seite die auf dieser Seite absteigenden und dann kreuzenden Bahnen des Vorderstrangs derart „vorbereitete", daß die nachher auf der andern Seite ausgeführte Hemisektion oder Seitenstrangdurchtrennung die auf jener Seite noch atmende Zwerchfellhälfte nicht stillegen konnte. Mit Bezug auf die Kreuzung wurde nachgewiesen, daß totale Medianspaltung des Rückenmarks vom vierten bis zum siebenten Halssegment das Phänomen aufhob, daß dagegen totale Medianspaltung vom ersten bis zum vierten Halssegment sowie partielle, von dorsal her nur bis zum Zentralkanal reichende und somit noch die hintere Kommissur durchtrennende Medianspaltung vom vierten bis zum siebenten Halssegment das gekreuzte Phrenicusphänomen bestehen ließ.

Diese Befunde wurden von Tosatti dahin interpretiert, daß das gekreuzte Phrenicusphänomen über den Vorderstrang zustande kommt, und zwar in der Weise, daß nach Hemisektion auf der einen Seite die Phrenicotomie auf der anderen Seite zu einer „Aktivierung" der im Vorderstrang absteigenden Atmungsbahnen führt, und daß diese „Aktivierung" auf Höhe der Phrenicus-Motoneurone über den kreuzenden Anteil dieser Vorderstrangbahnen auf die Gegenseite geleitet wird. Die an Stelle der Hemisektion vorgenommene Seitenstrangdurchschneidung würde dann auch eine „Aktivierung" der noch intakten Vorderstrangbahnen der gleichen Seite ermöglichen, welche für jene Fälle angenommen werden muß, in denen nicht das gekreuzte Phänomen durch contralaterale Phrenicotomie, sondern das als „pseudogekreuzt" bezeichnete Phänomen durch Seitenstrangdurchschneidung der Gegenseite ausgelöst wird.

In weiteren, allerdings zugegebenermaßen nur wenig zahlreichen Versuchen mit eindeutigem Resultat wurde von Tosatti (1939) auch das Verhalten der Rippenmuskulatur untersucht. Dabei ergab sich, daß Hemisektion im oberen Halsmark mit dem gleichseitigen Zwerchfell auch die gleichseitige Intercostalmuskulatur stillegt. Welchen Einfluß die gegenseitige Phrenicotomie, die zum gekreuzten Phrenicusphänomen führt, auf die zur wiederfunktionierenden Zwerchfellhälfte gleichseitige Thoraxmuskulatur ausübt, wurde jedoch nicht angegeben. Auch darüber, wie die gleichseitige Rippenmuskulatur auf die Durchschneidung des zweiten Phrenicus reagiert, wurde nichts ausgesagt. Es konnte lediglich gezeigt werden, daß nach hoher cervicaler Hemisektion und beidseitiger Phrenicotomie Durchschneidung des Seitenstrangs auf der noch intakten Rückenmarkseite, und zwar auf Höhe sowohl des untersten Halssegments als auch verschiedener Brustsegmente, die gleichseitige Rippenatmung nur vorübergehend aufhebt, daß dagegen die zusätzliche Durchschneidung des Vorderstrangs auf Höhe des untersten Halssegments zum definitiven Verlust der Rippenatmung führt. Schließlich wurde von TOSATTI (1939) ein „gekreuztes Intercostalphänomen" in der Weise zur Darstellung gebracht, daß nach hoher cervicaler Hemisektion und gegenseitiger Phrenicotomie (mit gekreuztem Phrenicusphänomen) auf der Seite dieser letzteren auch sämtliche Intercostalnerven durchschnitten wurden, womit der Thorax vollständig stillgelegt war, und daß dann auf Durchschneidung des noch intakten Phrenicus die gleichseitige (noch innervierte, aber nicht funktionierende) Intercostalmuskulatur zu erneuter Atmungstätigkeit veranlaßt wurde. Die Bestätigung für den gekreuzten Erregungsweg ergab sich aus der Aufhebung dieser gekreuzten Intercostalatmung bei Durchschneidung des Vorderstrangs der noch intakten Rückenmarkhälfte auf Höhe des untersten Halssegments oder bei Medianspaltung der cranialen Hälfte des Brustmarks einschließlich des untersten Halsmarksegments. TOSATTI zog aus diesen Befunden die Schlußfolgerung, daß für die Intercostalmuskulatur die absteigenden Bahnen ebenfalls im Seitenstrang und im Vorderstrang verlaufen, und daß die Vorderstrangbahnen auch hier für die „Aktivierung" und die Kreuzung auf die Gegenseite in Betracht kommen. Abschließend wurde von TOSATTI wenigstens implicite auf die aus diesen letzteren Versuchen resultierende koordinatorische Beziehung zwischen Zwerchfell- und Intercostalmuskulatur hingewiesen, indem als Vorbedingung für das Auftreten einer gekreuzten Innervation der Thoraxmuskulatur auch die „zweckmäßige Blockierung" der Zwerchfellinnervation genannt wurde.

Die von TOSATTI nicht gerade übersichtlich dargestellten und keineswegs immer eindeutigen Versuchsergebnisse mußten in diesem Zusammenhang auf das Wesentliche reduziert wiedergegeben und rein phänomenologisch gedeutet werden. Für die hier mit „Vorbereitung" und „Aktivierung" bezeichneten Umstellungsmechanismen ist bei TOSATTI keine Erklärung zu finden; denn als solche kann die Angabe, daß die durch die partielle Stillegung des Zwerchfells bedingte Venosität des Blutes zur Aktivierung des Atmungszentrums mit gesteigerter Ansprechbarkeit der sog. „Reservebahnen" der Vorderstränge führt, sicher nicht bezeichnet werden. Trotzdem schien es angezeigt, die tatsächlichen von TOSATTI erhobenen Befunde, die teilweise über das eigentliche gekreuzte Phrenicusphänomen hinausgehen, hier kurz und mit der nötigen Reserve zu referieren, um später gegebenenfalls ohne erneutes mühsames Studium der nicht ganz unmißverständlich abgefaßten Originalarbeiten darauf Bezug nehmen zu können.

Von einer ganz anderen Seite wurden FLEISCH u. Mitarb. an das Problem des gekreuzten Phrenicusphänomens herangeführt. Wie erst weiter unten im Abschnitt über die proprioceptiven Atmungsreflexe extravagalen Ursprungs

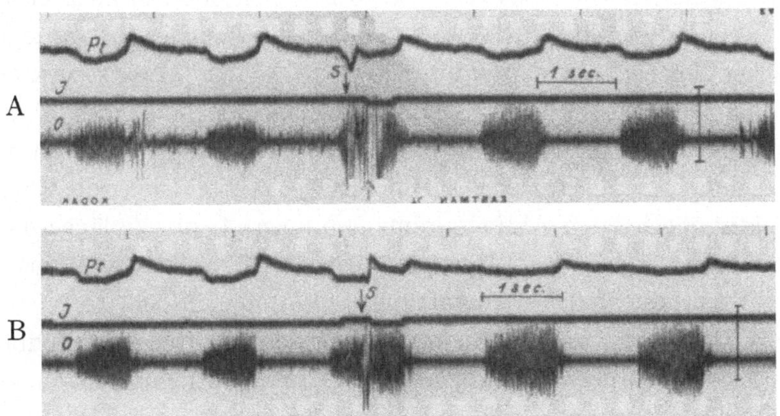

Abb. 17A u. B. Verstärkung der efferenten Aktivität im Phrenicus unmittelbar mit dessen Durchschneidung peripher der Ableitestelle. Kaninchen, narkotisiert mit Numal oder Urethan (?). Von oben nach unten: Pneumotachogramm (*Pt*) mit Inspiration nach unten; Signal (*J*); Elektrogramm (*O*) in A des linken, in B des rechten Phrenicus. Ordinatenkalibrierung: 50 μV. Bei *S* Durchschneidung zuerst in A des linken, dann in B des rechten Phrenicus. Man beachte die sofortige Zunahme der inspiratorischen Aktionsströme, die Verlängerung der Inspirationsphase und vor allem das Verschwinden der inspiratorischen Restinnervation während der Exspirationsphase. Infolge der stufenweisen Zwerchfellähmung verringern sich die Ausschläge des Pneumotachogramms. Falls der Versuch am total deafferenzierten Tier (Durchschneidung der Vagi und Sympathici, der dorsalen Wurzeln C_3 bis C_8, des Rückenmarks zwischen C_8 und Th_1) angestellt wurde, zeigt er ein echtes Phrenicusphänomen (s. u.); andernfalls wäre in erster Linie an einen vagal vermittelten Reflex analog Abb. 16A zu denken. (FLEISCH und PETITPIERRE 1944)

auseinandergesetzt wird (vgl. sub IV, S. 344ff.), konnten die von FLEISCH beschriebenen und nach ihm benannten phasischen Reflexe der Atmungsmuskulatur auch nach Ausschaltung sämtlicher bekannten afferenten Bahnen noch erhalten werden, was FLEISCH und TRIPOD (1938, 1942) veranlaßte, die Möglichkeit ins Auge zu fassen, daß entweder Afferenzen durch die ventralen Wurzeln verlaufen oder die motorischen Fasern selber „afferente Funktionen" ausüben könnten. Die Nachkontrolle dieser Versuche mittels Ableitung der Aktionsströme vom intakten oder peripher durchschnittenen Phrenicus [PETITPIERRE und FLEISCH 1942; PETITPIERRE 1944 (a)] gab PETITPIERRE [1942, 1944 (b)] die Gelegenheit, den Nachweis zu erbringen, daß Phrenicotomie der einen Seite unmittelbar zu einer verstärkten efferenten Aktivität des contralateralen Phrenicus führt, und damit einen neuen Beitrag zum Problem des gekreuzten Phrenicusphänomens zu liefern. Der Effekt konnte auch nach Durchschneiden der Vagosympathici sowie sämtlicher dorsalen Wurzeln des Halsmarks nachgewiesen werden; dagegen wurde nach Querschnittsdurchtrennung des Rückenmarks zwischen Hals- und Brustabschnitt an sich schon eine Aktivierung des efferenten Phrenicus beobachtet, welche derjenigen einer Phrenicotomie sehr ähnlich war, und es wurde auch von PETITPIERRE [1944(b)] dieser Eingriff am Rückenmark demjenigen der Phrenicotomie parallel gestellt. Der letzte schlüssige Beweis, daß nach vollkommener Deafferenzierung *und* Querschnittsdurchtrennung zwischen Hals- und Brustmark die Durchschneidung des einen noch intakten Phrenicus die efferente respiratorische Tätigkeit des andern Phrenicus verstärkt, wurde aber offenbar nicht erbracht. Dagegen lieferten die von PETITPIERRE erhobenen Befunde eine ganze Reihe wesentlicher Momente, die darauf hinweisen, daß es sich bei dieser gekreuzten Aktivierung nicht einfach um eine solche der Motoneurone des Phrenicus handelt, sondern um eine Beeinflussung, welche die Tätigkeit des Atmungszentrums, d. h. dessen Automatie betrifft. Hierzu gehören außer der Zunahme der kollektiv abgeleiteten Aktionsstromamplituden: 1. die Verlängerung der Inspirationsphase sowie der Inspirationspause bzw. der Exspirationsphase, was eine Vertiefung und Verlangsamung der Atmung bedeutet; 2. die Abhängigkeit des Verstärkungsphänomens von der phasischen Aktivität im Phrenicus, d. h. von der rhythmischen Tätigkeit des Atmungszentrums bzw. dessen Automatie, nachgewiesen am Fehlen der verstärkenden Wirkung der Phrenicotomie auf die tonische Aktivität des Phrenicus der Gegenseite im Zustand der relativen Apnoe; 3. die am besten in den Fig. 1 und 2 von FLEISCH und PETITPIERRE (1944) in Erscheinung tretende Tatsache, daß die inspiratorische Restinnervation während der Exspirationsphase nach der Phrenicotomie deutlich abgeschwächt bzw. aufgehoben ist (Abb. 17), was als verstärkte Inspirationshemmung während der Inspirationspause ebenfalls der Ausdruck einer gesteigerten Tätigkeit des Atmungszentrums ist (vgl. sub II D 2 a δ, S. 151—156). Angesichts dieser Befunde, die eine Rückwirkung der Phrenicotomie auf die Tätigkeit des Atmungszentrums auch nach Ausschaltung, wenn nicht sämtlicher, so doch der wesentlichsten Afferenzen wahrscheinlich machen, ist den Untersuchungen von FLEISCH und PETITPIERRE (1944), DOLIVO und FLEISCH (1947) sowie DOLIVO, FLEISCH und PETITPIERRE (1948) über die verstärkende Wirkung, welche die Leitungsunterbrechung im Nerven auf dessen Aktionsströme ausüben soll, in diesem Zusammenhang nur insofern eine Bedeutung beizumessen, als ihnen vielleicht ein Mechanismus der retrograden Beeinflussung der Motoneurone durch Eingriffe am Neuriten zugrunde liegt. Diese Annahme, die zwar durch Versuche von RENSHAW und ROSENBAUM (1952) an lumbo-sacralen Motoneuronen nicht bestätigt werden konnte, blieb trotzdem eine der möglichen Grundlagen zur Erklärung des gekreuzten Phrenicusphänomens und damit auch der von Afferenzen unabhängigen Autoregulation der Atmungsbewegungen (FLEISCH 1944/45).

Die Untersuchungen von FLEISCH und PETITPIERRE (1944) brachten als neuen Befund den Beweis dafür, daß die verstärkende Wirkung, welche die

Phrenicotomie (oder eine Leitungsunterbrechung durch Kälte, Anaesthesie oder Koagulation) auf die inspiratorische Innervation ausübt, nicht nur die efferente Aktivität des Phrenicus der Gegenseite betrifft, sondern auch diejenige des durchschnittenen Phrenicus selber. Damit war zwar, entgegen der von FLEISCH und PETITPIERRE gezogenen Schlußfolgerung, die Annahme einer Beeinflussung des Atmungszentrums über Afferenzen der ventralen Wurzeln keineswegs hinfällig geworden; denn diese vermuteten Afferenzen hätten ja auch einen dauernd hemmenden Einfluß ausüben können. Es wurde aber das gekreuzte Phrenicusphänomen als Sonderfall einer allgemeineren, die Automatie des Atmungszentrums als Ganzes betreffenden Erscheinung erkannt, die DOLIVO (1953) als „phénomène phrénique bilatéral" bezeichnete. Dieses doppelseitige Phrenicusphänomen wurde von DOLIVO in der Weise untersucht, daß die inspiratorische Aktivität nicht nur vom ganzen Phrenicus bzw. seinen Wurzeln abgeleitet wurde, sondern auch von isolierten, nicht durchschnittenen Phrenicusfasern. Hierbei ergab sich, daß die Tätigkeit eines einzelnen Motoneurons des Phrenicus sowohl durch Phrenicotomie der Gegenseite als auch im unmittelbaren Anschluß an die periphere Durchschneidung des gleichseitigen Phrenicus, an die Durchschneidung einzelner seiner Wurzeln oder auch nur nach peripherer Durchschneidung der zur Ableitung isolierten Phrenicusfasern derart verstärkt wurde, daß die einzelne inspiratorische Entladung etwas zahlreichere und frequentere Impulse aufwies. Außerdem konnte gezeigt werden, daß infolge einer solchen auch nur partiellen Durchschneidung vorher inaktive Einheiten zur Entladung veranlaßt wurden. Das doppelseitige Phrenicusphänomen würde also besagen, daß bei Unterbrechung auch nur relativ weniger (efferenter oder afferenter?) Fasern des einen N. phrenicus ganz allgemein die inspiratorische Tätigkeit der Phrenicusmotoneurone angeregt wird, einerseits durch Verstärkung der Einzelentladungen, andererseits durch Rekrutierung vorher inaktiver Neurone. Ob aber eine solche Aktivierung die Folge der Durchschneidung motorischer oder sensibler Fasern war, ließ sich an Hand der Befunde DOLIVOs nicht entscheiden, um so weniger, als DOLIVO und FLEISCH (1952), die bei relativ schwacher Reizung des zentralen Phrenicusstumpfs eine hemmende Einwirkung auf die elektrische Aktivität des Phrenicus der Gegenseite nachweisen konnten, auch für diesen Effekt die Frage nach den verantwortlichen Fasern offen lassen mußten, und um so weniger, als DOLIVO, MEGIRIAN und FLEISCH [1955 (b)] in der letzten zu diesem Thema erschienenen Arbeit zur Schlußfolgerung gelangten, daß es bei Kaninchen und Katzen nicht möglich sei, nach vollständiger Ausschaltung der Afferenzen das durch elektrotonischen Block ausgelöste gekreuzte Phrenicusphänomen noch zur Darstellung zu bringen.

Während der Zeitspanne, über welche sich die Untersuchungen von FLEISCH u. Mitarb. erstreckten, erschienen auch von anderer Seite vereinzelte Beiträge zum Problem des gekreuzten Phrenicusphänomens. SELIGMAN und DAVIS (1941) konnten in Fortführung der Untersuchungen von Rosenblueth u. Mitarb. zeigen, daß bei Katzen und Kaninchen die gegenseitige Phrenicotomie zwar das wirksamste auslösende Moment darstellt, daß aber allgemein (atmungs-)erregende Pharmaka, Vagotomie nach Vorbehandlung mit Prostigmin, sowie Asphyxie ohne Phrenicotomie einen ähnlichen Effekt zur Folge haben können. Auch wurde mit Bezug auf die früheren Untersuchungen von Rosenblueth u. Mitarb. auf die nur graduellen Unterschiede zwischen Kaninchen, Katzen und Hunden hingewiesen. Bucher (1943) demonstrierte die inspiratorische Wirkungssteigerung der Phrenicotomie im Zustand der durch Hirnstammschnitt und beidseitige Vagotomie erzeugten apneustischen Atmung, konnte aber in den efferenten Aktionsströmen der beiden Phrenici keine entsprechende Aktivierung nachweisen, so daß die erhobenen Befunde wohl eher die koordinatorische Beziehung zwischen Zwerchfell- und Brustatmung betrafen. Chatfield und Mead (1948) brachten auf Grund von Untersuchungen an Kaninchen weitere Beispiele dafür, daß die nach Hemisektion des Halsmarks stillgelegte Zwerchfellhälfte durch allgemeine Aktivierung der Inspiration, auch ohne Phrenicotomie, wieder zur Beteiligung an den Atmungsbewegungen veranlaßt werden kann, so durch Stenosenatmung bei intakten Vagi, durch Vagotomie und afferente Vagusreizung. Rosenbaum und Renshaw (1949) konnten mittels getrennter Aktionsstromableitung von beiden Zwerchfellhälften an Katzen und zum Teil auch an Kaninchen nachweisen, daß nach sicher vollständiger Hemisektion auf Höhe des zweiten Halssegments in der gleichseitigen gelähmten Zwerchfellhälfte noch eine gewisse Aktivität übrig blieb, welche in Hypopnoe, z. B. bei leichter Hyperventilierung verschwand, in Hyperpnoe, z. B. durch „rebreathing", oder bei inspiratorischer Aktivierung durch Atmung gegen Unterdruck, verstärkt wurde oder, wenn sie in Eupnoe nicht vorhanden war, erst bei einer solchen Aktivierung in Erscheinung trat. Die von den Autoren gezogene Schlußfolgerung, daß bulbo-spinale Fasern respiratorischer Natur zu einem kleinen Teil gekreuzt verlaufen, und daß dieser gekreuzte Anteil der absteigenden Atmungsbahnen eventuell nur bei verstärkter Tätigkeit des Atmungszentrums aktiviert wird, steht insofern etwas isoliert da, als nicht einmal auf die nur 10 Jahre zurückliegenden Arbeiten von Tosatti (1938/39) Bezug genommen wurde. Überdies ist zu bedenken, daß die zugrunde liegenden experimentellen Befunde höchstens die elektromyographische Bestätigung dessen sind, was frühere Autoren gelegentlich an den Zwerchfellbewegungen auch schon beobachtet hatten. Daß es sich wirklich um gekreuzt verlaufende absteigende Fasern handelt, ist durch *diese* Versuche auch nicht erwiesen; wieviel vorsichtiger hatte sich doch Porter [1894/95, 1895 (a)] ausgedrückt, als er von der Kreuzung der Erregungen auf Höhe der Phrenicuskerne sprach! Die für beide Zwerchfellhälften getrennte elektromyographische Ableitetechnik wurde auch von Lewis und Brookhart (1951) an der Katze verwendet, um beim gekreuzten Phrenicusphänomen die Innervationsstärke der beiden Seiten zu vergleichen. Aus den mit kontrollierter künstlicher Atmung erhobenen Befunden zogen die Autoren die Schlußfolgerung, daß das gekreuzte Phrenicusphänomen überhaupt nur eine sekundäre Folge der Phrenicotomie, nämlich das Resultat einer durch die geringere Ventilation bedingten Hyperpnoe sei. Damit hatten sich diese letztgenannten Autoren über manchen wesentlichen Befund früherer Untersucher mit einer einfachen und plausiblen Erklärung hinweggesetzt, wie wenn die über mehr als ein halbes Jahrhundert sich erstreckende Suche nach den Hintergründen dieses sonderbaren gekreuzten Phrenicusphänomens eine Komödie der Irrungen gewesen wäre!

Eine spontane Reaktivierung der durch Hemisektion des Halsmarks gelähmten Zwerchfellhälfte wurde von Clark (1939) und Pitts (1940) im chronischen Versuch an der Katze nach 4—5 Wochen festgestellt. Diese Reaktivierung erfolgte sicher zum größten Teil gekreuzt auf dem Niveau der Phrenicusmotoneurone, und zwar in diesem Fall ohne daß der Phrenicus der Gegenseite in seiner Funktion irgendwie beeinträchtigt war. Demgegenüber ergaben neuere chronische Versuche, die von Aserinsky (1961) mit elektromyographischer Kontrolle am Hund durchgeführt wurden, daß die Zwerchfellhemiplegie für mindestens 2 Monate bestehen bleibt, daß es also während dieser Zeit nicht zu einer spontanen gekreuzten Reaktivierung kommt. Es konnte aber mittels vorübergehender,

d. h. etwa 4—12 Std dauernder lokalanaesthetischer Leitungsunterbrechung im Phrenicus der intakten Rückenmarksseite eine für 1—2 Tage, in Ausnahmefällen für noch bedeutend längere Zeit anhaltende gekreuzte Aktivierung nachgewiesen werden. Über den Mechanismus des gekreuzten Phrenicusphänomens lassen diese Befunde zwar nichts Neues aussagen; sie zeigen aber, daß es sich offenbar um eine zentrale Umstellung handelt, die sich im Prinzip auch spontan ausbilden kann, durch die Erfolgsausschaltung auf der Gegenseite aber akut ausgelöst wird.

Ein Überblick über die ganze Entwicklung der Lehre vom gekreuzten Phrenicusphänomen läßt erkennen, daß dem im unmittelbaren Anschluß an die Phrenicotomie sich abspielenden Vorgang der gekreuzten Aktivierung ein nervöser Prozeß zugrunde liegen muß. Daß allgemein-chemische Faktoren, wie z. B. die Kohlensäurespannung des Blutes, diese Aktivierung beeinflussen müssen, ist selbstverständlich, gerade so, wie auch jeder nervöse Einfluß allgemeiner Art, der zu einer Aktivierung der Atmung und speziell zu einer verstärkten inspiratorischen Reaktion führt, das gekreuzte Phrenicusphänomen in verstärktem Maße in Erscheinung treten läßt. Die noch schwebende Frage betrifft daher eigentlich nur das Prinzip der nervösen Übertragung, d. h. ob afferente Fasern, eventuell sogar solche der ventralen Wurzeln, beteiligt sind, oder ob vielleicht doch der Eingriff am motorischen Neuron eine Rückwirkung auf dessen Ansprechbarkeit ausübt. Selbstverständlich muß das Phänomen bei erhaltenen Afferenzen über diese zustande kommen, wie DOLIVO (1952) bei erhaltenen Vagi an den Aktionsströmen der zur Phrenicusunterbrechung gegenseitigen Zwerchfellhälfte sehr eindrücklich zeigen konnte (vgl. S. 310, Abb. 77). Der Effekt ist durchaus vergleichbar der Reaktion, die bei in Exspirationsphase vorgenommenem Trachealverschluß auftritt, wo in ähnlicher Weise infolge verhinderter Entfaltung der Lungen schon die erste dem Eingriff folgende Inspirationsphase verstärkt und verlängert ist (vgl. S. 318, Abb. 80 Ac, B). Daß ein ähnlicher Effekt gelegentlich auch nach Vagotomie noch auftreten kann und dann auf proprioceptive Afferenzen aus den Atmungsmuskeln zurückzuführen ist, leuchtet ohne weiteres ein. Dagegen wird die Erscheinung dann zum noch nicht gelösten Problem, wenn nach Ausschluß sämtlicher in Frage kommenden Afferenzen und unter strengsten Kautelen eine solche unmittelbare Aktivierung der Inspirationsphase als Folge der Leitungsunterbrechung in den motorischen Fasern nachgewiesen werden kann. Dieser einzig schlüssige Beweis steht aber noch aus, und das gekreuzte Phrenicusphänomen wird auch weiterhin Gegenstand verfeinerter Untersuchungen sein müssen, deren Hauptinteresse ganz allgemein dem Problem der motorischen Koordination gelten wird.

Eine indirekte Schlußfolgerung ergibt sich aus der Besprechung des gekreuzten Phrenicusphänomens in dem Sinne, daß die physiologische Innervation der Zwerchfellatmung eine paarig-bilaterale Anordnung aufweist, d. h. daß die beiden Zwerchfellhälften aus primär zentraler Koordination heraus gleichzeitig bzw. synchron aktiviert werden. Die Möglichkeit einer auf spinalem

Niveau erfolgenden gegenseitigen, kreuzweisen Beeinflussung muß als sekundär betrachtet und einer untergeordneten koordinatorischen Beziehung zugeordnet werden.

γ) Die Querschnittsdurchtrennung zwischen Hals- und Brustmark. Es bedarf kaum der besonderen Erwähnung, daß eine Abtrennung des Brustmarks vom Halsmark die Rippenatmung aufhebt, Zwerchfell-, Kopf- und Kehlkopfatmung dagegen bestehen läßt. Die Möglichkeit einer Trennung zwischen Zwerchfell- und Brustatmung ergab sich ja ohne weiteres aus der schon den Autoren der früheren Zeit bekannten segmentalen Anordnung der motorischen Innervation von Zwerchfell- und Intercostalmuskulatur. Die Tatsache wurde auch praktisch berücksichtigt, indem am derweise spinalisierten Tier, mit Ausnahme des Vogels (CAVALIÉ 1898), künstliche Atmung sich meistens erübrigte. Eine nach diesem Eingriff beobachtete verstärkte Zwerchfellatmung wurde wohl vorwiegend damit in Zusammenhang gebracht, daß die durch den Ausfall der thorakalen Komponente beeinträchtigte Ventilation mittelbar zur allgemeinen Atmungsaktivierung führte, und es wurde kaum an die Möglichkeit gedacht, daß die Verstärkung der Zwerchfellkomponente auch die *unmittelbare* Folge des Ausfalls der thorakalen Komponente sein könnte. Gerade im Hinblick auf das über das gekreuzte Phrenicusphänomen Gesagte kann eine ähnliche koordinatorische Beziehung zwischen motorischer Innervation von Brustmuskulatur und Zwerchfell nicht außer Acht gelassen werden, und wenn PETITPIERRE [1944 (b)] die Beobachtung machte, daß im unmittelbaren Anschluß an die Durchschneidung des Rückenmarks auf Höhe des siebenten Halswirbels die elektrisch registrierte efferente Aktivität im N. phrenicus verstärkt wurde, so kann man sich des Eindrucks nicht erwehren, daß hier ein ähnlicher Mechanismus vorliegt, und daß diese Verstärkung nicht erst sekundär eine Folge der verringerten Ventilation ist, ja vielleicht nicht einmal auf der Durchschneidung afferenter Erregungswege beruht. PETITPIERRE nahm denn auch an, daß die Querschnittsdurchtrennung zwischen Hals- und Brustmark infolge Ausschaltung der Intercostalnerven am Phrenicus der einen Seite den gleichen Effekt ergibt wie die Durchschneidung des gegenseitigen Phrenicus. Die Querschnittsdurchtrennung würde gewissermaßen die gleichzeitige Durchschneidung sämtlicher motorischen Intercostalnerven ersetzen und als solche die motorische Innervation in beiden Nervi phrenici verstärken.

Den Angaben früherer Autoren über Querschnittsdurchtrennung zwischen Hals- und Brustmark sind experimentelle Belege für eine direkte koordinatorische Beziehung zwischen Thorax- und Zwerchfellatmung aus den oben angegebenen Gründen nicht zu entnehmen. Wohl beobachtete GAD (1902), daß nach diesem Eingriff am Kaninchen mit jeder Inspirationsbewegung der Brustkorb nach innen gezogen wurde; doch war dieser Befund kein eindeutiger Beweis für eine verstärkte Zwerchfellinnervation; denn er ließ sich nur schon

durch den Ausfall der thorakalen Inspiratoren erklären. Wenn überdies von
GAD auch eine gesteigerte Zwerchfelltätigkeit nachgewiesen wurde, und zwar
an der verstärkten inspiratorischen Vorwölbung der Bauchwand, und wenn
auch GAD selber schon von einer kompensatorisch verstärkten Tätigkeit des
Zwerchfells sprach, so mußte doch immer zuerst an eine Aktivierung infolge
primärer Ventilationseinschränkung gedacht werden. In Analogie zur umgekehrten Beziehung, d. h. zur Aktivierung der thorakalen Inspiratoren bei
Phrenicotomie (vgl. sub II D, S. 106), ist aber doch damit zu rechnen, daß die
Abtrennung des Brustmarks vom Halsmark in ähnlicher Weise eine unmittelbare Verstärkung der inspiratorischen Innervation zu den Motoneuronen des
Phrenicus und damit zum Zwerchfell bewirkt. Der Mechanismus einer solchen
koordinatorischen Beziehung ist für diesen Fall allerdings noch weit weniger
geklärt als für das gekreuzte Phrenicusphänomen. Vielleicht ist es aber angezeigt, an dieser Stelle auch auf die in der spinalen Reflexphysiologie bekannte
und nach SCHIFF (1858/59) und SHERRINGTON (1898) benannte Erscheinung der cephaladen Erregbarkeitssteigerung bei Querschnittsläsion des
Rückenmarks hinzuweisen und damit dem hier zur Diskussion stehenden Spe-
zialfall der Atmungsmotorik ein mehr allgemein gültiges, wenn auch ebenfalls
noch keineswegs abgeklärtes Prinzip der motorischen Koordination (RUCH
und WATTS 1934; RUCH 1936) zugrunde zu legen.

Die Querschnittsdurchtrennung zwischen Hals- und Brustmark hatte schon MELTZER
[1890 (a)] die Möglichkeit gegeben, den experimentellen Nachweis dafür zu erbringen,
daß bei der exspiratorischen Reaktion auf afferente Vagusreizung oder auf Lungenblähung die inspiratorisch wirkenden Muskeln tatsächlich erschlaffen, d. h. durch zentrale
Hemmung ihrer Innervation stillgelegt werden, und nicht etwa einer stärkeren Kraftentwicklung der exspiratorisch wirkenden Muskeln nachgeben müssen.

Daß mit der totalen Querschnittsdurchtrennung des Rückenmarks auf Höhe des
siebenten Halswirbels auch eine afferente Komponente der Beeinflussung des Atmungszentrums in Wegfall kommt, mag den Angaben von LUEKEN und TIMM (1948) entnommen
werden, wonach bei der mit Chloralose narkotisierten Katze die atmungssynchrone
Schwankung der Ansprechbarkeit des Atmungsapparates auf afferente Vagusreizung
inspirationsfördernder sowie inspirationshemmender Natur nach diesem Eingriff aufgehoben sein soll (vgl. sub III B 2 e, S. 249).

Die Halbseitendurchtrennung zwischen Hals- und Brustmark hebt die
Rippenatmung der betreffenden Seite auf. Der an sich selbstverständliche und
seit langem bekannte Effekt wurde in isolierter Form anscheinend nie systematisch untersucht, wohl aber im Zusammenhang mit dem im vorigen Abschnitt behandelten gekreuzten Phrenicusphänomen (TOSATTI 1939). Jedenfalls kann man annehmen, daß auch für die Intercostalmuskulatur die paarig-
bilaterale Anordnung der efferenten Innervation ihre Gültigkeit besitzt, und
daß nur unter den besonderen Voraussetzungen der Eingriffe am Rückenmark
und der Unterbrechung der peripheren Nervenbahnen eine gekreuzte Innervation auftritt, ähnlich wie dies für die Zwerchfellinnervation der Fall ist.
Die gegenseitigen Beziehungen auf spinalem Niveau sind auch hier als eine

untergeordnete, sekundäre Erscheinung aufzufassen, während die primäre Koordination der beiden Seiten auf der höheren Ebene des Atmungszentrums vollzogen wird.

2. Die vom Atmungszentrum ausgehende motorische Innervation

Erst die neueren Methoden der elektrischen Ableitung von den Atmungsmuskeln, den motorischen Atmungsnerven und den zentralen Anteilen des gesamten efferenten Systems bis hinauf ins Atmungszentrum haben es ermöglicht, die Natur dieser motorischen Innervation näher kennenzulernen und die Art und Weise der Übertragung der Erregungen vom Zentrum bis in die Atmungsmuskeln weitgehend abzuklären. Schon TRAUBE (1847; 1871, p. 187) hatte den durch afferente Tetanisierung des N. vagus hervorgerufenen inspiratorischen Atmungsstillstand als tetanische Kontraktion des Zwerchfells bezeichnet. Ob die physiologische Inspirationsbewegung auch tetanischer Natur ist, darüber findet sich jedoch weder bei TRAUBE noch bei ROSENTHAL (1862) eine eindeutige Angabe. Erst KRONECKER und MARCKWALD (1879) brachten experimentelle Beweise dafür, daß die Inspirationsbewegung des Zwerchfells nicht eine Einzelzuckung sein kann, sondern ein Tetanus sein muß, und zwar auf Grund von Reizversuchen am peripheren Phrenicusstumpf und dem Vergleich der erhaltenen Kontraktionseffekte mit den Kontraktionen bei Spontanatmung, bei afferenter Vagusreizung oder zentraler Reizung der Medulla oblongata. Noch deutlicher kam die Vorstellung von der tetanischen Form der Atmungsbewegungen in der von GAD [1880 (a)] gegebenen Interpretation zum Ausdruck, insbesondere in der Bemerkung, „daß bei normaler Athmung einer tetanischen Contraction der Inspiratoren von constanter Intensität eine andere von schwankender Intensität sich superponire". Ergänzt man diese Annahme in der Weise, daß eine und dieselbe tetanische Kontraktion Schwankungen ihrer Intensität aufweist, die einer alternierenden Aktivierung und Hemmung der tonischen Innervation der Inspiratoren entsprechen, wie dies im Prinzip schon von FUNKE (1858) und BUDGE (1859) angenommen wurde, so nähert man sich ganz der heutigen Auffassung von der Entstehung des Atmungsrhythmus (vgl. sub II C, S. 100—104). Es ist damit gleichzeitig auch das Primat der inspiratorischen Aktivität ins Blickfeld gerückt und die exspiratorische Aktivität primär als Hemmung der Inspiratoren und erst sekundär als exspiratorisch-motorische Innervation charakterisiert. Die tetanische Natur der zur Inspirationsbewegung führenden Muskelkontraktion wurde von MARCKWALD (1887) als Grundprinzip für das Verständnis der Innervation der Atmungsbewegungen gewissermaßen vorausgesetzt, und auch GADs Schüler ARNHEIM (1894) sowie KOSTIN [1904 (b)] gingen von derselben Annahme aus, wenn auch ohne Näheres über die Innervationsform auszusagen. Die erstmals von MACDONALD und REID (1898/99) am zentralen Phrenicusstumpf erhobenen Ableitungsbefunde brachten, abgesehen davon, daß sie dem Nachweis der Autonomie der Tätigkeit des Atmungszentrums galten (vgl. sub I, S. 8), keinen wesentlich neuen Einblick in die Natur der inspiratorisch-motorischen Innervation. Wohl konnte man aus der inspirationssynchronen „negativen Schwankung des Nervenstromes" auf das repetierende Auftreten von Nervenerregungen schließen, wie auch aus späteren analogen Befunden von WINTERSTEIN [1911, 1946; vgl. auch HESS 1931 (b), p. 70]; doch war eine direkte Darstellung der repetierenden Erregungen mit dieser durch Überlagerung summierten Ableitung noch nicht möglich, und man mußte sich damit begnügen, wenigstens in globo die Beteiligung eines motorischen Nerven an der efferenten inspiratorischen Erregungsleitung nachgewiesen zu haben.

a) Die inspiratorische Innervation. Der erste erfolgreiche Schritt zur Registrierung der inspiratorischen Erregungen wurde von DITTLER getan, und zwar einerseits mit der Ableitung der Aktionsströme vom Zwerchfell (DITTLER 1909), andererseits mit der für das damals verwendete Saitengalvanometer viel schwierigeren Ableitung der Aktionsströme des Nervus phrenicus [DITTLER 1910 (a, b)]. Die durchweg von Versuchen am Kaninchen stammenden Kurven zeigen im Verlauf der Inspirationsphase auftretende rasche periodische Schwankungen, deren Frequenz um 100 pro Sekunde liegt, und welche heute als Ausdruck der dyspnoischen Impulssynchronisierung [WYSS 1939 (a); s.u.] gedeutet werden müssen. An den Aktionsströmen des Zwerchfells konnte DITTLER (1909) auch die tonische Restinnervation während der Inspirationspause nachweisen, sowie die Abnahme der Erregungsfrequenz bei Herabsetzung der Körpertemperatur bzw. Kühlung der Medulla oblongata (DITTLER und GARTEN 1912; DITTLER 1913). DITTLER und GARTEN verglichen auch die Aktionsströme des Zwerchfells mit denjenigen des zugehörigen Phrenicus und konnten für die regelmäßigen Schwankungen der inspiratorischen Erregungsinnervation eine weitgehende Frequenz- und Phasenübereinstimmung feststellen. Zweifellos hatten DITTLER sowie DITTLER und GARTEN aus ihren Versuchen das Maximum dessen herausgeholt, was beim damaligen Stand der Technik überhaupt möglich war. Um so bemerkenswerter ist es, daß die grundlegenden Beobachtungen, sowohl die tonische Komponente der inspiratorischen Innervation als auch die regelmäßige Aktionsstromfolge während der inspiratorischen Bewegungsinnervation betreffend, schon an Hand dieser ersten Versuche gemacht worden waren.

Mit verbesserter Technik wurden die efferenten Aktionsströme des N. phrenicus vergleichsweise mit denen des Zwerchfells von GASSER und NEWCOMER (1921) am Hund registriert. Die Ergebnisse waren einerseits eine Bestätigung für die schon von DITTLER und GARTEN (1912) nachgewiesene Frequenz- und Phasenübereinstimmung zwischen den Aktionsstromoscillationen von Zwerchfell und zugehörigem Phrenicus, d. h. für einen Befund, dessen Bedeutung für die Erforschung der motorischen Innervation zur damaligen Zeit hoch eingeschätzt wurde (vgl. FULTON 1926, p. 476). Sie brachten andererseits den vorläufigen und noch nicht durch Kurven belegten Hinweis auf eine ähnliche Frequenzübereinstimmung zwischen den Aktionsstromschwankungen des Phrenicus der einen und des Zwerchfells der andern Seite, womit erstmals auf ein Problem aufmerksam gemacht wurde, das erst in neuester Zeit mit verbesserter Technik die experimentelle Bestätigung und Erweiterung in dem Sinne erfuhr, daß die dyspnoische Impulssynchronisierung ganz allgemein die inspiratorischen Efferenzen gesamthaft erfaßt (Wyss 1955/56, s. u.).

Die weitere Erforschung der inspiratorischen Innervation war im wesentlichen bestimmt durch die fortschreitende Differenzierung der technischen Möglichkeiten. Während für Zwerchfell, Zwischenrippen- und Bauchmuskulatur das Saitengalvanometer noch eine Zeitlang mit Erfolg verwendet werden konnte (und in neuerer Zeit gelegentlich, aber mit weniger Erfolg, sogar durch Direktschreiber aus Elektroencephalographen ersetzt wird), kam für die Ableitung vom Phrenicus und den übrigen respiratorisch-motorische Erregungen führenden peripheren Nerven sowie den zugehörigen zentralen Substraten nur mehr die zusehends sich entwickelnde elektronische Oscillographen-Technik in Frage. Dementsprechend ergibt sich für die nachfolgende Besprechung der inspiratorischen Innervation als einfachstes eine Aufteilung nach den verschiedenen anatomischen Gesichtspunkten.

α) Die Aktionsströme des Zwerchfells. Im Anschluß an die oben erwähnten Untersuchungen von Dittler (1909, 1913), Dittler und Garten (1912) sowie Gasser und Newcomer (1921) wurden an den Aktionsströmen des Zwerchfells weitere Befunde erhoben, welche zur besseren Kenntnis der inspiratorischen Innervation beitrugen. Dusser de Barenne und Zwaardemaker (1923) fanden an der Katze eine Zunahme der Aktionsstromfrequenzen als Folge der Vagotomie; es ist anzunehmen, daß an der verstärkten inspiratorischen Aktivität mehr Aktionsströme ausgezählt wurden. Schon von Gasser und Newcomer (1921) wurde nämlich darauf hingewiesen, daß im Elektromyogramm die Frequenz der Nervenaktionsströme nicht unbedingt „vollzählig" zum Ausdruck zu kommen braucht, was von den Autoren speziell im Hinblick auf die Diskrepanz zwischen dem Piper-Rhythmus mit 50 pro Sekunde und dem Phrenicus-Zwerchfell-Rhythmus mit etwa 100 pro Sekunde geltend gemacht wurde. Fujita (1924) stellte denn auch beim Kaninchen eine inspiratorische Oscillationsfrequenz der Zwerchfellaktionsströme von 50—60 pro Sekunde fest, wo doch sowohl nach den früheren als auch den seitherigen Erfahrungen für den Phrenicus etwa doppelt so hohe Frequenzwerte zu erwarten sind. Im Unterschied zur Bewegungsinnervation ergab sich bei Fujita für die tonische Innervation der Apnoe eine „gleichmäßige (d. h. nicht mehr respiratorisch modulierte) Oscillation von kleiner Amplitude", welche dem von Dittler (1909) beschriebenen Zwerchfelltonus entspricht. Weitere Untersuchungen ähnlicher Art wurden von Wachholder und McKinley (1929) ebenfalls am Kaninchen und ausnahmsweise noch am Hund angestellt.

Bei ruhiger Atmung blieb ein Rest der elektrischen Aktivität des Zwerchfells auch während der Exspirationsphase bis kurz vor deren Ende erhalten. Bei hyperpnoischer Aktivierung traten während der Inspirationsphase Oscillationen gegen 100 pro Sekunde auf; in der Exspirationsphase zeigte sich eine Abnahme der Restaktivität, eventuell bis zu deren Verschwinden. Bei hypopnoischer Einschränkung der Atmungsbewegungen ging mit der Abnahme der inspiratorischen Aktivität während der Inspirationsphase, eine deutliche Zunahme der Restaktivität während der Exspirationsphase einher, mit allmählichem Übergang in die schon von DITTLER (1909) beschriebene Dauerinnervation im Zustand der Apnoe. WACHHOLDER und MCKINLEY hatten damit schon einen ganz wesentlichen Einblick in die Innervationsverhältnisse des Zwerchfells gewonnen, wie sie später mit verbesserter Technik viel einfacher darzustellen und zu interpretieren waren [WYSS 1941 (a), s. u.]. Hervorzuheben ist auch die von denselben Autoren bestätigte Beobachtung DITTLERs, wonach bestehender Pneumothorax die Restinnervation des Zwerchfells während der Exspirationsphase verstärkt, sowie die Feststellung, daß diese Restinnervation auch nach beidseitiger Vagotomie verstärkt ist (vgl. sub III B 1 b, S. 219), und zwar gelegentlich in solchem Ausmaß, daß sie nach der Vagotomie sogar stärker ist, als die inspiratorische Bewegungsinnervation vor der Vagotomie war. An den von WACHHOLDER und MCKINLEY publizierten Aktionsstromkurven lassen sich auch bei ruhiger Atmung und selbst im Zustand des apnoischen Zwerchfelltonus regelmäßige Oscillationen von etwa 50—70 pro Sekunde nachweisen. Falls es sich dabei wirklich um Synchronisierungserscheinungen handelte, und nicht etwa um Eigenschwingungen der Saite, muß ihre Ursache im Zwerchfell selber gesucht werden; denn die über den Phrenicus vermittelte Innervation ist bei ruhiger Atmung sowie im reflektorischen Zwerchfelltonus sicher asynchron, auf alle Fälle beim Kaninchen [WYSS 1939 (a), 1941 (a); s. u.]. Die Übereinstimmung der bei WACHHOLDER und MCKINLEY feststellbaren Aktionsstromfrequenzen mit den von FUJITA (1924) gefundenen und die von GASSER und NEWCOMER (1921) kurz diskutierte Beziehung zum Piper-Rhythmus lassen aber daran denken, daß hier die vergleichende Untersuchung von Phrenicus- und Zwerchfellaktionsströmen zur weiteren Abklärung der Innervationsverhältnisse noch Wesentliches beitragen könnte. Ebenfalls an Hand der Zwerchfellaktionsströme wurde die motorische Innervation der Atmung von HOFFMANN, SCHNEIDER und KELLER (1931) untersucht. Auch in diesen Versuchen, die hauptsächlich dem Studium des Vagus-Zwerchfell-Reflexes (vgl. sub III B 2 e β, S. 256—261) galten, ließ sich das Bestehen einer die Inspirationspause überbrückenden inspiratorischen Grundinnervation nachweisen, welche im Zustand der Dyspnoe bis auf Null abnahm und damit den vollständigen Verlust des Zwerchfelltonus während der Exspirationsphase anzeigte. An der inspiratorischen Bewegungsinnervation lassen sich in den von HOFFMANN u. Mitarb. publizierten Kurven auch bei ruhiger

Atmung auftretende regelmäßige Oscillationen der Aktionsströme von relativ niedriger Frequenz (etwa 60 pro Sekunde) feststellen, was wiederum den früheren Angaben von Fujita (1924) sowie Wachholder und McKinley (1929) entspricht.

Mit verfeinerter Registriertechnik wurden nur relativ selten Aktionsströme vom Zwerchfell abgeleitet. Brown, Atkinson und Gesell (1939) benützten die Methode zum Nachweis der hypoxischen sowie der hyperkapnischen Atmungsaktivierung. Aber erst Gesell, Atkinson und Brown (1940/41) konnten an Hand von Kollektiv- und Einzelableitungen beim Hund nähere Angaben über die Struktur der inspiratorischen Entladung machen, und zwar in dem Sinne, daß die Frequenz der Aktionsströme in einer einzelnen motorischen Einheit während der Inspirationsphase etwas zunimmt, daß im Verlauf der Inspirationsphase gewisse Einheiten etwas früher, andere etwas später einsetzen, und daß es bei aktivierter Atmung in erster Linie auf die Zunahme der Zahl beteiligter motorischer Einheiten und viel weniger auf eine eventuelle Steigerung der Entladungsfrequenzen in den einzelnen Einheiten ankommt. In bezug auf das Auftreten regelmäßiger Aktionsstromfolgen wurde von Gesell u. Mitarb. nur kurz darauf verwiesen, daß im Zwerchfell die „Zuckungsfrequenzen" etwas über 30 pro Sekunde betragen und „auffallenderweise" auch bei chemischer Atmungsaktivierung nicht höher werden. Hiermit waren aber offensichtlich die Entladungsfrequenzen einzelner Einheiten gemeint; denn die Autoren gaben ausdrücklich an, keine synchrone Tätigkeit mehrerer motorischen Einheiten festgestellt zu haben. Vergleichende Untersuchungen von Gesell und Atkinson (1943) ergaben für Maus, Ratte, Kaninchen, Hund und Pferd insofern übereinstimmende Resultate, als die Zahl der an einer Inspirationsphase beteiligten Einzelaktionen mehr oder weniger gegeben ist, d. h. daß z. B. die Maus im Vergleich zu den größeren Tieren mit relativ höherer Entladungsfrequenz eine entsprechend kürzere Inspirationsphase aufweist. Allzu streng darf diese Regel allerdings nicht gefaßt werden; denn bei aktivierter Atmung wurde von den Autoren sowohl eine Verlängerung der Inspirationsphase mit Zunahme der Zahl der Einzelaktionen als auch eine gewisse Frequenzsteigerung beobachtet. Der wesentliche Faktor der Aktivitätssteigerung war aber auch in diesen Versuchen die Rekrutierung von mehr und mehr motorischen Einheiten. Was die Maximalwerte der Entladungsfrequenzen betrifft, so wurde von Gesell und Atkinson für das Kaninchen 60 pro Sekunde angegeben, was von neuem im Einklang stehen würde mit den von den oben genannten Autoren gemachten Beobachtungen. Es würde also von den motorischen Einheiten des Zwerchfells maximal die Hälfte der für den Phrenicus zu erwartenden Synchronisierungsfrequenz erreicht (vgl. unten, S. 143 ff.). Im Vergleich zum Kaninchen fanden Gesell und Atkinson bei Hund und Pferd niedrigere, bei der Maus höhere „Zuckungsfrequenzen" für die Muskelfasern des Zwerchfells. Auch hier wären somit für eine weitere Abklärung Vergleichsversuche mit Parallelregistrierung der Phrenicusaktivität angezeigt.

Sommer (1941) registrierte die Zwerchfellaktionsströme des Kaninchens mit dem Schleifenoscillographen. Die Untersuchungen galten dem Vagus-Zwerchfell-Reflex und lassen in bezug auf die Spontanatmung nur an wenigen Stellen erkennen, daß in Dyspnoe einigermaßen regelmäßige Aktionsstromfolgen von ungefähr 25, 50 und selten 100 pro Sekunde auftraten. Im Hinblick auf die dyspnoisch bedingte Synchronisierungsfrequenz von ungefähr 100 pro Sekunde, die für den Phrenicus des Kaninchens charakteristisch ist (s. u.), ist anzunehmen, daß die motorischen Einheiten bzw. die Motoneurone selber in gewissem Umfang nur mit Demultiplen der Synchronisierungsfrequenz an dieser maximalen Aktivierung teilnehmen. Doch lassen sich aus diesen und den oben erwähnten gelegentlichen Beobachtungen über Aktionsstromfrequenzen im Zwerchfell nur diesbezügliche Vermutungen äußern und werden bindende Schlußfolgerungen erst aus vergleichenden Ableitungsversuchen an Phrenicus und Zwerchfell gezogen werden können.

Im Zusammenhang mit Untersuchungen zur Abklärung des gekreuzten Phrenicus-phänomens (vgl. sub II D 1 b β, S. 117 ff.) wurden die Aktionsströme des Zwerchfells von Dolivo (1952) beim Kaninchen abgeleitet und deren unmittelbare Verstärkung bei Leitungsunterbrechung im gegenseitigen Phrenicus nachgewiesen (vgl. S. 310, Abb. 77). Cuénod, Dolivo und Fleisch (1960) fanden eine Zunahme der Zwerchfellaktionsströme als Reaktion auf eine inspiratorische Widerstandserhöhung auch noch nach beidseitiger Vagotomie und lieferten damit einen weiteren Anhaltspunkt für die Existenz proprio-ceptiver Atmungsreflexe nichtvagaler Natur (vgl. sub IV, S. 344 ff.). Colle, Massion und Vereecken (1959) registrierten die Aktionsströme des Zwerchfells am decerebrierten Kaninchen, einerseits zwecks Nachweis einer eventuellen Beteiligung dieses Muskels an der Enthirnungsstarre (vgl. sub II B 1, S. 25—26), andererseits im Hinblick auf den Vergleich der inspiratorischen Innervation des Zwerchfells mit derjenigen der Intercostalmuskulatur, insbesondere mit Bezug auf die phasische und tonische Komponente des starken inspi-ratorischen Effektes der afferenten Vagusreizung (vgl. sub III B 2 d, S. 248 und III B 2 g α, S. 270). García Ramos (1959) registrierte die elektrische Aktivität des Zwerchfells von Kaninchen, Katzen und Hunden vergleichsweise mit derjenigen der Bauchmusku-latur. Erwähnenswert ist der elektromyographische Nachweis des Wiederauftretens der inspiratorischen Grundinnervation im Anschluß an die Reduktion des Blähungsvolumens der künstlichen Beatmung auf beinahe die Hälfte (l. c., p. 250, Fig. 5). Dieser Befund entspricht im wesentlichen dem von Wyss [1941 (a)] am efferenten Phrenicus des gleichen Tiers (Kaninchen) nach Abstellen der künstlichen Atmung erhobenen (vgl. S. 150, Abb. 23). Auch von Burns und Salmoiraghi (1960) wurden in anderem Zusammenhang Zwerchfellaktionsströme bei Mäusen und Katzen abgeleitet, und es wurden speziell für die Katze nicht nur kollektive, sondern auch auf einzelne motorische Einheiten zu be-ziehende Elektromyogramme wiedergegeben. Die letzteren lassen die typischen Impuls-folgen erkennen, die auch für die inspiratorischen Entladungen des Nervus phrenicus charakteristisch sind (vgl. sub II D 2 a δ, S. 157—160). Die maximale Entladungsfrequenz ergibt sich aus dem publizierten Oscillogramm zu nahezu 20 pro Sekunde, verglichen mit einer Angabe von Amoroso, Bainbridge, Bell, Lawn und Rosenberg (1951) für einzelne motorische Einheiten des Zwerchfells der Ratte, von maximal 35 pro Sekunde.

Mittels künstlicher Reizung einzelner Fasern des Phrenicus und extracellulärer sowie intracellulärer Ableitung von einzelnen Muskelfasern des Rattenzwerchfells konnten Krnjević und Miledi (1958) zeigen, daß die zu einer motorischen Einheit gehörenden

Muskelfasern weit auseinander liegen, und daß die Felder der verschiedenen motorischen Einheit im Zwerchfell eine weitgehende Überlappung ergeben. Die Zahl der Muskelfasern pro Einheit war mindestens 7, höchstens 17.

Vom menschlichen Zwerchfell erhielten DRAPER, LADEFOGED und WHITTERIDGE (1957) Aktionsströme mit inspiratorischen Impulsserien von etwa 15 pro Sekunde. Verwendet wurde entsprechend den Angaben von DRAPER, LADEFOGED und WHITTERIDGE (1959) die Methode der Ableitung vom Oesophagus aus, mit welcher es neuerdings auch PETIT, MILIC-EMILI und DELHEZ [1960 (a, b)] gelang, die Aktionsströme des menschlichen Zwerchfells abzuleiten. Von diesen letzteren Autoren konnte als vorläufiges Resultat festgestellt werden, daß die elektrische Aktivität sich in die Exspirationsphase fortsetzt und erst gegen deren Ende erlischt. Genauere Angaben stehen aber noch aus. Auch hier wäre wieder an die schon von DITTLER (1909) beobachtete tonische Restinnervation während der Inspirationspause zu erinnern; dagegen erübrigt es sich, auf die von den Autoren vermutete, offenbar als inspiratorische Halteleistung zu interpretierende Bedeutung dieser „antagonistischen" Wirkung einzugehen.

β) Die Aktionsströme der inspiratorisch wirksamen Intercostalmuskeln. Die elektromyographisch nachweisbare Tätigkeit der Intercostalmuskulatur erwies sich als eine vorwiegend inspiratorische. Bezeichnenderweise fanden schon WACHHOLDER und McKINLEY (1929) an Kaninchen und Hund eine Dauerinnervation der Intercostales externi, welche zum Teil schon bei ruhiger Atmung, besonders aber in Hyperpnoe eine inspiratorische Verstärkung erkennen ließ. Im Unterschied zum Zwerchfell zeigten dieselben Muskeln im Zustand der Apnoe keine elektrische Aktivität mehr an. Über die Struktur der mit dem Saitengalvanometer registrierten Aktionsströme konnte jedoch auf Grund dieser ersten Untersuchungen noch nichts Bestimmtes ausgesagt werden, abgesehen vielleicht von der Angabe eines Rhythmus von 25 pro Sekunde für die Inspirationsphase des Kaninchens.

Mit verbesserter Technik, d. h. unter Verwendung coaxialer Nadelelektroden, elektrischer Verstärkung und Registrierung mit elektromagnetischem Oscillographen, konnten ANDERSON und LINDSLEY (1935) die respiratorischen Aktionsströme einzelner motorischer Einheiten der Intercostalmuskulatur der Katze zur Darstellung bringen. Von den Intercostales externi wurden inspiratorische Impulsfolgen abgeleitet, deren relativ niedrige Frequenz von etwa 10 pro Sekunde im Verlauf der Inspirationsphase eine deutliche Zunahme und Wiederabnahme zeigte und unter Kohlensäuredyspnoe auf maximal etwa 15 pro Sekunde anstieg. Trotz einseitiger Pneumektomie konnte mit Bezug auf die Anzahl der aktivierten Einheiten und die Frequenz der Entladungen kein Unterschied zwischen operierter und intakter Seite nachgewiesen werden, abgesehen davon, daß auf der operierten Seite die Tendenz zur Synchronisierung der Entladungen der motorischen Einheiten festgestellt wurde. Diese

Synchronisierungstendenz wurde von den Autoren wohl mit Recht auf den Wegfall der pulmonalen Afferenzen der betreffenden Seite zurückgeführt, von der Annahme ausgehend, daß afferente Beeinflussung eine solche Synchronisierung verhindern müsse (vgl. sub II D 2 a δ, S. 146—147).

In den elektromyographischen Untersuchungen von GESELL [1936 (a, b)], GESELL und WHITE (1938), BROWN, ATKINSON und GESELL (1939), WORZNIAK und GESELL (1939), GESELL [1940 (b), pp. 545—550, 555—559], GESELL, MAGEE und BRICKER (1939/40) sowie GESELL, ATKINSON und BROWN

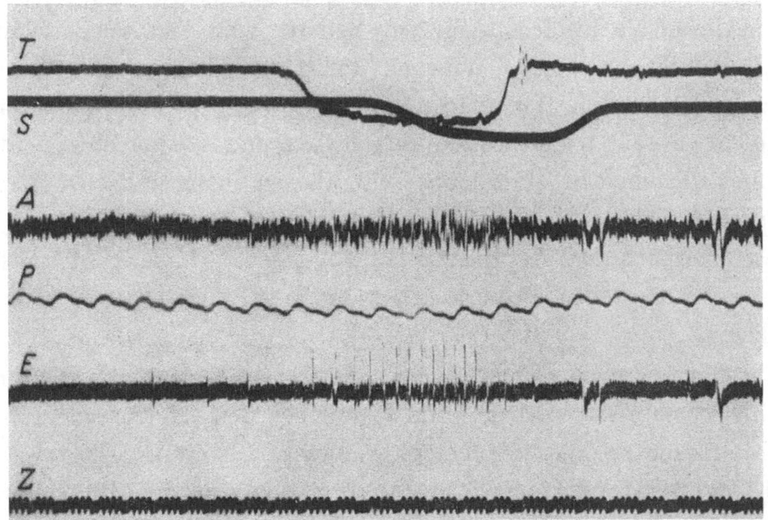

Abb. 18. Inspiratorische Aktionsströme der Mm. intercostales interni des mit Morphium und Urethan narkotisierten spontan atmenden Hundes. Von oben nach unten: Trachealdruck (T) und Spirogramm (S), letzteres durch Trägheit verzögert, mit Inspiration nach unten; Kollektivableitung (A) mit großer Elektrodendistanz; Blutdruck (P); Einzelableitung (E) mit kleiner Elektrodendistanz, zwei motorische Einheiten wiedergebend; Zeitmarkierung (Z) 0,04 und 0,2 sec. [GESELL 1936 (a)]

(1940/41) ergab sich für die Intercostalmuskeln des Hundes in erster Linie eine inspiratorische Aktivität, welche zum Teil in der klassischen Weise den Mm. intercostales externi und intercartilaginei, zum Teil aber auch den Mm. intercostales interni zugeschrieben werden mußte. Auf die großen individuellen Unterschiede in der Beteiligung der Intercostalmuskeln am Inspirationsakt des Hundes wurde von GESELL [1936 (a)] besonders hingewiesen. Außer kollektiven Ableitungen von ganzen Muskelpartien konnten auch die inspiratorischen Entladungen einzelner motorischer Einheiten (Abb. 18) registriert werden, und es wurde die bis gegen Ende der Inspirationsphase progressiv ansteigende Entladungsfrequenz als die für diese inspiratorischen Erregungsfolgen typische Innervationsart erkannt. Zudem konnte für die hieraus resultierende progressive Zunahme der inspiratorischen Kraftentwicklung auch noch die progressive Rekrutierung weiterer motorischer Einheiten verantwortlich gemacht werden [GESELL 1936 (b); GESELL, ATKINSON und BROWN 1940/41]. Für die maximalen Entladungsfrequenzen einzelner motorischer Einheiten von inspiratorisch wirksamen Intercostalmuskeln gab GESELL [1936 (a, b)] den relativ niedrigen Wert von 10—15 pro Sekunde an. Demgegenüber wurden an den kollektiven Ableitungen offenbar keine regelmäßigen Aktionsstromfolgen, welche auf eine Synchronisierung hätten hinweisen können, beobachtet. Von GESELL [1936 (b)] wurden auch Aktionsströme beschrieben, die mit konstant bleibender Entladungsfrequenz während der Exspirationsphase auftreten und dadurch zustande kommen sollen, daß eine an sich exspiratorisch wirksame Dauerinnervation während der Inspirationsphase durch eine Hemmung unterbrochen wird. Soweit dies respiratorisch aktive Intercostalmuskeln betrifft, wäre eine solche Hemmung auch als eine inspiratorische Wirkung durch Vermittlung der Intercostalmuskulatur zu bewerten. Die zugrunde liegende Dauerinnervation ist ja nicht unbedingt als primär respiratorisch aufzufassen und könnte ebensogut Ausdruck eines allgemeinen Haltetonus sein, dessen inspiratorische Hemmung dann die eigentliche aktiv-respiratorische Leistung darstellen würde. Wenn auch diese Interpretation über die von GESELL gegebene hinausgeht, so lieferten doch die experimentellen Befunde schon genügend Anhaltspunkte für deren Berechtigung.

Solche Überlegungen gewinnen um so mehr an Bedeutung, als COLLE u. Mitarb. an decerebrierten Katzen und Kaninchen den elektromyographischen Nachweis erbrachten, daß die Intercostalmuskeln sowohl postural-tonische als auch spezifisch-respiratorische Aktivität zeigen, daß die erstere sowohl in inspiratorisch als auch in exspiratorisch wirksamen Intercostalmuskeln vorkommt und in beiden Muskelgruppen im Zustand der Enthirnungsstarre verstärkt ist (COLLE und MEULDERS 1959; MASSION, MEULDERS und COLLE 1960; MEULDERS, MASSION und COLLE 1960). Dieselben Autoren fanden am decerebrierten Kaninchen, daß die respiratorische Komponente der inspiratorisch wirksamen Intercostalmuskeln am starken inspiratorischen Effekt der afferenten Vagusreizung mit Verstärkung bis zum inspiratorischen Tetanus beteiligt ist, während die nicht respiratorisch modulierte postural-tonische Komponente durch afferente Vagusreizung nicht beeinflußt wird (COLLE, MASSION und VEREECKEN 1959; MASSION und COLLE 1960; vgl. auch sub II D 2 b β, S. 187).

An Einzelfaserableitungen von den inspiratorisch wirksamen Intercostalmuskeln der Katze konnte FLOERSHEIM (1960) die Feststellung machen, daß die motorische Entladung mit Beginn der Inspiration einsetzt und unter Frequenzzunahme bis zum Ende der Inspiration anhält, im Gegensatz zu den exspiratorisch aktiven Muskelfasern, die erst gegen Ende der Exspirationsphase aktiviert werden (vgl. sub II D 2 b α, S. 183).

Integrierte Aktionsstromableitungen von der Intercostalmuskulatur von Ratten und Kaninchen wurden von BERGSTRÖM und KERTTULA (1961) quantitativ ausgewertet zwecks Untersuchung der nervösen Beeinflussung der Atmungsbewegung. Es ist selbstverständlich schwer zu unterscheiden, inwiefern solche Ableitungen für die Intensität der Atmungs-innervation repräsentativ sind; über den Innervationsmodus läßt sich auf Grund dieser Ableitungen nichts Näheres aussagen.

Untersuchungen über die Aktionsströme der Intercostalmuskeln wurden auch am Menschen durchgeführt. TOKIZANE, KAWAMATA und TOKIZANE (1951/52) fanden inspiratorisch wirksame Anteile in den äußeren Inter-costalmuskeln und beschrieben ebenfalls eine von der Atmung mehr oder weniger unabhängige Dauerinnervation. Diese letztere wurde auch von JONES, BEARGIE und PAULY (1953) beobachtet und als tonische Wirkung zur Ver-hinderung des Auseinanderweichens der Rippen bewertet. Inspiratorische Aktionsströme fanden diese Autoren in den Intercostalräumen nahe dem Ster-num sowie mehr lateral in den vier oberen Intercostalräumen. Offenbar handelte es sich dabei um die Mm. intercartilaginei und die Mm. intercostales externi der oberen Thoraxhälfte, was an ähnliche Verhältnisse beim Hund [GESELL 1936 (a)] erinnert. CAMPBELL [1955 (a), 1958] registrierte die Aktions-ströme der Intercostalmuskeln des Menschen gleichzeitig mittels Oberflächen-elektroden und konzentrischen Nadelelektroden und unter Verwendung von Direktschreibern. Die so erhaltenen Kurven lassen aber keine Rückschlüsse auf die Struktur dieser Aktionsströme ziehen und waren offenbar lediglich dazu bestimmt, die zeitliche Beteiligung dieser Muskeln am Respirationsakt zur Darstellung zu bringen. Schon bei ruhiger Atmung erwiesen sie sich als inspiratorisch aktiv. Mit Oberflächenelektroden und im übrigen gleicher Tech-nik konnten GREEN und HOWELL (1959) von den untern Intercostalräumen des Menschen Aktionsströme ableiten, die nicht nur während der Inspirations-phase, sondern darüber hinaus auch noch mindestens während der ersten Hälfte der Exspirationsphase andauerten. Die durch das Elektrokardiogramm stark deformierten Kurven lassen vielleicht eine das Ende der Inspirationsphase markierende vorübergehende Abnahme der Aktionsströme erkennen, was im Hinblick auf eine analoge Erscheinung am Phrenicus (s. u.) von Bedeutung sein könnte. Sicher handelt es sich hier um die im Verlauf der Exspirations-phase progressiv abnehmende inspiratorische Restinnervation, auf deren Bedeutung im Zusammenhang mit der Besprechung der Phrenicusaktions-ströme zurückzukommen sein wird (vgl. sub II D 2 a δ, S. 151 ff.). Mit besserer Technik konnten DRAPER, LADEFOGED und WHITTERIDGE (1957, 1959) die inspiratorische Aktivität bei ruhiger Atmung von den Intercostales externi der Interscapularregion des Menschen ableiten.

γ) Die Aktionsströme weiterer inspiratorisch wirksamer Muskeln. Von auxiliären inspiratorischen Muskeln wurden Aktionsströme nur in relativ wenigen Versuchen abgeleitet. Bei dyspnoisch aktivierter Atmung können sich derart zahlreiche Muskeln des Stamms und der Extremitäten als inspiratorisch aktiv erweisen, daß deren elektromyographische Untersuchung kein speziell die Atmungsinnervation betreffendes Interesse mehr beanspruchen kann. In erster Linie und übrigens auch nur der Vollständigkeit halber kommen hier Muskeln in Frage, die schon bei ruhiger oder nur leicht aktivierter Atmung inspiratorisch beteiligt sind, wie auf Grund von elektromyographischen Untersuchungen am Menschen die Mm. scaleni und sternocleidomastoidei, deren Aktionsströme von TOKIZANE, KAWAMATA und TOKIZANE (1951/52), JONES, BEARGIE und PAULY (1953) und CAMPBELL [1954, 1955 (c), 1958] untersucht wurden. Der als inspiratorisch aktiv bezeichnete M. serratus anterior mußte dagegen auf Grund der elektromyographischen Untersuchung als solcher ausscheiden (CATTON und GRAY 1951; TOKIZANE, KAWAMATA und TOKIZANE 1951/52; JONES, BEARGIE und PAULY 1953; CAMPBELL 1954, 1958), während der M. trapezius z. T. schon bei ruhiger Atmung, sicher bei Atmungsaktivierung inspiratorische Aktionsströme nachweisen ließ (TOKIZANE, KAWAMATA und TOKIZANE 1951/52; JONES, BEARGIE und PAULY 1953; CAMPBELL 1954, 1958). Weitere Stamm- und Rückenmuskeln wurden ebenfalls elektromyographisch untersucht und inspiratorisch aktiv befunden, so von TOKIZANE, KAWAMATA und TOKIZANE (1951/52) und CAMPBELL (1954; 1958, pp. 53—60) am Menschen, von ARMSTRONG und SMITH (1955) am Hund; doch erübrigt es sich, näher hierauf einzugehen, denn wie die meisten bisher aufgeführten genügen auch die an diesen auxiliären Muskeln erhobenen Registrierbefunde in technischer Hinsicht für die Beurteilung der inspiratorischen Innervationsstruktur in keiner Weise. Dagegen lassen die an der Atmung normalerweise beteiligten Kehlkopfmuskeln, soweit sie inspiratorisch aktiv sind, im Elektromyogramm die charakteristischen Aktionsströme der inspiratorischen Innervation erkennen (M. crico-thyreoideus; ANDREW 1955). An Hand elektrophysiologischer Untersuchungen konnte auch erwiesen werden, daß der M. sterno-thyreoideus sowie die Mm. genioglossus et styloglossus eindeutig inspiratorisch aktive Muskeln sind (ANDREW 1955; ARMSTRONG und SMITH 1955).

δ) Die efferenten Aktionsströme des Nervus phrenicus. Ausschlaggebend für die Erforschung der inspiratorischen Innervation waren die Aktionsstromableitungen vom zentralen Phrenicusstumpf. Auf die ersten Versuche von DITTLER [1910 (a, b)] sowie von GASSER und NEWCOMER (1921) folgte die genauere Analyse des spontanen Elektrophrenicogramms mit Verstärker und Kathodenstrahl-Oscillographen. GASSER (1928) erbrachte den Nachweis, daß die bei maximaler dyspnoischer Aktivierung vom Phrenicus des Hundes ableitbaren die Inspirationsphase begleitenden Aktionsströme als regelmäßige Folge von synchronisierten Salven aufzufassen sind. Verglichen mit dem künstlich ausgelösten Einzelaktionsstrom zeigten diese Salven eine deutliche zeitliche Dispersion auf das Mehrfache der Aktionsstromdauer mit erheblicher Reduktion der Amplitude. Die oft durch Pausen voneinander getrennten Salven folgten sich mit einer Frequenz von etwa 100 pro Sekunde. Aus der Größe bzw. der Fläche der einzelnen Salven verglichen mit derjenigen der künstlich ausgelösten Aktionsstromsalve ergab sich eine Beteiligung von nicht mehr als etwa einem Viertel der vorhandenen, im maximalen Aktionsstrom enthaltenen Fasern. Von der Annahme ausgehend, daß am maximalen Nervenaktionsstrom des Phrenicus die afferenten Fasern sicher weniger als die Hälfte ausmachen, konnte GASSER das repetierende Ansprechen einzelner Fasern innerhalb einer dieser spontanen Salven mit großer Wahrscheinlichkeit ausschließen. Ja es konnte auf Grund der wechselnden Größe der einzelnen Salven innerhalb einer Inspirationsphase sogar die Vermutung ausgesprochen werden, daß die einzelnen motorischen Phrenicusfasern nicht alle an jeder Salve beteiligt sind, d. h. daß die motorischen Einheiten offenbar mit Demultiplen der Synchronisierungsfrequenz am motorischen Innervationsvorgang mitmachen. Nur selten traten denn auch so große Salven auf, daß an eine zufallsbedingte Beteiligung sämtlicher motorischen Fasern gedacht werden mußte. Die Tatsache aber, daß die einzelnen motorischen Einheiten des Phrenicus nicht zeitlich beliebig, sondern in Phase mit dem kollektiven Rhythmus einspringen, mußte folgerichtig zur Annahme eines zentralen die Phrenicus-Motoneurone koordinierenden und ihre zufällige Entladung verhindernden Mechanismus führen. Diese von GASSER gezogene Schlußfolgerung schien um so eher berechtigt, als schon GASSER und NEWCOMER (1921) in den Phrenici der beiden Seiten den gleichen Rhythmus festgestellt hatten. Damit war auch alles Wesentliche über die Synchronisierung motorischer Impulse im Phrenicus schon ausgesagt, und es bedurfte eigentlich nur noch der Bestätigung des vermuteten Mechanismus sowie der Abklärung der Synchronisierungs*bedingungen*.

Eine erste Bestätigung brachten noch im gleichen Jahr ADRIAN und BRONK (1928), indem sie mittels Einzelfaserableitungen vom Phrenicus des Kaninchens die Entladungsfrequenzen der motorischen Einheiten direkt bestimmen konnten. Die Autoren fanden bei ruhiger Atmung 20—30 Impulse pro Sekunde, bei Dyspnoe deren 50—80, im Extremfall bis 112 pro Sekunde. Aus den vom ganzen Nerven abgeleiteten Oscillogrammen ergeben sich lediglich gewisse Andeutungen von regelmäßigen Impulsfolgen zu ungefähr 50 und 100 pro Sekunde. Soweit Vergleiche zwischen Hund und Kaninchen zulässig sind (s. u.), ließ sich somit an Hand dieser Befunde die Annahme GASSERs, daß die einzelnen Phrenicusfasern meistens mit Demultiplen und nur in extremen Fällen mit der Synchronisierungsfrequenz selber an der inspiratorischen Innervation beteiligt sind, durchaus vertreten. Überdies fanden ADRIAN und BRONK, daß die Entladungsfrequenz einzelner Phrenicuseinheiten keineswegs ganz regelmäßig ist, und daß sie im Verlauf der Inspirationsphase etwas ansteigt und gelegentlich gegen deren Ende wieder abfällt. Bestätigt wurden die Befunde GASSERs weiterhin durch BISHOP und BRONFENBRENNER (1936), welche am botulinusvergifteten Hund mit zunehmender Dyspnoe eine analoge Synchronisierung der efferenten Phrenicusaktionsströme feststellten, deren Frequenz etwa 90 pro Sekunde betrug.

Daß das Phänomen der Synchronisierung der motorischen Impulse im efferenten Phrenicus ausschließlich durch die dyspnoische Aktivierung bedingt war, konnte im damaligen Zeitpunkt noch nicht erkannt werden. Der noch unvollkommenen Verstärkungs- und Registriertechnik wegen erhielt man bei wirklich eupnoischer Atmung zu kleine Ausschläge und extrapolierte vom aktivierten auf den Ruhezustand der Atmung. So gaben HESS und WYSS (1936) sogar an, Aktionsstromfrequenzen von 100—120 pro Sekunde nicht nur in den Inspirationsphasen, sondern auch in der tonischen Restinnervation während der Inspirationspause und selbst im apnoischen Reflextonus ausgezählt zu haben. Auch RIJLANT [1937 (d)] machte trotz weitgehend verbesserter Registriertechnik, welche asynchrone und synchronisierte Aktivität deutlich zu unterscheiden gestattete, die unmißverständliche Angabe, daß bei curarisierten Kaninchen, Katzen und Hunden die eupnoische Inspirationsphase aus einer regelmäßigen Folge von 50—100 Impulssalven pro Sekunde bestehe, und betrachtete diese synchronisierte Aktivität, für die er den Begriff der „Modulation" einführte und ein vom primären Atmungsmechanismus verschiedenes mehr caudal gelegenes bulbäres Substrat annahm [RIJLANT 1939 (a, b, c, d, e), 1940 (a), 1943 (b, g)], als charakteristisch für die inspiratorische Bewegungsinnervation. Diese würde demnach aus einer primären, Rhythmus und Amplitude der Atmung bestimmenden, wahrscheinlich als asynchron zu betrachtenden Grundaktivität und einer sekundären, diese erstere verstärkenden und zum Synchronisierungsrhythmus „modulierenden" zusätzlichen Aktivität hervorgehen. Davon aber, daß diese letztere Komponente etwa nur im Zustand der Dyspnoe zum Spielen kommt, ist in den sehr ausgedehnten und nicht leicht zu interpretierenden Ausführungen RIJLANTs nirgends die Rede. Im Gegenteil, die Annahme eines solchen doppelten Mechanismus für die zentral (d. h. offenbar nicht-reflektorisch) ausgelöste Inspiration wurde noch dadurch unterstützt, daß in der inspiratorischen Phase des efferenten N. vagus bzw. N. recurrens die gleiche Synchronisierungsfrequenz nachweisbar war (RIJLANT, ALDAYA und ABBELOOS 1936), während die exspiratorische Phase in diesem selben Nerven eine asynchrone tonische Innervation erkennen ließ, welche auch dann asynchron blieb, wenn sie in eine verstärkte exspiratorische Bewegungsinnervation überging (vgl. sub II D 2 b β, S. 186). RIJLANT war es aber dank der einwandfreien Registriertechnik nicht entgangen, daß bei den drei erwähnten Tierarten die inspiratorische Aktivität des Phrenicus außer der salvenmäßigen auch eine asynchrone Komponente aufweist, und daß diese letztere sich nicht nur den Salven überlagern, sondern gelegentlich auch Anfang und Ende der Inspirationsphase ganz beherrschen kann; dann nämlich, wenn die Salven erst im Verlauf der Inspirationsphase auftreten und vor deren Ende wieder verschwinden. Bemerkenswert ist schließlich die von RIJLANT [1937 (d)] ausdrücklich hervorgehobene Feststellung, daß der Phrenicus während der Inspirations*pause* jeder elektrischen Aktivität entbehre. Dieser auf dyspnoische Aktivierung der Atmung hinweisende Befund bestätigt die Vermutung, daß die Tiere, die curarisiert waren, durchweg im Zustand relativer Dyspnoe untersucht wurden.

Zu dieser letzteren Schlußfolgerung berechtigen seither erworbene Kenntnisse. WYSS [1939 (a)] konnte auf Grund von Untersuchungen am Kaninchen

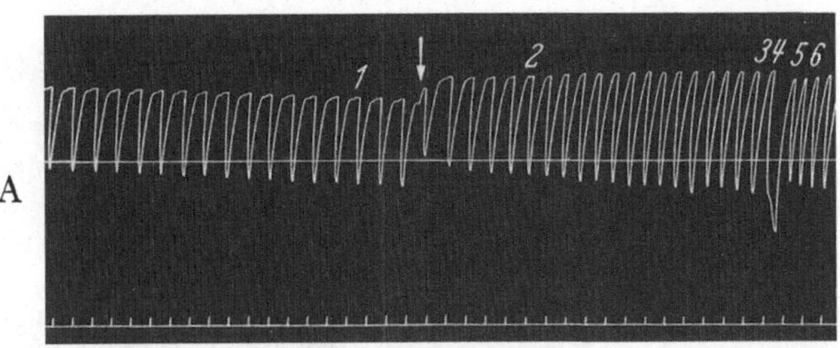

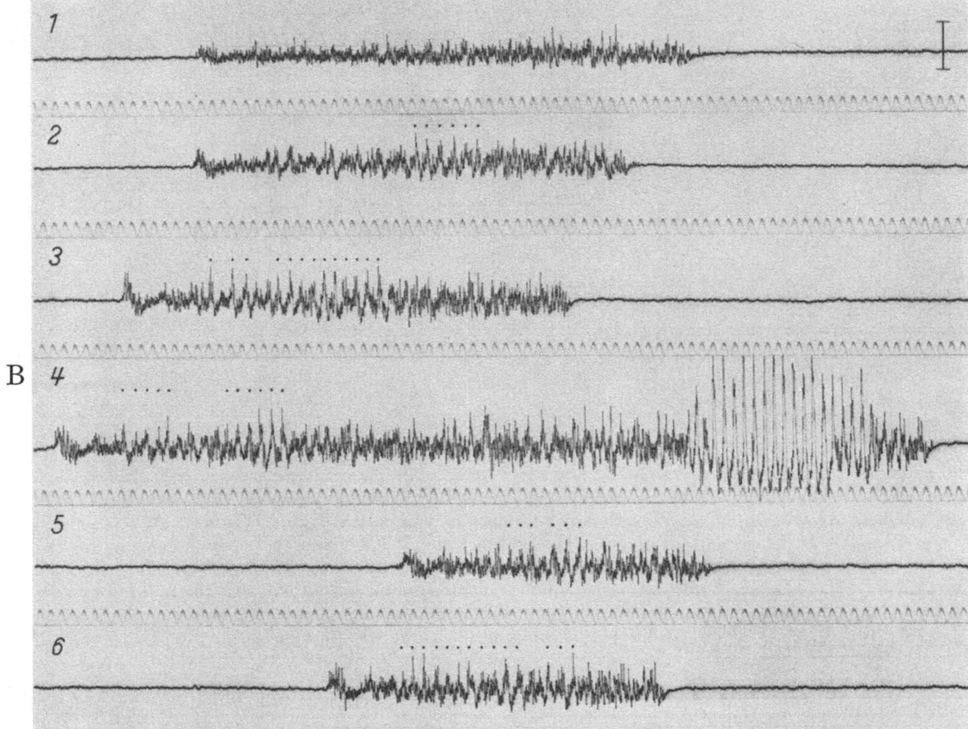

Abb. 19A u. B. Zunahme der inspiratorischen Innervation unter dem Einfluß steigender Dyspnoe (Kaninchen, decerebriert und tracheotomiert; Vagi intakt, Spontanatmung bei geschlossenem Thorax; entspricht Fall D von Abb. 7, S. 42). A: Pneumogramm, registriert mit Atmungsflasche von 10 Liter Inhalt und Mareyscher Kapsel, deren Entspannungslage durch die horizontale Linie angegeben ist. Inspiration nach unten. Zeit in 3 sec. Zuerst Atmung aus einer Flasche mit Luft-Sauerstoff-Gemisch und Absorption der CO_2 durch Natronkalk. Bei Marke ↓ Umschaltung auf eine gleich große mit Oxycarbon (5% CO_2, 95% O_2) gefüllte Flasche. Der zufällig etwas höhere Druck in der zweiten Flasche bewirkt einen initialen Blähungseffekt: exspiratorische Verlangsamung während dem ersten Atemzug nach Umschaltung. B: 1—6 inspiratorische Aktionsstrombilder des efferenten Phrenicus während der in A mit 1—6 bezeichneten Atmungsphasen. Die Ausschnitte 3—5 schließen direkt aneinander an. Zeitmarkierung 100 Hz. Ordinatenkalibrierung (in 1): 50 μV. Man beachte die in Atmungsphase 2 schon angedeutete und in den folgenden Atmungsphasen nur wenig stärkere, durch Punkte markierte Synchronisierung, verglichen mit der sehr ausgesprochenen und etwas höher frequenten Synchronisierung, die sich als tiefe Inspiration der an sich verlängerten Atmungsphase 4 anschließt bzw. als vertiefte Inspiration aufsetzt. (Original)

den Nachweis erbringen, daß in Eupnoe die Aktionsströme des efferenten
Phrenicus während der ganzen Inspirationsphase absolut asynchron verlaufen,
und daß synchronisierte Salven erst mit steigender Dyspnoe auftreten. So
erklärt sich die während einer Inspirationsphase, und zwar in der Regel während
der ersten Hälfte derselben sich ausbildende Synchronisierung (Abb. 19B,

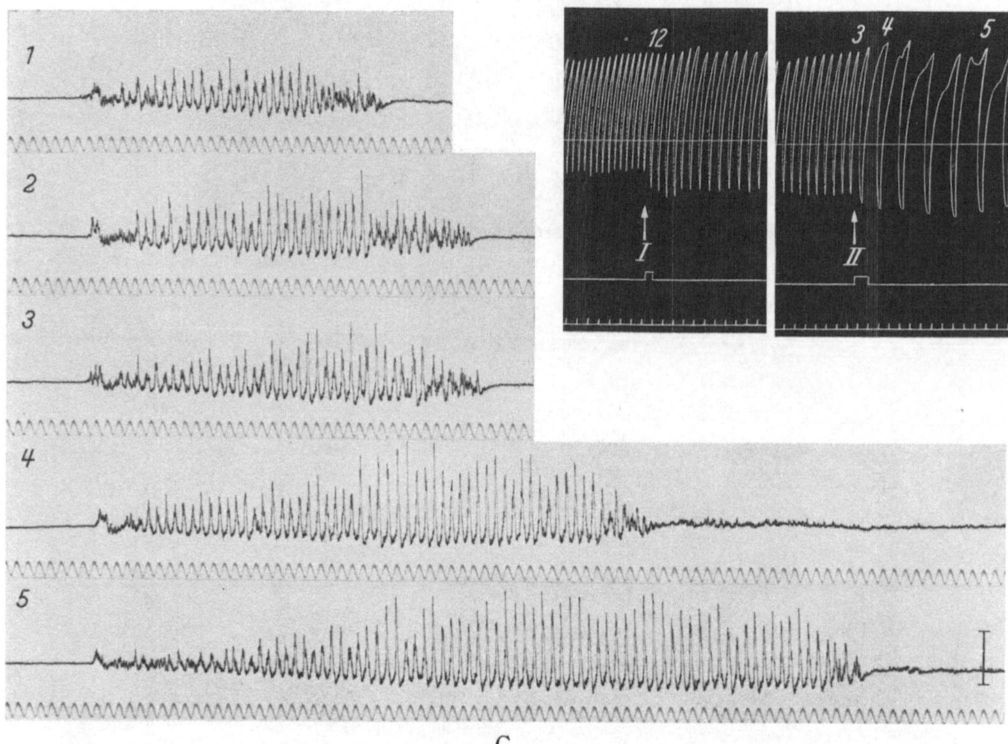

C

Abb. 20A—C. A und B Pneumogramm und C zugehörige Aktionsstrombilder (*1*—*5*) des efferenten Phreni-
cus vor bzw. nach Vagotomie (↑), während Atmung von Oxycarbon (5 % CO₂ + 95 % O₂). *1* Letzter
Atemzug vor der I. Vagotomie, *2* Erster Atemzug nach der I. Vagotomie, *3* Letzter Atemzug vor der
II. Vagotomie, *4* Zweiter Atemzug nach der II. Vagotomie, *5* Sechster Atemzug nach der II. Vagotomie.
Kaninchen, decerebriert auf Höhe des Mittelhirns. Pneumogramm mit Atmungsflasche und Mareyscher
Kapsel. Inspiration nach unten. Horizontale Linie = Entspannungslage der Kapsel. Signal der Vagotomie.
Zeit in 3 sec. Elektrogramme: Ordinatenkalibrierung (in *5*): 50 μV. Zeitmarkierung 100 Hz. (Original)

2ff.), die in vielen Fällen noch während der Inspirationsphase aufhört und
einer asynchronen Endphase Platz macht, in anderen, selteneren Fällen bei
starker Dyspnoe auch bis zum Ende der Inspirationsphase anhält (Abb. 20).
Dabei zeigt sich gelegentlich eine progressive Zunahme der Synchronisierungsfrequenz [vgl. WYSS 1939 (a), p. 531, Abb. 4]. Auch können im Verlauf einer
dyspnoisch synchronisierten Inspirationsphase interkurrente tiefe Inspirationen
auftreten, welche sich im Elektrogramm durch eine etwas verschiedene, meist
höhere Synchronisierungsfrequenz von der gewöhnlichen Inspiration unterscheiden (Abb. 19B, 4), wie dies auch von RIJLANT [1939 (a)] beschrieben
wurde. Später konnte auch gezeigt werden, daß Durchschneiden der Vagi
das Auftreten synchronisierter Salven ganz erheblich begünstigt (Abb. 20),

indem durch den Wegfall der vagalen Hemmung die Inspirationstiefe zunimmt und zudem auch ein beträchtlicher Anteil reflektorisch bedingter inspiratorischer Aktivität, die naturgemäß asynchron sein muß, zugunsten der
autonomen inspiratorischen Tätigkeit des Atmungszentrums verschwindet
(Wyss 1957). Für die schon von Gasser (1928) geforderte zentrale Koordination des inspiratorischen Synchronisierungsrhythmus konnte als weiterer

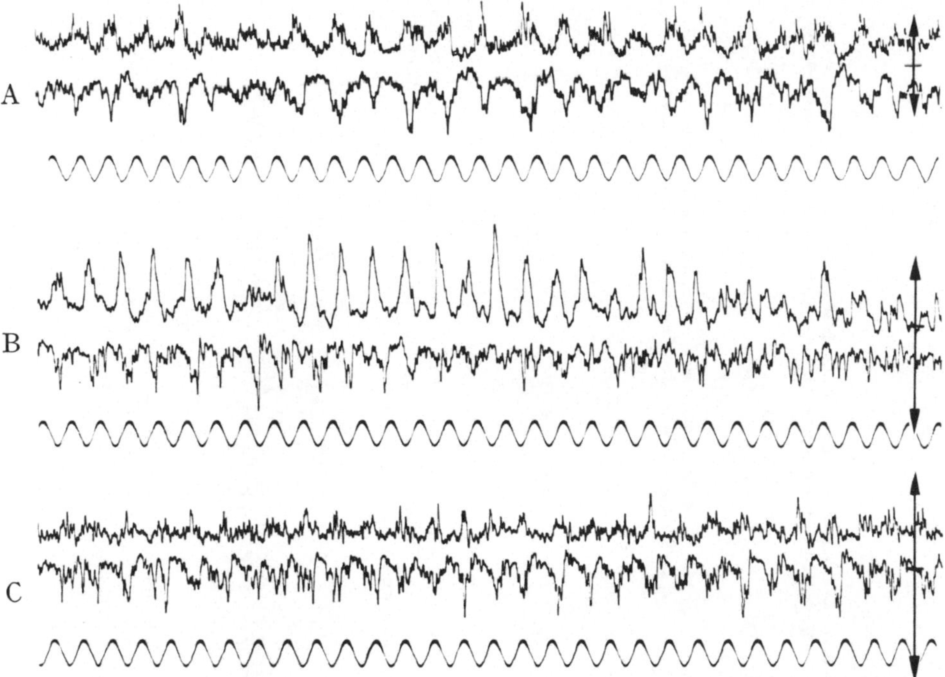

Abb. 21 A—C. Frequenzmäßige und phasenmäßige Übereinstimmung der zu Salven synchronisierten
inspiratorischen Aktionsströme bei Atmung von Oxycarbon (5 % CO_2 + 95 % O_2). A: Relativ wenig ausgesprochene Synchronisierung in den beiden Phrenici. B: Ausgesprochene Synchronisierung im Phrenicus
der einen, und deutlich erkennbare Synchronisierung im efferenten Vagus der andern Seite. C: Angedeutete
Synchronisierung im einen und deutlich erkennbare Synchronisierung im andern efferenten Vagus. B und
C stammen vom gleichen Versuch. Kaninchen in Urethannarkose, beidseits vagotomiert. Ordinatenkalibrierung: 50 μV; Zeitmarkierung 100 Hz. (Original; vgl. Wyss 1955/56)

Beweis die im Prinzip schon von Rijlant, Aldaya und Abbeloos (1936)
festgestellte Tatsache experimentell belegt werden, daß die Salvenfolgen nicht
nur in den Phrenici, sondern auch in den efferenten Vagi der beiden Seiten,
sowie zwischen Phrenicus und efferentem Vagus der gleichen oder der Gegenseite, sowohl frequenzmäßig als auch phasenmäßig übereinstimmen (Abb. 21,
Wyss 1955/56). Von der am Kaninchen weitgehend bestätigten Regel der
inspiratorischen Impulssynchronisierung gab es nur ganz seltene Ausnahmen
in dem Sinne, daß trotz maximaler dyspnoischer Atmungsaktivierung keine
Synchronisierung nachgewiesen werden konnte. Bei der Katze dagegen scheint
es häufiger vorzukommen, daß in Dyspnoe die Inspirationsphase asynchrone
oder nur spärlich synchronisierte Aktionsströme aufweist, welche erst gegen
Ende, d. h. auf der Höhe der Inspiration, sich zu wenigen sich viel langsamer

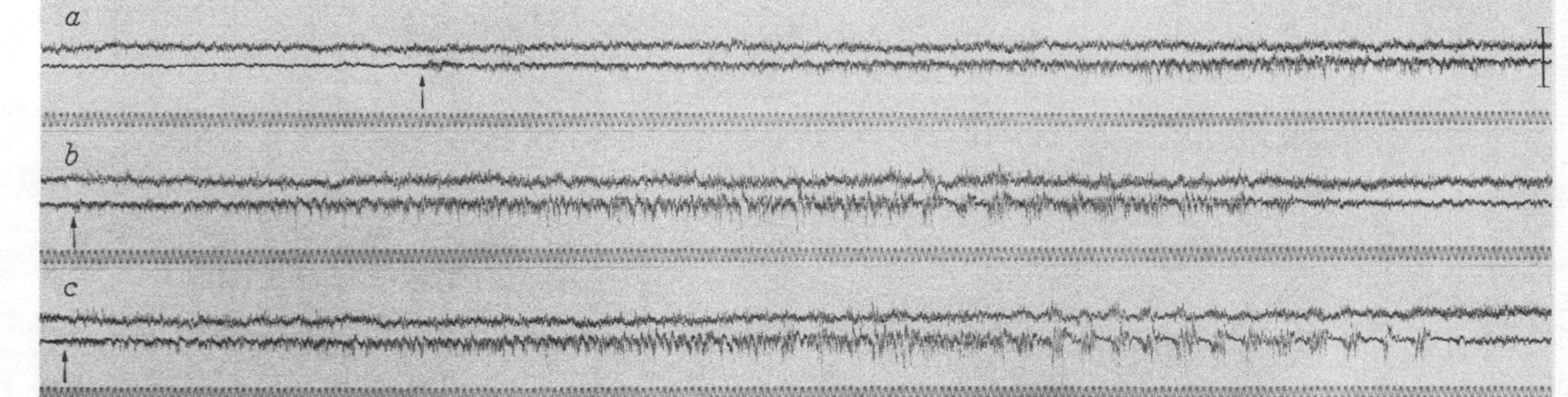

Abb. 22A. Aktionsströme des efferenten Vagus (je oben) und des efferenten Phrenicus (je unten) einer mit Dial (0,6 ml/kg intraperitoneal) narkotisierten, tracheotomierten und beidseits vagotomierten Katze für je eine Inspirationsphase (beginnend bei ↑) in Eupnoe (*a*) und zunehmender Dyspnoe (*b, c*). Ordinatenkalibrierung (in *a*): 50 μV. Zeitmarkierung 100 Hz. (Original)

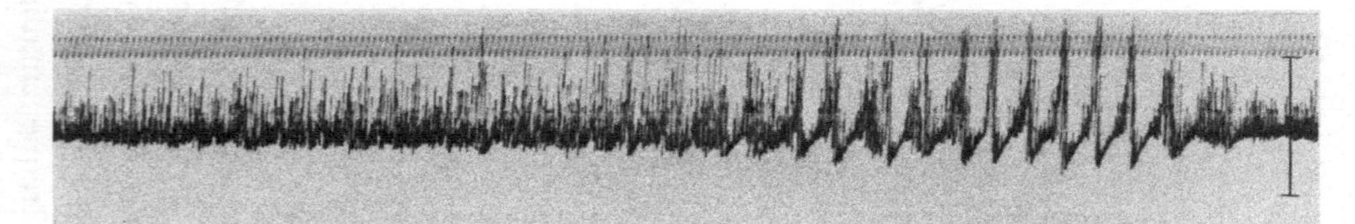

Abb. 22B. Aktionsströme des efferenten Phrenicus einer mit Numal (0,6 ml/kg) narkotisierten und tracheotomierten Katze während Atmungsaktivierung durch Micoren (30 mg/kg intravenös). Vagi beidseits intakt. Die registrierte Inspirationsphase ist einem stark erhöhten inspiratorischen Resttonus „überlagert“. Ordinatenkalibrierung: 50 μV. Zeitregistrierung 100 Hz. (Original; vgl. KOLLER 1962)

folgenden Salven gruppieren (Abb. 22 B, C_2). Die Salvenfrequenz ist hier so niedrig, daß sie in der Atmungsbewegung zum Ausdruck kommt, und zwar in der von FLEISCH und TRIPOD (1938) beschriebenen und von PETITPIERRE [1944 (a)] am Aktionsstrom des Phrenicus oscillographisch nachgewiesenen „Pendelatmung". Deren Verschwinden bei Einsetzen eines Atmungswiderstandes deutet auf einen proprioceptiven Entstehungsmechanismus hin (vgl. sub IV, S. 344ff.), und es muß deshalb die Frage, ob es sich hier um einen analogen Vorgang zentraler Synchronisierung inspiratorischer Erregungen handelt, bis auf weiteres noch offen bleiben.

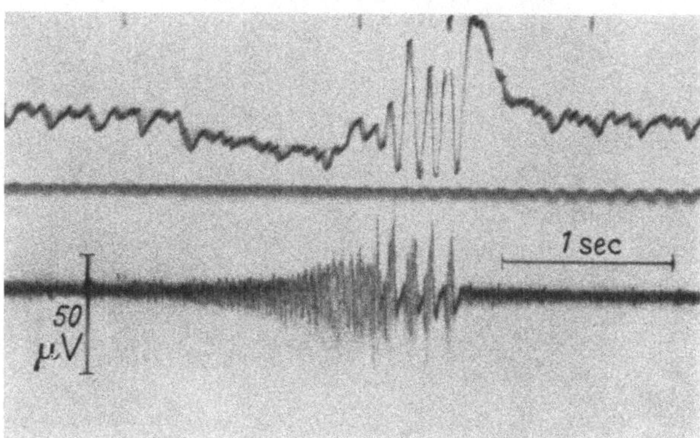

C_1 C_2

Abb. 22 C_1 u. C_2. Im Vergleich zu A und B die Pendelatmung in C_1 gleichzeitig registriert am intratrachealen Druck (P, Inspiration nach oben) und am Pneumotachogramm (V, Inspiration nach unten) nach FLEISCH und TRIPOD (1938), und in C_2 gleichzeitig registriert an Pneumotachogramm (oben; Inspiration nach unten) und Elektrogramm des efferenten Phrenicus (unten) nach PETITPIERRE [1944 (a)], an der mit Numal (0,6 ml/kg) narkotisierten und vollständig deafferenzierten Katze.

WYSS [1939 (a), 1941 (a)] konnte außerdem zeigen, daß die schon von HESS und WYSS (1936) an den Phrenicusaktionsströmen des Kaninchens zur Darstellung gebrachte tonische Innervation der Vagusapnoe auch bei maximaler Aktivierung durch Lungenkollaps asynchron bleibt. Reflextonus muß naturgemäß, d. h. entsprechend der asynchronen Natur der Afferenzen, asynchron sein. Aber auch im Zustand der echten Apnoe, nach beidseitiger Vagotomie, erfolgt das Wiederauftreten der Atmung im Anschluß an eine vorausgehende Tonuszunahme, deren Innervation ebenfalls asynchron ist. Im einen wie im andern Fall beginnt die Atmungsbewegung als periodische Hemmung dieser tonischen Innervation, und erst in dem Maße, wie diese Hemmung mit steigender Dyspnoe maximal wird und damit die immer länger werdende Exspirationsphase markiert, und wie Hand in Hand damit die Innervationsstärke noch weiter ansteigt, tritt in den so sich ausbildenden Inspirationsphasen die beschriebene Impulssynchronisierung auf (Abb. 23, 24). Inspiratorische Tonisierung kann daher, auch nach Ausschaltung der vagalen Afferenzen, eigentlich nur deswegen nicht zu synchronisierter Dauerinnervation führen, weil der Kohlensäurereiz, lange bevor er eine Synchronisierung inspira-

torischer Erregungen verursachen kann, den anwachsenden inspiratorischen
Tonus auf Grund der dem Atmungszentrum innewohnenden Automatie in die
rhythmische Atmungsbewegung umschlagen läßt. Nur wenn diese Rhythmus-

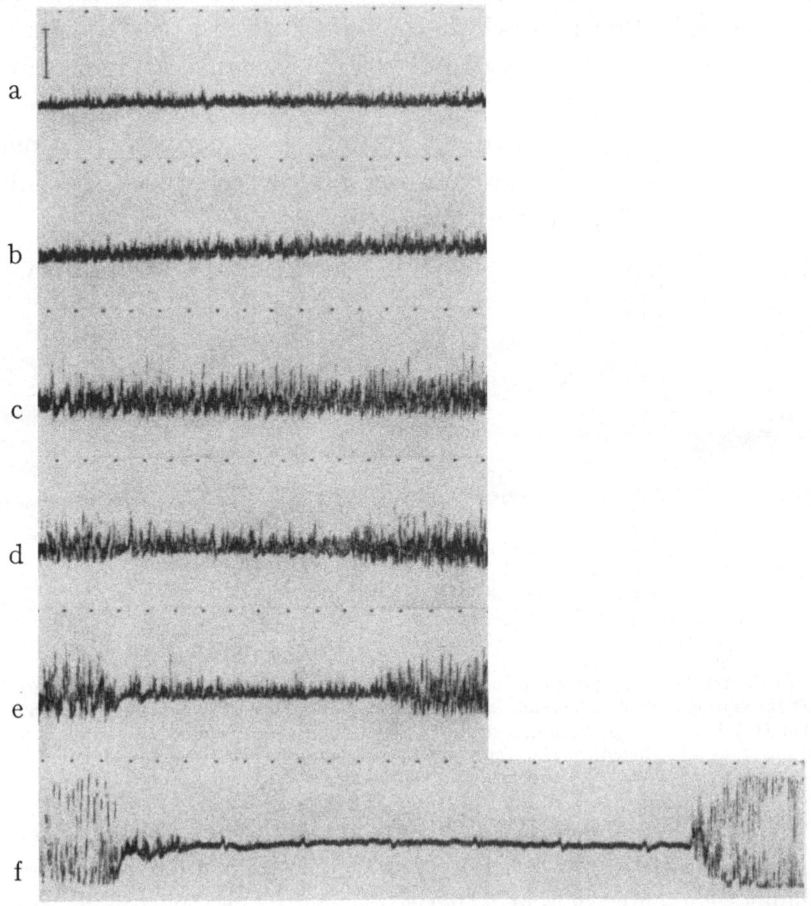

Abb. 23. Entwicklung der inspiratorischen Innervation, dargestellt an den Aktionsströmen des zentralen
Phrenicusstumpfs, beim Übergang von der wahren Apnoe bis zur Dyspnoe. Kaninchen, narkotisiert mit
Urethan (0,75 g/kg intraperitoneal), tracheotomiert und beidseitig vagotomiert. *a* Wahre Apnoe, hervorgerufen durch künstliche Beatmung (Hyperventilierung) während 10 min. Inspiratorisch-tonische Restaktivität fast ganz erloschen. (In andern Fällen konnte vollständiges Verschwinden der Restinnervation
erreicht werden.) Beginn der Registrierung in der ersten Sekunde nach Abstellen der künstlichen Beatmung. *b* Nach 8 sec andauernder Apnoe. *c* Nach 15 sec andauernder Apnoe. *d* Nach 19 sec andauernder
Apnoe: Auftreten des ersten „exspiratorischen" (inspirationshemmenden) Atemzuges. *e* Nach 43 sec:
Achter „exspiratorischer" Atemzug, der nunmehr als Pause zwischen zwei inspiratorischen Atemzügen
erscheint, mit einer inspiratorischen Restinnervation, die etwa dem stationären Zustand der „eupnoischen"
Atmung des tracheotomierten und vagotomierten Tieres entspricht. *f* Nach Vergrößerung des schädlichen
Raums (Röhrenatmung): Restinnervationsfreies Intervall zwischen zwei inspiratorischen Atemzügen im
Zustand hochgradiger Dyspnoe. Ordinatenkalibrierung (in *a*): 50 μV. Zeitmarkierung: $^1/_{10}$ sec.
[WYSS 1941 (a)]

bildung verhindert ist, wie z. B. im Zustand der Apneusis (vgl. sub II B 1,
S. 22ff.), sollte daher ein dauernder inspiratorischer Tonus mit zu Salven
synchronisierten Aktionsströmen möglich sein. Daß dies tatsächlich der Fall
ist, zeigt Abb. 25, wo nach Decerebrierung auf Ponshöhe und beidseitiger

Vagotomie ausgesprochen apneustische Atmung auftrat und im Elektrophrenicogramm eine eindeutige und anhaltende Impulssynchronisierung nachgewiesen werden konnte.

Gegen die Annahme, daß sich die Bewegungsinnervation der Inspiratoren aus der tonischen Innervation heraus entwickelt, wurde von TAUGNER, ESSIG und DERTNIG (1952/53) der Einwand erhoben, daß sich bei der Ratte, wo eine tonische Beziehung zwischen Zwerchfellinnervation und Blähungszustand der Lungen fehlen soll (vgl. sub III B 4 a, S. 296), die Entwicklung der Atmungsbewegungen aus der Vagusapnoe heraus „hauptsächlich durch Variation der Stärke der inspiratorischen Kontraktionen" erfolgt, und es wurde diese Annahme allem Anschein nach auch für die andern untersuchten Tierarten als gültig erachtet. Die am innervierten Zwerchfellstreifen nach EICHHOLTZ und TAUGNER (1951/52) mechanomyographisch registrierte Atmungsaktivität läßt aber in den mitgeteilten Kurvenbeispielen (l. c., p. 283, Abb. 4 B; maßgebend kann bei intakten Vagi nur das Verhalten bei Exspirationsstellung sein; s. u.) die Entstehung der Atmungsrhythmik nur schwer erkennen; immerhin scheint sie doch aus einer initialen tonischen Kontraktion hervorzugehen. Die nachfolgende Steigerung der inspiratorischen Kontraktionen entspricht der weiteren Steigerung der Innervationsstärke, die vielleicht bei der Ratte in einem ganz andern Verhältnis zur tonischen Innervation steht als beim Kaninchen mit seinem sehr ausgesprochenen vagal-inspiratorischen Reflextonus. Viel wahrscheinlicher aber ist es, daß ganz allgemein die inspiratorische Bewegungsinnervation grundsätzlich aus der tonischen Innervation hervorgeht, vorausgesetzt, daß diese nicht von vornherein durch hemmende Afferenzen (Lungenblähung bei intakten Vagi) unterdrückt wird! Eine systematische Untersuchung der Art und Weise, wie sich die Atmungsrhythmik in Abhängigkeit vom Aktivitätszustand des afferenten Lungenvagus aus der wahren Apnoe heraus entwickelt, ist bisher nicht unternommen worden. Es liegen aber die oben erwähnten vorläufigen Befunde vor, denen zufolge bei ausgeschalteten Vagi zuerst der inspiratorische Tonus auftritt, der bei einer gewissen Stärke durch primäre Hemmung in die Atmungsrhythmik übergeht (Abb. 23). Bei intakten Vagi und Exspirationsstellung von Lungen und Thorax verläuft der Vorgang im Prinzip gleich, aber voraussichtlich so, daß die tonische Innervation beim Übergang in die Atmungsrhythmik einen höheren Grad erreicht hat (Abb. 24), während unter gleichen Voraussetzungen bei Lungenblähung zu erwarten ist, daß die initiale tonische Innervation beim Herauskommen aus der Apnoe mit dem Wiederauftreten der reflektorischen Ansprechbarkeit zunehmend gehemmt wird und die phasische inspiratorische Innervation sich aus diesem herabgesetzten, weil unter Hemmung stehenden, inspiratorischen Tonus heraus entwickelt. Diese letztere Situation mag wohl bei den Versuchen von TAUGNER, ESSIG und DERTNIG (l. c.) vorgeherrscht haben.

Die oben erwähnte Feststellung, daß sich an Hand der Aktionsströme des efferenten Phrenicus zeigen läßt, wie aus der progressiv zunehmenden tonisch-inspiratorischen Innervation die inspiratorische Bewegungsinnervation hervorgeht, macht die Annahme verständlich, daß die Inspirationspause, d. h. das zwischen dem Ende einer Inspirationsphase und dem Beginn der nächstfolgenden liegende Intervall nicht innervationsfrei ist, sondern im Prinzip immer einem mehr oder weniger reduzierten inspiratorischen Resttonus entspricht. Ein vollständiger Respirationscyclus würde sich dementsprechend im Aktionsstrombild des efferenten Phrenicus etwa folgendermaßen gestalten (vgl. Abb. 26): Gegen Ende der Inspirationspause weist die inspiratorische Restinnervation ein Minimum auf; bei einigermaßen aktivierter Atmung kann hier jede elektrische Aktivität erloschen bzw. durch Hemmung unterdrückt

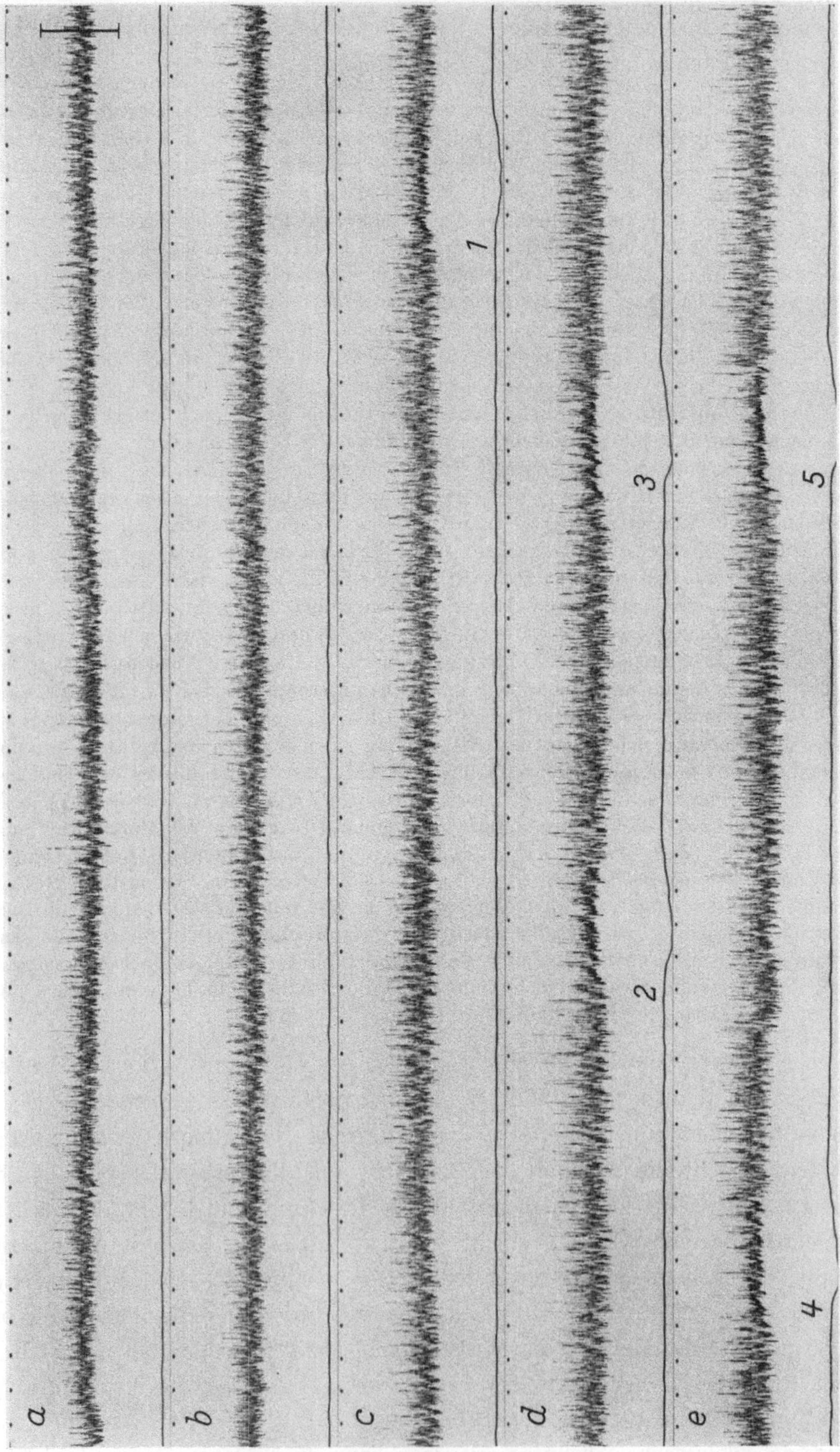

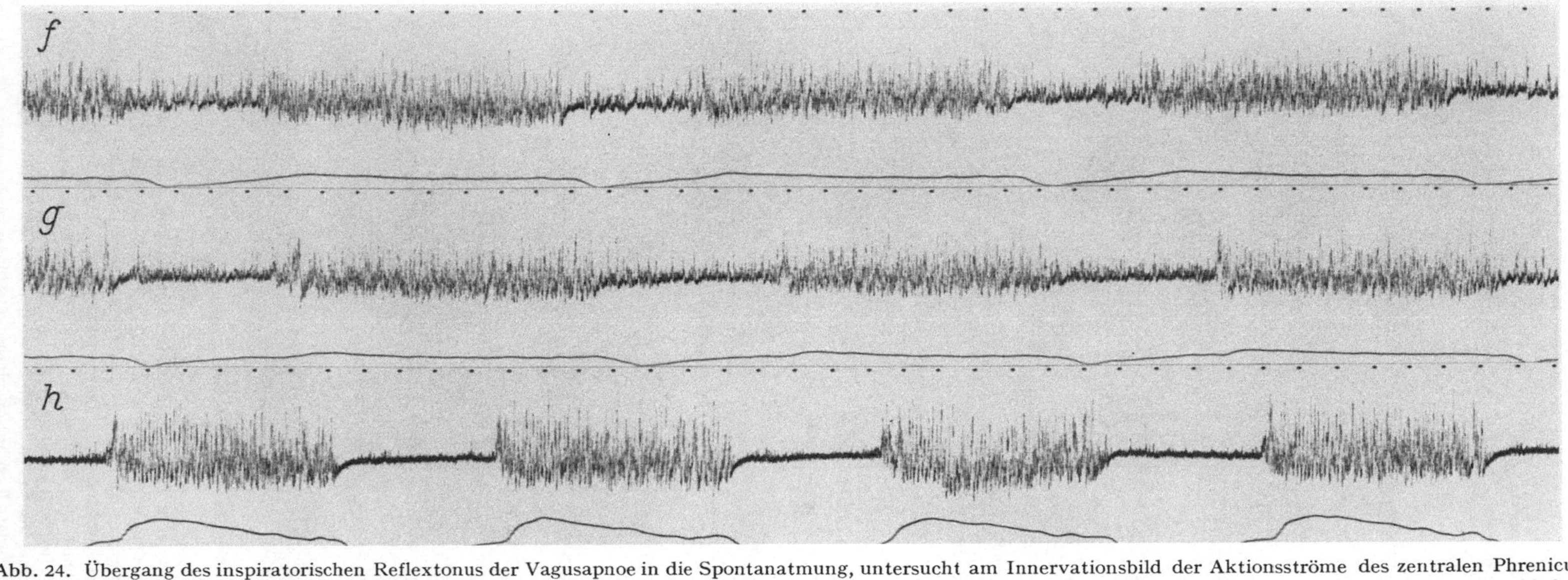

Abb. 24. Übergang des inspiratorischen Reflextonus der Vagusapnoe in die Spontanatmung, untersucht am Innervationsbild der Aktionsströme des zentralen Phrenicusstumpfs. Kaninchen, narkotisiert mit Urethan (0,75 g/kg intraperitoneal), tracheotomiert, mit intakten Vagi und geschlossenem Thorax. Registrierung im Anschluß an künstliche Hyperventilierung. *a—e* Fortlaufende Registrierung des Reflextonus mit dem Auftreten der ersten fünf Atemzüge (*1—5*). Diese erscheinen als kurzfristige Lücken im Reflextonus, die sukzessive ausgesprochener und auch etwas länger werden. *f—h* Spätere Ausschnitte im Verlauf zunehmender Dyspnoe, mit deutlich erkennbarer Impulssynchronisierung in *h*. Oben: Zeitmarkierung in $^1/_{10}$ sec. Mitte: Phrenicuselektrogramm. Ordinatenkalibrierung (in *a*): 50 μV. Unten: Trachealseitendruck, Inspiration nach oben. [Original; vgl. Wyss 1941 (a)]

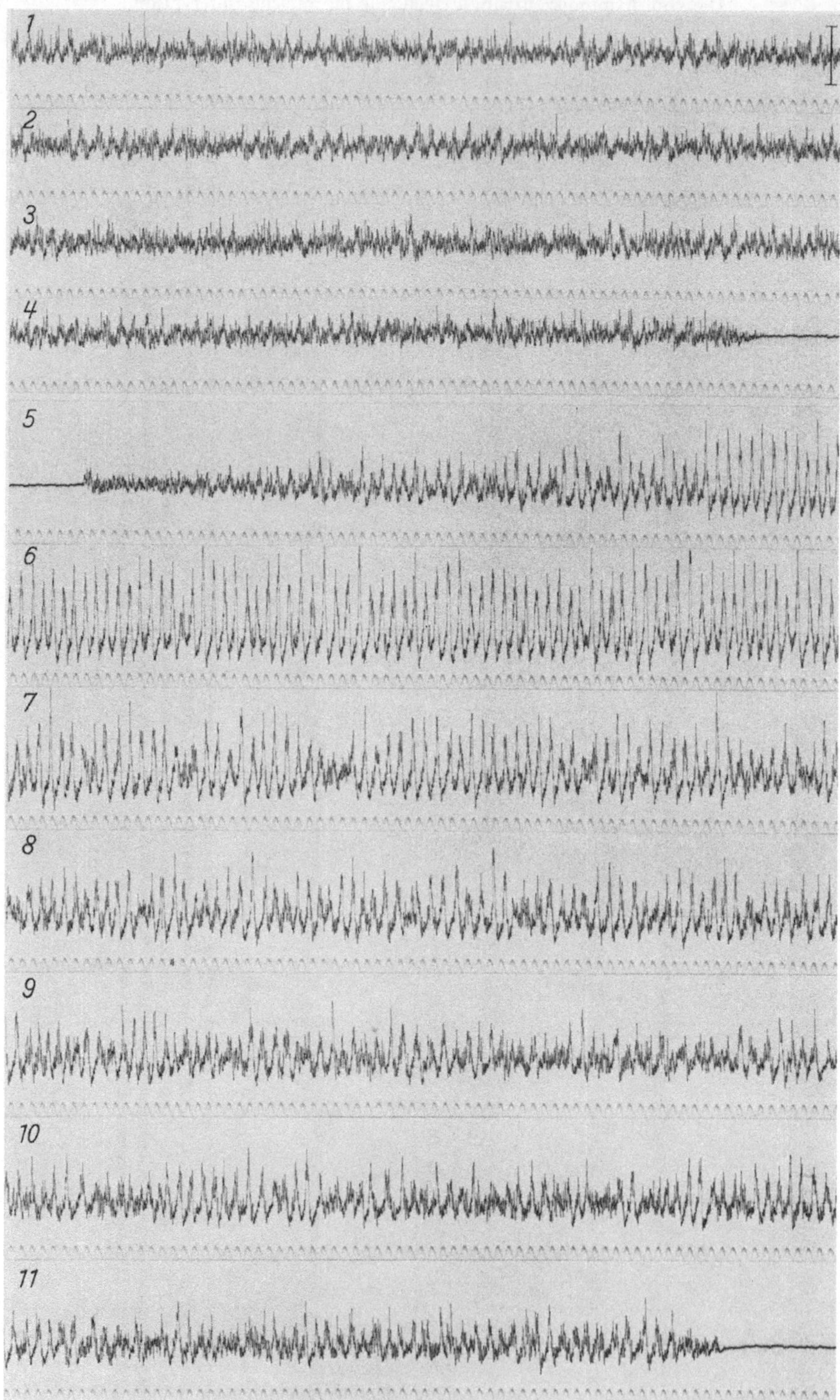

Abb. 25. Innervationsform im efferenten Phrenicus bei apneustischer Atmung. Kaninchen, decerebriert durch bilaterale Koagulation des Tegmentum auf Höhe des Pons und beidseitig vagotomiert. Zugehöriges Pneumogramm vgl. 3. Kurve D in Abb. 7, S. 42. Aktionsströme des zentralen Phrenicusstumpfs. *1* bis *4* Ausschnitte aus der ersten apneustischen Inspirationsphase inklusive Ende, nach 10 min dauernder Hyperventilierung durch künstliche Beatmung. Innervation asynchron. *5—11* Vollständiger Ablauf einer späteren apneustischen Inspirationsphase von 5,3 sec Dauer. Durch die Dyspnoe bedingte Synchronisierung, welche gegen Ende der apneustischen Inspirationsphase abnimmt. Vollständiges Fehlen inspiratorischer Aktivität während der Exspirationsphase. Ordinatenkalibrierung: 50 μV; Zeitmarkierung 100 Hz. (Original)

sein. Hierauf beginnt die inspiratorische Aktivitätsphase ziemlich plötzlich und schwillt progressiv an. Je nach dem Aktivierungszustand der Atmung bleibt diese Aktivitätsphase asynchron, oder es entwickelt sich eine durch mehr oder weniger regelmäßig sich folgende Salven gekennzeichnete Synchronisierung. Die inspiratorische Aktivitätsphase bricht kurz vor der pneumotachographisch nachweisbaren Höhe der Inspiration ziemlich plötzlich ab und wird nicht allzu selten von einer kurzen aktivitätsfreien Periode, ähnlich einer „silent period", gefolgt. Diese dauert nicht länger als etwa 0,01—0,03 sec, worauf eine „rebound"-artige asynchrone Aktivitätsphase einsetzt, die von Anfang an mehr oder weniger rasch zurückgeht und im Verlauf der Inspirationspause früher oder später ein Innervationsminimum erreicht, oder aber gänzlich verschwindet, bis die folgende inspiratorische Aktivitätsphase von neuem einsetzt. Im Sinne der obigen Ausführungen interpretiert, würde dies heißen, daß in solchen Fällen die Inspirationsphase in einem gewissen Moment durch einen interkurrenten Hemmungsprozeß unterbrochen wird, und daß mit dem ziemlich unmittelbaren Aufhören dieses letzteren der noch vorhandene inspiratorische Resttonus wieder einsetzt, seinerseits aber durch den zentralen inspirationshemmenden Vorgang, welcher der normalen Exspiration entspricht, im Verlauf der Inspirationspause in zunehmendem Maße eingeschränkt wird. Der das

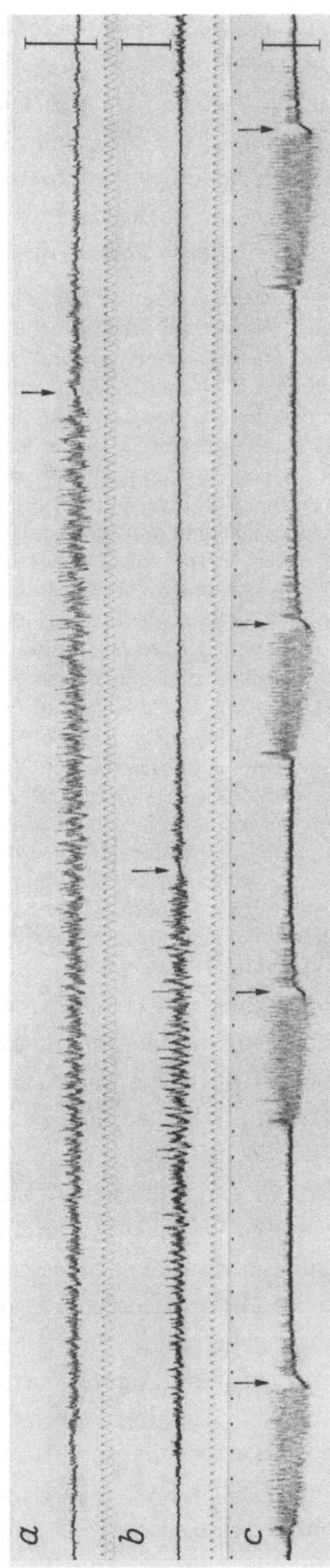

Abb. 26. Drei verschiedene Beispiele inspiratorischer Atemzüge, registriert als Kollektivableitung vom efferenten Phrenicus. Kaninchen in Urethannarkose (1 g/kg, rectal). *a* Eupnoische Spontanatmung nach beidseitiger Vagotomie. Geringe „tonische" Restaktivität während der ganzen Dauer der Exspirationsphase. Bei ⬆ kurzfristige Hemmung mit „rebound"-artigem Wiederauftreten der inspiratorischen Innervation, entsprechend dem Ende der Inspirationsphase. *b* Dyspnoische Spontanatmung bei intakten Vagi. Restaktivität während Exspirationsphase erloschen (d. h. vollständig gehemmt). Teilweise Impulssynchronisierung während der Inspirationsphase. *c* Ähnlich wie *b*, aber beidseitig vagotomiert und ohne Erlöschen der inspiratorischen Restaktivität während der Exspirationsphase. Bei ⬆ durch kurzfristige Hemmung markiertes Ende der Inspirationsphase (wie in *a*). Zeitmarkierung in *a* und *b*: je 100 Hz, in *c*: $^1/_{10}$ sec. Ordinatenkalibrierung: je 50 μV; (Originale)

Ende der Inspirationsphase markierende Hemmungsprozeß kann aber auch fehlen, und dann geht die inspiratorische Bewegungsinnervation ziemlich unmittelbar in die tonische Innervation der Inspirationspause über. Selbst in extremer Dyspnoe kann zu Beginn der Inspirationspause noch ein deutlicher, aber rasch abklingender tonischer Innervationsrest erhalten sein, während das ganze anschließende Intervall vollkommen innervationsfrei, die tonische Restinnervation während dieser Zeit also vollständig gehemmt ist.

Kollektivableitungen vom efferenten Phrenicus wurden mit verschiedener Zweckbestimmung auch von verschiedenen andern Autoren verwendet, so von PARTRIDGE (1935) an Kaninchen und Katzen zwecks Nachweis der Unabhängigkeit des primären Atmungsrhythmus von afferenten Impulsen (vgl. sub I, S. 8) sowie der vagalen Beeinflussung der inspiratorischen Innervation (vgl. sub III B 4 b α, S. 314), von CARDIN [1938 (b), 1939] am Kaninchen anläßlich der ersten Versuche zum Nachweis afferenter Erregungen im peripheren Stumpf des Phrenicus (vgl. sub IV, S. 349 ff.), von RIJLANT [1939 (b), 1940 (a, b), 1942 (b), 1943 (a), 1950/51] im Zusammenhang mit der künstlichen Reizung des Atmungszentrums und der absteigenden Atmungsbahnen an Kaninchen, Katze und Hund (vgl. unten, S. 161, sowie sub II B 3 a, S. 57), von PETITPIERRE [1944 (a, b)] zur Analyse der proprioceptiven Atmungsreflexe nach FLEISCH an Katze und Kaninchen (vgl. sub IV, S. 345—347), von FLEISCH und PETITPIERRE (1944), DOLIVO, FLEISCH und PETITPIERRE (1948), DOLIVO (1953) und DOLIVO, MEGIRIAN und FLEISCH [1955 (b)] zur Abklärung des gekreuzten und des sog. bilateralen Phrenicusphänomens (vgl. sub II D 1 b β, S.125 ff.), sowie im Anschluß an frühere Arbeiten von HESS und WYSS (1936) und WYSS [1939 (a), 1941 (a)] von DOLIVO, MEGIRIAN und FLEISCH [1955 (a)] zur Untersuchung der tonischen Atmungsreflexe in Vagusapnoe (vgl. sub III B 4 c, S. 335). Im Hinblick auf die oben diskutierte tonische Restinnervation während der Inspirationspause ist hier nur noch hervorzuheben, daß in den Untersuchungen von FLEISCH und PETITPIERRE (1944) die bei peripherer Phrenicusdurchschneidung auftretende Atmungsaktivierung im efferenten Elektrophrenicogramm nicht nur darin zum Ausdruck kommt, daß die Inspirationsphasen an Amplitude und Dauer zunehmen, sondern auch darin, daß die Restinnervation während der Inspirationspause abnimmt bzw. verschwindet (vgl. sub II D 1 b β, S. 125, Abb. 17).

Im Zusammenhang mit einer systematischen Untersuchung der proprioceptiven Afferenzen in den vier Phrenicusästen der Katze (vgl. sub IV, S. 349 ff.) wurde von YAŞARGIL [1962 (a, b)] auch die efferente Aktivität des Phrenicus einer quantitativen Analyse unterzogen. Am einzelnen nicht durchschnittenen Phrenicusast wurde bei unversehrter Zwerchfellinnervation mit der sub IV, S. 352, Abb. 91 wiedergegebenen Methode der doppelt-bipolaren Ableitung nach HARTMANN und WYSS (1953) für eine große Zahl von efferenten Impulsen die Fortpflanzungsgeschwindigkeit bestimmt [YAŞARGIL 1961 (b)]. In 15 Versuchen wurden an 21 Phrenicusästen über 3000 efferente Impulse ausgemessen, was eine Häufigkeitsverteilung für die bei ruhiger Atmung aktivierten efferenten α-Fasern mit einem ausgesprochenen Maximum zwischen 60 und 45 m pro Sekunde ergab (Abb. 27). Diese Werte entsprechen dem unteren α-Bereich, d. h. efferenten Fasern, deren Motoneurone als tonisch bezeichnet werden und in den Extremitäten der Katze vorwiegend die Extensoren innervieren. Für eine Innervation durch tonische α-Motoneurone sprechen auch die von YAŞARGIL in Bestätigung früherer Angaben (s.u.) ermittelten niedrigen Impulsfrequenzen von 10—20 pro Sekunde. Die Annahme einer tonischen Innervation des Zwerchfells [HESS 1931 (a)] bzw. einer durch phasische Modifikation einer tonischen Grundinnervation zustande kommenden Bewegungsform [WYSS 1941 (a)] gewinnt durch diese Befunde von neuem an Bedeutung. Die quantitative Analyse der motorischen Zwerchfellinnervation wurde von YAŞARGIL, KOLLER und BUGAJSKI (1962) am N. phrenicus des Kaninchens weitergeführt, und zwar an dessen C4-Ast, in welchem mit einer einzigen Aus-

nahme keine proprioceptiv-afferente Aktivität nachgewiesen werden konnte. Die Häufigkeitsdiagramme für die Fortpflanzungsgeschwindigkeiten der efferenten Impulse wurden mit denjenigen der Faserdicken verglichen und ergaben die folgenden bemerkenswerten Resultate: Bei ruhiger Atmung zeigt sich eine Überdeckung der Diagramme im Bereich der relativ langsam leitenden Fasern (30—60 m pro Sekunde, bzw. 5—10 μ Außendurchmesser); die während der Inspiration auftretenden Impulse umfassen einen größeren Bereich des Histogramms als die während der Exspiration auftretenden; die letzteren laufen in efferenten Fasern, deren Fortpflanzungsgeschwindigkeit zum größten Teil unterhalb 50 m pro Sekunde liegt; bei dyspnoischer Aktivierung verschiebt sich die Überdeckung mit dem Histogramm

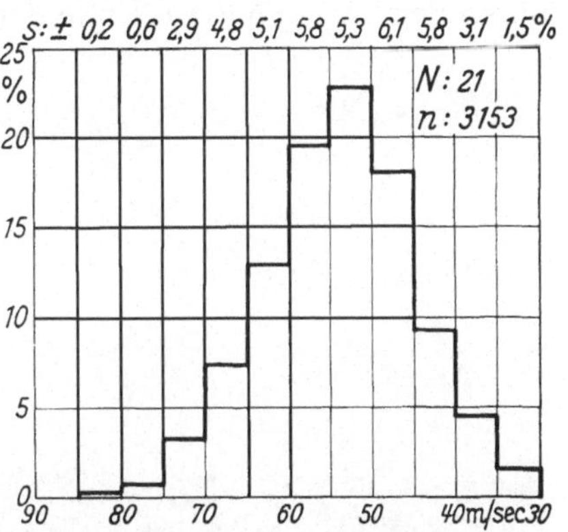

Abb. 27. Prozentuale Häufigkeitsverteilung efferenter Impulse im N. phrenicus nach Maßgabe der Fortpflanzungsgeschwindigkeit der Erregungen in den efferenten Fasern. Ermittelt aus zahlreichen Messungen bei ruhiger Spontanatmung (Katze) gemäß dem in Abb. 91 (vgl. S. 352) wiedergegebenen Verfahren. N 21 Zahl der im intakten Zustand untersuchten Phrenicusäste aus 15 Versuchen. n 3153 Gesamtzahl der ausgemessenen efferenten Impulse. Das zwischen 60 und 45 m/sec liegende Maximum deutet auf das Vorherrschen efferenter Fasern aus tonischen α-Motoneuronen hin. [YAŞARGIL 1962 (a)]

gegen die rascher leitenden Fasern, indem solche hinzukommen, deren Leitungsgeschwindigkeit über 60 m pro Sekunde beträgt. Diese noch als vorläufig zu bezeichnenden Feststellungen an der Atmungsinnervation des Kaninchens legen die Vermutung nahe, daß der inspiratorische Resttonus des Zwerchfells während der Exspirationsphase über tonische Motoneurone vermittelt wird, deren efferente Fasern eine relativ langsame Erregungsleitung aufweisen, daß schon für die eupnoische Inspirationsphase Motoneurone mit etwas rascherer efferenter Erregungsleitung rekrutiert werden, und daß bei dyspnoischer Aktivierung diese Rekrutierung auf Motoneurone mit noch rascher leitenden Neuriten übergreift. Ob es sich hier durchweg um tonische Motoneurone handelt, oder ob bei der Aktivierung mit einem Übergang auf solche phasischer Natur zu rechnen ist, muß bis auf weiteres als Ermessensfrage dahingestellt bleiben.

Die von ADRIAN und BRONK (1928) erstmals vorgenommene Ableitung der Aktionsströme von einzelnen efferenten Phrenicusfasern wurde von PARTRIDGE (1935) vorwiegend am Kaninchen, von GESELL, ATKINSON und BROWN (1939/40) am Hund mit verbesserter Technik wiederholt, und zwar hauptsächlich zwecks Untersuchung des eventuellen Einflusses vagaler und somato-proprioceptiver Afferenzen auf die spontane inspiratorische Aktivität, sowohl vor als auch nach totaler Curarisierung, in tiefer Narkose und mit künstlicher Beatmung. Die in Abb. 28 wiedergegebene inspiratorische Entladung in einer einzelnen motorischen Phrenicusfaser zeigt in typischer Weise einen Anstieg der Impulsfrequenz von 10 auf 36 pro Sekunde mit fast unmittelbarem Aufhören der Entladung am Ende der Inspirationsphase. Dieses typische Verhalten einer einzelnen motorischen Faser erklärt ohne weiteres den progressiv ansteigenden und dann plötzlich abbrechenden Verlauf der bei kollektiver Ableitung vom ganzen Nerven resultierenden inspiratorischen Aktivitätsphase.

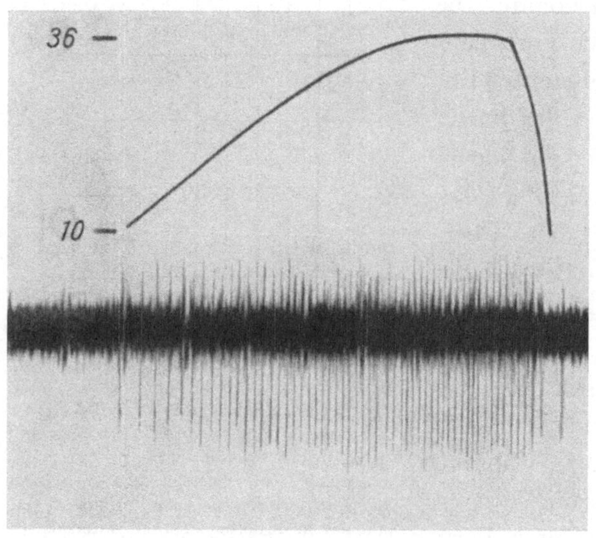

Abb. 28. Ableitung der inspiratorischen Aktionsströme von einer einzelnen efferenten Phrenicusfaser. Hund, narkotisiert, curarisiert und künstlich beatmet; beidseits vagotomiert. Die Entladungsfrequenz steigt während der Inspirationsphase von 10 auf 36 pro Sekunde an. (GESELL, ATKINSON und BROWN 1939/40)

PITTS [1942 (a, b)] untersuchte einzelne efferente Phrenicusfasern der Katze und fand bei spontaner Atmung das oben erwähnte typische Verhalten mit allmählich ansteigender Entladungsfrequenz und deren plötzlichem Abfall auf Null. Die kohlensäurebedingte Aktivierung kam dabei sowohl in der Frequenzzunahme als auch in einer Rekrutierung weiterer bisher inaktiver Neurone zum Ausdruck, der Effekt der Vagotomie in einer Verlängerung der inspiratorischen Entladungsphase mit gelegentlich weiterer Steigerung der Entladungsfrequenz, die durch caudalen Ponsschnitt und beidseitige Vagotomie hervorgerufene Apneusis (vgl. sub II B 1, S. 22 ff.) in einer Dauerentladung mit relativ hoher Frequenz; auch die vorübergehende Hemmung dieser letzteren mittels afferenter Vagusreizung relativ hoher Frequenz (vgl. sub III B 2 a, S. 228 ff.) konnte zur Darstellung gebracht werden [PITTS 1942 (b)]. Von besonderem Interesse ist die von PITTS [1942 (a)] nachgewiesene und für das Verständnis der inspiratorischen Innervation sehr wichtige Beeinflussung der Tätigkeit einzelner motorischer Phrenicusneurone durch künstliche Reizung des inspiratorischen Zentrums der Medulla oblongata (vgl. sub II B 3 a, S. 54 ff.). Die typische inspiratorische Reaktion, die durch inspiratorische Verschiebung der Inspirationsausgangslage und Atmungsbeschleunigung, eventuell durch Übergang in inspiratorischen Tetanus gekennzeichnet ist (vgl. sub III B 2 g α, S. 268 ff.), zeigte sich in dem in Abb. 29 wiedergegebenen Beispiel darin, daß ein spontan nur während der Inspirationsphase aktives Phrenicusmotoneuron unter dem Einfluß der zentralen Aktivierung mit zunehmender Frequenz und verlängerter Phasendauer vorerst häufiger zur Entladung kam, dann aber in andauernde, die Inspirationspausen überbrückende Entladung noch höherer Frequenz überging. Im Beispiel der Abb. 30 wurde durch die zentrale Reizung ein

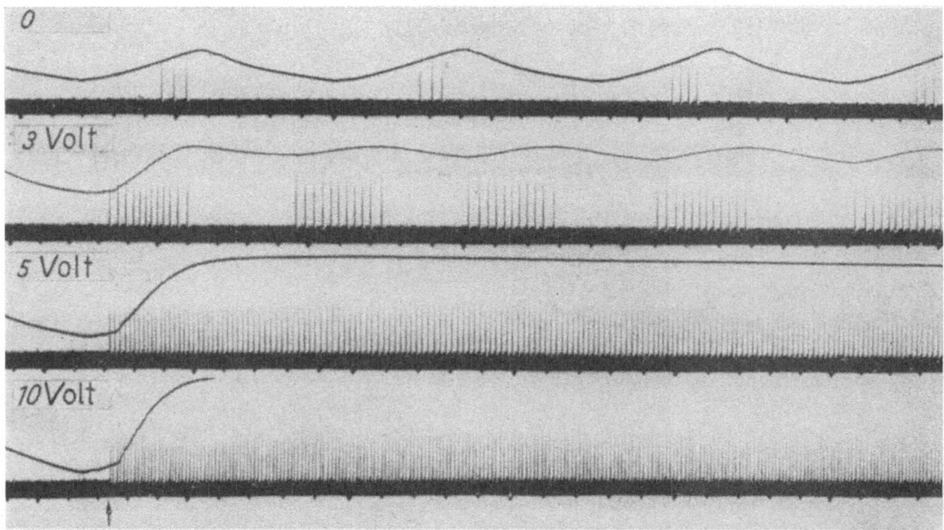

Abb. 29. Beeinflussung der inspiratorischen Aktivität, abgeleitet von einer einzelnen Phrenicusfaser, durch künstliche Reizung des bulbären inspiratorischen Zentrums mit Impulsen von 0,1 msec Dauer, Frequenz 220 pro Sekunde und den angegebenen Reizspannungen. Katze (narkotisiert mit 30 mg/kg Nembutal). Obere Kurve: Pneumogramm mit Inspiration nach oben. Untere Kurve: Oscillogramm mit Zeitmarkierung $^1/_5$ und 1 sec. Ohne zentrale Aktivierung (0) ist das betreffende Phrenicusmotoneuron mit drei oder vier Entladungen an jeder Inspiration beteiligt. Mit der für die drei unteren Diagramme bei ↑ beginnenden zentralen Reizung nehmen Zahl und Frequenz dieser Entladungen erheblich zu. Bei stärkerer Reizung kommt es zur tetanischen Dauerentladung von maximal über 40 Impulsen pro Sekunde. Typisches Innervationsbild der am Pneumogramm als inspiratorischer Effekt bezeichneten Erscheinung (vgl. sub III B 2 g α, S. 268 ff.). [PITTS 1942 (a)]

zweites, vorher inaktives Phrenicusmotoneuron „rekrutiert", dessen Entladung während der Inspirationspause mit abnehmender Frequenz weiter bestand. Bei stärkerer Aktivierung zeigten beide Neurone eine Dauerentladung mit höherer Frequenz und kaum mehr erkennbarer Periodik. Das Prinzip der tonischen Restinnervation, welche die Inspirationspause überbrücken und damit zur inspiratorischen Verschiebung der Inspirationsausgangslage führen kann, kommt hier, wenn auch durch künstliche Aktivierung verstärkt, in besonders eindrücklicher Weise zum Vorschein. Es ist nicht daran zu zweifeln, daß die bei Kollektivableitung vom ganzen Nerven in eupnoischer Atmung zu beobachtende Restinnervation während der Inspirationspause auf der Tätigkeit einer relativ geringen Zahl derweise aktiver Phrenicusmotoneurone beruht. PITTS [1942 (a)] konnte außerdem zeigen, daß eupnoisch inaktive Phrenicusmotoneurone durch künstliche Reizung des bulbären inspiratorischen

Zentrums nach Maßgabe der resultierenden inspiratorischen Reaktion zum reizsynchronen Ansprechen gebracht werden, und zwar in der Weise, daß bei schwacher oder niederfrequenter Reizung die Reizantworten auf die Inspirationsphase beschränkt waren, und daß mit der zunehmenden inspiratorischen Betonung infolge Steigerung der Reizstärke oder der Reizfrequenz die Reizantworten auf immer längere Zeitspannen ausgedehnt wurden, bis sie mit dem Übergang zum Inspirationstetanus in lückenloser Folge anhielten. Auch

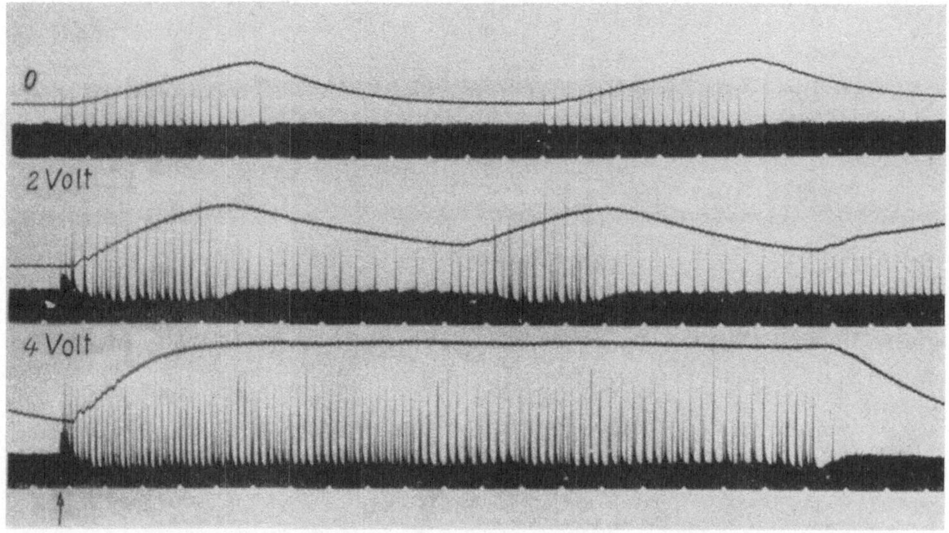

Abb. 30. Analoger Versuch wie Abb. 29. Ein erstes Phrenicusneuron ist an der spontanen Atmung mit etwa 20 Entladungen pro Inspirationsphase beteiligt. Bei zentraler Reizung mit 2 V erstreckt sich diese Entladung mit abnehmender Frequenz über die ganze Inspirationspause, während ein zweites Neuron „rekrutiert" wird mit erst 15, dann 9 Entladungen pro Inspirationsphase. Bei 4 V entladen beide Neurone andauernd. Als Ergänzung zu Abb. 28 zeigt dieser Versuch das innervatorische Korrelat des inspiratorischen Resttonus bzw. der inspiratorischen Verschiebung der Inspirationsausgangslage (vgl. sub III B 2 g α, S. 268 ff.). Im übrigen siehe Legende zu Abb. 29. [PITTS 1942 (a)]

Kohlensäure steigerte den an den efferenten Phrenicusfasern kontrollierten Erfolg der elektrischen Reizung des inspiratorischen Zentrums. Die bei Reizung des bulbären exspiratorischen Zentrums erfolgende Hemmung der Phrenicusmotoneurone wurde in diesen Versuchen ebenfalls nachgewiesen. Schließlich untersuchte PITTS (1943) das Verhalten der Phrenicusmotoneurone bei Reizung des Inspirationszentrums oder der absteigenden Bahnen im Rückenmark, und zwar an den Aktionsströmen einer ganzen Phrenicuswurzel. Einzelreize bewirkten vom Zentrum aus, während der Inspirationsphase mit geringer Reizstärke und kurzer Latenzzeit, während der Exspirationsphase mit stärkeren Reizen und längerer Latenzzeit, Erregungssalven mit erheblicher zeitlicher Dispersion. Die Versuche gestatteten, die Erregbarkeitsveränderungen im Anschluß an eine Erregung der Phrenicusmotoneurone zu verfolgen und an Hand dieser allgemein-physiologischen Befunde die Annahme aufzustellen, daß die repetierende Entladung dieser Neurone, wie sie bei der spontanen Atmung beobachtet wird, die Resultante darstellt aus der vom Atmungszentrum ausgehenden, durch präsynaptische Erregungsfolgen sich auswirkenden Bahnung und dem zeitlichen Ablauf der Erregbarkeit der Motoneurone im Anschluß an eine einmalige Erregungsabgabe.

Ähnliche Versuche über die erregende und hemmende Wirkung künstlicher Reizung im Inspirationszentrum oder in dessen absteigenden Bahnen, getestet u. a. an den efferenten Aktionsströmen des Phrenicus, wurden auch von RIJLANT [1939 (b), 1940 (a, b), 1942 (b), 1943 (a), 1947, 1948 (a, b, c), 1948/49, 1950/51] durchgeführt, und zwar an Kaninchen, Katze und Hund. Die äußerst schwierig zu interpretierenden Reizexperimente, deren Erfolge ausschließlich oscillographisch kontrolliert wurden und nur die unmittelbaren Reaktionen der erfaßten Neuronensysteme auf die einzelnen Reize betrafen, wurden unter absichtlicher „Vermeidung globaler Atmungsreaktionen" angestellt [RIJLANT 1962 (b), pp. 38—39]. Auf repetierende Einzelreize, die auf Höhe des zweiten Halssegments in den Seitenstrang des Rückenmarks von mit Chloralose narkotisierten und curarisierten Kaninchen gesetzt wurden, erhielt RIJLANT (1950/51) im gleichseitigen Phrenicus, und zwar bei Vermeidung zu starker Reizung nur während der Inspirationsphase, initiale Erregungseffekte mit kurzer auf monosynaptische Übertragung hinweisender Latenz. Diese Erregungseffekte waren gefolgt von einer kurzen Hemmungsphase, die innerhalb der inspiratorischen Innervation sich als „silent period" auswirkte. Vor dem Beginn und nach dem Ende einer Inspirationsphase, wo solche initialen Reizeffekte noch nicht bzw. nicht mehr auftraten, zeigten sich protrahierte Erregungseffekte mit größerer Latenz, die als polysynaptische Reizantworten zu bewerten waren. Auch am Phrenicus der Gegenseite konnten, insbesondere nach beidseitiger Phrenicotomie, protrahierte Reizeffekte polysynaptischer Natur nachgewiesen werden, die ganz im Sinne des „gekreuzten Phrenicusphänomens" verliefen und auch so gedeutet werden müssen (vgl. S. 129). Diese Reizversuche an den absteigenden Atmungsbahnen sind als Beitrag zum experimentellen Nachweis der örtlichen Summation zwischen verschiedenen auf die Phrenicusmotoneurone konvergierenden Erregungen aufzufassen. Sie beanspruchen daher in erster Linie allgemein-neurophysiologisches Interesse und können zur besseren Kenntnis der inspiratorischen Innervationsmechanismen nur insofern beitragen, als ihnen eine Idee zugrunde liegt, die der inspiratorischen Tätigkeit des Atmungszentrums eine „suprabulbäre" primäre und eine bulbäre modulierende Komponente zuschreibt. Beide zusammen erst würden eine efferente inspiratorische Innervation zustande bringen, indem ihre Wirkungen an den inspiratorischen Motoneuronen sich summieren. Der Ausfall der modulierenden Komponente, z. B. durch (anatomisch nicht genau definierte) Zerstörung im caudalen Bereich der Medulla oblongata, würde zum Zustand der „occulten Atmung" [RIJLANT 1942 (b), 1943 (a)] führen, d. h. zu einem Zustand von peripherer Atmungslähmung, welche durch künstliche Dauerreizung, sei es der im Rückenmark absteigenden inspiratorischen Projektionsbahnen, sei es der respiratorischen Motoneurone selber, behoben werden kann. Diese „occulte Atmung" wäre nach RIJLANT (1947/48) so zu deuten, daß das primäre (pontine) Atmungszentrum an sich eine so schwache periodisch-inspiratorische Atmungsinnervation erzeugt, daß sie die inspiratorischen Motoneurone nicht zu aktivieren vermag, sofern diese nicht vom bulbären „modulierenden" Zentrum aus in einem dauernden Erregbarkeitszustand gehalten werden, der ihnen das Ansprechen auf diese schwache periodische Aktivierung ermöglicht. Die künstliche Dauerreizung der absteigenden Bahnen oder der Motoneurone könnte dann den Ausfall der supponierten „modulierenden" Wirkung ersetzen und die latente (,,occulte") inspiratorische Periodik manifest werden lassen. Diese außerordentlich interessante Hypothese des Zustandekommens der inspiratorischen Innervation hat aber den einen Nachteil, daß sie bisher ausschließlich an Hand der Aktionsströme des efferenten Phrenicus zur Darstellung gelangte und noch nicht an der globalen Atmungsreaktion nachgewiesen wurde. Der von RIJLANT mit dem Prinzip der occulten Atmung entworfene Plan wäre in der Weise nachzuprüfen, daß die Spontanatmung durch beidseitige Läsion im caudalen Bereich der Medulla oblongata für Thorax und Zwerchfell beidseitig aufgehoben wird; zweckmäßigerweise mit Erhaltung der Nasenflügel- und Kehlkopfatmung, was die Kontrolle des Weiterbestehens der zentralen Atmungsrhythmik gewährleisten würde. Hierauf wäre zu versuchen, durch Steigerung der Erregbarkeit der in Frage kommenden Motoneurone, z. B. durch lokale elektrische Reizung oder auch durch aufsteigende Durchströmung des Rückenmarks mit Gleichstrom, durch Reizung der im Halsmark absteigenden Bahnen oder gar von bulbären oder suprabulbären Substraten ein Wiederauftreten von Thorax- oder Zwerchfellatmung zu erreichen. Dies wäre zum mindesten eine Möglichkeit, vom Detailexperiment des Phrenicusaktionsstroms den Weg zurück zum physiologischen Experiment der „globalen" Atmungsreaktion zu finden.

Die Aktionsströme einzelner efferenter Phrenicusfasern wurden weiterhin von LARRABEE und KNOWLTON (1946) und LARRABEE und HODES (1948) an der Katze sowie von DOLIVO und INFANTELLINA (1955) am Kaninchen untersucht. Bezüglich der Spontanatmung ergab sich das schon von ADRIAN und BRONK (1928), GESELL, ATKINSON und BROWN (1939/40) und PITTS [1942 (a, b)] festgestellte typische Verhalten. Vor allem wurde von LARRABEE u. Mitarb. das ebenfalls typische Verhalten im Lungenblähungs- und -kollapsreflex, sowohl bei geschlossenem (vgl. sub III B 4 b, S. 307 ff.) als auch bei offenem Thorax und insbesonder bei Pneumothorax (vgl. sub III B 4 a, S. 303 ff.) am efferenten inspiratorischen Einzelelement bestätigt gefunden. Überdies konnte mit dieser Methode das im globalen Experiment nicht ohne weiteres in Erscheinung tretende Ansprechen von Motoneuronen, die auf starke Lungenblähung nicht mit Hemmung, sondern mit Erregung reagieren, zur Darstellung gebracht werden. WIDDICOMBE [1954 (c)] registrierte in ähnlicher Weise, ebenfalls an der Katze, die spontane Aktivität einzelner efferenter Phrenicusfasern unter dem Einfluß interkurrenter kurzfristiger Lungenblähungen. Den publizierten Kontrollkurven läßt sich entnehmen, daß im Gegensatz zu den Befunden der früheren Autoren die inspiratorische Entladungsfrequenz nach der anfänglichen Zunahme nicht plötzlich, sondern allmählich abfällt, so daß die Inspirationsphase im Einzelelektrogramm einen etwa symmetrischen Aspekt aufweist. Ob dieses Verhalten in den Versuchen WIDDICOMBEs typisch für sämtliche zur Registrierung gelangten motorischen Einheiten war, muß dahingestellt bleiben. Die untersuchten Blähungseffekte waren ausgesprochen phasischer Natur und wurden im Verlauf der Inspirationsbewegung ausgelöst, und zwar allem Anschein nach bei geschlossenem Thorax. Es ist anzunehmen, wenn auch aus den vorliegenden Angaben nicht zur Genüge ersichtlich, daß die untersuchten Phrenicusmotoneurone das Verhalten der Großzahl der inspiratorischen Motoneurone repräsentierten, d. h. daß sie bei rein reflektorisch-tonischer Beeinflussung, wie z. B. bei eröffnetem Thorax und in Vagusapnoe, die typischen Hering-Breuerschen Reflexe ergeben hätten. Das Besondere an den von WIDDICOMBE erhobenen Befunden ist aber außer der Bestätigung des phasisch-inspirationserregenden Effekts starker Lungenblähung (LARRABEE und KNOWLTON 1946) der Nachweis eines phasisch-inspirationshemmenden Effekts, der ebenfalls erst bei starker Lungenblähung auftritt, dem inspiratorisch erregenden Effekt gegenüber eine etwas längere Latenz besitzt und bei starker Kühlung des Vagus als einziger noch erhalten bleibt; er muß demnach durch langsam leitende afferente Vagusfasern vermittelt werden (vgl. sub III B 3 a, S. 285ff.).

ε) Die efferenten Aktionsströme weiterer inspiratorisch aktiver Nerven. Die außer dem Phrenicus in Frage kommenden inspiratorisch wirksamen Nerven sind in erster Linie die Intercostalnerven und der efferente Halsvagus. Die zu auxiliären Muskeln mit inspiratorischer Wirkung führenden motorischen Nerven, welche erst in Dyspnoe inspiratorisch aktiviert werden, können dagegen kaum mehr zu den spezifisch-respiratorischen Efferenzen gerechnet werden, während einer inspiratorischen Aktivierung im peripheren sympathischen System vielleicht noch eine gewisse physiologische Bedeutung zukommen könnte.

Die Aktionsströme der Intercostalnerven wurden nur selten untersucht. BRONK und FERGUSON (1934/35) leiteten sie bei der Katze von einzelnen Fasern ab und fanden inspirationssynchrone Entladungsperioden in den zu den äußeren Intercostalmuskeln und den Intercartilaginei führenden Nervenfasern. Die meist relativ niedrigen Entladungsfrequenzen zeigten nicht die für den Phrenicus typische Zunahme im Verlauf der Inspirationsphase. Dagegen ergab sich eine deutliche Steigerung der Entladungsfrequenzen mit zunehmender dyspnoischer Aktivierung. Vertiefte Inspiration äußerte sich zudem in Verlängerung der Entladungsperiode und im Auftreten von Entladungen in vorher inaktiven Fasern. Auch über Kollektivableitungen von efferenten inspiratorischen Intercostalnerven liegen nur spärliche Angaben vor. Nach RIJLANT [1937 (c), 1942 (a)] soll die inspiratorische Aktivität der Intercostalnerven nie die salvenmäßige Synchronisierung, wie sie für den Phrenicus und den efferenten Vagus charakteristisch ist, erkennen lassen; eventuell sollen aber im Zustand der Dyspnoe vom bulbären Atmungszentrum unabhängige langsame rhythmische Aktionsströme auftreten, welche nach RIJLANT vielleicht sogar der Ausdruck einer Eigenständigkeit spinaler Atmungszentren sein könnten (vgl. sub II A, S. 12).

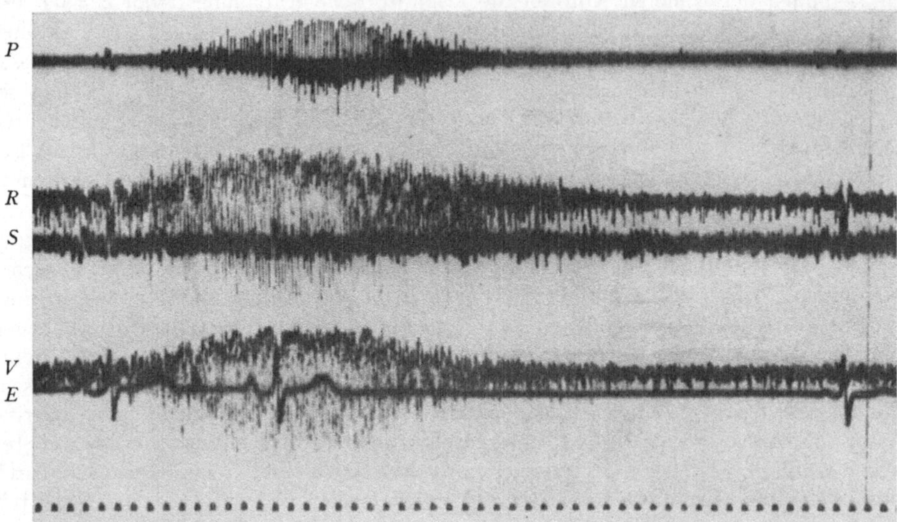

Abb. 31. Vergleich der efferenten inspiratorischen Aktivität von Vagus, Recurrens und Phrenicus am curarisierten Kaninchen. Von unten nach oben: Zeit in $^1/_{20}$ sec. Elektrokardiogramm (E). Elektrogramme der zentralen Stümpfe von Vagus rechts (V), Halssympathicus rechts (S), Recurrens links (R) und Phrenicus rechts (P). Übereinstimmung der inspiratorischen Aktionsströme von Vagus und contralateralem Recurrens; synchronisierte Salven in allen drei Ableitungen (Dyspnoe!) [Rijlant 1937 (d)]

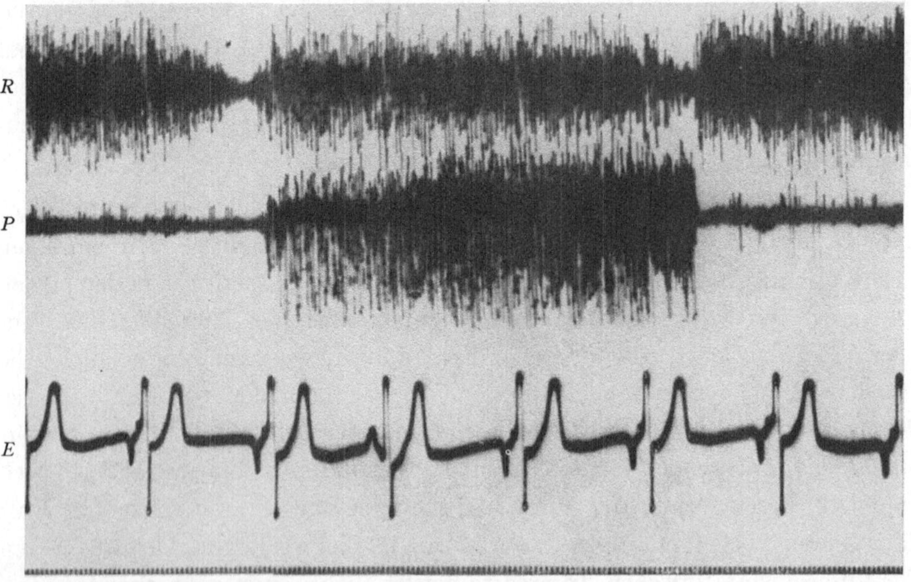

Abb. 32. Vergleich der efferenten inspiratorischen Aktivität von Phrenicus und Recurrens am mit Morphium narkotisierten und curarisierten Hund. Von unten nach oben: Zeit in $^1/_{20}$ sec. Elektrokardiogramm (E). Elektrogramme der zentralen Enden von Phrenicus (P) und Recurrens (R). Geringe Aktivität im Phrenicus während der Exspirationsphase (inspiratorischer Resttonus). Durch aktivitätsfreies Intervall gekennzeichneter Übergang von exspiratorischer zu inspiratorischer und von inspiratorischer zu exspiratorischer Aktivität im Recurrens. Übereinstimmung des plötzlichen Aufhörens der Inspirationsphase im Phrenicus mit dem plötzlichen Einsetzen der Exspirationsphase im Recurrens. Andeutung inspiratorischer Salvenbildung weist auf dyspnoische Aktivierung hin. [Rijlant 1937 (d)]

Ungleich häufiger wurden die efferenten Aktionsströme des Vagus untersucht, welche eine ganz bedeutsame inspiratorische Komponente darstellen.

In den ersten diesbezüglichen Untersuchungen konnte RIJLANT [1933 (a)] am Kaninchen angeblich selbst vom intakten Vagus, insbesondere dann aber vom zentralen Stumpf des durchschnittenen Nerven efferente Aktionsströme mit respiratorischer Gruppierung nachweisen. Es handelte sich dabei um eine mehr oder weniger andauernde Aktivität, welche bei intakten Vagi inspiratorisch abnahm, nach beidseitiger Vagotomie gegen Ende der Inspiration zunahm und in der Exspiration verschwand. RIJLANT, ALDAYA und ABBELOOS (1936) beobachteten wohl zum ersten Mal, daß die inspiratorische Impulssynchronisierung auch im efferenten Vagus vorkommt und mit der schon bekannten salvenmäßigen Entladung des efferenten Phrenicus übereinstimmt [RIJLANT 1936 (a)]. In weiteren eingehenden Ableitungsversuchen, die hauptsächlich am Kaninchen und am Hund angestellt wurden, gelang es dann RIJLANT [1936 (a), 1937 (d)], die der Spontanatmung entsprechende inspiratorische Aktivität des Vagusstamms im Nervus recurrens wiederzufinden (Abb. 31, 32) und sogar auf dessen kurzen Ast zu beziehen (Abb. 33). Überdies konnte sie beim Hund auch im Ramus pharyngeus inferior nachgewiesen werden. Daß die inspiratorische Aktivität des Recurrens nicht nur bei der Spontanatmung, sondern auch bei der sog. Reflexatmung, d. h. bei der vagal-

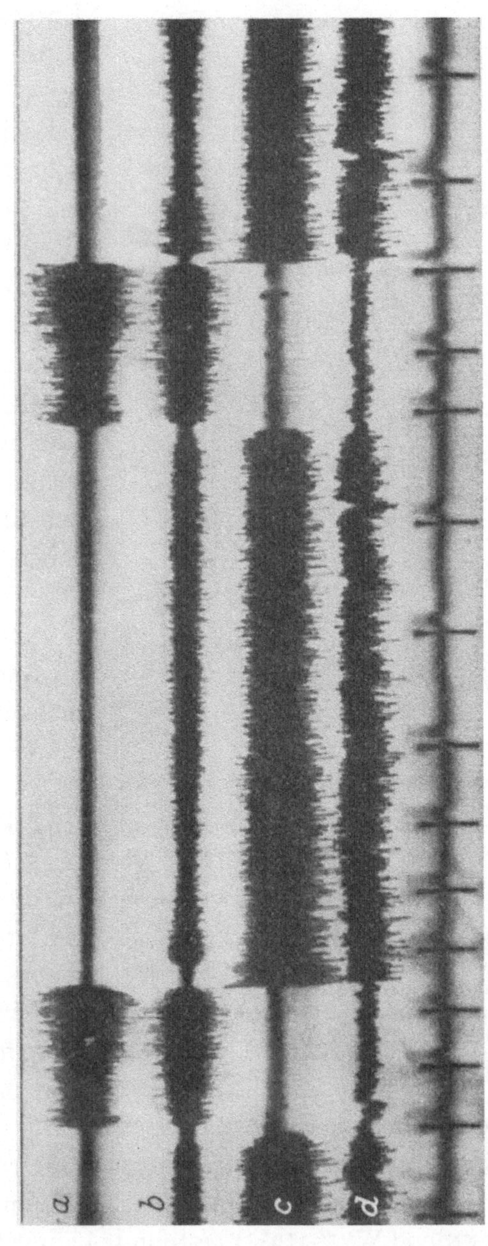

Abb. 33. Aufteilung von inspiratorischer und exspiratorischer Aktivität des N. recurrens auf dessen kurzen und langen Ast. Hund (Morphium, Curare). Von unten nach oben: Elektrokardiogramm. Elektrogramme der zentralen Enden von Recurrens links (*d*), Ramus longus (*c*) und brevis (*b*) des Recurrens rechts, Phrenicus rechts (*a*). Man vergleiche den scharfen Umschlag von inspiratorischer zu exspiratorischer Aktivität mit dem allmählichen Übergang im umgekehrten Sinn, sowohl in der Gesamtableitung vom Recurrens, als auch in dessen Komponenten. [RIJLANT 1936 (b)]

reflektorischen Beeinflussung der inspiratorischen Innervation sowie bei künstlicher Reizung afferenter Nerven und zentraler Substrate, mit der efferenten Aktivität des Phrenicus in zeitlicher Übereinstimmung erfolgt, wurde von RIJLANT [1937 (d), 1942 (a, b), 1943 (c)] in zahlreichen und ausgedehnten Untersuchungen an Kaninchen, Katze und Hund zur Genüge bewiesen. Das Bestehen einer einheitlichen Koordination für sämtliche inspiratorischen Komponenten der Atmungsinnervation [RIJLANT 1937 (c)] kann auf Grund all dieser experimentellen Befunde keinesfalls mehr bezweifelt werden.

Gelegentlich wurden efferente Aktionsströme auch in den Untersuchungen von GESELL, MAGEE und BRICKER (1939/40) vom zentralen Vagusstumpf des Hundes abgeleitet. Die einzige publizierte Originalkurve läßt das vom Phrenicus her bekannte und durch allmähliche Zunahme und ziemlich raschen Abfall der inspiratorischen Aktivität charakterisierte Verhalten erkennen. JOELS und SAMUELOFF (1956) registrierten die inspiratorische Aktivität im zentralen Stumpf des N. recurrens an unter Diffusionsatmung stehenden Hunden und Katzen, gleichzeitig mit den Aktionsströmen des Zwerchfells. Dabei konnte unter

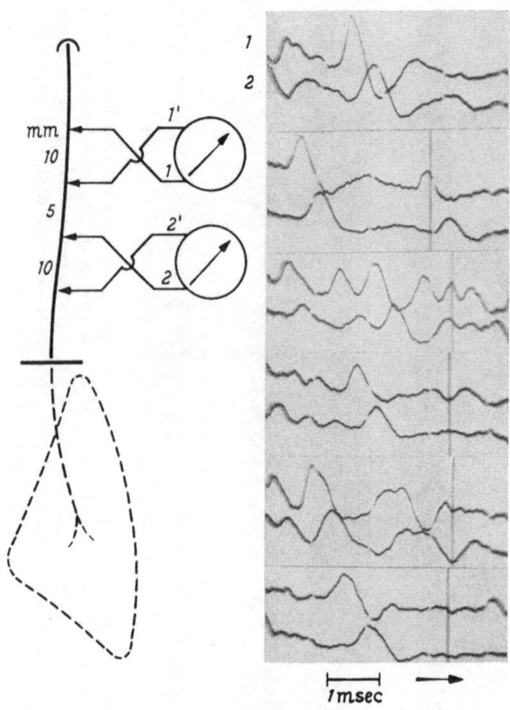

Abb. 34. Bestimmung der Fortpflanzungsgeschwindigkeit efferenter Erregungen im Halsvagus des Kaninchens, narkotisiert mit Urethan (1 g/kg intraperitoneal). Spontanatmung; Ausschnitt aus Inspirationsphase. Vagus der Gegenseite ebenfalls durchschnitten. Efferente inspiratorische Impulse aus dem Nucleus ambiguus. Negativierung der proximalen Elektroden (1, 2) gibt Ausschlag nach oben. Ableitung mit zwei symmetrischen Verstärkern und Registrierung auf Doppelstrahloscillographen. Zeit- und Koinzidenzmarken auf beiden Strahlen in Intervallen von $^1/_{1000}$ sec. Die identischen Erregungen erscheinen früher in *1* und später in *2*. (HARTMANN und WYSS 1953)

Succinylcholin-Lähmung der Atmungsmuskulatur das Weiterbestehen einer verlangsamten „zentralen" Atmung mit verstärkter inspiratorischer Restinnervation während der Exspirationsphase nachgewiesen werden (l. c., p. 368, Fig. 5).

HARTMANN und WYSS (1953) bestimmten am möglichst weit caudal durchschnittenen Halsvagus des Kaninchens mittels doppelt-bipolarer Ableitung die Fortpflanzungsgeschwindigkeit der während der Inspirationsphase auftretenden efferenten Aktionsströme, und zwar in der Weise, daß die individuellen Schwankungen des Oscillogramms in den beiden elektrisch voneinander unabhängigen Ableitungen identifiziert und ihre Phasenverschiebungen ausgemessen werden konnten (Abb. 34). Die gefundenen Werte betrugen ungefähr 40 m pro Sekunde, was etwa der oberen Grenze der von RIJLANT [1933 (a)] gegebenen Schätzung entsprechen würde. Die schon von RIJLANT, ALDAYA und ABBELOOS (1936) und RIJLANT [1936 (a), 1937 (d)] gemachte Angabe, daß die salvenmäßige Synchronisierung im efferenten Vagus bzw. Recurrens mit derjenigen im efferenten Phrenicus übereinstimmt, wurde von WYSS (1955/56) mit verbesserter Technik, d. h. mit größerer zeitlicher Auflösung und unter besonderer Berücksichtigung eventuell möglicher Phasenverschiebungen nachgeprüft. Dabei ergab sich, daß für die relativ seltenen Fälle, in denen es beim (beidseitig vagotomierten) Kaninchen zur Synchronisierung der inspiratorischen Aktionsströme des efferenten Vagus kommt, die Salven sowohl frequenz- als auch phasenmäßig mit denjenigen des efferenten Phrenicus genau übereinstimmen, und daß diese Übereinstimmung auch für jene noch selteneren Fälle gilt, in denen die synchronisierten Salven der beiden efferenten Vagi miteinander verglichen werden konnten (vgl. S. 147, Abb. 21). Das Postulat einer gemeinsamen zentralen Koordinationsstelle besteht also zu Recht.

Über das Vorkommen inspiratorischer Efferenzen im Bereiche des sympathischen Nervensystems liegen wiederum nur sehr spärliche Angaben vor. ADRIAN, BRONK und PHILLIPS (1932) fanden inspiratorisch gruppierte efferente Aktionsströme im Halssympathicus, im Ganglion coeliacum sowie im N. hypogastricus, und zwar hauptsächlich beim Kaninchen, seltener bei der Katze. Es schien sich vorwiegend um langsam leitende postganglionäre Fasern zu handeln, und die Annahme, daß mit einer direkten Wirkung vom Atmungszentrum auf das Vasomotorenzentrum zu rechnen war, konnte damit begründet werden, daß diese respiratorischen Aktionsströme auch am curarisierten Tier noch bestanden, in Hyperventilationsapnoe verschwanden und nach Abstellen der künstlichen Atmung parallel mit der efferenten Aktivität des Phrenicus wieder auftraten. Eine Bestätigung dieser Befunde brachten die Untersuchungen von RIJLANT [1933 (b)], in denen ebenfalls inspiratorisch gruppierte efferente Aktionsströme mit einer Leitungsgeschwindigkeit von unter 1 m pro Sekunde im Halssympathicus nachgewiesen werden konnten, unabhängig davon, ob die Vagi intakt oder durchschnitten waren. Wenn weiterhin von BRONK, FERGUSON, MARGARIA und SOLANDT (1936) efferente Aktionsströme in den sympathischen Herznerven der Katze nachgewiesen werden konnten, welche durch Lungenblähung, sei es bei spontaner Inspiration oder bei künstlicher Beatmung, zum Verschwinden gebracht wurden, wenn dieser letztere Effekt als vagusabhängig erkannt wurde, indem er nach beidseitiger Vagotomie verschwand und durch afferente Vagusreizung ausgelöst werden konnte, so ist den Autoren durchaus beizupflichten, wenn sie in diesen Befunden den Beweis für eine afferente Beeinflussung der Tätigkeit sympathischer Zentren erblickten. Zweifellos ergeben diese Befunde indirekt eine Stütze für die schon von ADRIAN, BRONK und PHILLIPS (1932) gezogene Schlußfolgerung, daß die inspiratorisch auftretende efferente Aktivität im sympathischen System primär respiratorischen Ursprungs ist. Es wäre hier nur noch die Frage aufzuwerfen, ob nicht diese inspiratorische Mitbeteiligung bzw. deren eventuelle Hemmung in den verschiedenen Sektoren des sympathischen Nervensystems verschiedene Grade aufweist und dementsprechend im einen Fall die unmittelbare inspiratorische Verstärkung, im andern Fall die mittelbare Abschwächung der an sich tonischen Aktivität des sympathischen Systems in den Vordergrund tritt, und ob nicht auch durch den Ausgleich dieser gegensinnigen Effekte eine respiratorische Gruppierung efferent-sympathischer Aktionsströme verdeckt werden kann, wie vielleicht in den diesbezüglich als negativ zu bewertenden Versuchen von ASHER und BARRON (1935). Eine sehr ausgesprochene inspirationssynchrone Steigerung der efferenten Aktivität des Halssympathicus wurde von JOELS und SAMUELOFF (1956) an der Katze unter Diffusionsatmung nachgewiesen und gleichzeitig mit den efferenten Aktionsströmen des N. recurrens registriert (l. c., p. 369, Fig. 6). Daß diese Aktivität auch nach Succinylcholinlähmung weiter besteht, kann als Nachweis zentraler Irradiation bewertet werden, wahrscheinlich weitgehend begünstigt durch den dyspnoischen Zustand, in welchem inspiratorische Irradiation in die Körpermotorik (vgl. BLAIR, KING und GARREY 1929) eine allzu bekannte Erscheinung ist.

ζ) Die Aktionsströme inspiratorisch aktiver zentraler Substrate. Das charakteristische Verhalten der inspiratorischen Entladungen, wie es speziell in den Ableitungen von einzelnen efferenten Fasern des N. phrenicus angetroffen wird, und welches meistens eine allmähliche Zunahme mit plötzlichem Abfall der Entladungsfrequenz aufweist, gelegentlich aber auch einen gleicherweise allmählichen Abfall erkennen läßt, muß seine Ursache in der Art und Weise haben, wie die inspiratorischen Motoneurone von den übergeordneten Substraten aus aktiviert werden. Es wird sich hier insbesondere darum handeln, der Frage nachzugehen, „wie weit hinauf" dieses typische Entladungsmuster verfolgt werden kann, und wo es letzten Endes seinen Ursprung hat. Zu diesem Zwecke werden nach Einsichtnahme in die auf die Tätigkeit der inspiratorischen Motoneurone selber sich beziehenden Arbeiten auch jene experimentellen Untersuchungen nochmals zu Rate zu ziehen sein, welche sich im Rahmen der Erforschung der Funktionsweise des Atmungszentrums auf die zentralen Ableitungen bezogen (vgl. sub II B 5, S. 75—92).

Die ersten und dazu wohl auch die besten Ableitungen von einzelnen inspiratorisch aktiven Vorderhornzellen gelangen GESELL, BRICKER und MAGEE (1936) sowie GESELL, MAGEE und BRICKER (1939/40) am Hund. Die Befunde ergaben mit oder ohne vorhandener Grundaktivität eine vorübergehende Zunahme und Abnahme der Entladungsfrequenz ungefähr übereinstimmend mit der Inspirationsphase (Abb. 35). GESELL und DONTAS [1952 (a, b)] leiteten das Vorderwurzelpotential von C_4 ab, ebenfalls beim Hund, und fanden eine Negativierung der proximalen Elektrode sowohl während der einzelnen Inspirationsphase, deren kollektive Spike-Aktivität keine Einzelheiten erkennen ließ, als auch ganz allgemein in allen jenen Fällen, in denen die Atmung auf nervösem oder chemischem Wege aktiviert wurde, während eine Inspirationshemmung, insbesondere durch Lungenblähung oder afferente Reizung des N. laryngeus superior, zu einer allmählichen Positivierung der proximalen Elektrode führte. Zweifellos handelte es sich bei diesen Befunden um die Kollektivableitung des zentralen Erregungszustandes der Phrenicusmotoneurone. PURPURA und CHATFIELD (1952) versuchten bei der Katze,

die respiratorische Tätigkeit der Phrenicusmotoneurone mit extracellulären Mikroelektroden abzuleiten und fanden, ähnlich wie GESELL, MAGEE und BRICKER (1939/40), eine Zunahme der Entladungsfrequenz während der Inspirationsphase. Gegen deren Ende soll die maximale Entladungsfrequenz auf etwa 50 pro Sekunde ansteigen können. Im weiteren wurde auf elektrische Reizung des Inspirationszentrums eine Zunahme der Entladung solcher Motoneurone beobachtet (PUR-

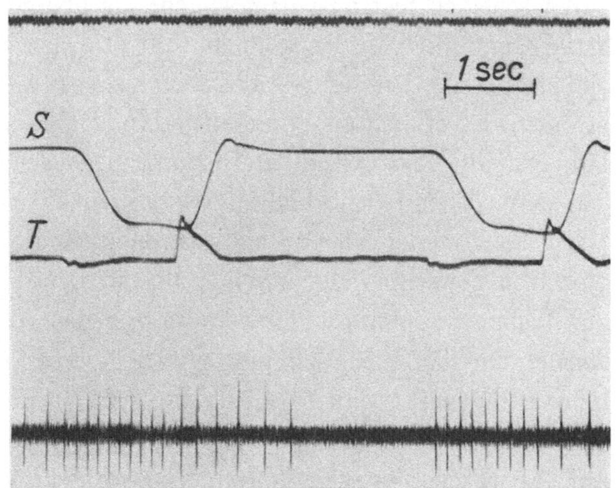

Abb. 35. Inspiratorische Entladung einer Vorderhornzelle (wahrscheinlich im Halsmark, C_4 ?) des Hundes (narkotisiert mit Morphium + Urethan oder Evipan ?). Von oben nach unten: Zeitmarkierung; Spirogramm (S mit trägheitsbedingter Verzögerung) und Trachealdruck (T) mit Inspiration nach unten; Elektrogramm. Starke Frequenzsteigerung während Inspirationsphase und plötzlicher Frequenzabfall mit dem Übergang in die Exspirationsphase. Langes Intervall während Exspirationsphase. (GESELL, BRICKER und MAGEE 1936)

PURA und CHATFIELD 1953). Die als Belege für diese Befunde publizierten Oscillogramme sind jedoch so wenig überzeugend, daß diese Untersuchungen kaum als ein wesentlicher Beitrag an die Erforschung der inspiratorischen Innervation gelten können; sie beziehen sich auch vielmehr auf allgemeinphysiologische Eigenschaften der Motoneurone. Zusammenfassend ergibt sich somit, daß die zentrale Ableitung von Phrenicusmotoneuronen noch nicht denjenigen Grad der technischen Entwicklung erreicht hat, der dieser Methode den Vorzug gegenüber der peripheren Ableitung von den efferenten Phrenicusfasern einräumen könnte. Vor allem ist auch zu beachten, daß bei zentraler Ableitung aus dem Vorderhorn nur dann auf Phrenicusmotoneurone geschlossen werden kann, wenn diese durch antidrome Reizung vom Phrenicus aus als solche einwandfrei identifiziert sind. Diese Voraussetzung war weder bei GESELL, MAGEE und BRICKER (1939/40) noch bei PURPURA und CHATFIELD (1952, 1953) erfüllt.

Zahlreichere und zuverlässigere Angaben liegen über die Tätigkeit von inspiratorisch aktiven Neuronen vor, die Substraten angehören, welche den Motoneuronen übergeordnet sind. Aus den sehr vielfältigen Ableitungen, welche von GESELL, BRICKER und MAGEE (1936) und GESELL, MAGEE und BRICKER (1939/40) am Hund vorgenommen wurden, ergeben sich inspirationssynchrone Entladungen aus medialen und lateralen Anteilen der Formatio reticularis und den zugehörigen Tractus reticulo-spinales, sowie aus dem Nucleus ambiguus. Alle übrigen von den Autoren ebenfalls als aktiv befundenen Strukturen scheiden hier aus, da sie nicht als übergeordnete respiratorische Substrate betrachtet werden können. Die von den anerkannten inspiratorischen Substraten abgeleiteten Aktionsströme zeigen wohl teilweise ein den Aktionsströmen der efferenten Phrenicusfasern analoges Verhalten, indem die Entladungsfrequenz während der Inspirationsphase allmählich ansteigt und dann mit deren Ende rasch abfällt. Als typisch kann dieses Verhalten aber nicht bezeichnet werden; denn sehr oft nehmen die Aktionsstromfrequenzen in einzelnen Elementen allmählich zu und wieder ab, und die zeitliche Beziehung zur Inspirationsphase ist, soweit sie von den Autoren überhaupt angegeben wurde, durchaus nicht immer eindeutig bestimmt. Die niedrigsten Entladungsfrequenzen einzelner inspiratorisch aktiver zentraler Neurone lagen unter 10 pro Sekunde, die höchsten, die ungefähr auf Höhe der Inspiration erreicht wurden, zwischen 80 und 100 pro Sekunde. Irgend eine direkte zeitliche Beziehung zwischen diesen zentralen inspiratorischen Entladungen und den Impulsfolgen in den efferenten Phrenicusfasern konnte in diesen Versuchen nicht angegeben werden.

WOLDRING (1950) und DIRKEN und WOLDRING (1951) leiteten inspiratorische Aktionsströme von einzelnen Zellelementen der Formatio reticularis des Kaninchens ab und konnten eine sehr eindeutige Beziehung zur Inspirationsphase nachweisen. Die Entladungen solcher inspiratorischen Einheiten begannen unmittelbar vor der am Pleuradruck kontrollierten Inspirationsphase mit einer Frequenz von etwa 20 pro Sekunde; diese stieg im Verlauf der Inspirationsphase rasch an, erreichte bis zum Inspirationsmaximum Werte von über 100 pro Sekunde und fiel dann relativ rasch, und noch unmittelbar vor dem Übergang in die Exspirationsbewegung auf Null ab (Abb. 36a). Das schon bei ruhiger und unbehinderter Atmung einige Zeit anhaltende Inspirationsmaximum wurde bei Atmung durch eine inspiratorische Stenose erheblich verlängert, jedoch ohne daß die maximale Entladungsfrequenz wesentlich höhere Werte erreicht hätte (Abb. 36b). Auch nach beidseitiger Vagusausschaltung war die maximale Entladungsfrequenz trotz der vertieften Inspiration nur wenig erhöht; die Vertiefung der Inspiration war auch hier vornehmlich durch die verlängerte Entladungsdauer bestimmt. Dagegen zeigte sich nach Vagusausschaltung am Anfang der Inspirationsphase eine deutliche Verzögerung im Anstieg der Entladungsfrequenz (Abb. 36c), auf deren Bedeutung für die Interpretation des Vagusausschaltungseffektes noch einzugehen sein wird (vgl. sub III B 1 d, S. 221 ff.). Von besonderem Interesse ist an den von Dirken und Woldring erhobenen Befunden die Tatsache, daß zentrale inspiratorisch wirksame Einheiten mit maximal so hohen Entladungsfrequenzen ansprechen, wie sie bei dyspnoischer Aktivierung als Synchronisierungs-frequenzen in den efferenten Fasern speziell des Phrenicus in Erscheinung tre-ten. Wenn auch aus den Untersuchungen von Dirken und Woldring nicht mit Sicherheit hervorgeht, ob diese hohen Frequenzen wirklich auch bei eupnoischer Atmung nachweisbar sind, so könnte doch einstweilen im Sinne einer Arbeits-hypothese die Annahme gemacht werden, daß diese zentralen inspiratorischen

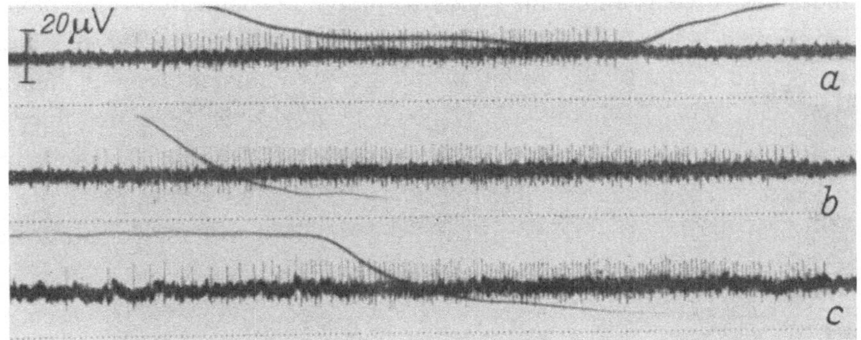

Abb. 36. Elektrische Aktivität inspiratorischer Neurone aus der Medulla oblongata (Formatio reticularis) des Kaninchens (Nembutal, 40 mg/kg intraperitoneal). Bipolare extracelluläre Ableitung. Von oben nach unten: *a* Spontanatmung; *b* bei inspiratorischer Stenose; *c* während anelektrotonischer Blockierung der beiden Vagi. Obere Kurve: Pleuraldruck, Inspiration nach unten. Zeit in $^{1}/_{100}$ sec. (Dirken und Woldring 1951)

Neurone die Tendenz haben, ihre Erregungsabgabe auf die ihnen zukommende maximale Frequenz von über 100 pro Sekunde ansteigen zu lassen, und daß diese Grenzfrequenz im Zustand der dyspnoischen Synchronisierung am Kol-lektivum der Motoneurone zum Ausdruck kommt. Die zentralen inspirato-rischen Neurone würden übrigens, gemäß dieser Annahme, ihre maximale Entladungsfrequenz nur dann nicht erreichen, wenn ihnen die Zeit hierzu nicht geboten ist, d. h. wenn durch die vagale Selbststeuerung die Inspi-rationsphase gekürzt wird. Das würde auch die oben erwähnte Feststellung, daß Vagotomie die dyspnoische Synchronisierung der inspiratorisch-moto-rischen Innervation ganz erheblich begünstigt, verständlich machen (vgl. sub II D 2 a δ, S. 146—147).

Amoroso, Bainbridge, Bell, Lawn und Rosenberg (1951) registrierten die inspiratorische Aktivität einzelner Zellen der Formatio reticularis rhomb-encephali von Hund, Katze und Ratte und fanden maximale Entladungs-frequenzen von 50—90 pro Sekunde. Die inspiratorischen Entladungsserien wurden durch Curarisierung nicht aufgehoben und zeigten einen allmählichen Anstieg sowie einen abrupten Abfall der Impulsfrequenz. Achard und Bucher (1954) untersuchten die Formatio reticularis des beidseitig vagotomierten Kaninchens auf atmungssynchrone Aktionsströme unter spezieller Berücksichtigung des Einflusses dyspnoischer Aktivierung der Atmung. Die sozusagen ausschließlich auf den Nucleus ambiguus oder dessen unmittelbare Umgebung lokalisierten inspiratorisch aktiven Einheiten wiesen in Eupnoe eine maximale Entladungsfrequenz von etwa 50 pro Sekunde auf, in Dyspnoe von gegen 100 pro Sekunde. Gleichzeitig traten in Dyspnoe frequenzentsprechende Schwankungen der Grundlinien auf, die auf einen Synchronisierungseffekt zwischen zahlreichen Zellen bezogen werden mußten. Die Frage, ob diese Synchronisierung primärer Natur ist, oder ob sie die Folge der anderweitig synchronisierten Tätigkeit der Motoneurone im betreffenden Abschnitt des Nucleus ambiguus darstellt, mußte aber unentschieden bleiben und ist es auch heute noch. Auf jeden Fall ist aber der Tatsache Rechnung zu tragen, daß ACHARD und BUCHER mit der verwendeten Technik (Metallelektrode von 50 μ Durchmesser) respiratorisch aktive Einheiten nur aus Gebieten ableiten konnten, welche Motoneurone enthalten (Nucleus ambiguus, Nucleus nervi hypoglossi), und daß die von solchen Kernen freien Gebiete der Formatio reticularis, wenigstens in Eupnoe oder mäßiger Dyspnoe, wohl Einheiten mit kontinuierlicher Aktivität auffinden, dagegen keine solchen mit atmungssynchroner Periodik erkennen ließen. Jedenfalls ist aus diesen Befunden, die sich auf eine genaue histologische Kontrolle nicht nur der positiven, sondern auch der sehr zahlreichen negativen Ableitstellen stützen konnten, die wichtige Schlußfolgerung zu ziehen, daß in allen ähnlichen Fällen ganz besonders auf die Möglichkeit der Ableitung von Zellen motorischer Hirnnervenkerne zu achten ist. Die Lokalisierung von Ableitstellen in den Bereich der Formatio reticularis setzt daher immer voraus, daß eine Beteiligung von in der Nähe gelegenen motorischen Kernen mit Sicherheit ausgeschlossen werden kann.

HUKUHARA, NAKAYAMA und OKADA (1954) konnten an decerebrierten Katzen und Hunden (bei wahrscheinlich intakten Vagi) inspiratorisch aktive Zellen oder Fasern nachweisen, welche in die laterale Reticularsubstanz und absteigend in den Seitenstrang lokalisiert wurden, jedoch ohne die bestätigende Angabe von negativen Ableitbefunden. Die maximalen Entladungsfrequenzen lagen zwischen 30 und 60 pro Sekunde; in späteren Untersuchungen von HUKUHARA, OKADA und NAKAYAMA (1956) sowie von HUKUHARA und OKADA [1956 (a)] betrugen sie über 70 bzw. über 90 pro Sekunde (vgl. Abb. 37). Auch wurden Vagotomie und Lungenblähungseffekt, sowie erregende und hemmende Wirkung der afferenten Vagusreizung an diesen inspiratorischen Neuronen zur Darstellung gebracht (vgl. sub II B 5, S. 82). Der Entladungstypus war in der Regel allmählich zu- und wieder abnehmend. Gelegentlich wurden Neurone gefunden, die auch während der Exspirationsphase mit geringer Frequenz weiter entluden. Ein Unterschied in der Tätigkeit dieser inspiratorischen Einheiten nach Maßgabe der Ableitungshöhe, d. h. zwischen

Mitte der Rautengrube und erstem Cervicalsegment, konnte nicht festgestellt werden. Von der Annahme ausgehend, daß auf bulbärem Niveau von Zellen und absteigend von den zugehörigen Fasern abgeleitet wurde, könnte auf Grund dieser Befunde an die funktionelle Darstellung eines inspiratorischen Projektionssystems gedacht werden. Der aktive Durchmesser der verwendeten Ableitelektroden betrug etwa 20 μ. Eine Abgrenzung der als aktiv befundenen Ableitstellen auf Höhe der Medulla oblongata gegenüber dem Bereich des Nucleus ambiguus (s. o.) wurde nicht vorgenommen. Dagegen wurde vermerkt, daß die am weitesten cranial gelegenen Ableitungen aus der unmittelbaren Nachbarschaft des Facialiskerns stammten. Im übrigen ist aus den Angaben nicht ersichtlich, ob an ein und demselben Tier gleichzeitige Ableitungen auf verschiedener Höhe vorgenommen werden konnten. Die Frage, ob mit diesen Ableitungsversuchen wirklich ein einheitliches inspiratorisches Projektionssystem erfaßt wurde, muß daher noch offen bleiben.

Eine eingehende systematische Untersuchung bestimmter Abschnitte des Rautenhirns der Katze hinsichtlich des Vorkommens

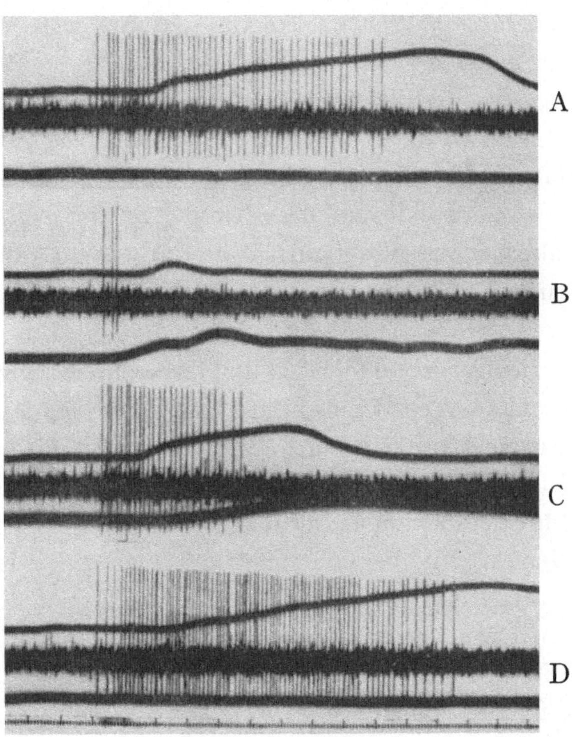

Abb. 37 A—D. Inspiratorisch aktives Neuron. Ableitung von der Medulla oblongata der decerebrierten Katze. Von oben nach unten: Thorakogramm, Inspiration nach oben; Elektrogramm; intrapharyngealer Druck. Zeit in $^1/_{12}$ sec. A: Unbeeinflußte Spontanentladung. B und C: durch intrapharyngeale Drucksteigerung (Schluckreflex) erzeugte interkurrente Hemmung der Entladung. D: auf Hemmung in C folgende verlängerte Entladung (rebound). [HUKUHARA und OKADA 1956 (a)]

von respiratorisch und besonders inspiratorisch aktiven Neuronen wurde von BAUMGARTEN u. Mitarb. vorgenommen. Vorerst lokalisierte BAUMGARTEN (1955/56) mittels 25 μ dicken Ableitelektroden in der Formatio reticularis medialis einige inspiratorische Neurone, deren Entladungen die typische allmähliche Frequenzzunahme mit dem raschen Rückgang kurz vor Inspirationsende erkennen ließen. Die dabei erreichten Entladungsfrequenzen betrugen maximal über 70 pro Sekunde und erwiesen sich als sauerstoff- und kohlensäurespannungsabhängig. Durch motorische Atmungslähmung mit Succinylcholin wurde die Tätigkeit dieser inspiratorischen Neurone nicht beeinträchtigt, so daß die primär-zentrale Natur ihrer Entladungen als feststehend betrachtet werden konnte. Da aber eine von den vier genau lokalisierten Ableitestellen in enger Nachbarschaft zu den Hypoglossusfasern angetroffen wurde, erscheint nach dem oben Gesagten (vgl. S. 172) die motoneuronale Genese für inspiratorische Entladungen von dieser Stelle aus keinesfalls ausgeschlossen. Es wurde denn auch ein viel eindeutigeres Prädilektionsgebiet für inspiratorisch entladende Neurone von BAUMGARTEN, BAUMGARTEN und SCHAEFER (1957) angegeben, welches ventral vom Tractus solitarius und dessen Kern in der kleinzelligen Formatio reticularis gelegen ist. BAUMGARTEN und KANZOW (1958) konnten in diesem Gebiet zwei funktionell verschiedene Neuronentypen unterscheiden, von denen die als $R\alpha$-Neurone bezeichneten parallel mit der efferenten Aktivität des Phrenicus entladen, und zwar bei ruhiger Atmung mit maximal etwa 20 pro Sekunde, unter Aktivierung infolge Succinylcholinlähmung (wobei diese Aktivierung sowohl auf vagale Enthemmung durch Stillegung der Lungen als auch auf die Dyspnoe der Diffusionsatmung zu beziehen war) mit maximal etwa 70 pro Sekunde. Auch wurde die Tätigkeit dieser $R\alpha$-Neurone parallel mit derjenigen des efferenten Phrenicus durch Lungenblähung unterdrückt, sofern mindestens ein Vagus intakt war. Die als $R\beta$-Neurone bezeichneten Zellen zeigten bei Spontanatmung ebenfalls parallel mit den Phrenicusefferenzen verlaufende Entladungen, welche aber durch Lungenblähung gleichzeitig mit der Phrenicushemmung aktiviert wurden; wobei die Entladungsfrequenz dieser Neurone auf über 90 pro Sekunde anstieg. Die $R\alpha$-Neurone wurden von BAUMGARTEN und KANZOW als den Motoneuronen des Phrenicus mittelbar oder unmittelbar übergeordnete motorische Neurone betrachtet, die $R\beta$-Neurone als Interneurone für die Inspirationshemmung, speziell für diejenige von seiten des afferenten Lungenvagus. Dagegen ist die Tatsache, daß $R\alpha$- und $R\beta$-Neurone zeitlich miteinander entladen, noch kein hinreichendes Argument für die Annahme, daß die letzteren von den ersteren „angetrieben" werden; es können ebensogut beide Zellarten von dritter, „höherer" Stelle aus gleichzeitig aktiviert werden. Auf alle Fälle erscheint es aber durchaus angezeigt, mit BAUMGARTEN, KANZOW und KOEPCHEN (1958/59) diese $R\beta$-Neurone als Schaltneurone der Atmungszentren, mit andern Worten als Zwischenneurone der vagal-respiratorischen Reflexzentren (vgl. sub III B 5, S. 336ff.) anzusprechen. Wieweit aber das von BAUMGARTEN (1959/60) als „neuer Nervenkern mit inspiratorischer Funktion" bezeichnete und von BAUMGARTEN, BALTHASAR und KOEPCHEN (1960) mit großer Präzision lokalisierte großzellige Substrat (vgl. sub II B 5, S. 83ff., Abb. 10) wirklich als solches der „atmungsrhythmischen Erregungsbildung" vorsteht, kann erst im Zusammenhang mit weiteren Untersuchungen abgeklärt werden. Die von den Autoren gemachte Angabe, daß diese inspiratorischen Neurone auch nach rostral *oder* caudal angelegten Querschnitten noch rhythmisch tätig sind, spricht selbstverständlich nur sehr bedingt für die Autonomie gerade dieser Zellen; dagegen sind die mittels intracellulärer Mikroableitungen für einzelne dieser inspiratorischen Neurone von BAUMGARTEN, BALTHASAR und KOEPCHEN nachgewiesenen „Schrittmacher-Potentiale" schon viel eher ein Beweis für die autonome Tätigkeit dieser Neurone. Ob dies aber gleichbedeutend mit „Autonomie des Atmungszentrums" ist, muß vorbehalten bleiben.

HABER, KOHN, NGAI, HOLADAY und WANG (1957) erhielten typische inspiratorische Entladungen aus der Formatio reticularis der beidseitig vagotomierten Katze. Die Ableitung erfolgte über stereotaktisch eingeführte Mikroelektroden aus 12 und 25 μ dickem Stahl- oder Platindraht mit Glasisolierung. Die Entladung begann 0,2 sec vor der mechanisch mitregistrierten Inspirationsbewegung und endete abrupt vor dem Beginn der Exspirationsbewegung. Die Entladungsfrequenz stieg während der Inspirationsphase an; doch lassen sich aus den schlecht reproduzierten Kurven keine Frequenzwerte ablesen. Kontrollversuche mit Curarisierung bestätigten das Weiterbestehen dieser Entladungen inspiratorischer Neurone nach Ausschaltung eventueller mechanisch bedingter afferenter Einflüsse. Hemmung der Entladungen durch relativ frequente afferente Vagusreizung (50 pro Sekunde; der l. c., p. 354, Fig. 7 mit 5 pro Sekunde angegebene Wert ist offensichtlich ein Druckfehler) wurde ebenfalls nachgewiesen.

COHEN (1958) sowie COHEN und WANG (1956, 1959) leiteten Aktionsströme von inspiratorisch aktiven Neuronen des Ponsgebietes der von vornherein beidseitig vagotomierten Katze ab, und zwar teils mit den eben erwähnten Metallelektroden von 12 oder 25 μ aktivem Durchmesser, teils mit Glascapillaren von 5—10 μ Öffnungsdurchmesser. Unter den verschiedenen von den Autoren auseinander gehaltenen Entladungstypen ergaben sich drei Arten von Einheiten, welche zu den inspiratorisch wirksamen Neuronen gezählt werden müssen. Die eigentlichen inspiratorischen Neurone zeigten Entladungen, die mit der efferenten Aktivität des Phrenicus genau parallel gingen. Die maximale Entladungsfrequenz wurde nicht angegeben und läßt sich aus den publizierten Oscillogrammen kaum oder nur mit Mühe ablesen. Zu den inspiratorisch wirksamen Neuronen müssen aber auch diejenigen Einheiten gerechnet werden, die mit ihrer Entladung noch während der Exspirationsphase beginnen und bis ans Ende der Inspirationsphase andauern, sowie schließlich jene Einheiten, welche andauernd entladen, deren Frequenz aber während der Inspirationsphase progressiv ansteigt und mit dem Aufhören der Phrenicusaktivität abrupt abfällt. Diese drei als prinzipiell gleichwertig zu betrachtenden Entladungstypen sind in Abb. 38 aus den von COHEN und WANG (1959, pp. 36—40) publizierten Figuren 5a, 4a, 5b und 1a zusammengestellt. Hieraus soll ersichtlich werden, wie sich die Atmungsrhythmik aus der tonisch-inspiratorischen Innervation entwickelt, indem die Entladungsform 5a der schwach frequenz-modulierten Dauerentladung entspricht, welche über 4a und 5b schließlich zur maximalen Modulierung der

Entladungsform 1a führt. Dieser Übergang ist durchaus vergleichbar der Art und Weise, wie aus dem inspiratorischen Dauertonus der relativen Apnoe durch primär periodische Hemmung die Atmungsbewegung nach und nach hervorgeht (vgl. sub II D 2 a δ, S. 149—153, Abb. 23 und 24). Tatsächlich muß man annehmen, daß auch diese zentralen Neurone verschiedene Grade

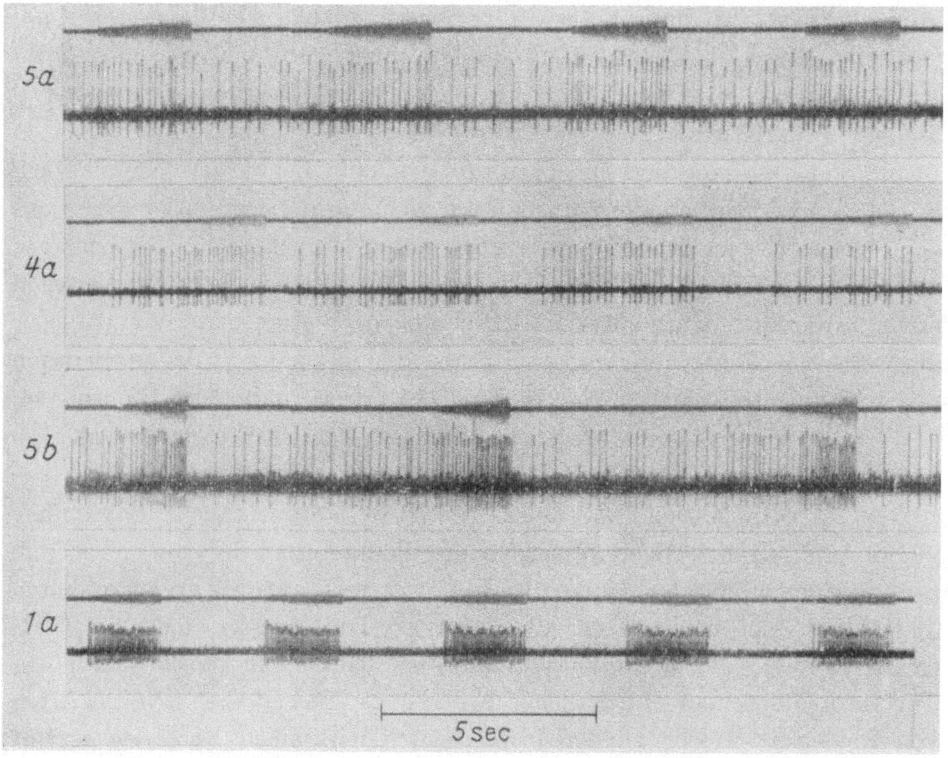

Abb. 38. Verschiedene inspiratorische Aktivitätstypen respiratorischer Neurone aus dem Pons der decerebrierten oder mit Lachgas narkotisierten, thorakotomierten und meist vagotomierten und mit CO_2-Zugabe künstlich beatmeten Katze. *5a* Dauerentladung mit Frequenzsteigerung vor und während der Inspirationsphase. *4a* Ähnlicher Entladungstyp wie *5a*, aber mit vorübergehendem Aktivitätsausfall zu Beginn der Exspirationsphase. *5b* Ähnlicher Entladungstyp wie *5a*, mit besonders ausgesprochenem Frequenzanstieg gegen Ende der Inspirationsphase. *1a* Inspiratorischer Entladungstyp mit vollkommenem Ausfall der Aktivität während der Exspirationsphase und weitgehend frequenzkonstanter Dauerentladung während der Inspirationsphase. Jeweilen oben das efferente Phrenicuselektrogramm, darunter das zentrale Elektrogramm. Zeit: 5 sec. (Ausgewählt und zusammengestellt aus den Figg. 1, 4 und 5 der Originalarbeit von COHEN und WANG 1959)

dieser Modulation aufweisen können, und daß die verschiedenen Entladungsformen der Abb. 38 vielleicht weniger verschiedenen Neuronentypen als verschiedenen Stufen der allgemeinen (speziell chemischen) Atmungsaktivierung entsprechen. Die von COHEN und WANG als inspiratorisch-exspiratorisch bezeichneten Neurone, deren Entladung im Verlauf der Inspirationsphase beginnt und in die Exspirationsphase hinübergeht, sind nicht zu den inspiratorischen Neuronen zu rechnen, sondern stellen in Analogie zu den afferenten Entladungen aus den Lungenblähungsreceptoren diejenigen zentralen Vermittlerneurone dar, welche für das Zustandekommen der Automatie des Atmungszentrums verantwortlich gemacht werden können (vgl. sub II B 5, S. 87—90). Die von COHEN und WANG als exspiratorisch-inspiratorisch bezeichneten Neurone gehören entweder dem inspiratorischen Typ an, wie 4a in Abb. 38, oder können, falls sie nicht als exspiratorisch-inspiratorische Vermittler-Neurone betrachtet werden, dem exspiratorischen Typ zugezählt werden (vgl. sub II D 2 b γ, S. 191—192).

NELSON (1959) verwendete zur Ableitung respiratorischer Entladungen aus der Medulla oblongata der Katze Mikroelektroden von weniger als $2\,\mu$ Durchmesser und konnte auf diese Weise mit einiger Wahrscheinlichkeit Zell- und Faserpotentiale am Verlauf des Einzelaktionsstroms voneinander unterscheiden. Der Entladungstypus der inspiratorisch wirksamen Einheiten war nur insofern nicht immer der gleiche, als die einen Elemente mit bzw. kurz vor der pneumotachographisch registrierten Inspirationsbewegung begannen, die andern erst im Verlauf der Inspirationsphase; alle endeten kurz vor Beginn der Exspiration. Die Entladungsfrequenz, für welche Werte zwischen 15 und 20 pro Sekunde angegeben wurden, zeigte während der Inspirations-phase meistens eine leichte Zunahme. Dies kam auch darin zum Ausdruck, daß die mit Atmungsverlangsamung einhergehende prozentuale Verlängerung der Inspirationsdauer von der prozentualen Zunahme der Entladungszahl pro Inspirationsphase übertroffen wurde. Die schon oben (S. 171) geäußerte Ver-mutung, daß die maximale Entladungsfrequenz inspiratorischer Neurone unter Umständen deswegen nicht erreicht wird, weil die Inspirationsphase durch die vagale Steuerung oder durch die Automatie des Atmungszentrums gleichsam vorzeitig abgebrochen wird, könnte also auch hier wieder zur Dis-kussion gestellt werden. Da mit Bezug auf den Entladungstypus bzw. die Impulsfolge offenbar kein Unterschied zwischen Zell- und Faseraktivitäten festgestellt wurde, kann angenommen werden, daß es sich bei diesen Ablei-tungsversuchen von NELSON tatsächlich um inspiratorische Neurone ein- und derselben Art handelte. (Betreffend die ebenfalls untersuchten exspiratorischen Einheiten vgl. sub II D 2 b γ, S. 192—193).

Schließlich untersuchten auch SALMOIRAGHI und BURNS [1960 (a, b)] die respiratorische Tätigkeit bulbärer Neurone an der decerebrierten Katze mit oder ohne zusätzliche Narkose. Als Ableitungselektroden dienten $1—8\,\mu$ dicke Mikropipetten. Die Bezugnahme auf die Atmungsphase erfolgte durch gleichzeitige Registrierung der Aktivität motorischer Zwerchfelleinheiten. Inspiratorische Entladungen begannen meist gleichzeitig mit dem Einsetzen der Inspirationsphase am Zwerchfell und dauerten solange wie diese. Hie und da hielten sie mit geringerer Entladungsfrequenz über das Ende der Inspira-tionsphase hinaus an oder zeigten einige wenige Entladungen sehr niedriger Frequenz sowohl vor Beginn als auch nach Ende der Inspirationsphase, während welcher die Frequenz mehr oder weniger gleichmäßig hoch blieb. Den ver-schiedenen inspiratorischen Entladungstypen gegenüber, wie sie in Abb. 38

(S. 176) dargestellt sind, bringen diese Befunde jedoch nichts wesentlich anderes, und sie würden sich bei besserer Übersicht über den Gesamtverlauf mehrerer Respirationsphasen und feinerer Registrierung der einzelnen Spikes wohl auch ohne Schwierigkeit dort einreihen lassen.

Auf eine als fundamental bezeichnete Irregularität der Entladungen respiratorischer Neurone wurde von SALMOIRAGHI und BURNS [1960 (b)] und BURNS und SALMOIRAGHI (1960) besonderer Wert gelegt im Hinblick auf die Möglichkeit, daraus auf einen interneuronalen Entstehungsmechanismus des einzelnen Entladungsrhythmus zu schließen. Ob dabei aber, abgesehen davon, daß selbst elementare Zellrhythmen von sich aus oder unter dem Einfluß interkurrenter „Störungen" gewisse Unregelmäßigkeiten in der Erregungsfolge aufweisen können, auch die Tatsache, daß am decerebrierten Tier die Spontanatmung als solche sehr oft an Regelmäßigkeit zu wünschen übrig läßt, indem die einzelnen inspiratorischen Bewegungseffekte schon am Pneumogramm offensichtlich gestört erscheinen, gebührende Berücksichtigung fand, und ob nicht gelegentlich eine Kontrolle der Regelmäßigkeit der Atmung am Pneumogramm oder am Pneumotachogramm vorgenommen wurde, muß dahingestellt bleiben. Der differenzierten elektrischen Ableite- und Registriertechnik gegenüber treten solche einfacheren physiologischen Fragen nicht selten in den Hintergrund. Jedenfalls sind unter den von den oben zitierten Autoren veröffentlichten inspiratorischen Entladungen zentraler Einheiten solche von bemerkenswerter Regelmäßigkeit zu finden, und es konnten überdies BAUMGARTEN, BALTHASAR und KOEPCHEN (1960) auf Grund intracellulärer Ableitungen sogar direkte Argumente für das Vorhandensein von Schrittmacherpotentialen beibringen. Auch der von BURNS und SALMOIRAGHI (1960) erhobene Befund einer fördernden bzw. hemmenden Beeinflussung inspiratorischer Entladungen durch fokale kathodische bzw. anodische Polarisierung läßt sich ebensogut, wenn nicht sogar noch besser, mit der Annahme eines elementaren Zellryhthmus vereinbaren. Auch die von denselben Autoren festgestellte Tatsache, daß beim Übergang in die Hyperventilationsapnoe mit der Abnahme, bzw. in Dyspnoe mit der Zunahme der Entladungsfrequenz der Entladungs*typus* beibehalten wird, spricht durchaus im letzteren Sinne.

Von mehr allgemeinem Interesse ist die von BURNS und SALMOIRAGHI (1960) erwähnte Möglichkeit, auch im Zustand der Apnoe noch atmungsrhythmisch entladende inspiratorische Neurone anzutreffen; sofern hier wirklich *atmungs*-rhythmisch gemeint war, sollte dieser Befund mit der von RIJLANT [1943 (a), 1947/48] beschriebenen „occulten" Atmung in Zusammenhang gebracht werden. Andernfalls, d. h. wenn mit „rhythmisch" *entladungs*-rhythmisch gemeint war, würde es sich darum handeln, daß inspiratorische Neurone selbst in der Apnoe noch dauernd entladen können, worauf von den Autoren auch expressis verbis hingewiesen wurde; dort nämlich, wo erwähnt wurde, daß gewisse inspiratorische Neurone beim Übergang von der Apnoe in die Spontanatmung nicht unmittelbar mit „rhythmic bursts" antworten, sondern 10—15 sec vor dem Einsetzen der Atmung mit einer „continuous discharge" beginnen, die dann erst mit dem Einsetzen der Atmung rhythmisch wird. Dieser Befund stellt nichts anderes dar als die am zentralen inspiratorischen Einzelelement demonstrierte Bestätigung des von Wyss [1941 (a)] an den efferenten Aktionsströmen des Phrenicus nachgewiesenen Übergangs der der Apnoe entsprechenden inspiratorisch-tonischen Dauerinnervation in die inspiratorisch-phasische Innervation der Spontanatmung (vgl. sub II D 2a δ, S. 149ff., Abb. 23 und 24). Als neues Problem erhebt sich auf Grund der von Burns und Salmoiraghi gemachten Angaben aber die Frage, ob eventuell zwischen zwei prinzipiell verschiedenen inspiratorischen Neuronenarten zu unterscheiden ist, nämlich solchen Neuronen, welche in Apnoe eine Dauerentladung zeigen, die durch periodische Hemmung in die rhythmische Tätigkeit der Spontanatmung verwandelt wird, und anderen Neuronen, die nicht zur Dauerentladung befähigt sind und nur rhythmisch-inspiratorisch erregt werden. Auch bei hyperkapnischer Aktivierung wurde von den genannten Autoren ein Unterschied insofern festgestellt, als gewisse inspiratorische Neurone mit markantem Anstieg der Entladungsfrequenz reagierten, andere dagegen kaum, und zwar unbesehen der Tatsache, daß die Atmung in beiden Fällen gleich stark beschleunigt sein konnte. Daß die Dauer der inspiratorischen Entladungsphasen auf Kohlensäureatmung sehr verschieden stark verlängert wurde, hätte wohl damit in Zusammenhang gebracht werden müssen, ob die vagale Steuerung im gegebenen Fall ausgeschaltet war oder nicht; hierüber wurden jedoch keine Angaben gemacht.

Als letzter von Burns und Salmoiraghi erhobener Befund sei erwähnt, daß ein schockartiger einmaliger und unverhältnismäßig starker Reiz, durch die Medulla oblongata diffus appliziert, nicht nur, wie schon Kronecker und Marckwald (1879) gezeigt hatten, eine Inspirationsbewegung auslösen kann, sondern daß er auch das Auftreten einer Inspirationsbewegung verzögern oder, wenn interkurrent während einer Inspirationsphase appliziert, diese momentan zum Abbruch bringen kann; daß im letzteren Fall bei etwas schwächerem Reiz die Inspirationsphase nur vorübergehend und kurzfristig gehemmt wird und reboundartig mit verstärkter und verlängerter Entladung nochmals anspricht. Es ist sicher richtig, wenn Burns solche Befunde dahin interpretiert, daß verschiedene Neuronensysteme miteinander im gegenseitigen Verhältnis der sich wiederholenden Selbsterregung stehen. Die repetierende Entladung des einzelnen Neurons selber auf einen solchen interneuronalen Erregungsübertragungsprozeß zurückzuführen, würde aber bedeuten, eine Frage aufzuwerfen, welche im vorliegenden Zusammenhang nicht weiter diskutiert werden kann. Ihr steht die andere Annahme gegenüber, daß die Entladungen der zentralen inspiratorischen Neurone zelleigene Erregungsfolgen darstellen. Vielleicht wird auch hier wieder an die Möglichkeit zu denken sein, daß beide Mechanismen vorkommen, d. h. daß primäre Neurone mit hoher Autonomie ihre zelleigene Automatie entfalten, während ihnen untergeordnete sekundäre Neurone mit geringeren autonomen Potenzen sich gewissermaßen treiben lassen müssen. Für die inspiratorischen Motoneurone wäre letzteres zweifellos der Fall. Am konkreten Beispiel würde diese Frage schließlich dahin zu formulieren sein, ob der inspiratorischen Impulssynchronisierung (vgl. sub II D 2 a δ, S. 144 ff.) ein zelleigener oder ein durch intercelluläre Erregungsprozesse bedingter Rhythmus grunde liegt.

b) **Die exspiratorische Innervation.** Die motorische Innervation der Atmung beruht primär auf der inspiratorischen Komponente, deren Hemmung an sich schon zur Exspiration führt. Exspiratorische Innervation ist demgegenüber eine sekundäre, zusätzliche Erscheinung im Sinne einer parallel zur primären Inspirationshemmung erfolgenden Innervation besonderer exspiratorisch wirksamer Muskeln. Wie schon seit langem bekannt ist, kann bei ruhiger Atmung diese aktiv-exspiratorische Muskelbeteiligung meistens vernachlässigt werden. Sie tritt erst mit der Atmungsaktivierung auf, und zwar insbesondere dann, wenn exspiratorisch betonte Aktivierung vorliegt, d.h. bei exspiratorischer Stenose (vgl. sub III B 4 b γ, S. 325—329). Die exspiratorischen Muskeln, die demnach in funktioneller Hinsicht den auxiliären Inspirationsmuskeln zuzuordnen wären, sind denn auch nicht so ausgesprochene und spezifische Atmungsmuskeln wie Zwerchfell und Intercostalmuskulatur. Gerade bei der letzteren ist ja die Beteiligung der Intercostales interni als Exspirationsmuskeln immer wieder in Frage gestellt worden. Für die Bauchmuskulatur liegt die auxiliäre Beteiligung als exspiratorische Komponente auf der Hand; denn die primäre Bedeutung kommt hier zweifellos der Halteleistung bzw. der Stützfunktion für die Eingeweide zu. Dabei muß schon hier auf die Möglichkeit hingewiesen werden, daß Muskeln mit dauernder Halteleistung, die der Inspirationsbewegung aus anatomisch-mechanischen Gründen zufällig gerade entgegenwirkt, unter Umständen während der eupnoischen Inspirationsphase gehemmt werden können, und daß dann das Elektromyogramm solcher Muskeln einen als exspiratorisch zu bezeichnenden Innervationstypus aufweist. Ob es richtig ist, in solchen Fällen von aktiv-exspiratorischer Funktion der betreffenden Muskeln zu sprechen, ist mehr als fraglich. Wie weiter unten besser ersichtlich sein wird, kann als aktiv-exspiratorische Leistung und damit als exspiratorische Innervation diejenige motorische Innervation gelten, die entweder den Beginn der Exspirationsphase durch aktive musculäre Beteiligung markiert oder dann das Durchhalten der Exspirationsphase gegen deren Ende durch besonderes musculäres Eingreifen verstärkt.

Für die nachfolgende Besprechung der exspiratorischen Innervation kommen, ähnlich wie oben bei der inspiratorischen Innervation, die Aktionsströme der exspiratorisch wirksamen Muskeln, diejenigen der zugehörigen motorischen Nerven, sowie diejenigen zentraler exspiratorischer Substrate zur Behandlung.

α) *Die Aktionsströme exspiratorisch wirksamer Muskeln.* Erstmals gelang es WACHHOLDER und MCKINLEY (1929), von den Mm. obliquus externus und rectus abdominis eines unter hoher Morphiumdosis stoßweise exspiratorisch atmenden Hundes Aktionsströme abzuleiten, die im Augenblick des Umschlages von Inspiration zu Exspiration einsetzten, während der Exspirationsphase anhielten und mit dem Wiederbeginn der Inspiration abnahmen bzw. verschwanden. Etwas Näheres über die Struktur dieser Aktionsströme konnte aus den saitengalvanometrischen Untersuchungen nicht ausgesagt werden. Auch auf Grund elektro-akustisch kontrollierter Aktionsstromableitungen vom M. triangularis sterni und den Bauchmuskeln (des Hundes?) konnten TAYLOR und TAYLOR (1931) nur die eine Angabe machen, daß im erstgenannten Muskel die Aktionsströme gewöhnlich gegen Ende der Exspirationsphase auftraten und nur gelegentlich während der ganzen Exspirationsphase nachweisbar waren.

Die einwandfreie Aufzeichnung der Aktionsströme einzelner motorischer Einheiten exspiratorisch wirksamer Muskeln gelang ANDERSON und LINDSLEY (1935) mit verbesserter Ableite- und Registriertechnik (vgl. sub II D 2 a β, S. 138). Die Autoren konnten von den Mm. intercostales interni der Katze Aktionsstromfolgen ableiten, welche mit der niedrigen Frequenz von etwa 10 pro Sekunde während der Dauer der Exspirationsphase anhielten. Daneben wurden gelegentlich auch solche motorischen Einheiten der Intercostales interni angetroffen, welche eine vom Atmungsrhythmus unabhängige Dauerentladung aufwiesen.

Systematische Untersuchungen der Aktionsströme exspiratorischer Muskeln wurden von GESELL u. Mitarb. am Hund durchgeführt. GESELL [1936 (a)] fand exspiratorische Aktionsströme in den innern und äußern Intercostalmuskeln der caudalen Partien des Thorax, in den Mm. triangularis sterni und transversus thoracis (transcostar?), sowie in den verschiedenen Bauchmuskeln, angeblich schon in Eupnoe. Drei Typen von eupnoischer exspiratorischer Aktivität wurden von GESELL [1936 (b)] unterschieden, nämlich 1. vollständiges Fehlen jeder exspiratorischen Aktivität, was am wenigsten häufig beobachtet wurde, 2. sog. tonische Aktivität, d. h. gleichmäßig anhaltende Aktionsstromfolgen während der ganzen Exspirationsphase, wie sie später von GESELL, MAGEE und BRICKER (1939/40) für Intercostales und Bauchmuskeln als ,,steady-state type'' beschrieben wurden; 3. mit Beginn der Exspiration plötzlich einsetzende und mehr oder weniger rasch abklingende Aktionsstromfolgen. Der zweitgenannte, tonische Aktivitätstypus ist wohl in dem oben (S. 180) erwähnten Sinne zu deuten, d. h. als eine mit der inspiratorischen Innervation parallel verlaufende Hemmung der als Halteleistung zu interpretierenden Daueraktivität des betreffenden Muskels. Dieser tonische

Aktivitätstypus würde also keine eigentliche aktive Exspiration darstellen. Dagegen würde der letztgenannte initiale Aktivitätstypus als aktiv exspiratorisch zu bewerten sein, indem er dem plötzlichen Aufhören der inspiratorischen Innervation eine, wenn auch vorübergehende, aktive Exspirationsbewegung überlagert und damit den Beginn der Exspiration akzentuiert. In hypoxischer oder hyperkapnischer Hyperpnoe sind nach BROWN, ATKINSON und GESELL (1939) die Aktionsströme typisch exspiratorischer Brust- und Bauchmuskeln nur relativ wenig verstärkt, nur anfänglich im ersteren, etwas anhaltender im letzteren Fall. Bei Cyanidhyperpnoe zeigte sich in den Versuchen von GESELL und WHITE (1938) gelegentlich eine sehr ausgesprochene Verstärkung der Aktionsströme exspiratorischer Muskeln, und zwar in der Weise, daß diese Verstärkung sofort einsetzte, aber in dem Maße wieder zurückging, wie die Aktionsströme in inspiratorisch wirksamen Muskeln nach und nach stärker wurden (l. c. p. 50, Fig. 2). Ob dieser Befund sich so deuten läßt, daß die Aktivierung von seiten der Chemoreceptoren für die exspiratorische Innervation eine sofortige aber nicht anhaltende und für die inspiratorische Innervation eine verzögerte aber länger dauernde ist, muß einstweilen dahingestellt bleiben. Auf jeden Fall bedarf diese Frage einer näheren Abklärung. Daß die Innervation exspiratorisch wirksamer Muskeln auch durch Lungenblähung verstärkt werden kann, entspricht der vagal vermittelten exspiratorischen Reaktion (vgl. sub III B 2 g β, S. 271 ff.), die nicht nur als Inspirationshemmung, sondern auch als aktive Förderung der exspiratorischen Innervation in Erscheinung treten kann. Entsprechende Befunde wurden von GESELL und WORZNIAK (1940/41) am M. thyreo-arytaenoideus des Hundes und von GREEN und NEIL (1955) am M. crico-arytaenoideus lateralis der Katze erhoben. Die antagonistische Wirkung des inspiratorisch aktiven M. crico-arytaenoideus posterior und des exspiratorisch aktiven M. crico-arytaenoideus lateralis der Katze wurde in besonders eindrücklicher Weise ebenfalls von GREEN und NEIL zur Darstellung gebracht (Abb. 39). Schließlich kann nur kurz darauf hingewiesen werden, daß nach LOOFBOURROW und GESELL (1941) beim Huhn nicht nur in den inspiratorischen, sondern auch in den exspirato-

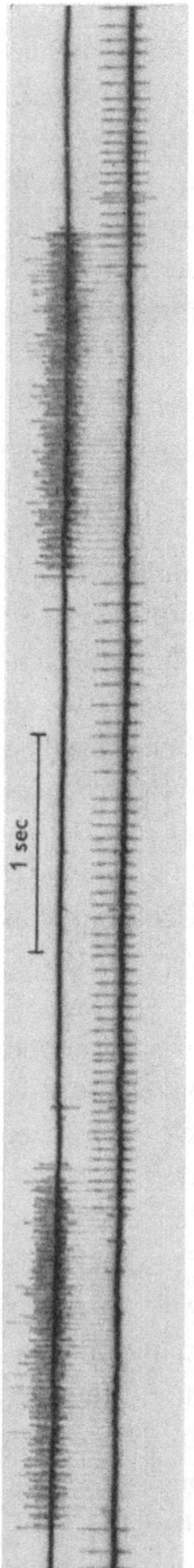

Abb. 39. Simultan registrierte Elektromyogramme des inspiratorisch wirksamen M. crico-arytaenoideus posterior (oben) und des exspiratorisch wirksamen M. crico-arytaenoideus lateralis (unten) der mit Chloralose (50 mg/kg) und Urethan (250 mg/kg) intraperitoneal narkotisierten Katze. Spontanatmung. (GREEN und NEIL 1955)

rischen Muskeln ein Innervationsmuster festgestellt wurde, welches dem inspiratorischen Typ der untersuchten Säugetiere (speziell des Hundes) entspricht, d. h. welches durch die allmähliche Zunahme der Erregungsfrequenz mit Maximum gegen Ende der Inspirationsphase gekennzeichnet ist (vgl. sub II D 2 a α, S. 134 ff.). Diese Feststellung erinnert an frühere Befunde von MEYER und MELTZER (1915), denen zufolge beim Huhn die inneren Bauchmuskeln („innermost of abdominal muscles") offenbar auch bei ruhiger Atmung eine aktiv-exspiratorische Funktion ausüben, sowie ganz allgemein an die Bedeutung der aktiven Exspiration im Atmungsmechanismus der Vögel und Reptilien (KNOLL 1880, SIEFERT 1896, BABÁK 1921). Eine Aktivierung exspiratorisch wirksamer Intercostalmuskeln gegen Ende der Exspirationsphase konnte auch von FLOERSHEIM (1960) mittels Einzelfaserableitungen an der Katze nachgewiesen und mit der doch etwas andersartigen Innervationsform von Einzelfasern inspiratorisch wirksamer Intercostalmuskeln verglichen werden (vgl. sub II D 2 a β, S. 140).

Die exspiratorische Aktivität der Bauchmuskulatur wurde von GARCÍA RAMOS (1959) an Kaninchen, Katzen und Hunden gleichzeitig mit der inspiratorischen Aktivität des Zwerchfells elektromyographisch registriert. Vergleichsweise wurde auch von vorwiegend inspiratorisch aktiven Intercostalmuskeln abgeleitet. Dabei wurde für die Bauchmuskeln die exspiratorische Aktivität sowohl im Verlauf der spontanen Exspirationsphase als auch auf reflektorischem Wege bei Blähung der Lungen nachgewiesen, sowie deren Abnahme bzw. Verschwinden während der spontanen Inspirationsphase oder reflektorisch bei Lungenentblähung. Auch die bekannten Effekte der Vagotomie und der afferenten Vagusreizung wurden an der exspiratorischen Tätigkeit der Abdominalmuskeln zur Darstellung gebracht. Eine tonische Dauerinnervation wurde für diese letzteren gelegentlich, für die Intercostalmuskeln viel häufiger beobachtet; doch wurde der eventuellen Beteiligung dieser Muskeln an der tonischen Halteleistung allgemein-posturaler Natur noch keine Beachtung geschenkt. Dies geschah in systematischer Weise in den elektromyographischen Untersuchungen von MASSION, MEULDERS und COLLE (1960) an decerebrierten Katzen und Kaninchen, wo sich für die exspiratorisch wirksamen Intercostalmuskeln, ähnlich wie für die inspiratorisch wirksamen, eine postural-tonische und eine respiratorische Komponente unterscheiden ließen (vgl. sub II D 2 a β, S. 140). In bezug auf die erstere erwiesen sich auch die exspiratorischen Intercostalmuskeln als an der Enthirnungsstarre beteiligt; in bezug auf die letztere standen sie unter dem Einfluß der afferenten Vagusreizung (COLLE, MASSION und VEREECKEN 1959; MASSION und COLLE 1960).

Auch am Menschen wurde die Tätigkeit exspiratorisch wirksamer Muskeln elektrisch untersucht. FLOYD und SILVER (1950) fanden die Bauchmuskeln bei ruhiger Atmung sowohl im Liegen als auch im Stehen vollkommen unbeteiligt. Nur bei forcierter Exspiration traten Aktionsströme auf, die aber eher Ausdruck einer willkürlichen und nicht einer spezifisch-respiratorischen Innervation waren. Nach JONES, BEARGIE und PAULY (1953) besitzen die Intercostalmuskeln eine Dauerinnervation, die nicht exspiratorisch wirksam sei, sondern das Auseinanderweichen der Rippen verhindern soll. An den Mm. rectus abdominis und serratus anterior wurde von diesen Autoren überhaupt keine respiratorische Innervation festgestellt. Alle diese Untersuchungen wurden mit Oberflächenableitung durchgeführt, was bei deren Interpretation zu berücksichtigen ist.

Diesen eher negativen Befunden stehen diejenigen von TOKIZANE, KAWAMATA und TOKIZANE (1951/52) gegenüber, welche mit der viel zuverlässigeren Methode der coaxialen Nadelelektroden und der Registrierung mit elektromagnetischem Spiegeloscillographen erhoben wurden. Sie ergaben eine systematische Übersicht über die respiratorische Mitwirkung der verschiedensten in Frage kommenden Muskeln von Stamm, Schultergürtel und Oberarm des Menschen. Bei ruhiger Atmung erwiesen sich die Mm. intercostales interni, die Mm. intercartilaginei von der fünften Rippe an abwärts, der M. transversus thoracis, sowie von den Bauchmuskeln die Mm. obliquus abdominis externus et internus und der M. transversus abdominis als exspiratorisch aktiv. Die von einzelnen motorischen Einheiten abgeleiteten Aktionsströme gestatteten eine Bezugnahme auf die Entladungsfrequenzen der entsprechenden Motoneurone. Erwähnenswert ist der Hinweis auf solche Muskeln, welche eine Dauerinnervation aufweisen, die inspiratorisch oder exspiratorisch verstärkt wird; sie wurden als Antigravitationsmuskeln bezeichnet. Die eigentlichen Atmungsmuskeln würden demgegenüber nur während der betreffenden Atmungsphase aktiv sein. Doch wurde die wichtige Frage der eventuellen Interferenzen zwischen tonischer Halteinnervation und respiratorischer Innervation, insbesondere auch die Frage der inspiratorischen Hemmung einer Halteinnervation nicht diskutiert und die Möglichkeit, daß auch reine Atmungsmuskeln eine tonische Innervationskomponente besitzen, wurde wohl ins Auge gefaßt, aber nicht expressis verbis dargelegt. Auf Grund der Tatsache, daß das Maximum der Innervationsfrequenz in respiratorisch beteiligten Haltemuskeln sowohl inspiratorisch als auch exspiratorisch vor dem Ende der betreffenden Atmungsphase erreicht wird, glaubten die Autoren überdies annehmen zu müssen, daß auch diese Antigravitationsmuskeln vom Atmungszentrum aus direkt innerviert werden. Zusammengefaßt lassen sich aus diesen von TOKIZANE u. Mitarb. mit zweifellos erheblich verbesserter Technik durchgeführten Untersuchungen am Menschen keine die exspiratorische Innervation speziell charakterisierenden Daten gewinnen. Die Autoren verfolgten offensichtlich vielmehr die Tendenz, entgegen der von GESELL u. Mitarb. vertretenen Ansicht, inspiratorisches und exspiratorisches Innervationsbild einander als gleichwertig gegenüberzustellen.

Campbell (1952) untersuchte die Mm. obliquus externus und rectus abdominis des Menschen im Hinblick auf die Beteiligung dieser Muskeln an der Atmung. Eine elektrische Aktivität konnte nur bei willkürlich oder dyspnoisch verstärkter Exspiration nachgewiesen werden, und zwar war diese Aktivität derart, daß sie eher zur Vervollständigung als zur Auslösung der Exspiration beitrug. Zudem erschien diese exspiratorische Innervation gewissermaßen als begrenzender Faktor gegen Ende einer maximalen willkürlichen Inspiration. Die vorwiegend mit Direktschreiber registrierten Aktionsstromkurven ließen jedoch keine weiteren Einzelheiten der Innervation erkennen. Von Campbell und Green [1953 (a, b)] wurde auf Grund elektromyographischer Befunde an der Bauchmuskulatur auf die relativ geringe Bedeutung der respiratorischen, verglichen mit der willkürlichen Innervation dieser exspiratorisch wirksamen Muskeln aufmerksam gemacht. Campbell und Green (1955) konnten weiterhin zeigen, daß dann, wenn in den genannten Bauchmuskeln eine Daueraktivität vorhanden ist, diese inspiratorisch abnimmt und exspiratorisch zunimmt, was wiederum in der Weise gedeutet werden muß, daß eine der Halteleistung dienende tonische Funktion eine inspiratorische Hemmung erfahren kann, ohne daß etwa diesem ganzen Innervationsvorgang eine aktiv-exspiratorische Rolle zugeschrieben werden müßte (vgl. oben S. 140). Auf die Bedeutung des intraabdominalen Drucks für die tonische und respiratorische Innervation der Bauchmuskulatur wurde von Campbell [1955 (b), 1957; 1958, pp. 33—38] speziell hingewiesen, und es wurde auch die untergeordnete Rolle der Bauchmuskulatur in respiratorischer Hinsicht noch dadurch unterstrichen, daß eine vom Atmungszentrum ausgehende respiratorische Innervation für diese Muskeln gar nicht mehr angenommen wird (Campbell 1958, pp. 38—41). Demgegenüber scheinen die Mm. intercostales interni doch echte exspiratorische Muskeln zu sein, deren elektrische Tätigkeit während des Sprechakts von Draper, Ladefoged und Whitteridge (1957, 1959), von Ladefoged, Draper und Whitteridge (1958) sowie von Fonagy (1958) untersucht wurde und mit den Phonations- und Akzentuierungsanstrengungen in direkten Zusammenhang gebracht werden konnte. Von Whitteridge u. Mitarb. wurde bei dieser Gelegenheit besonders darauf aufmerksam gemacht, daß die Intercostales interni nur mittels konzentrischer Nadelelektroden elektromyographisch untersucht werden können, und daß Oberflächenelektroden keine befriedigende Ableitung ergeben. Diese Feststellung verdient Berücksichtigung im Hinblick auf die Beurteilung der angeblichen Unmöglichkeit, speziell beim Menschen mit der elektromyographischen Methode zwischen inspiratorisch und exspiratorisch wirksamen Intercostalmuskeln zu unterscheiden. Daß dies wirklich möglich ist, hatten übrigens die Untersuchungen von Anderson und Lindsley (1935) sowie von Tokizane, Kawamata und Tokizane (1951/52) schon zur Genüge gezeigt (vgl. oben S. 181—184).

β) Die Aktionsströme exspiratorisch aktiver motorischer Nerven. Einen etwas besseren Einblick in die Struktur der exspiratorischen Innervation ergaben Aktionsstromuntersuchungen an den die exspiratorisch wirksamen Muskeln versorgenden Nerven. Dabei kamen im wesentlichen nur der Recurrensanteil des Vagus und die zu den inneren Intercostalmuskeln führenden Nervenäste in Frage.

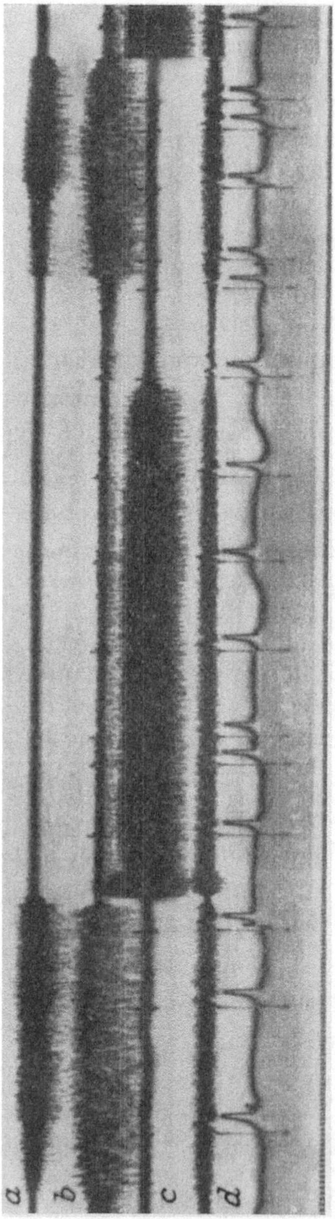

Am zentrifugalen Vagus des Kaninchens stellte zuerst RIJLANT [1933 (a)] neben der inspiratorischen auch eine exspiratorische Aktivität fest. Deutlicher ließ sich diese abwechselnd inspiratorische und exspiratorische Innervation am N. recurrens des Hundes nachweisen [RIJLANT 1936 (b)], wo der Übergang von der einen zur andern Atmungsphase an einer kürzeren oder längeren aktivitätsfreien Strecke kenntlich war (Abb. 40, vgl. auch Abb. 32 und 33). RIJLANT [1936 (b), 1937 (d)] gelang es weiterhin, sowohl beim Hund als auch beim Kaninchen, Äste des N. recurrens mit rein inspiratorischer und solche mit rein exspiratorischer Aktivität auseinander zu halten und die entsprechenden Aktionsströme nebeneinander getrennt zu registrieren. Aus den so erhaltenen Elektrogrammen (vgl. Abb. 40, 32 und 33) ergab sich für die exspiratorische Innervation ein plötzliches Einsetzen im Moment des Aufhörens der inspiratorischen

Abb. 40. Nachweis der exspiratorischen Innervation in den Ästen des N. vagus. Hund (Morphium und Curare). Von oben nach unten: Elektrogramme des efferenten Phrenicus (*a*), des Ramus pharyngeus inferior nervi vagi (*b*), zweier langer Äste des N. recurrens (*c, d*); alles rechts; Elektrokardiogramm. (Zeit nicht angegeben.) Die die Exspirationsphase charakterisierende Innervationsstille im efferenten Phrenicus ist begleitet von einer schlagartig mit dem Ende der Inspirationsphase beginnenden Aktivitätsphase in den beiden Ästen des N. recurrens, während im Ramus pharyngeus inferior nervi vagi nach der inspiratorischen Aktivitätsphase eine kurze Innervationslücke auftritt, mit anschließendem Dauertonus während der Exspirationsphase und nochmaliger Innervationslücke vorgängig der nachfolgenden Inspirationsphase. [RIJLANT 1936 (b)]

Innervation im Phrenicus und dem entsprechenden Recurrensast und ein Andauern bis zum Wiederbeginn der nächsten Inspirationsphase bzw. bis zum vorgängigen Wiederauftreten eines inspiratorischen Tonus in den inspiratorischen Fasern des Recurrens. Gelegentlich machte sich die exspiratorische Aktivität im Recurrens nur vorübergehend während des Übergangs von

Inspiration zu Exspiration bemerkbar, gewissermaßen als Auftakt zur Exspirationsphase [RIJLANT 1937 (d), p. 366, Fig. 5]. Neuerdings konnten GREEN und NEIL (1955) die exspiratorische Aktivität einzelner efferenter Fasern im Recurrens der Katze zur Darstellung bringen und dabei durch Lungenblähung parallel mit der reflektorischen Inspirationshemmung diese exspiratorische Aktivität in eine dauernd anhaltende verwandeln.

Vom zentralen Stumpf der zu den Mm. intercostales interni der Katze führenden Nerven konnten BRONK und FERGUSON (1934/35) exspiratorische Aktionsströme einzelner efferenter Fasern ableiten. Die niederfrequenten und nur aus wenigen Spikes bestehenden Erregungsfolgen, die den von ANDERSON und LINDSLEY (1935) an einzelnen motorischen Einheiten der innern Intercostalmuskeln desselben Tieres nachgewiesenen Aktionsstromfolgen sehr ähnlich sind, setzten mit Beginn der Exspirationsphase ein und dauerten mit einer geringen Verlängerung des Spike-Intervalls bis gegen deren Ende an, so daß bei Parallelregistrierung von inspiratorischen Aktionsströmen zu den äußeren und exspiratorischen zu den inneren Intercostalmuskeln das reziproke Alternieren von inspiratorischer und exspiratorischer Innervation an diesen unmittelbaren Antagonisten der Brustatmung eindeutig demonstriert werden konnte (l. c., p. 703, Fig. 5). Dabei wurde auch festgestellt, daß im Zustand der Asphyxie diese reziproke Innervation durchbrochen wird in dem Sinne, daß beide Gruppen von efferenten Fasern simultan und kontinuierlich Erregungen zu führen beginnen. Von einigem Interesse mag weiterhin noch sein, daß im asphyktischen Endstadium, bevor es zum Ausfall efferenter Erregungen kommt, Entladungsfrequenzen bis zu etwa 125 pro Sekunde registriert wurden, und zwar von motorischen Fasern der Intercostales interni. Von weiteren Versuchen, in exspiratorisch aktiven Nerven Aktionsströme abzuleiten, liegen nur noch die Angaben von GESELL, ATKINSON und BROWN (1939/40) vor, denen zufolge von einem Nervenast zum M. transversus abdominis des Hundes eine während der ganzen Exspirationsphase anhaltende und nur während der am efferenten Phrenicus kontrollierten Inspirationsphase unterbrochene „steady-state"-Aktivität erhalten wurde (l. c., p. 632, Fig. 3). Ob es sich hier wirklich um den Ausdruck einer aktiven exspiratorischen Innervation handelt, erscheint mehr als fraglich. Gerade in diesem Fall liegt wohl die Annahme viel näher, daß die dauernde Halteleistung des Bauchwandmuskels als die primäre tonische Funktion zu betrachten ist, welche erst sekundär eine zeitlich auf die Inspirationsphase beschränkte Hemmung erfährt (vgl. oben S. 140).

γ) Die Aktionsströme exspiratorisch aktiver zentraler Substrate. Die elektrische Tätigkeit exspiratorischer *Motoneurone* wurde von GESELL, BRICKER und MAGEE (1936) im Zusammenhang mit ausgedehnten elektrographischen Sondierungen von Hirnstamm und oberem Halsmark des Hundes untersucht. Charakteristische Beispiele für die Entladungstypen von exspiratorischen

Motoneuronen wurden aber weder für Vorderhornzellen noch für Zellen des Nucleus ambiguus wiedergegeben. Nur bei GESELL, MAGEE und BRICKER (1939/40) findet sich die Nachzeichnung der Entladung einer exspiratorischen Vorderhornzelle (l. c., p. 625, Fig. 22), vielleicht aus dem Brustmark (?) mit rasch ansteigender und allmählich abfallender Entladungsfrequenz; darunter ist ein komplexeres Bild aus dem Nucleus ambiguus beigefügt, welches vielleicht insofern typisch ist, als möglicherweise bei dieser Ableitung außer der inspiratorischen Entladung einer daneben liegenden Zelle eine zu Beginn der Exspirationsphase rasch abklingende und im weiteren Verlauf derselben Exspirationsphase wieder auftretende Aktivität vorliegt (l. c., p. 625, Fig. 23). Ob aber diese zwei Beispiele repräsentativ für eine größere Anzahl von Beobachtungen ähnlicher Art sind, wurde von den Autoren nicht angegeben. ACHARD und BUCHER (1954) fanden beim beidseitig vagotomierten Kaninchen unter 25 respiratorisch positiven Sondierungen aus dem unmittelbaren Bereich des Nucleus ambiguus caudalis immerhin sechs exspiratorisch aktive Motoneurone, deren Entladungsfrequenzen in Eupnoe maximal etwa 40 pro Sekunde betrugen und entweder während der ganzen Exspirationsphase mit nur leichter Abnahme anhielten, oder dann einen raschen initialen Abfall zeigten mit Aufhören jeglicher Aktivität für den weiteren Verlauf der Exspirationsphase. Unter dyspnoischer Aktivierung stiegen diese Entladungsfrequenzen, initial oder während der ganzen Exspirationsphase, auf doppelte bis dreifach höhere Werte an.

Von *übergeordneten Strukturen*, insbesondere aus dem „Atmungszentrum" der Medulla oblongata, wurden „exspiratorische" Aktionsströme erstmals von GESELL, BRICKER und MAGEE (1935) beim Hund abgeleitet. Schon in dieser ersten vorläufigen Mitteilung wurde für die exspiratorische Aktivität die Angabe gemacht, daß sie gewöhnlich auf einer gleichmäßigen Dauerentladung tonischer Natur beruhe, welche nur während der Inspirationsphase eine vorübergehende Hemmung erfährt. Exspiratorische Aktivität erhielten GESELL, BRICKER und MAGEE (1936) aus den verschiedensten zentralen Substraten der Medulla oblongata. Abgesehen vom oben erwähnten Nucleus ambiguus und den Vorderhornzellen des Halsmarks, können aber wohl nur die Formatio reticularis und die Tractus reticulo-spinales lateralis et medialis ein gewisses Interesse beanspruchen, während die übrigen erwähnten Strukturen kaum in direkter Beziehung zur exspiratorischen Innervation stehen. Überdies ist zu bedenken, daß in diesen anfänglichen Untersuchungen artifiziell bedingte „respiratorische" Entladungen vielleicht doch nicht mit genügender Sicherheit ausgeschlossen waren, worauf besonders von DIRKEN und WOLDRING (1951) aufmerksam gemacht wurde. Auch wurde meistens nicht angegeben, ob bei der Untersuchung die Vagi intakt oder durchschnitten waren. Die von GESELL, BRICKER und MAGEE (1936) und später von GESELL, MAGEE und BRICKER (1939/40) mitgeteilten elektrographischen Befunde lassen denn auch kaum mehr aussagen, als daß es im Bereiche der Formatio reticularis möglicherweise nervöse Elemente mit zum mindesten exspirationssynchroner, vielleicht sogar primär exspiratorischer Aktivität gibt. Daß diese exspiratorischen Elemente sich von den inspiratorischen desselben Gebietes lokalisatorisch nicht trennen lassen, entsprach ja auch den analogen Befunden, die von BROOKHART, STEFFENSEN und GESELL (1937) und von BROOKHART (1939, 1940) mittels zentraler Reizung erhoben wurden (vgl. sub II B 3 a, S. 54).

In den ersten wirklich systematischen Untersuchungen, die von WOLDRING (1950) und DIRKEN und WOLDRING (1951) an der Formatio reticularis des Kaninchens angestellt wurden (vgl. sub II B 5, S. 77—79), erwiesen sich die

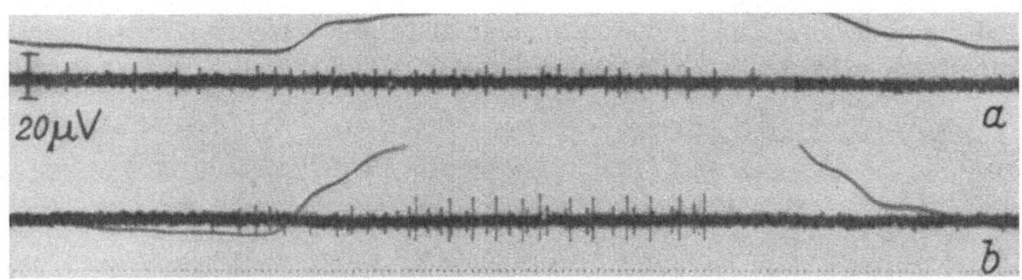

Abb. 41. Exspiratorisch aktive Neurone in der Medulla oblongata (Formatio reticularis) des Kaninchens (Nembutal 40 mg/kg intraperitoneal). Oben Pleuraldruck, Inspiration nach unten. Darunter Elektrogramm, abgeleitet mit bipolaren Nadelelektroden. Zeitmarkierung in $^1/_{100}$ sec. *a* Spontanatmung; die Entladung eines gegen Ende der Inspirationsphase aktiven Neurons zeigt mit Beginn der Exspirationsphase eine deutliche Frequenzsteigerung und hört mit Beginn der Inspirationsphase ganz auf. *b* Bei exspiratorischer Stenose beginnt die Entladung dieses Neurons erst kurz vor dem Ende der Inspirationsphase und dauert mit der verkürzten Exspirationsphase weniger lange an. Die Entladung eines zweiten Neurons (größere Spikes) beginnt im Verlauf der Exspirationsphase; die Entladungen beider Neurone hören am Ende der Exspirationsphase miteinander auf. (DIRKEN und WOLDRING 1951)

exspiratorischen Entladungen reticulärer Neurone als durchaus typische und reproduzierbare Erscheinungen. Sie begannen kurz vor dem am Pleuradruck nachweisbaren Übergang der Inspirations- in die Exspirationsphase mit raschem Anstieg der Frequenz auf den maximalen Wert von etwa 50 pro Sekunde und erstreckten sich über die ganze Exspirationsphase mit progressivem Frequenzabfall. Bei Spontanatmung erreichte die Entladungsfrequenz dieser exspiratorischen Neurone somit nur etwa die Hälfte derjenigen der inspiratorischen (vgl. sub II D 2 a ζ, S. 170), und erst mit einem ausgesprochenen exspiratorischen Effekt, wie er durch afferente Vagusreizung mit relativ hoher Frequenz (90 pro Sekunde) erhalten wurde (vgl. sub III B 2 a, S. 228 ff.), konnte auf der Höhe der Exspiration ein Ansteigen der Entladungsfrequenz dieser Neurone vermutlich bis gegen 100 pro Sekunde beobachtet werden (vgl. z. B. WOLDRING 1950, p. 92, Pl. V, Fig. 15 c bzw. DIRKEN und WOLDRING 1951, p. 218, Fig. 9). Als weiterer Beweis für die Echtheit der aktiv-exspiratorischen Natur dieser Entladungen diente auch deren eventuelle Aktivierung durch Anlegen einer exspiratorischen Stenose (Abb. 41), sowie die Abnahme der Aktivität während Vagusausschaltung (vgl. WOLDRING 1950, p. 88, Pl. III, Figg. 8 und 9; DIRKEN und WOLDRING 1951, p. 217,

Figg. 6 und 7; sowie sub III B 1 a, S. 213). Auf Grund dieser Befunde kann angenommen werden, daß es im Bereiche der Formatio reticularis der Medulla oblongata (sofern die Beteiligung von Zellen des Nucleus ambiguus oder von andern Motoneuronen mit Sicherheit ausgeschlossen ist) besondere Neurone gibt, welche exspiratorisch wirksam sind, und deren Erregungsabgabe in typischer Weise erfolgt, nämlich mit raschem initialem Anstieg und anschließendem progressiven Abfall der Entladungsfrequenz.

Auch bei AMOROSO, BAINBRIDGE, BELL, LAWN und ROSENBERG (1951) findet sich die Angabe, daß in der Formatio reticularis rhombencephali (untersucht wurden Hund, Katze und Ratte) neben den inspiratorisch aktiven auch exspiratorisch aktive Neurone angetroffen wurden, deren Entladungsfrequenzen (allerdings nicht ausnahmslos) niedriger waren als diejenigen der inspiratorischen Neurone. Der Befund würde jedenfalls den Beobachtungen von DIRKEN und WOLDRING (1951) entsprechen. Demgegenüber fanden HUKUHARA, NAKAYAMA und OKADA (1954) für exspiratorisch aktive Neurone der lateralen Reticularsubstanz im Mittel etwas höhere Entladungsfrequenzen als für die im gleichen Gebiet in größerer Zahl nachweisbaren inspiratorisch aktiven Neurone. Die Entladungen dieser exspiratorischen Neurone schienen aber vorwiegend nach dem „steady-state"-Typ zu erfolgen, seltener mit initial maximaler und im Verlauf der Exspirationsphase progressiv abfallender Frequenz. Wie weit hier Motoneurone (Nucleus ambiguus?) im Spiel waren (vgl. sub II B 5, S. 80), und ob es sich teilweise nicht auch um zentrale tonische Dauerentladungen mit inspiratorischer Hemmung handelte, läßt sich jedoch den mitgeteilten Befunden nicht entnehmen.

Die von BAUMGARTEN (1955/56) in der Formatio reticularis lateralis der Katze nachgewiesenen exspiratorischen Neurone verhalten sich angeblich ähnlich wie die von DIRKEN und WOLDRING (1951) für das Kaninchen beschriebenen. Als neuer Befund wurde festgestellt, daß unter reiner Sauerstoffatmung die Zahl der aufzufindenden exspiratorisch entladenden Einheiten bedeutend größer wird, und daß mit der unter Sauerstoff exspiratorisch verlangsamten Atmung die Entladungsserien verlängert werden (l. c., p. 580, Abb. 2). Die Entladungsfrequenzen sind, gemessen an den publizierten Beispielen, für diese exspiratorischen Neurone mit etwa 25 pro Sekunde bedeutend niedriger als für die inspiratorischen. Immerhin gaben BAUMGARTEN, BAUMGARTEN und SCHAEFER (1957) als Beispiel für ein exspiratorisch wirksames Neuron eine Entladungskurve wieder, welche unter Atmungslähmung mit Succinylcholin erhalten wurde und die offenbar dyspnoisch bedingte Aktivierung auf über 100 Spikes pro Sekunde zeigt (l. c., p. 221, Abb. 3a und b). Die von BAUMGARTEN (1955/56) gemachte Angabe, daß das Frequenzmaximum exspiratorischer Einheiten etwa in der Mitte der Entladungsserie liege, findet sich allerdings in den zitierten Beispielen nur insofern bestätigt, als das Maximum etwa in der Mitte der Serie erreicht wird, dann aber bis gegen

Ende der Entladung anhält. Dies entspricht den Angaben von DIRKEN und WOLDRING (1951) nicht; denn dort lag das Maximum am Anfang der Entladungsserie mit nachfolgendem progressivem Frequenzabfall. Da nach BAUMGARTEN, BAUMGARTEN und SCHAEFER (1957) das Prädilektionsgebiet für exspiratorische Einheiten in der Nähe des Nucleus ambiguus caudalis liegt, ist anzunehmen, daß die dort gefundenen Neurone Zellen dieses Kerns sind, d. h. also wiederum Motoneurone (ACHARD und BUCHER 1954). Jedenfalls entbehrt die Annahme von BAUMGARTEN u. Mitarb., daß es sich ungeachtet dieser Lokalisation um „automatische" Reticulariszellen handelt, noch jeder experimentellen Grundlage.

Die von HABER, KOHN, NGAI, HOLADAY und WANG (1957) ebenfalls in das Gebiet der lateralen Reticularsubstanz der Katze lokalisierten (und gegen den Nucleus ambiguus caudalis auch nicht sicher abgegrenzten) exspiratorischen Neurone zeigten entweder den initialen, d. h. nur den Anfang der Exspirationsphase beherrschenden, oder den protrahierten, während der ganzen Exspirationsphase anhaltenden Entladungstypus. Mit relativ frequenter afferenter Vagusreizung (50 pro Sekunde) konnte dabei parallel zur Inspirationshemmung eine Verlängerung dieser exspiratorischen Entladungen erhalten werden (vgl. sub II D 2 a ζ, S. 175). Über die Entladungsfrequenzen wurden jedoch keine Angaben gemacht, und es lassen sich an den mit relativ zur Figurengröße zu grobem Raster reproduzierten Elektrogrammen auch keine solchen auszählen.

Im Ponsbereich des Hirnstamms der beidseitig vagotomierten Katze wurden neben inspiratorischen und phasenvermittelnden Neuronen (vgl. sub II D 2 a ζ, S. 175) auch exspiratorisch aktive Neurone von COHEN (1958) und speziell von COHEN und WANG (1956, 1959) nachgewiesen (vgl. sub II B 5, S. 87—89). Der ebenfalls auf retikuläre Zellen zu beziehende exspiratorische Neuronentyp ist prinzipiell gekennzeichnet durch die mit oder kurz nach dem Ende der Inspirationsphase einsetzende Entladung, welche während der Exspirationsphase mehr oder weniger lange andauert und mit abfallender Frequenz sich eventuell auch noch in die nächstfolgende Inspirationsphase hinein fortsetzt. Für diesen Neuronentyp sind die verschiedenen Stufen der Aktivierung in Abb. 42 zusammengestellt, entnommen den Figuren 1 b, 3 b, 3 c und 4 b der Arbeit von COHEN und WANG (1959, pp. 36—39). Außer dem charakteristischen Einsetzen mit Beginn der Exspiration (1 b, 3 b und 3 c) kommt in 4 b noch als weiteres Merkmal das mit rasch auf hohe Werte ansteigender Frequenz erfolgende Einsetzen der Entladung im Verlauf der Exspirationsphase hinzu. Man kann sich natürlich fragen, ob diese letztere Entladungsform, mit Frequenzanstieg während der Exspirationsphase und Frequenzabfall während der Inspirationsphase, wirklich noch als exspiratorisch bezeichnet werden darf, oder ob es sich hier nicht um ein exspiratorisch-inspiratorisches Vermittler-Neuron handelt, welches gewissermaßen die Umschaltung von Exspiration auf Inspiration bewirkt und damit an der Auto-

matie des Atmungszentrums direkt beteiligt wäre (vgl. sub II B 5, S. 89).
Diese Frage muß noch offen bleiben.

Mit Mikroelektroden von $2\,\mu$ Spitzendurchmesser fand NELSON (1959)
in der Formatio reticularis der Medulla oblongata der Katze neben den inspiratorisch entladenden (vgl. sub II D 2 a ζ, S. 177) auch exspiratorisch ent-

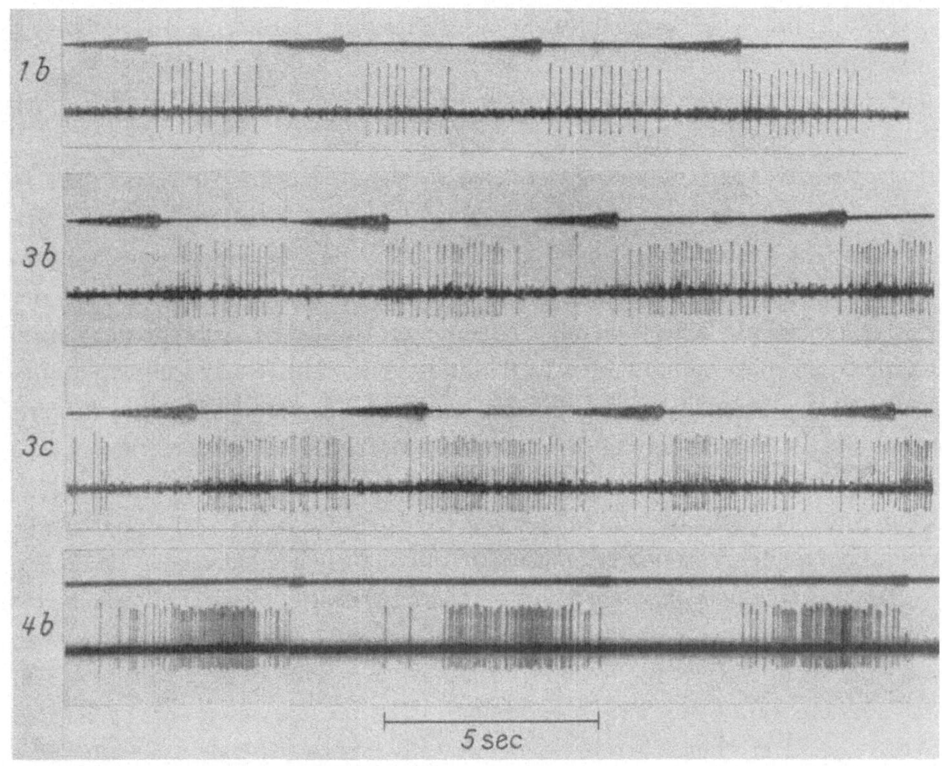

Abb. 42. Verschiedene exspiratorische Aktivitätstypen respiratorischer Neurone aus dem Pons der
decerebrierten oder mit Lachgas narkotisierten, thorakotomierten und meist vagotomierten und mit CO_2-
Zugabe künstlich beatmeten Katze. *1b* Dauerentladung relativ niedriger Frequenz während der Exspirationsphase. *3b* Entladungsbeginn mit oder kurz nach dem Ende der Inspirationsphase. Auftreten einzelner
Entladungen während Inspirationsphase. *3c* Entladungsbeginn mit oder kurz vor dem Ende der Inspirationsphase. Größte Entladungsfrequenz während der ersten Hälfte der Exspirationsphase. *4b* Entladungsbeginn im Verlauf der Exspirationsphase, mit raschem Anstieg zu hoher Entladungsfrequenz und Frequenzabfall mit Beginn der Inspirationsphase. Jeweilen oben das efferente Phrenicuselektrogramm, darunter
das zentrale Elektrogramm. Zeit: 5 sec. (Ausgewählt und zusammengestellt aus den Figg. 1, 3 und 4 der
Originalarbeit von COHEN und WANG 1959)

ladende Neurone. Auch für diese letzteren konnte an Hand der Spike-Polari-
tät zwischen Zell- und Faserpotentialen unterschieden werden, und es wurden
die ersteren hauptsächlich auf Obexhöhe, die letzteren caudal davon bis auf
Höhe des ersten Halssegments gefunden. Im Vergleich zu den inspiratorischen
lagen diese exspiratorischen Neurone im Mittel etwas weiter dorsal; doch bezog
sich diese Lokalisation nicht auf anatomische Substrate, sondern auf stereotaktisch vom Obex aus festgelegte Koordinaten. Ein erster Entladungstyp
(l. c., p. 592, Fig. 2a) zeigte einen exspiratorischen „steady-state" von etwa
40 pro Sekunde mit während der Inspirationsphase vorübergehend stark

abnehmender Erregungsfrequenz. Offensichtlich handelte es sich dabei nicht um ein aktiv-exspiratorisches Neuron, sondern in Analogie zu ähnlichen Bildern der peripheren exspiratorischen Innervation (s. oben, S. 180 ff.) oder der Tätigkeit exspiratorischer Motoneurone (s. oben, S. 187) um die inspiratorische Hemmung einer konstanten Dauerinnervation, die nicht primär-exspiratorischer Natur zu sein braucht. Tatsächlich wurde dieser nur selten beobachtete Entladungstyp auch meistens in die Hinterstränge lokalisiert. Als zweifellos aktiv-exspiratorisch mußte der zweite Entladungstyp (l. c., p. 592, Fig. 2b und c) betrachtet werden, welcher mit Beginn der Exspirationsphase einsetzte und bis zu deren Ende andauerte, entweder mit einer geringen Zunahme (2b) oder mit einer allmählichen Zu- und Wiederabnahme (2c) der Entladungsfrequenz. Ob die mit 50 pro Sekunde angegebene maximale Entladungsfrequenz gleicherweise für inspiratorische und exspiratorische Neurone gültig ist, wurde von NELSON nicht spezifiziert; es bleibt daher ungewiß, ob die Entladungsfrequenz von 70 pro Sekunde eines inspiratorischen Neurons (l. c., p. 591, Fig. 1c) der Ausdruck dafür sein kann, daß diejenige der exspiratorischen Neurone vielleicht doch etwas niedriger ist. Jedenfalls ergab sich aus einer statistischen Zusammenstellung (l. c., p. 595, Fig. 5) für die pro Atmungsphase errechnete *mittlere* Frequenz (bei nicht sehr langen Atmungsphasen) kein Unterschied zwischen inspiratorischen und exspiratorischen Neuronen.

Auf Grund systematischer Sondierungen der Medulla oblongata der Katze mittels Mikroelektroden fanden SALMOIRAGHI und BURNS [1960 (a)] etwa halb so häufig exspiratorische wie inspiratorische Neurone (vgl. sub II D 2 a ζ, S. 177 ff.). Eine lokalisatorische Trennung der beiden Neuronenarten innerhalb der aus der stereotaktischen Projektion der Ableitestellen sich ergebenden lateralen Reticularsubstanz war nicht möglich. Es wurden auch hier Entladungstypen mit progressiv ansteigender und solche mit zu- und wieder abnehmender oder von Anfang an abnehmender Frequenz festgestellt (l. c., p. 8, Fig. 3), welche alle als aktiv-exspiratorisch betrachtet werden können. Neurone mit inspiratorisch gehemmter Dauerentladung kamen allem Anschein nach auch vor. Die maximale Entladungsfrequenz erwies sich in diesen Versuchen als eindeutig niedriger für exspiratorische verglichen mit inspiratorischen Neuronen. BURNS und SALMOIRAGHI (1960) konnten auch für diese exspiratorischen Neurone die Entladungen mittels anodischer Polarisation der Ableitelektroden abschwächen oder aufheben, mittels kathodischer Polarisation verstärken oder eventuell zum Vorschein bringen. Auch gelang es diesen Autoren, durch diffuse, interkurrente und sehr starke Reizung der Medulla oblongata eine exspiratorische Entladung zum vorzeitigen Abbruch und damit zu entsprechend früherem Wiedereinsatz zu veranlassen, was im Grunde genommen nichts anderes als das „negative Bild" der analogen Auslösung einer verfrühten, in ihrer Dauer kaum veränderten Inspirationsphase darstellt (vgl. sub II D 2 a ζ, S. 179). BURNS und SALMOIRAGHI zogen aus ihren

Befunden die Schlußfolgerung, daß das bulbäre exspiratorische Substrat sich anatomisch vom bulbären inspiratorischen nicht als besonderes Kerngebiet abtrennen läßt, daß vielmehr beide Neuronenarten innerhalb der Formatio reticularis lateralis diffus untereinander verteilt sind. Dabei muß man annehmen, daß inspiratorische und exspiratorische Neurone je ein in sich zusammenhängendes Neuronennetz bilden, und daß diese beiden Neuronensysteme in antagonistischer Beziehung zueinander stehen. Die exspiratorischen Neurone würden in analoger Weise wie oben für die inspiratorischen Neurone schon angegeben (vgl. S. 104, 178), durch gegenseitige interneuronale Beeinflussung innerhalb desselben Neuronennetzes zur repetierenden Entladung veranlaßt, eine Auffassung, welcher auch hier wieder diejenige der automatischen Erregungsbildung jeder einzelnen Zelle selber gegenüberzustellen ist. Auch diese letztere Art der Rhythmusbildung kann ja von der fördernden Einwirkung von seiten gleichartiger oder andersartiger nervöser Elemente weitgehend abhängig sein. Auf jeden Fall würde die Aktivität dieses zentralen exspiratorischen Substrates der Ausgangspunkt für die exspiratorische Innervation sein. Hier wäre aber weiter zu bedenken, daß die exspiratorische Innervation bei ruhiger, d. h. eupnoischer Atmung gar nicht als solche in den exspiratorischen Nerven und Muskeln auftritt, sondern lediglich als Hemmung der inspiratorischen Effektorensysteme zum Ausdruck kommt. In dem eingangs (vgl. S. 180 ff.) definierten und auf die periphere Innervation bezogenen Sinne wäre also die an zentralen Substraten nachweisbare mit der Exspirationsphase einhergehende Aktivität nicht als „exspiratorische Innervation" zu bezeichnen, sondern vielleicht besser als der Ursprung einer „zentralen inspiratorischhemmenden Innervation", d. h. einer nicht über das Niveau der Motoneurone hinausgreifenden hemmenden Wirkung. So ist es zu verstehen, wenn Burns und Salmoiraghi (1960) in der zusammenfassenden Diskussion der drei hier behandelten Arbeiten (l. c., p. 43) den Vorschlag machten, die sog. exspiratorischen Neurone der Medulla oblongata als „anti-inspiratorisch" zu bezeichnen. Selbstverständlich kann man auch den Begriff „exspiratorisch" weiter fassen und sowohl im Sinne des „inspiratorisch-hemmenden" als auch des „exspiratorisch-fördernden" verwenden. Außerdem ist selbst der Begriff „Innervation" durchaus nicht eindeutig in seiner Anwendung, indem damit sowohl die periphere Erregungsübermittlung in die zugehörige Muskulatur als auch die absteigende Beeinflussung aller in Betracht fallenden Motoneurone gemeint sein kann.

III. Die Selbststeuerung der Atmung

A. Die wesentlichen Etappen in der Entwicklung zum gegenwärtigen Stand der Kenntnisse über die vagale Atmungssteuerung

Die Annahme, daß die Atmungstätigkeit dadurch zustande kommt, daß jede Inspiration die nachfolgende Exspiration auslöst und diese wiederum die Ursache für die nächstfolgende Inspiration ist, läßt sich zum mindesten bis ins 18. Jahrhundert zurück verfolgen. Auf diese Weise suchte sich CALDANIUS (1785) die Entstehung des Atmungsrhythmus zu erklären. Er dachte dabei sowohl an einen chemischen als auch an einen mechanischen Auslösemechanismus. Das chemische Prinzip stand damals zweifellos im Vordergrund des Interesses; denn Lavoisiers fundamentale Erkenntnis hinsichtlich der chemischen Grundlagen der Verbrennungsprozesse bezog sich ja schon von Anfang an auch auf die biologischen Vorgänge. Nichts schien daher naheliegender als anzunehmen, daß die Atmung durch die von ihr selbst erzeugten Schwankungen von Sauerstoff und Kohlensäure im Blut unterhalten wird. Nachdem dann in der ersten Hälfte des 19. Jahrhunderts der Begriff des Atmungszentrums Allgemeingut geworden war, wäre dieses der gegebene zentrale Angriffspunkt für die genannten chemischen Reize gewesen. Eine solche nach heutigen Begriffen logische Schlußfolgerung ließ aber noch einige Zeit auf sich warten, während welcher dem an sich komplizierteren Mechanismus des peripheren chemischen Reizes auf afferente Nerven der Vorrang gegeben wurde. HALL (1837) schrieb eine solche chemo-receptive Eigenschaft den beiden Vagusnerven zu, während die meisten anderen Autoren, insbesondere VOLKMANN (1841), VIERORDT (1844, p. 912), SCHIFF (1858/59, p. 56; 1894, p. 42), RACH (1863), WITTICH (1866), SCHIPILOFF (1890) und NIKOLAIDES (1910) die Ansicht vertraten, daß ganz allgemein die somatischen Nerven dem Atmungszentrum die für die periodische Aktivierung verantwortlichen, durch chemische oder auch mechanische Reize ausgelösten Erregungen vermitteln.

Ganz anders verhielt es sich mit dem von CALDANIUS speziell für die Atmungsbewegungen ins Auge gefaßten mechanischen Prinzip. Dieses wurde mit wenigen Ausnahmen (z. B. VALENTIN 1839, TRAUBE 1846, ROSENTHAL 1864, WITTICH 1866) kaum ernstlich in Erwägung gezogen, bis HERING (1868) und BREUER (1868) die ,,Selbststeuerung der Atmung durch den N. vagus" in ihrem Wesen richtig erkannten. Allerdings handelte es sich zu jenem Zeitpunkt nicht mehr nur darum, mit Hilfe eines solchen Mechanismus die Entstehung des Atmungsrhythmus erklären zu wollen. Denn einerseits hatte der Begriff der autonomen Automatie des Atmungszentrums schon Fuß gefaßt (ROSENTHAL 1862), andererseits war es offensichtlich, daß beidseitige Vagotomie, selbst kombiniert mit Exstirpation der Lungen (VOLKMANN 1841), die Atmung nicht aufhebt. Die vagale Atmungssteuerung konnte daher folgerichtig nur als ein die vorhandenen Atmungsbewegungen modifizierender Prozeß betrachtet werden, der im speziellen dahin tendiert, die Atmungsamplitude einzuschränken und die Frequenz entsprechend zu steigern. Trotz dieser offensichtlichen Klärung der Sachlage durch HERING und BREUER und trotz der gegen Ende des 19. Jahrhunderts überhandnehmenden allgemeinen Anerkennung des Autonomieprinzips (vgl. sub I, S. 3 ff.) wurden aber in der Folgezeit immer wieder Stimmen laut, welche unter Leugnung

jeglicher autonomen Potenz (SCHIFF 1873, p. 318) die Entstehung des Atmungsrhythmus auf solche mechanisch-reflektorische Vorgänge zurückzuführen
suchten [vgl. LANGENDORFF 1878; BAGLIONI 1907, 1911; DE SOMER 1923;
SHARPEY-SCHAFER 1932; GESELL und MOYER 1935 (d)]. Diese von der
allgemeinen Richtung der fortschreitenden Erkenntnis abweichenden und
experimentell keinesfalls begründeten Tendenzen verdienen hier aber insofern
erwähnt zu werden, als auf Grund neuerer Erfahrungen am nicht narkotisierten Meerschweinchen der intakte Vagus tatsächlich eine für die Beibehaltung der Atmungsautomatie wesentliche Voraussetzung ist (OBERHOLZER und
SCHLEGEL 1957; vgl. sub III B 1 b, S. 218). Für die Autonomie allerdings ist
er es nach den oben (sub I, S. 3 ff.) gemachten Ausführungen nicht.

Von besonderer Bedeutung ist bei der Hering-Breuerschen Lehre von der
Selbststeuerung der Atmung die von den Autoren gegebene Erklärung des
Mechanismus dieser sog. „vagalen Schaltreflexe". Der periphere mechanische
Reiz nimmt hier konkrete Form an. Es handelt sich bei der Inspiration um
die Blähung der Lunge, bei der Exspiration um den Rückgang dieser Blähung
bzw. um das Kollabieren der Lunge. HERING und BREUER konnten zeigen,
daß Lungenblähung die Inspiration hemmt und damit zur Exspiration überleitet, während Kollabierenlassen der Lungen die Inspiration fördert und
damit wieder von der Exspiration zur Inspiration überleitet. Die Autoren
erklärten sich das so, daß besondere auf Lungenblähung ansprechende afferente
Vagusfasern die Inspiration hemmen, und daß andere, auf Kollabieren der
Lungen ansprechende afferente Vagusfasern die Inspiration fördern. Sie
legten damit den Grund zur sog. Zweifasertheorie der afferenten respiratorischen Vaguswirkung. Noch nicht in der Lage, sich über die Funktionsweise
solcher Blähungs- und Kollapsfasern bzw. deren Receptoren genauere Vorstellungen zu machen, nahmen HERING und BREUER an, daß das Auftreten
des Reflexerfolges einer bestimmten kritischen Blähung bzw. Entblähung
bedarf, und ließen so den vielleicht irreführenden Begriff der Schaltreflexe
aufkommen. Darunter mußte man sich besondere Erregungsprozesse vorstellen, welche auf der Höhe der Inspiration sowie am Ende der Exspiration
plötzlich auftreten und die jeweilige Umkehr des Innervationsprozesses bewirken. Heute kann eine solche Funktionsweise für den vagalen Steuerungsmechanismus mit großer Sicherheit ausgeschlossen werden. Es ist aber von
Interesse, in diesem Zusammenhang darauf hinzuweisen, daß im zentralen
Steuerungsmechanismus ein Schaltprozeß dieser Art offenbar doch vorkommt,
und zwar in dem Sinne, daß ein kurzfristiger inspirationshemmender Er-
regungsschub den Abbruch der Inspiration markieren kann (vgl. sub II D 2 a δ,
S. 155).

So einleuchtend die Hering-Breuersche Vorstellung von der Selbststeuerung
der Atmung auch war und es für den aufmerksamen Leser der beiden Originalarbeiten selbst heute noch sein muß, so blieben ihr doch kritische Einwände

nicht erspart. GAD [1880 (b)] hatte keine direkten Einwände gegen die Hering-Breuersche Lehre vorzubringen und hatte auch die zuvor von GUTT-MANN (1875) geübte Kritik als unberechtigt zurückgewiesen. Er konnte sich wohl mit der Annahme, daß Lungenblähung durch fortschreitende Hemmung der Inspiration schließlich zur Exspiration führt, einverstanden erklären, nicht jedoch mit der Annahme des umgekehrten Vorgangs, d. h. der Über-führung der Exspiration in die nächstfolgende Inspiration als Folge der exspiratorischen Verkleinerung des Lungenvolumens. Als wesentliches Argu-ment gegen diese letztere Annahme führte er mit Recht den sehr gedehnten Verlauf der sog. relativen Atempause sowie das gelegentliche Vorkommen sog. absoluter Atempausen an. Damit hat GAD die viel geringere Bedeutung des inspirationsfördernden Effektes der Lungenvolumverkleinerung, ver-glichen mit derjenigen des inspirationshemmenden Effektes der Lungenblähung, schon frühzeitig richtig erkannt. Heute steht außer Zweifel, daß tatsächlich diese auf der exspiratorischen Seite sich abspielende Selbststeuerung der Atmung (besonders in tiefer Narkose) nur sehr wenig ausgesprochen ist und unter Umständen kaum in Erscheinung tritt. Die Feststellung, daß die exspiratorische Verkleinerung der Lungen nur einen schwachen inspiratorischen Effekt hervorzubringen vermag, darf aber nicht dazu verleiten, diesen Effekt überhaupt in Abrede zu stellen. Reicht er nicht aus, dann erfolgt eben die Umschaltung auf Inspiration nur über die zentrale Automatie, und die Atmung ist exspiratorisch verlangsamt. Kommt er zum Spielen, dann wird die Atmung inspiratorisch beschleunigt.

HEAD (1889) nahm bei HERING in Prag die Frage der vagalen Selbst-steuerung der Atmung im Sinne von HERING und BREUER wieder auf und setzte sich insbesondere mit der GADschen Auffassung auseinander. Er be-kannte sich zwar eindeutig zu der Feststellung, daß Kollaps der Lungen unter das normale Volumen einen inspiratorischen Reiz darstellt, konnte aber ent-scheidende neue Beweise gegen die von GAD vertretene Annahme, daß ein solcher Mechanismus beim Übergang von Exspiration zu Inspiration nicht oder kaum beteiligt sei, nicht erbringen. Auffallend ist, daß HEAD in seinem theoretischen Teil den schon von BREUER (1868) ausführlich beschriebenen durch Pneumothorax ausgelösten inspiratorischen Tetanus ausdrücklich er-wähnt, in der Diskussion des Selbststeuerungsvorgangs diesen Mechanismus, selbst in abgeschwächter Form, aber nicht berücksichtigt und das Auftreten der nächstfolgenden Inspiration auf dem Umweg über den (übrigens von ihm schon sehr richtig erkannten) inspiratorischen Nacheffekt der Lungenblähung zu erklären versucht [vgl. auch MELTZER 1890 (a), 1892; sowie unten, S. 204]. Wie nahe hätte es doch gelegen, hieraus noch die weitere Konsequenz zu ziehen und anzufügen, daß der lungenkollapsbedingte inspiratorische Tetanus doch wohl etwas anderes ist als der von HERING und BREUER geforderte und von GAD praktisch in Abrede gestellte vagale Umschaltmechanismus von Exspiration auf Inspiration! Heute kann mit Sicherheit behauptet werden, daß dieser letztere Mechanismus dem schwachen inspiratorischen Effekt geringer Lungenblähung entspricht, der je nach zentralem Erregbarkeitszustand vorhanden ist oder nicht, während der starke inspiratorische Tetanus auf der Erregung besonderer Kollapsafferenzen beruht (vgl. sub III B 3 b, S. 288ff.).

Im Anschluß an HEAD sind während 40 Jahren keine weiteren maßgebenden Beiträge zur Selbststeuerung der Atmung geliefert worden, bis HESS [1931(a)] neuerdings eine ernsthafte Kritik an der Hering-Breuerschen Lehre übte. Der wesentliche Inhalt der von HESS gegebenen Interpretation ist einerseits der sehr eindrückliche Nachweis einer tonischen Beziehung zwischen Lungendehnung und Zwerchfellkontraktion im Zustand der „Apnoea spuria", andererseits der ebenso überzeugende Beweis, daß die von einem bestimmten Blähungszustand der Lungen ausgehende afferent-tonische Beeinflussung des Atmungszentrums den Atmungsrhythmus in charakteristischer Weise beherrscht. Die erstgenannte Beziehung zwischen Lungendehnung und Zwerchfelltonus im Zustand der Vagusapnoe ist implicite schon in den Angaben von HEAD und GAD, ja selbst bei BREUER enthalten. HESS hat aber auf die grundlegende Bedeutung dieser explicite schon von LOEWY [1888 (b)] geforderten tonischen Reflexbeziehung hingewiesen, und zwar in dem Sinne, daß die Hering-Breuerschen „Schaltreflexe" sich aus der phasischen Modifikation dieser Tonusbeziehung ableiten lassen [WYSS 1941 (a)]. Die letztgenannte afferent-tonische Kontrolle des Atmungsrhythmus läßt sich heute insofern besser verstehen, als der vagale Selbststeuerungsmechanismus gewissermaßen die periphere Komponente der Atmungsautomatie darstellt (vgl. sub II C, S. 103). Wegleitend für die weitere Analyse, speziell hinsichtlich der Bewertung der afferenten Vagusreizung, war dann auch die von HESS vorgeschlagene Unterscheidung zwischen inspiratorischem und exspiratorischem Effekt als den beiden einzigen Möglichkeiten der afferenten Vaguswirkung auf das Atmungszentrum, aus deren Interferenz erst die Atmungsfrequenz als sekundärer Faktor hervorgeht. Erst die Erkenntnis, daß die Atmungsfrequenz nach ihrer Entstehung beurteilt kein einheitlicher Grundbegriff ist, wie z. B. die Herzfrequenz, und daß es demnach für die Atmung keine acceleratorisch wirkenden afferenten Fasern gibt, wie sie für die Herztätigkeit expressis verbis bestehen, hatte der eigentlichen Erforschung des Mechanismus der Selbststeuerung der Atmung den Weg vorbereitet. Damit war aber auch jede weitere Kritik an der Hering-Breuerschen Lehre hinfällig geworden, und es mußten alle jenen Untersuchungen im Bereiche der vagalen Atmungssteuerung, welche nach Prinzipien wie „Atmungsbeschleunigung" und „Atmungshemmung" interpretiert wurden, unweigerlich auf ein totes Geleise führen.

Die neue ausgesprochen analytisch orientierte Entwicklung begann mit der elektrophysiologischen Untersuchung des N. vagus auf Afferenzen pulmonalen Ursprungs durch ADRIAN (1933) und PARTRIDGE (1933). Übereinstimmend ergab sich das absolute Vorherrschen von Erregungen aus langsam adaptierenden pulmonalen Dehnungsreceptoren, deren Entladungsfrequenz mit zunehmender Lungenblähung in charakteristischer Weise ansteigt. Nur in seltenen Fällen konnte ADRIAN Erregungen nachweisen, die mit dem Kollabieren der Lungen auftraten und sich von denjenigen aus Dehnungsreceptoren unterschieden. Kein Zweifel konnte daher bestehen, daß diese pulmonalen Dehnungsreceptoren und ihre afferenten Fasern den von HERING und BREUER geforderten inspirationshemmenden Vagusfasern entsprachen. Dagegen mußte die Frage nach der Existenz von besonderen afferenten Fasern, die auf sukzessiven Rückgang der Lungenblähung mit Erregung antworten, mangels ausreichender experimenteller Grundlagen vorläufig offen bleiben. Es ist in diesem Zusammenhang von Interesse, die von GAD [1880 (b)] vertretene und auch in den Ausführungen von HEAD (1889) enthaltene Ansicht, daß wohl eine lungenblähungsbedingte Inspirationshemmung besteht, dagegen keine oder nur eine unbedeutende Inspirationsförderung durch den exspiratorischen Blähungsrückgang, mit den neueren Befunden von ADRIAN und PARTRIDGE, die ebenfalls nur für die Lungenblähung einen charakteristischen Erregungszuwachs ergeben, zu konfrontieren. Tatsächlich hätte im Anschluß an diese Untersuchungen von ADRIAN und PARTRIDGE die logische Schlußfolgerung einerseits auf ausgesprochene lungendehnungsbedingte Inspirationshemmung, andererseits auf wenig ausgesprochene bis fehlende entdehnungsbedingte Inspirationsförderung, aber mit Übergang zum kollapsbedingten Inspirationstetanus, lauten sollen. Daß sie nicht so lautete, hängt abgesehen von der ungenügenden Berücksichtigung der alten Literatur in erster Linie damit zusammen, daß damals der lungenkollapsbedingte Inspirationstetanus noch nicht als ein Vorgang sui generis vom Mechanismus der vagalen Selbststeuerung getrennt werden konnte. Erst die Unterscheidung eines schwachen und eines starken inspiratorischen Effektes und die Zuordnung dieser Effekte zu verschiedenen Funktionssystemen hat dies ermöglicht.

Auch diese neue Erkenntnis hat sich aber nicht auf direktem Wege ergeben. Der nächste Schritt war der von WYSS [1939 (b)] unternommene Versuch, für die künstliche Reizung des afferenten Vagus diejenigen Reizbedingungen zu ermitteln, die einerseits für den inspiratorischen, andererseits für den exspiratorischen Effekt die optimalen sind. Dabei stellte sich vorerst die *Reizfrequenz* als der entscheidende Faktor heraus, indem niedere Frequenz sich als ausgesprochen inspiratorisch, höhere Frequenz als exspiratorisch wirksam erwies. Insbesondere entsprachen die durch niedere bzw. höhere Reizfrequenz bewirkten Atmungsveränderungen den von HESS [1931 (a)] bei eröffnetem Thorax mit Lungenkollaps bzw. Lungenblähung erhaltenen typischen Veränderungen der Atmungsbewegungen. Der für den exspiratorischen Effekt höhere Frequenzbedarf konnte so ohne weiteres mit den Befunden von ADRIAN und PARTRIDGE in Beziehung gebracht werden, denen zufolge Lungenblähung mit einer Steigerung der afferenten Erregungsfrequenzen einhergeht, sowie mit der einen Feststellung von HERING und BREUER, daß Lungenblähung inspirationshemmend bzw. exspiratorisch wirkt. Für den mit niederer Reizfrequenz erhaltenen inspiratorischen Effekt, welcher der andern Feststellung von HERING und BREUER, daß das Zusammenfallen der Lungen inspiratorisch wirkt, durchaus entspricht, blieben prinzipiell zwei Möglichkeiten der physiologischen Deutung. Einerseits war es die Annahme, daß schwache, d.h. niederfrequente Erregung der Blähungsreceptoren einen inspiratorischen Effekt hervorruft, der dann mit steigender Erregungsfrequenz in einen exspiratorischen Effekt umschlägt. Andererseits bestand die Möglichkeit der Existenz besonderer inspiratorisch wirkender Fasern, die auf Lungenkollaps ansprechen. So stellte sich damals die Alternative zwischen einer modifizierten Einfasertheorie mit Frequenzeffekt und einer Zweifasertheorie, wie sie HERING und BREUER ursprünglich vorschwebte. Dem Frequenzeffekt der afferenten Vagusreizung mit Wirkung auf die Atmung wurde von WYSS [1939 (b), 1940, 1946] weitere Beachtung geschenkt, ohne daß jedoch die zuweilen sehr starken inspiratorischen Reaktionen auf diesem Wege eine ausreichende Erklärung gefunden hätten.

Die Lösung dieses Problems brachten erst weitere Untersuchungen von WYSS und RIVKINE (1950). Es hatte sich nämlich herausgestellt, daß bei der afferenten Vagusreizung außer der Reizfrequenz auch die Reiz*stärke* eine wesentliche Rolle spielt, allerdings nur insofern, als ausgesprochene inspiratorische Reaktionen stärkerer Reize bedurften. Durch Aktionsstromkontrolle am gereizten afferenten Vagus, kombiniert mit genauer Analyse der Pneumogrammänderungen, konnten WYSS und RIVKINE am Kaninchen den Nachweis erbringen, daß am Zustandekommen des inspiratorischen Effektes zwei Sorten afferenter Fasern beteiligt sind, nämlich relativ rasch leitende β-Fasern, die nur einen schwachen inspiratorischen Effekt ergeben, und langsamer leitende in die sog. B_1-Gruppe fallende δ-Fasern, deren Miterregung einen starken inspiratorischen Effekt, eventuell einen maximalen Inspirationstetanus hervorruft (vgl. S. 236, Abb. 54). Diese beiden Stufen der inspiratorischen Reaktion wurden schon bei niederen Reizfrequenzen erhalten, während bei höheren Frequenzen sich die starke inspiratorische Reaktion auf die schon bei niederer Reizstärke vorhandene exspiratorische überlagerte. Nur für die rascher leitenden afferenten Fasern besteht demnach ein Frequenzeffekt zwischen schwacher inspiratorischer und ausgesprochen exspiratorischer Reaktion. Die langsamer leitenden afferenten Fasern ergeben die starke inspiratorische Reaktion ohne frequenzbedingte qualitative Änderung des Reflexerfolges. Einen weiteren Beleg für die Beteiligung verschieden rasch reagierender afferenter Fasern am schwachen und starken inspiratorischen Effekt lieferten Untersuchungen von FERNANDEZ DE MOLINA und WYSS (1950) über selektive Reizung des afferenten Lungenvagus. So konnte gezeigt werden, daß rasch reagierende afferente Vagusfasern den schwachen inspiratorischen Effekt erzeugen, und daß es langsamer reagierender Fasern mit höherer Reizschwelle bedarf, um den starken inspiratorischen Effekt auszulösen, bzw. daß eine Verlängerung des Reizimpulses um die Hälfte genügt, um einen schwachen inspiratorischen Effekt in einen starken überzuführen (vgl. S. 237, Abb. 55). Angesichts dieser Befunde scheint kein Zweifel mehr zu bestehen hinsichtlich der physiologischen Bedeutung dieser beiden Fasergattungen. Die rasch reagierenden Fasern entsprechen den von ADRIAN und PARTRIDGE beschriebenen und seither vielfach bestätigt gefundenen (vgl. sub III B 3 a, S. 281 ff.) Blähungsreceptoren mit inspirationshemmender Wirkung. Die langsamer reagierenden Fasern liegen den am ganzen Nerven einzig von ADRIAN (1933) gelegentlich festgestellten, am aufgefaserten Nerven von BEIN und HELMICH (1949) und PAINTAL [1953 (b)] in geringem Prozentsatz der angetroffenen Fasern beobachteten und neuerdings von PAINTAL (1954) mittels chemischer Sensibilisierung nachgewiesenen, auf Lungenkollaps ansprechenden Afferenzen zugrunde; d. h. sie entsprechen den aus den (heute noch zu wenig bekannten) Lungenkollapsreceptoren entspringenden afferenten Vagusfasern.

Auf Grund dieser Befunde und deren vorläufigen Interpretation läßt sich der *gegenwärtige Stand der Kenntnisse vom Mechanismus der Selbststeuerung der Atmung* etwa folgendermaßen präzisieren [WYSS 1954 (b)]: Nur die pulmonalen Blähungsreceptoren mit den rasch reagierenden afferenten Fasern sind wesentlich beteiligt an der Selbststeuerung der Atmung. Die sog. Kollapsreceptoren mit den langsamer reagierenden Fasern werden bei intaktem Atmungsapparat, d. h. bei geschlossenem Thorax kaum beansprucht; sie reagieren erst auf massiven Lungenkollaps, d. h. bei eröffnetem Thorax (Pneumothorax). Die durch diese Kollapsreceptoren ausgelöste inspiratorische Reaktion beträchtlichen Ausmaßes ist im Gegensatz zu der als proprioceptiv zu bewertenden Reflexbeziehung oder Selbststeuerung als ein exteroceptiver bzw. nociceptiver Reflexvorgang aufzufassen. Damit ist ein Zweifaser-Prinzip für die Erklärung des Selbststeuerungsmechanismus abzulehnen. Selbst wenn bei maximaler Exspiration gewisse Kollapsreceptoren beteiligt sein sollten, so kann deren Bedeutung kaum über die eines akzessorischen Effektes hinausgehen. Die gesamte Selbststeuerung der Atmung beruht auf der Funktionsweise der pulmonalen Blähungsreceptoren, welche einerseits bei geringer Lungenentfaltung über niedrige afferente Erregungsfrequenzen einen schwachen inspiratorischen Effekt erzeugen und damit bei der exspiratorischen Verkleinerung des Lungenvolumens das Eintreten der nächstfolgenden Inspiration wenigstens teilweise begünstigen; welche andererseits bei zunehmender Lungenentfaltung über steigende afferente Erregungsfrequenzen inspirationshemmend wirken und damit durch die inspiratorische Vergrößerung des Lungenvolumens den früheren Abbruch der Inspiration und den

Übergang zur Exspiration bedingen. Damit ist das ursprünglich von HERING und BREUER erkannte Prinzip auf einen Frequenzeffekt afferenter Erregungen, welche dem Atmungszentrum in Fasern ein und derselben Art übermittelt werden, zurückgeführt.

Eine weitere Frage betrifft die Art und Weise, wie sich dieser Frequenzeffekt am *Reflexapparat des Atmungszentrums* auswirkt. Hierzu haben neuere Untersuchungen von WYSS u. Mitarb. grundlegende experimentelle Befunde geliefert. Vorerst hatten BARTORELLI und WYSS (1941) den Nachweis erbracht, daß die vagalen Afferenzen über zwei getrennte zentrale Schaltwege zum inspiratorischen und exspiratorischen Reflexerfolg führen. Die funktionell-anatomische Bearbeitung dieses Problems mit Hilfe zentraler Reiz- und Ausschaltungsversuche (vgl. sub III B 5, S. 336ff.) ermöglichte hierauf eine genaue Lokalisierung der entsprechenden vagalen Reflexzentren im Kerngebiet des Tractus solitarius. ANDEREGGEN, OBERHOLZER und WYSS (1946) gelang zuerst die Abgrenzung einer cranial gelegenen für den exspiratorischen Effekt verantwortlichen Zone, und in Fortführung früherer Untersuchungen von WYSS und CROISIER (1943) konnten bald darauf OBERHOLZER, ANDEREGGEN und WYSS (1946) eine caudal gelegene, den inspiratorischen Effekt vermittelnde Zone zur Darstellung bringen. Die deutliche Trennung dieser beiden für die Atmung antagonistisch wirksamen Reflexzentren wurde in der Folgezeit noch bestätigt und bekräftigt durch die von OBERHOLZER (1955) in das dazwischenliegende Kerngebiet des Tractus solitarius lokalisierte Schaltstelle für die aortalen und nach neuesten Unter-

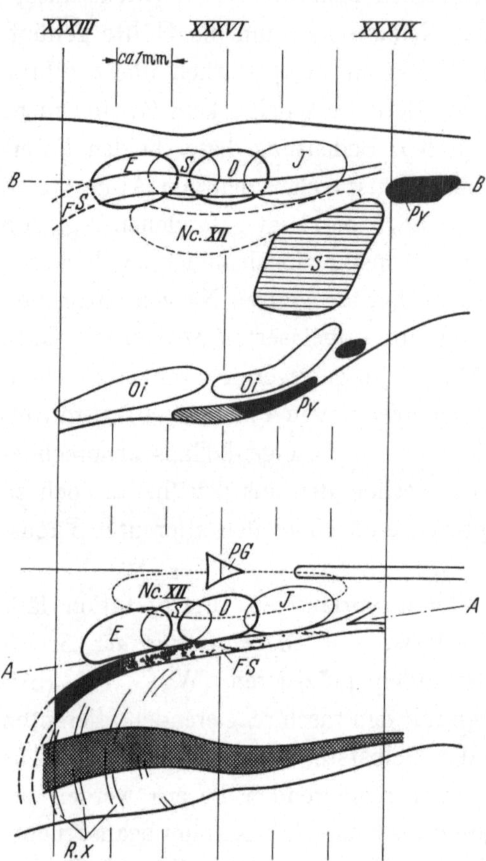

Abb. 43. Anordnung der vagal respiratorischen und der pressoreceptorischen Reflexzentren entlang dem medialen Rand des Tractus solitarius (nach Untersuchungen am Kaninchen). Von cranial nach caudal: *E* exspiratorisches Reflexzentrum; *S* Zentrum der Carotissinusreflexe; *D* des Depressorreflexes; *I* inspiratorisches Reflexzentrum. Oben vertikaler Schnitt in Richtung des Tractus solitarius (*A—A* im unteren Schnitt); unten horizontaler Schnitt auf Höhe des Tractus solitarius (*B—B* im oberen Schnitt). *S* = Tractus solitarius; *Nc. XII* Nucleus nervi hypoglossi; *Oi* Oliva inferior; *Py* Tractus pyramidalis; *S* (schraffiert) Lemniscuskreuzung; *PG* Promontorium gliosum; *R. X* Dorsale Vaguswurzeln. Die mit römischen Zahlen bezeichneten Querschnittslinien entsprechen den Tafeln des Atlas von WINKLER und POTTER (1911). Aus OBERHOLZER (1960)

suchungen von HUBER, OBERHOLZER und PARMEGGIANI (1960) auch für die sinualen Depressorreflexe (vgl. Abb. 43).

Die konsequente Weiterverfolgung dieser funktionell-anatomischen Analyse der vagalen Atmungsreflexe konnte unter Berücksichtigung einer Reihe von Befunden sekundärer Bedeutung, welche in einem besonderen Abschnitt (III B) Erwähnung finden, sowie allgemein-neurophysiologischer Überlegungen hinsichtlich der möglichen Funktionsweise von Reflexzentren (WYSS 1944, 1946, 1947/48) zu konkreten Vorstellungen vom Mechanismus der nervösen Übertragung im Reflexapparat des Atmungszentrums führen [WYSS 1950 (a), 1954]. Wesentlich war dabei die aus der Interpretation des oben beschriebenen, nach CROISIER (1944) und MÉGEVAND (1948) allgemein auch bei spinalen Reflexen zu beobachtenden Frequenzeffektes hervorgegangene Erkenntnis, daß verschiedene zentrale Reflexmechanismen sich durch ein verschiedenes Summationsvermögen der Zellen des Reflexzentrums bzw. durch einen verschiedenen Summationsbedarf des zentralen Schaltweges unterscheiden. Durchwegs ergab sich bei einem bestimmten Reflex ein größerer Summationsbedarf für die Reflexhemmung verglichen mit demjenigen für die Reflexerregung. Übertragen auf die vagal-respiratorische Reflexbeziehung bedeutet dies in voller Übereinstimmung mit der bekannten Tatsache, daß Exspiration primär auf Inspirationshemmung beruht, daß der exspiratorische Effekt einen höheren Frequenzbedarf aufweist als der inspiratorische. Der mit steigender afferenter Reizfrequenz erfolgende Übergang vom inspiratorischen zum exspiratorischen Effekt erklärt sich daher auf einfachste Weise durch das allmähliche Überhandnehmen der reflektorischen Hemmung der inspiratorischen Innervation. Dabei mag wohl der höhere Frequenzbedarf zusammen mit der dominanten Wirkung der Hemmung im allgemeinen als Ausdruck eines höher differenzierten Mechanismus betrachtet werden, was entsprechend der Organisation der Atmungsinnervation auch wieder für die Exspiration zutreffen würde (vgl. sub II C, S. 100—104).

Eine weitere Parallele zwischen allgemeinem Reflexgeschehen und vagalen Atmungsreflexen zeigt sich im verschiedenen Verhalten der erregenden bzw. der inspiratorischen und der hemmenden bzw. der exspiratorischen Komponente. Bei künstlicher Reizung erweist sich die erstere als weniger rasch reversibel als die letztere, indem nach Reizschluß bei der erregenden bzw. der inspiratorischen Reflexkomponente ein positiver Nacheffekt besteht, während die hemmende bzw. die exspiratorische Reflexkomponente nach Reizschluß praktisch ohne jede Verzögerung zurückgeht. Hieraus resultiert bei kombinierter Aktivierung der beiden Reflexmechanismen die z. B. für die spinalen Reflexe so charakteristische Erscheinung der per-stimulatorischen Hemmung, gefolgt vom post-stimulatorischen Hemmungsrückschlag („rebound"). Dem entspricht bei afferenter Vagusreizung mit genügend hoher Frequenz die exspiratorische Reaktion gefolgt vom inspiratorischen Nacheffekt (vgl. S. 246,

Abb. 57). Bei natürlicher Aktivierung durch Lungenblähung und darauffolgende Entblähung kommt es in genau gleicher Weise zu einem inspiratorischen Nacheffekt, und es ist von besonderem Interesse, an dieser Stelle nochmals darauf hinzuweisen, daß schon HEAD (1889) dieser hinter der Hemmung der Inspiration steckenden Steigerung der auch als „Vitalität" bezeichneten „potentiellen inspiratorischen Energie" des Atmungszentrums eine wichtige Rolle beim Übergang von Exspiration in Inspiration zuschrieb (vgl. auch MELTZER 1892, sowie oben, S. 197).

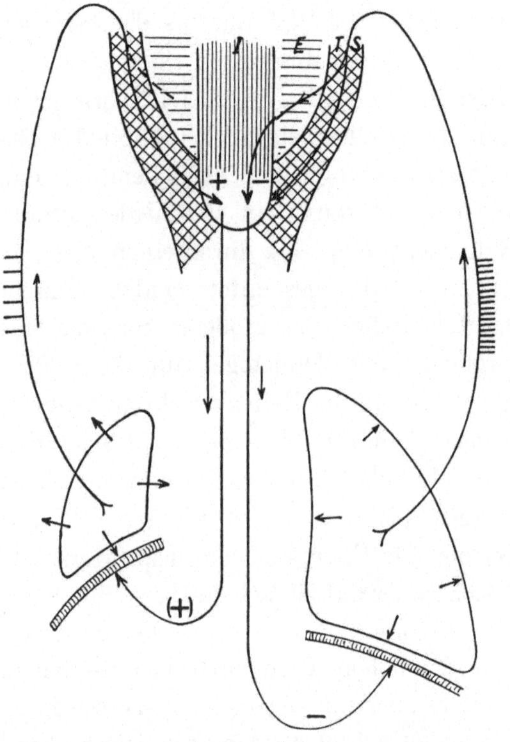

Der Versuch, diese funktionellen Gegebenheiten der Reflexphysiologie mit den anatomisch-lokalisatorischen Befunden von WYSS u. Mitarb. unter einem einheitlichen Gesichtspunkt zusammenzufassen, ergibt etwa folgendes Bild (Abb. 44) der prinzipiellen Funktionsweise des vagalen Reflexapparates des Atmungszentrums [WYSS 1954 (b)]:

Bei geringem Lungenvolumen, wie es z. B. bei normaler Exspiration erreicht wird (vgl. linke Seite der Abb. 44), geben nur relativ wenige Blähungsreceptoren afferente Erregungen geringer Frequenz zentralwärts ab, welche mit den Vagusfasern von cranial her in den Tractus solitarius eintreten. Diese Erregungen niederer Frequenz werden vorerst einmal durch Kollateralen dem cranialen,

Abb. 44. Schematische Darstellung der prinzipiellen Funktionsweise der vagalen Atmungsreflexe. Links schwach-inspiratorisch fördernde Wirkung (+) bei kleinem Lungenvolumen und niedriger afferenter Erregungsfrequenz; rechts dominant inspirationshemmende (−) (exspiratorische) Wirkung bei großem Lungenvolumen und hoher afferenter Erregungsfrequenz. *I* Bulbäres inspiratorisches Zentrum. *E* Bulbäres exspiratorisches Zentrum. *TS* Tractus solitarius-System. [WYSS 1954 (b)]

exspiratorisch wirksamen Anteil des Nucleus tractus solitarii zugeleitet. Sie bleiben dort aber ohne Wirkung, da ihre Frequenz zu niedrig bzw. das Summationsvermögen der Zellen dieses Kerngebietes zu gering ist. Die gleichen Erregungen werden aber auch dem caudalen, inspiratorisch wirksamen Kerngebiet des Tractus solitarius zugeleitet, wo sie dank dem höheren Summationsvermögen der hier befindlichen Zellen zur Wirkung gelangen. Es erfolgt dadurch eine, wenn auch nicht besonders ausgesprochene Verstärkung der inspiratorischen Innervation; denn es ist anzunehmen und auch durch direkte Reizung experimentell bestätigt, daß von diesem caudalen Kerngebiet aus der inspiratorische Innervationsapparat (gegebenenfalls maximal) aktiviert werden kann (vgl. sub III B 5, S. 340—341). So erklärt sich auf zwanglose Weise der durch kleines Lungenvolumen reflektorisch zustande kommende schwache inspiratorische Effekt.

Auf Grund der Funktionsweise dieses proprioceptiven Verstärkungsreflexes ist zu erwarten, daß eine leichte Dehnung der Lungen zu einer Zunahme, bzw. eine weitere Verkleinerung zu einer Abnahme der inspiratorischen Reaktion führt. Diesen beiden Effekten stehen aber von beiden Seiten her umgekehrte Wirkungen entgegen. Bei Dehnung der Lungen beginnt nämlich schon früh, d. h. schon bei kleinem Volumen der unten noch genauer beschriebene inspirationshemmende Vorgang. Bei weiterer Verkleinerung der Lungen kommt es sehr bald zum Auftreten besonderer Kollapsafferenzen, welche über einen anders zu beurteilenden Reflexmechanismus die starke inspiratorische Reaktion auslösen. Aus diesen beiden Gründen ist es begreiflich, daß Lungenblähung meistens von Anfang an eine Abnahme und Lungenkollaps eine Zunahme der inspiratorischen Innervation bewirkt. Trotzdem kann es hie und da vorkommen, daß Lungenentfaltung über eine initiale inspiratorische Erregung zur Inspirationshemmung führt, daß also der Lungendehnungseffekt gewissermaßen mit einem inspiratorischen Vorschlag beginnt, wie dies schon vor langer Zeit von ROSENBACH [1877 (b)] und neuerdings von HESS [1938 (a)] an der Katze beobachtet wurde. Solche experimentellen Befunde sind an Hand der hier entwickelten Vorstellungen nicht nur verständlich, sondern dürfen sogar als Stütze für die Richtigkeit der vorgeschlagenen Deutung des zentralen Reflexmechanismus beigezogen werden.

Bei einer Zunahme des Lungenvolumens, wie sie z. B. die normale Inspiration begleitet (vgl. rechte Seite der Abb. 44), entladen sich mehr und mehr Blähungsreceptoren mit steigenden Erregungsfrequenzen. Infolgedessen werden vom Tractus solitarius aus die Neurone sowohl des cranialen als auch des caudalen Kerngebietes aktiviert; denn es liegt kein Grund vor zur Annahme, daß diese höheren afferenten Erregungsfrequenzen die Neurone des inspiratorisch wirksamen Kerngebietes nicht auch aktivieren sollten. Im Gegenteil, diese werden bei Lungenblähung noch stärker erregt als sie es bei kleinerem Lungenvolumen schon sind. Das Besondere ist aber, daß ihre inspiratorische Wirkung von den nun ebenfalls in Erregung versetzten Neuronen des cranialen, exspiratorisch wirksamen Reflexzentrums gehemmt wird und motorisch nicht in Erscheinung treten kann. Diese inspirationshemmende Wirkung des cranialen Kerngebietes des Tractus solitarius ist durch direkte Reizung dieser Zone ebenfalls experimentell bestätigt (vgl. sub III B 5, S. 341). Sie erklärt die mit zunehmender Lungenblähung im Verlauf der Inspirationsphase nach und nach überhandnehmende Hemmung der inspiratorischen Innervation im Sinne eines proprioceptiven Hemmungsreflexes und im Zusammenhang mit der automatischen Funktionsweise des Atmungszentrums (vgl. sub II C, S. 92 ff.) die daraus resultierende Umschaltung von Inspiration auf Exspiration.

Die hier hervorgehobene Tatsache, daß während der Blähung der Lungen das inspiratorische Reflexzentrum vielleicht maximal aktiviert ist, seine inspiratorische Auswirkung aber infolge der gleichzeitigen Aktivierung des exspiratorischen Reflexzentrums durch eine irgendwo eingreifende Hemmung verhindert wird, verdient hier noch besonderer Erwähnung. Vorerst erhebt sich die Frage nach der Stelle, wo diese Hemmung angreift. Sicheres ist darüber bis jetzt nicht bekannt. Zweifellos liegt der eine Angriffspunkt im Atmungszentrum selber, d. h. in seinem bulbären exspiratorischen Anteil; denn bei künstlicher Reizung des exspiratorischen Reflexzentrums wird der Atmungsrhythmus meistens verlangsamt und zwar auch dann, wenn beide Vagi durchschnitten sind. Als weiterer Angriffspunkt kommen aber sehr wahrscheinlich auch die inspiratorischen Motoneurone in Frage; denn es kann vorkommen, daß durch lokalisierte Reizung im cranialen Gebiet des Tractus solitarius die Atmung ohne jede Frequenzabnahme, lediglich durch Hemmung der einzelnen Inspirationen zum exspiratorischen Stillstand gebracht wird. In einem solchen Fall erscheint die direkte Hemmung im Bereiche der Motoneurone als die naheliegendste Erklärung; sie entbehrt aber noch jeder experimentellen Bestätigung.

Ein letztes Wort gebührt an dieser Stelle nochmals der von HEAD (1889) vertretenen und von MELTZER [1890 (a), 1892] weiter entwickelten Annahme, wonach Blähung der Lungen nicht einfach nur die aktuelle Hemmung der Inspiration bewirkt, sondern außerdem die „potentielle inspiratorische Energie" des Atmungszentrums erhöht. Tatsächlich ist neurophysiologisch betrachtet Hemmung nur dort sinnvoll, wo Erregungsenergie im Übermaß vorhanden ist. Diese letztere als potentiell zu bezeichnen, erscheint als durchaus adäquat, da sie infolge der Hemmung nicht zum Ausdruck kommen kann. Heutige Erkenntnis mit Bezug auf mögliche Mechanismen interneuronaler Beziehungen im Bereiche des Atmungszentrums entspricht demnach in auffallender Weise der vor 75 Jahren von HEAD wohl unter HERINGs Einfluß gemachten prinzipiellen Voraussage.

Abschließend kann gemäß dem gegenwärtigen Stand der Kenntnisse die Selbststeuerung der Atmung auf einen proprioceptiven Reflexmechanismus einheitlicher Genese, ausgehend von den Blähungsreceptoren der Lungen, zurückgeführt werden. Bei beginnender Blähung, d. h. mäßiger Aktivierung der Afferenzen ist die Reflexbeziehung proprioceptiv-erregender, bei stärkerer Aktivierung proprioceptiv-hemmender Natur. Die Parallele zu analogen Reflexbeziehungen am Skeletmuskelapparat der Extremitäten ist offensichtlich (HALDANE 1927, p. 47).

B. Die der Erforschung der Selbststeuerung der Atmung zugrunde liegenden experimentellen Verfahren

Die im vorigen Abschnitt nur in den wesentlichen Zügen geschilderte Entwicklung der Kenntnisse über die Selbststeuerung der Atmung beruht neben den bisher erwähnten grundlegenden und richtungweisenden Arbeiten auf einer noch viel größeren Zahl von Untersuchungen und Befunden, die das Problem von den verschiedensten Seiten zu beleuchten vermögen. Eine nach den einzelnen experimentellen Verfahren orientierte Besprechung erscheint hier angezeigt.

1. Die Vagusausschaltung

a) Die Vagotomie. Die Durchschneidung des einen oder der beiden Halsvagi ist einer der ältesten Eingriffe, die außer zu andern Zweckbestimmungen auch im Hinblick auf die Erforschung der nervösen Kontrolle der Atmungsbewegungen sowie des Verhaltens der Atmung überhaupt unternommen wurden. Nachdem schon EMMERT (1809), LE GALLOIS (1812), KRIMER (1819) und COOPER (1836) festgestellt hatten, daß die Atmung nach Durchschneiden der Nervi vagi vertieft und verlangsamt wird, beobachtete TRAUBE (1846, 1847) als erster den unmittelbaren Einfluß der Vagusdurchschneidung auf die Atmung des tracheotomierten Kaninchens und fand eine Herabsetzung der Frequenz mit vornehmlich inspiratorischer Vertiefung. Diese nach Durchschneiden der beiden Halsvagi sich einstellende langsame und tiefe Atmung wurde beiläufig auch von NASSE (1856) am Hund, von BERNARD (1858) an verschiedenen Laboratoriumstieren, sowie später von ZANDER (1879) am Vogel (Taube, Ente) beobachtet (vgl. auch KNOLL 1880, COUVREUR 1892, SIEFERT 1896, HERZEN 1897, GROBER 1899). Ohne graphische Registrierung war damit das Wesentliche schon festgestellt. Diejenigen Autoren aber, welche sich speziell für den Einfluß der Vagusausschaltung auf die Atmung interessierten, fanden den Effekt bei Beobachtung des Zwerchfellverhaltens (AUBERT und TSCHISCHWITZ 1857) und der Nasenflügelatmung (BUDGE 1859), am Trachealdruck (WUNDT 1855, VALENTIN 1857), am „Pneumogramm" (LIEBMANN 1856; SCHIFF 1858/59, p. 406; 1894, pp. 60—85; BERT 1869, 1870) bzw. Phrenogramm (ROSENTHAL 1862) oder Stethogramm (ARLOING und TRIPIER 1871) sowie später an den respiratorischen Stimmbandbewegungen (GROSSMANN 1890) bestätigt; aber erst LUCIANI (1879), FRANÇOIS-FRANCK (1880) und KNOLL (1882) gelang die Wiedergabe einwandfreier Atmungskurven, die den unmittelbaren Erfolg der Durchschneidung oder Unterbindung der Halsvagi in seinen wesentlichen Merkmalen erkennen ließen. Die auffallende Seltenheit, mit welcher solche Kurven trotz ihrer grundlegenden Bedeutung in der Literatur angetroffen werden, erklärt sich aus der keinesfalls garantierten Reizlosigkeit und der oft sehr ausgesprochenen vorübergehenden Reizwirkung der Durchschneidung als solcher. Dieser seit den siebziger Jahren des letzten Jahrhunderts mit „Vagotomie" bezeichnete Eingriff zeigte denn auch meistens

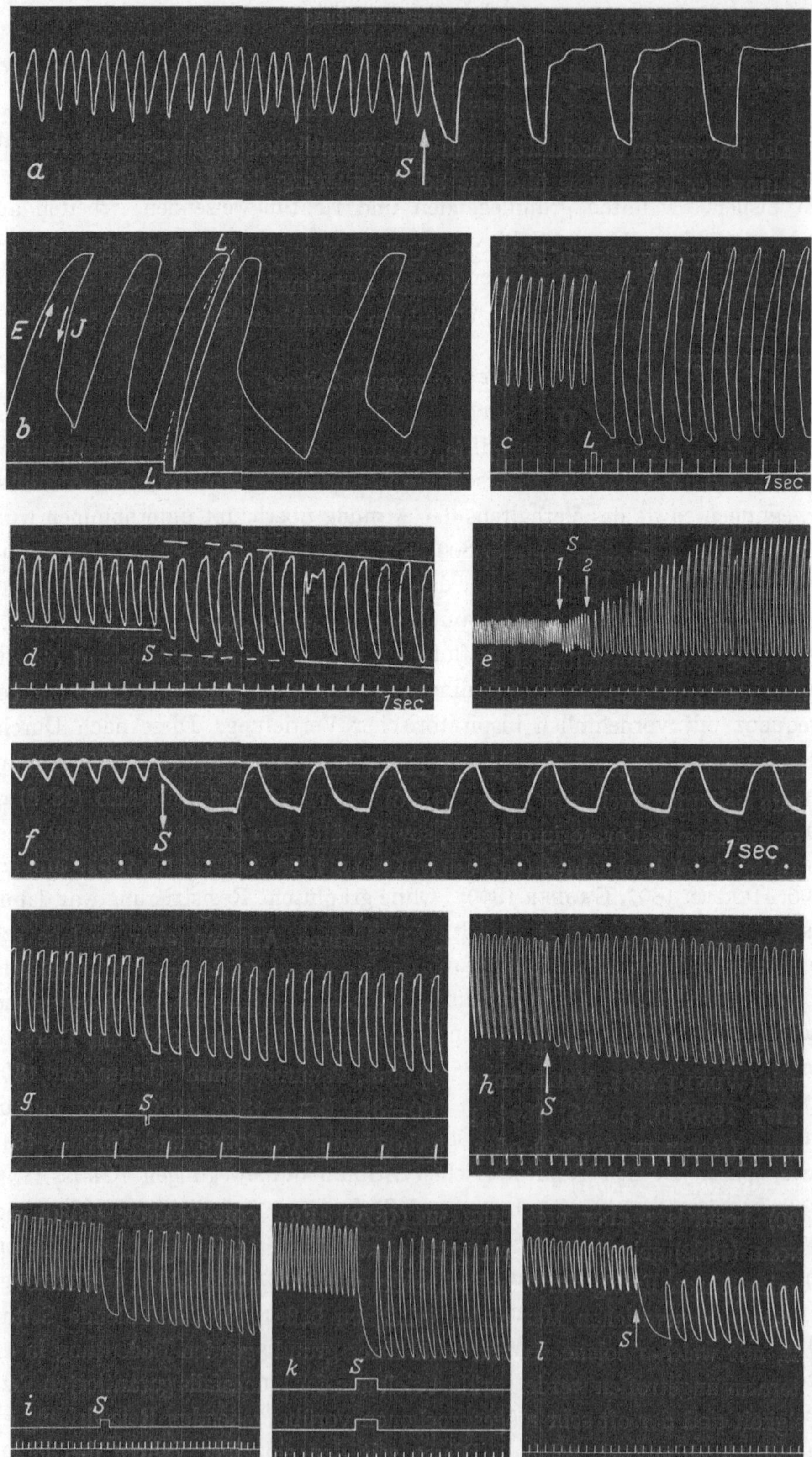

Abb. 45 a—l. (Legende nebenstehend)

eine den Übergang zur neuen Atmungsform verdeckende Störung durch komplexe Atmungsreaktionen und motorische Unruhe, und selbst wenn derartige interkurrente Effekte nicht auftraten, konnte mit Bezug auf gewisse feinere Veränderungen in der Atmungskurve eine eventuelle Reizwirkung nicht ohne weiteres als ausgeschlossen betrachtet werden. Es ist daher begreiflich, daß schon relativ früh nach Methoden der reizlosen Vagusausschaltung gesucht wurde [GAD 1880 (b), SCHENCK 1903, FRÖHLICH 1906], und daß erst mit solchen Methoden erhobene Befunde eine richtige Beurteilung auch der Vagotomieeffekte ermöglichten (s. u.).

Registrierte Vagotomieeffekte finden sich nebst den oben erwähnten in den Arbeiten von SIEFERT (1896), TREVES (1897), WOLF (1904), HEYMANS und HEYMANS (1927), HESS [1931 (b)], ANREP und SAMAAN (1933), SIMONELLI (1933), BRAAK und NIEKERK (1935), VOORTHUYSEN und BRAAK (1937), OBERHOLZER und SCHLEGEL (1957), HUBER (1957), SINHA (1958). Aus dieser nicht sehr reichhaltigen Literatur ist eine Auswahl von typischen Vagotomieeffekten, die offensichtlich ohne merkliche Reizwirkung erhalten wurden, nebst einigen Originalkurven in Abb. 45 wiedergegeben. Es handelt sich dabei um Beispiele von pneumographisch oder myographisch registrierten Soforteffekten der Durchschneidung oder Unterbindung des einzig noch intakten (sog. ,,zweiten") Halsvagus bzw. beider Vagi miteinander.

Übereinstimmend ist das erste wesentliche Merkmal die unmittelbar auf die mechanische Unterbrechung erfolgende Vertiefung und Verlängerung der Inspirationsphase (HEAD 1889). Selbstverständlich könnte hierin noch die Wirkung einer flüchtigen mechanischen Reizung verborgen sein. Da aber der Effekt auch bei reizloser Ausschaltung (s. u.) auftritt und die Erscheinungen mechanischer Reizung des afferenten Lungenvagus vorwiegend exspiratorischer Natur sind (vgl. Abb. 46), kann in solchen Fällen der Reizeffekt als belanglos und die Vagotomie als praktisch reizlos betrachtet werden. Die verstärkte und verlängerte Inspiration ist dann nichts anderes als die unmittelbare Konsequenz des plötzlichen Ausfalls der inspirationshemmend wirkenden Blähungsafferenzen, und auch die initial besonders betonte inspiratorische Wirkung,

Abb. 45a—l. Beispiele typischer Vagusausschaltungseffekte, registriert am Pneumogramm, mit Atmungsflasche und Mareyscher Kapsel, sofern nichts anderes vermerkt ist. Inspiration nach unten. L Unterbindung, S Durchschneidung des sog. ,,zweiten" Halsvagus, d. h. nach Vagusausschaltung auf der Gegenseite, sofern nichts anderes angegeben ist. Zeitmarkierung, wo keine Angabe: 3 sec. a Kaninchen, nicht narkotisiert (LUCIANI 1879); b Hund (ob narkotisiert und wie?), Pleuralsonde (FRANÇOIS-FRANCK 1880); c Kaninchen, narkotisiert mit Chloral (KNOLL 1882); d Kaninchen, narkotisiert mit Urethan [HESS 1931 (b)]; e Kaninchen, narkotisiert mit Urethan. 1 ,,erste", 2 ,,zweite" Vagotomie. Infolge stark nach der inspiratorischen Seite verschobener Tachypnoe macht sich die Amplitudenzunahme nach der zweiten Vagotomie vorwiegend in exspiratorischer Richtung geltend, bei ausgesprochen inspiratorisch betonter Vagotomieatmung (Original; HESS 1931); f Katze, in leichter Äthernarkose. Zwerchfellhebel, abdominal angelegt, mit pneumatischer Übertragung. Gleichzeitige Durchschneidung beider Vagi. Starke inspiratorische Reaktion mit vorübergehender, geringgradiger inspiratorischer Verschiebung der Inspirationsausgangslage. Aus Originalabbildung umkopiert und retouchiert (VOORTHUYSEN und BRAAK 1937); g Kaninchen, narkotisiert mit Urethan. Inspirationsausgangslage bleibt unverändert (Original); h (wie g) Amplitudenzunahme etwa gleich nach beiden Seiten, wie a, c und d (Original); i (wie g) inspiratorischer Übergangseffekt (Original); k (wie g) gleichzeitige Durchschneidung beider Vagi; starker inspiratorischer Übergangseffekt (Original); l (wie g) sehr starker inspiratorischer Übergangseffekt (Original).

die oft nur für diese erste Inspirationsphase sehr ausgesprochen ist, läßt sich als inspiratorische Nachwirkung nach Aufhören eines exspiratorisch wirksamen Reizes (vgl. sub III B 2 d, S. 242 ff.) erklären (LEWANDOWSKY 1896). Auf die aus diesen Überlegungen sich ergebende Analogie zwischen Vagotomie- und Lungenkollapseffekt (vgl. sub III B 4 a, S. 294 ff.) wurde besonders von KOSTIN [1904 (a)] hingewiesen. Die inspiratorische „Nachwirkung" der Vagotomie beschränkt sich aber nicht auf die anfangs sehr ausgesprochene und dann abnehmende inspiratorische Betonung der Inspirationsphasen, sondern äußert sich nicht selten auch in einer mit dieser inspiratorischen Betonung parallel verlaufenden inspiratorischen Verschiebung der Inspirationsausgangslage (vgl. Abb. 45 f, k, l). Diese kommt so erst nach und nach wieder auf ihr ursprüngliches Niveau zurück, und es kann oft schwierig sein, nachzuweisen, ob dieses Niveau eventuell unterschritten wird (s. u.).

Das zweite wesentliche Merkmal des typischen Vagotomieeffektes ist die aus der Vertiefung und Verlängerung der Inspirationsphase einerseits, aus der Verlängerung der Exspirationsphase andererseits resultierende Verlangsamung der Atmung. Neu hinzu kommt hier, daß infolge Ausfalls der niederfrequenten und deshalb schwach inspiratorisch wirkenden Blähungsafferenzen auch das Auftreten der nächstfolgenden Inspiration verzögert ist. Dieser Effekt kann sich unter Umständen auf die Atmungsamplitude nicht mehr auswirken; dann nämlich, wenn am Ende der Exspirationsphase schon bei erhaltenen Vagi fast kein inspiratorischer Resttonus mehr vorhanden war, wie z. B. in manchen Fällen von tiefer Narkose. Die Inspirationsausgangslage wird unter solchen Voraussetzungen durch die Vagusausschaltung nicht verschoben (vgl. die Beispiele b, f, g, i, k der Abb. 45). Verläuft aber die Atmung unter Einhaltung eines inspiratorischen Resttonus, dann wirkt sich die Vagusausschaltung auch auf der exspiratorischen Seite des Pneumogramms in dem Sinne aus, daß die Exspirationsphase durch den Wegfall der schwach inspiratorisch wirkenden Afferenzen aus den verkleinerten Lungen sowohl vertieft als auch verlängert wird. Als drittes, wenn vorhanden, ebenfalls typisches Merkmal des Vagotomieeffektes ist dann die Inspirationsausgangslage mehr oder weniger weit nach der exspiratorischen Seite verschoben (vgl. die Beispiele a, c, d, h der Abb. 45), wie dies nach SCHULGIN (1910) speziell bei reizloser Ausschaltung (s. u.) am nicht narkotisierten Tier der Fall sein soll. Auf Grund der heute nur hinsichtlich des Mechanismus etwas abgeänderten Hering-Breuerschen Anschauungen lassen sich somit die drei erwähnten typischen Merkmale der Vagusausschaltung in befriedigender Weise serklären. Nicht erklärt bleibt aber als weitere Möglichkeit die in selteneren Fällen im Anschluß an die Vagusausschaltung auftretende bleibende Verschiebung der Inspirationsausgangslage nach der inspiratorischen Seite (vgl. dazu S. 219).

Die durch den Schnitt oder die Unterbindung des Halsvagus hervorgerufenen Reizeffekte wurden von KOHTS und TIEGEL (1876) daran als solche erkannt, daß sie, wie übrigens schon von TRAUBE (1847) gezeigt, mittels Schnitt oder Unterbindung am zentralen Vagusstumpf wiederholt werden konnten. Die auch von ROSENBACH [1877 (b)], LANGENDORFF (1878), ZANDER (1879) und später von TREVES (1897) beobachteten vorwiegend exspiratorischen Effekte der Durchschneidung des Halsvagus wurden von KNOLL [1882, 1883 (a)] auf die „Erregung des Halsvagus durch seinen eigenen Strom" zurückgeführt, und nur die unmittelbaren Reizwirkungen des Abschnürens bzw. Durchschneidens wurden von ihm als inspiratorisch bewertet. Die gegebenenfalls sehr lang andauernden exspiratorischen Reaktionen auf Vagotomie lassen sich heute sehr einfach erklären unter Bezugnahme auf die Selbsterregung des frisch durchschnittenen Nerven, wobei in den afferenten Fasern ähnlich wie bei chemischer oder galvanischer Reizung (vgl. sub III B 2 c, S. 238 ff.) relativ hohe Erregungsfrequenzen auftreten. Die Tendenz zur autorhythmischen Erregungsbildung bei Verletzung oder mechanischer Reizung dieser Fasern erwies sich aber als ausgesprochen narkoseabhängig, indem sie z. B. beim decerebrierten oder mit Urethan narkotisierten Kaninchen kaum oder gar nicht, unter „Numal"-Narkose dagegen viel eher in Erscheinung tritt (vgl. Abb. 46). Diesen exspiratorischen gegenüber sind inspiratorische Reizeffekte der Vagusdurchschneidung kaum ernstlich in Betracht zu ziehen; wenn vorhanden, sind sie nur von kurzer Dauer und meistens von der inspiratorischen Reaktion auf reizlose Vagusausschaltung nicht zu unterscheiden.

Während der Soforteffekt einer praktisch reizlosen Vagotomie in einer inspiratorischen Betonung der Atmung zum Ausdruck kommt, welche als inspiratorische Nachwirkung infolge Hemmungsausfalls auf die inspiratorische Innervation gedeutet werden kann, zeigt sich als Späteffekt ein allmählicher Übergang zur exspiratorischen Betonung. Dieser Übergang zur ausgesprochen exspiratorischen Vagotomieatmung kann früher oder später erfolgen (LEWANDOWSKY 1896). Besonders im letzteren Fall und im Hinblick auf die gelegentlich sehr stark exspiratorische Atmung nach Vagotomie kann es sich dabei nicht mehr nur um eine gewöhnliche inspiratorische Nachwirkung bzw. deren Rückgang handeln, sondern es ist anzunehmen, daß die Spätfolgen des Vagusausfalls auch in einer allgemeinen Abnahme der inspiratorischen Aktivität des Atmungszentrums in Erscheinung treten (vgl. auch sub III B 1 d, S. 224—226). Wahrscheinlich wirken die aus den Blähungsreceptoren der Lungen dem Atmungszentrum über die Vagi zugeführten afferenten Erregungen in der Weise *tonisierend* auf die inspiratorische Aktivität des Zentrums ein, daß diese nicht nur während und unmittelbar nach dem Eintreffen der Erregungen am zentralen Substrat, sondern darüber hinaus auf längere Sicht verstärkt ist. Diese andere Wirkung auf das inspiratorische Zentrum kann man sich auf Grund der heutigen Kenntnisse vom zentral-nervösen Mechanismus der vagalen Atmungsreflexe [WYSS 1954 (a, b)] so vorstellen, daß sie, ungeachtet der mit der respiratorischen Lungenblähung erfolgenden periodischen Inspirationshemmung gewissermaßen nebenher als Dauerwirkung vorhanden ist, und daß sie während der Lungenblähung infolge der höheren afferenten Erregungs-

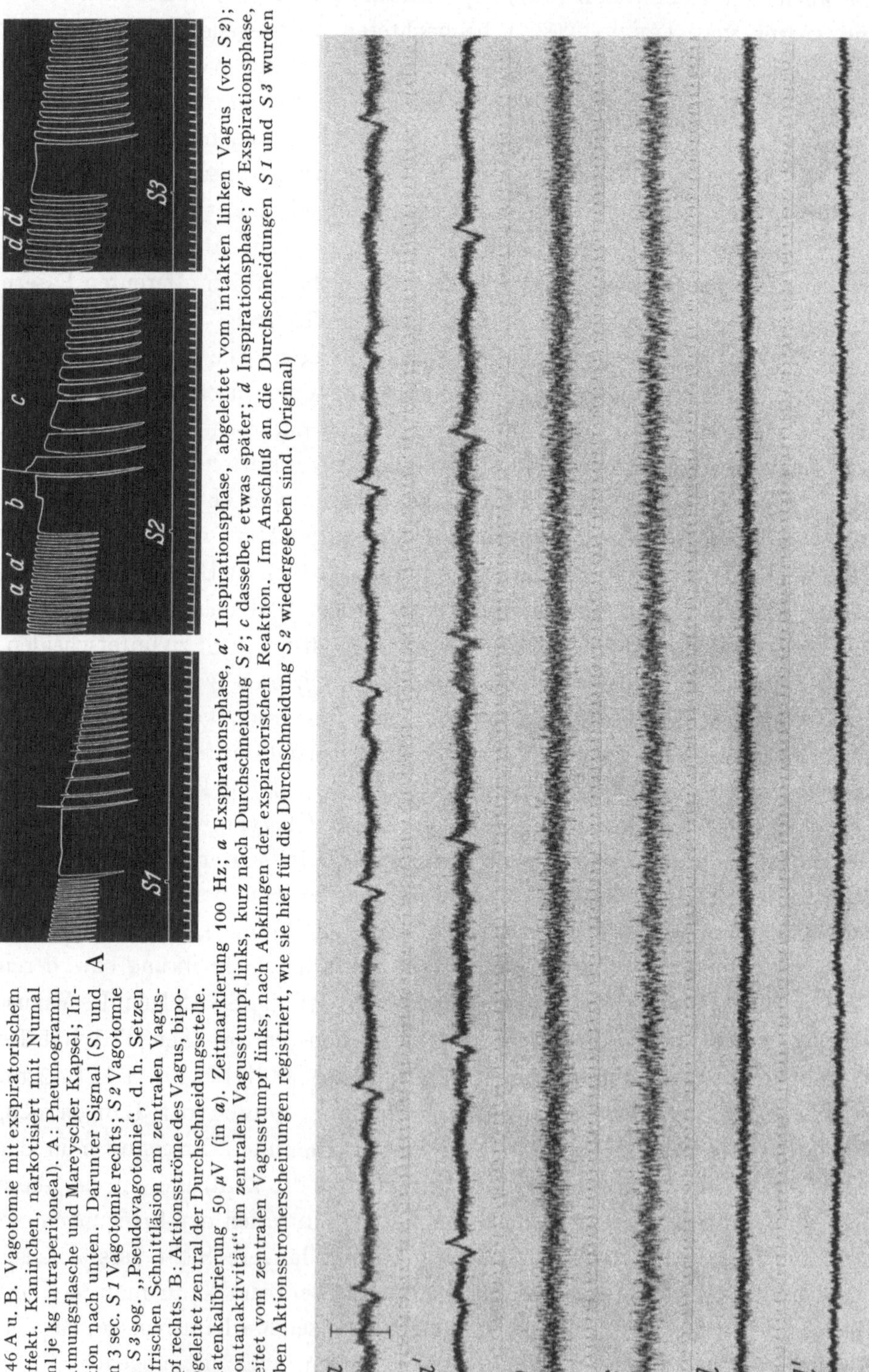

Abb. 46 A u. B. Vagotomie mit exspiratorischem Reizeffekt. Kaninchen, narkotisiert mit Numal (0,7 ml je kg intraperitoneal). A: Pneumogramm mit Atmungsflasche und Mareyscher Kapsel; Inspiration nach unten. Darunter Signal (S) und Zeit in 3 sec. $S\,1$ Vagotomie rechts; $S\,2$ Vagotomie links; $S\,3$ sog. „Pseudovagotomie", d. h. Setzen einer frischen Schnittläsion am zentralen Vagusstumpf rechts. B: Aktionsströme des Vagus, bipolar abgeleitet zentral der Durchschneidungsstelle. Ordinatenkalibrierung 50 μV (in a). Zeitmarkierung 100 Hz; a Exspirationsphase, a' Inspirationsphase, abgeleitet vom intakten linken Vagus (vor $S\,2$); b „Spontanaktivität" im zentralen Vagusstumpf links, kurz nach Durchschneidung $S\,2$; c dasselbe, etwas später; d Inspirationsphase; d' Exspirationsphase, abgeleitet vom zentralen Vagusstumpf links, nach Abklingen der exspiratorischen Reaktion. Im Anschluß an die Durchschneidungen $S\,1$ und $S\,3$ wurden dieselben Aktionsstromerscheinungen registriert, wie sie hier für die Durchschneidung $S\,2$ wiedergegeben sind. (Original)

frequenzen sogar noch eine periodische Verstärkung erfährt. Offensichtlich handelt es sich hier um die schon von HEAD (1889) als „potentielle inspiratorische Energie" des Atmungszentrums beschriebene Erscheinung, welche neben der aktuellen durch die periodische Lungenblähung bedingten Hemmung der inspiratorischen Auswirkung auf die Effektoren als zentrale inspiratorische Aktivität mit sehr langer positiver Nachwirkung durchhält (vgl. sub III A, S. 204).

Durch die Vagusausschaltung kann auch das inspiratorisch-motorische Innervationsbild eine charakteristische Veränderung erfahren, welche ebenfalls im Sinne einer inspirationsfördernden Wirkung des afferenten Lungenvagus gedeutet werden muß. Bei der elektrischen Registrierung der Impulsfolgen inspiratorisch wirksamer zentraler Neurone fand sich schon bei DIRKEN und WOLDRING (1951) ein nach Vagusausschaltung ganz deutlich verzögerter Anstieg der Entladungsfrequenz (vgl. S. 171, Abb. 36), bei HUKUHARA, OKADA und NAKAYAMA (1956) eine durch die Vagusausschaltung bedingte Herabsetzung der Erregungsfrequenz innerhalb der verlängerten Inspirationsphase (vgl. S. 224, Abb. 51). Es handelt sich dabei um eine Erscheinung, die schon den früheren Autoren [FRANÇOIS-FRANCK 1880, GAD 1880 (b), NICHOLSON und BREZIN 1937; GESELL, STEFFENSEN und BROOKHART 1937; GESELL und MOYER 1940/41; BOZLER und BURCH 1951; HUKUHARA, NAKAYAMA und BABA 1951/52] am verzögerten inspiratorischen Anstieg der Pneumogrammkurve nach Vagotomie aufgefallen war (vgl. S. 223, Abb. 50). Auf dieses die Interpretation des Vagusausschaltungseffektes im allgemeinen betreffende Phänomen wird an geeigneter Stelle noch zurückzukommen sein (vgl. sub III B 1 d, S. 223 ff.).

b) **Die reizlose Vagusausschaltung.** Obschon heute feststeht, daß der bei plötzlicher Durchschneidung oder Unterbindung des Halsvagus gesetzte Reiz unter geeigneten experimentellen Bedingungen (s. o.) nur flüchtiger Natur ist und im Pneumogramm kaum merklich in Erscheinung tritt, findet sich in der Literatur zur Vagusausschaltung den reizlosen Methoden ein weit größerer Platz eingeräumt als der eigentlichen Vagotomie. Diese letztere wurde sogar auffallend selten untersucht, wohl hauptsächlich deswegen, weil ihre eventuelle Reizlosigkeit nicht vorausgesetzt und erst auf Grund der Erfahrungen mit wirklich reizloser Ausschaltung richtig erkannt werden konnte. Den Anfang zur reizlosen Vagusausschaltung machte GAD [1880 (b)] mit der irreversiblen Durchfrierung des Nervenstamms. Die publizierten Kurven zeigen allerdings keine so typischen Vagusausschaltungseffekte, wie sie später von LINDHAGEN (1893) mit reversibler Abkühlung und Wiedererwärmung erhalten wurden [vgl. auch BORUTTAU 1895, 1897 (a); LIEBEN 1907; HESS 1936; SCHMIDT 1938; BRAAK und VOORTHUYSEN 1940; OBERHOLZER und SCHLEGEL 1957; HUBER 1957; TROELSTRA 1960, p. 36, Fig. 9]. Vor allem muß man für die Erklärung der von GAD [1880 (b)], HEAD (1889) und LIEBEN (1907) beobachteten in-

spiratorischen Verschiebung der Inspirationsausgangslage zunächst die Möglichkeit niederfrequenter Erregungsabgabe von der gefrorenen Nervenstelle bzw.
deren Umgebung aus in Betracht ziehen. Auch ist daran zu denken, daß bei progressiver Abkühlung vorübergehend ein partieller Vagusblock (s. u.) auftreten
und zu einer inspiratorischen Reaktion führen kann. So betrachtet darf daher
die lokale Abkühlung des Halsvagus nicht ohne weiteres als eine „reizlose" Ausschaltung bezeichnet werden, was die von ROSENTHAL (1882) und FRÖHLICH
(1906) erhobenen Einwände gegen diese Methode mit etwas anderer Begründung
bekräftigt. Eine reizlose Vagusausschaltung durch Kälte erfordert eine hinreichend rasche Abkühlung, um inspiratorische Übergangseffekte zu vermeiden.
Diese brauchen aber nicht unbedingt aufzutreten, und es kann bei langsamer
Abkühlung der Übergang in die für die Vagotomie typische Atmung sehr allmählich erfolgen (STEFFENSEN, BROOKHART und GESELL 1936; HAMMOUDA und
WILSON 1938/39). Die Abkühlung soll mindestens auf eine 10—20 mm lange
Nervenstrecke ausgedehnt sein und soll Null Grad keinesfalls unterschreiten,
so daß sie ohne Schädigung des Nerven fast beliebig oft wiederholt und gegebenenfalls während mehrerer Minuten belassen werden kann (OBERHOLZER
und SCHLEGEL 1957; HUBER 1957).

Bei Berücksichtigung der genannten Vorsichtsmaßnahmen ist somit die
Abkühlung des Halsvagus als ein praktisch durchaus geeignetes Verfahren zur
reizlosen und reversiblen Ausschaltung zu empfehlen. Der Ausschaltungseffekt besteht auch hier, wie bei der reizlosen Vagotomie, in einer Vertiefung
der Atmung nach der inspiratorischen Seite, mit eventueller Vertiefung auch
nach der exspiratorischen Seite und der entsprechenden Atmungsverlangsamung (Abb. 47). Die den Ausschaltungseffekt einleitende mehr oder weniger
ausgesprochene inspiratorische Reaktion kann nach dem oben über die Vagotomie Gesagten sowohl unmittelbarer, d. h. auf plötzlicher Enthemmung
beruhender „Rebound", als auch mittelbarer, d. h. wegen verzögerter Abkühlung mit Abnahme der afferenten Erregungsfrequenzen einhergehender
Erregungseffekt sein. Sie kann überdies einen durch die Abkühlung eventuell
gesetzten kurzfristigen, niederfrequenten Reizeffekt einschließen. Die Kälteausschaltung ist demnach der einfachen Vagotomie gegenüber nur dort vorzu-
ziehen, wo der verletzte Nerv zur Selbsterregung neigt; sie hat im übrigen,
verglichen mit der gewöhnlichen Schnittunterbrechung, nur den einen Vorteil,
daß sie *reversibel* ist.

Neuere Versuche von WINTERSTEIN und FRÖMTER [1960 (a, b)] ergaben bei Kälteblockade der Vagi des Kaninchens eine inspiratorische Reaktion mit Atmungsvertiefung
und -beschleunigung, sofern „Nembutal" zur Narkose verwendet wurde [l. c. (a),
p. 422, Abb. 1 und 2], dagegen einen einigermaßen klassischen Effekt mit inspiratorischer
Vertiefung und Verlangsamung der Atmung in einem von zwei Versuchen mit Urethannarkose [l. c. (a), p. 423, Abb. 6]. Offensichtlich handelte es sich im ersteren Fall um
einen besonderen durch die Narkose mit „Nembutal" bedingten Effekt, eventuell sogar
um eine Kältereizung des Nerven am so narkotisierten Tier. Es ist nämlich bekannt, daß

die afferenten Lungenfasern des Halsvagus am „Numal"-narkotisierten Kaninchen zur Selbsterregung neigen, was bei mechanischer Reizung zu der oben (S. 212) erwähnten exspiratorischen Reaktion führt (vgl. Abb. 46). Es wäre daher keineswegs verwunderlich, wenn Kältereiz Anlaß zu einer inspiratorischen Reaktion geben würde; denn hohe afferente Erregungsfrequenzen wären bei Kältereizung wohl kaum mehr zu erwarten. Ohne

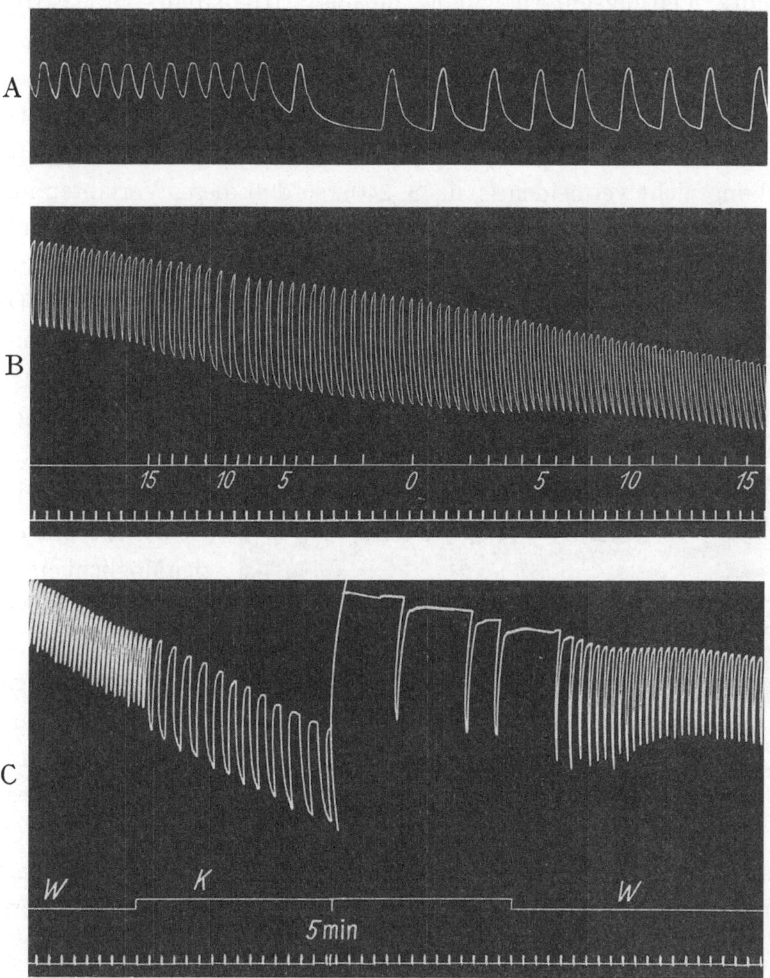

Abb. 47A—C. Vagusausschaltung durch Kälteblock. A: Plötzliches Durchfrieren des einen Vagus nach Durchschneiden desjenigen der Gegenseite. Kaninchen, narkotisiert mit Chloralhydrat (intraperitoneal). Pneumogramm registriert mit Atmungsflasche und Spirometer. Inspiration nach unten (LINDHAGEN 1893). B: Langsam erfolgende reversible Vaguskühlung nach Vagotomie auf der Gegenseite. Kaninchen, narkotisiert mit Urethan (1,0 g/kg intraperitoneal) und tracheotomiert. Von oben nach unten: Pneumogramm, Inspiration nach unten; Temperaturwerte in °C gemessen in der Thermode; Zeitmarkierung 3 sec. Inwieweit die initiale schon bei etwa 15°C einsetzende Vertiefung und die erst unter 11°C anschließende weitere Vertiefung der Inspirationen eine signifikante und reproduzierbare Erscheinung einerseits stufenweiser Ausschaltung verschiedenartiger exspiratorisch wirksamer Blähungsfasern (α- und β-Fasern nach WYSS und RIVKINE 1950), andererseits durch die Refraktärperiodenverlängerung herabgesetzter afferenter Erregungsfrequenzen in den β-Fasern ist, muß weiteren Untersuchungen vorbehalten bleiben (Original). C: Reversible Vagusausschaltung durch Kälteblock nach Vagotomie auf der Gegenseite. Meerschweinchen, narkotisiert mit Numal (0,4 ml/kg intraperitoneal) und tracheotomiert. Die Vaguskühlung erfolgt mit großflächiger Thermode auf einer Strecke von 15 mm. Von oben nach unten: Pneumogramm, Inspiration nach unten; Signal der Durchströmung der Thermode mit warmem (W) bzw. kaltem (K) Wasser. Die Blockierung wird während 6¹/₂ min aufrecht erhalten (Unterbruch der Registrierung während 5 min). Zeit in 3 sec. Man beachte die ausgesprochene exspiratorische Verlangsamung der Atmung. (OBERHOLZER und SCHLEGEL 1957)

nähere Abklärung dieser besonderen Verhältnisse erübrigt sich jedoch eine eingehendere Diskussion der von WINTERSTEIN und FRÖMTER beobachteten Vagusausschaltungseffekte.

Eine weitere Methode reizloser, aber auf die Dauer nicht reversibler Vagusausschaltung ist die von SCHENCK (1903), PFLÜCKER (1905) und DOSE (1908) angewandte Leitungsunterbrechung mittels „tripolarem" Anelektrotonus. Tatsächlich kann durch Schließung eines im Vagus absteigenden bzw. ihm an zwei Stellen zugeführten und in der Mitte dazwischen weggeführten Gleichstroms ein typischer Vagusausfalleffekt erhalten werden. Bei der plötzlichen oder progressiven Öffnung des Stromes läßt sich aber eine exspiratorische Reizwirkung nicht vermeiden (s. u., S. 240), so daß dieses Verfahren nur dort angezeigt ist, wo es auf den unmittelbaren Erfolg einer plötzlichen und reizlosen Ausschaltung ankommt. Hierfür bietet eine solche plötzlich einsetzende anelektronische Blockade vielleicht sogar die einzige Möglichkeit, bei welcher initiale Reizeffekte oder transitorische Erregungserscheinungen mit großer Sicherheit ausgeschlossen werden können. Die zur Verwendung gelangenden Stromstär

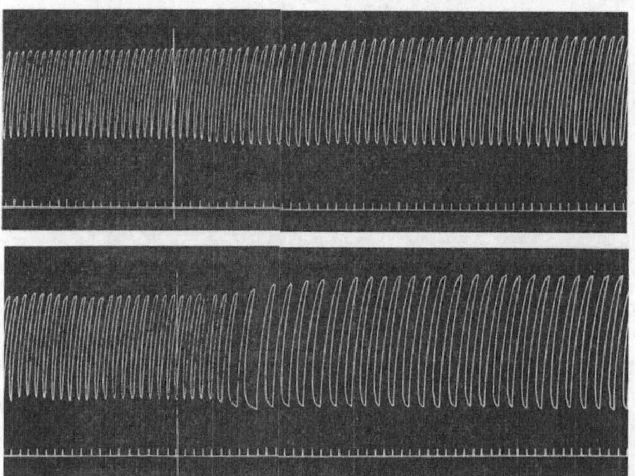

Abb. 48. Vagusausschaltung durch Ammoniak. Kaninchen in tiefer Äthernarkose. Pneumogramm registriert mit Atmungsflasche und Mareyscher Kapsel; Inspiration nach unten. Beim vertikalen Strich wird Ammoniaklösung appliziert, zuerst (oben) am rechten, dann (unten) am linken Halsvagus. Zeit in Sekunden. (FRÖHLICH 1906)

ken sind jedoch so groß, daß abgesehen von den erwähnten Nacheffekten mit einer irreversiblen Veränderung bzw. Schädigung des Nerven gerechnet werden muß.

Die Methode der elektrotonischen Leitungsunterbrechung wurde von GARRELON und LANGLOIS (1907) mit Erfolg an den Vagusnerven des normal oder polypnoisch atmenden Hundes angewendet, fand aber seither nur noch selten Verwendung. So wurde sie erst neuerdings wieder von SCHROEDER und BLOHMKE (1949/50), und zwar an den „exteriorisierten Vagusschlingen" des nicht narkotisierten Hundes vorgenommen. Ob aber diese Vagusblockade wirklich reizfrei erfolgte, läßt sich schwer entscheiden, umso mehr als bipolarer Elektrotonus angelegt und über die Stromrichtung nichts angegeben wurde. Die beobachtete initiale Atempause könnte daher sehr wohl ein Reizeffekt sein. DIRKEN und WOLDRING (1951) diente die anelektrotonische Leitungsunterbrechung des afferenten Lungenvagus zur Untersuchung der vagalen Beeinflussung respiratorisch wirksamer zentraler Neurone (vgl. sub II D 2 a ζ, S. 171).

Reizlos und weitgehend reversibel ist die Vagusausschaltung mittels lokaler Applikation von Lokalanaesthetica, speziell Cocain (FRANÇOIS-FRANCK 1892; GARRELON und LANGLOIS 1906; BOZLER und BURCH 1951) sowie von Äther oder Ammoniak (Fröhlich 1906). Da es sich hierbei immer nur um eine progressive Einwirkung handeln kann, sind vorübergehende, inspiratorisch wirksame Erregungseffekte im Sinne des partiellen Vagusblocks (s. u.) zu erwarten (Abb. 48). Trotz relativ guter Reversibilität bietet aber diese chemische Methode einer dosierten Kälteausschaltung gegenüber keine wesentlichen Vorzüge. Wie aus Abb. 48 hervorgeht, ist der Erfolg einer Ammoniakausschaltung die für reinen Vagusausfall typische Verlangsamung der Atmung mit Amplitudenzunahme nach beiden Seiten, wobei im vorliegenden Fall die Vertiefung nach der exspiratorischen Seite überwiegt.

In neuerer Zeit wurde auch die Koagulation des Halsvagus mittels Hochfrequenzstrom zur reizlosen, irreversiblen Ausschaltung verwendet (Wyss

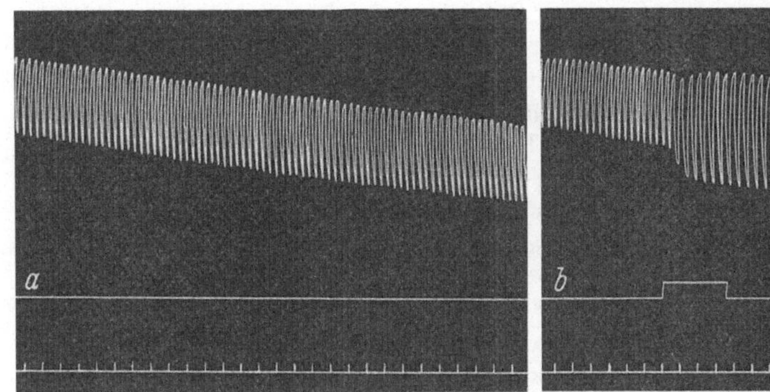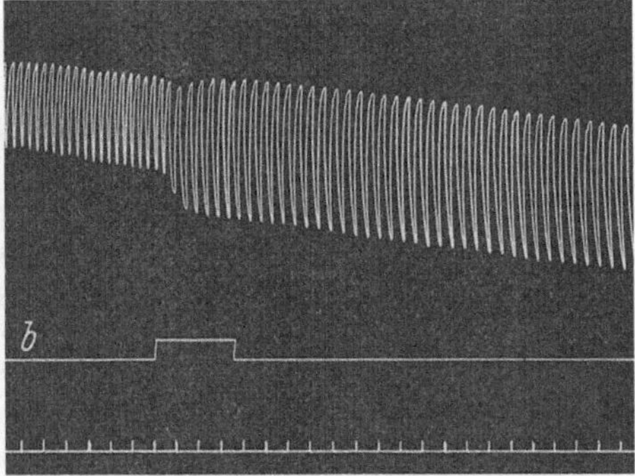

Abb. 49a u. b. Reizlose Vagusausschaltung durch Hochfrequenz-Koagulation. Kaninchen, narkotisiert mit Urethan (1,0 g/kg intraperitoneal), tracheotomiert. Pneumogramm mit Atmungsflasche und Mareyscher Kapsel. Inspiration nach unten. Darunter Signal und Zeit in 3 sec. *a* Unbeeinflußte Spontanatmung bei erhaltenen Vagi. *b* Gleichzeitige Koagulation beider Vagi mittels Hochfrequenzstrom (10^6 Hz); Serienschaltung. Man beachte den schwachen inspiratorischen Übergangseffekt und die anschließende leichte Verschiebung der Inspirationsausgangslage in exspiratorischer Richtung, womit die Atmung deutlich exspiratorischer betont wird, verglichen mit der Atmung vor Vagusausschaltung. (Original)

1945). Daß eine solche Koagulation reizlos verlaufen kann, zeigt Abb. 49 am mit Urethan narkotisierten Kaninchen. Wärmereizung des Nerven ist aber nicht immer zu vermeiden; sie wirkt am Lungenvagus nach Langendorff (1878) exspiratorisch. Bei dem notwendigerweise progressiven Anwachsenlassen des Koagulationsstroms ist aber ein vorübergehender partieller Ausschalteffekt mit inspiratorischer Wirkung ebenfalls zu berücksichtigen (Oberholzer und Schlegel 1957).

Die reinen Ausfallserscheinungen, die auf eine Leitungsunterbrechung des afferenten Lungenvagus zu beziehen sind, lassen sich auf Grund der beschriebenen Ausschaltungsversuche an verschiedenen Säugetieren dahin zusammenfassen, daß ohne vagale Afferenzen die Atmung um soviel verlangsamt wird, als sie hauptsächlich auf der inspiratorischen, zum geringeren Teil auch auf der exspiratorischen Seite weiter ausholt. Dementsprechend ist zu erwarten, daß die Atmungsgröße, d. h. das auf die Zeit bezogene Fördervolumen an geatmeter Luft, durch die Vagusausschaltung nicht signifikant verändert

wird, wie das schon von ROSENTHAL (1862) festgestellt und später von LEICH-
TENSTERN (1871), LUCIANI (1879), LOEWY [1888 (b)], LINDHAGEN (1893) und
OZORIO DE ALMEIDA (1923) bestätigt wurde [vgl. auch HESS 1931 (b), p. 60;
sowie sub III B 1 d, S. 226]. LINDHAGEN insbesondere erblickte denn auch die
Bedeutung der vagalen Atmungssteuerung in einer zweckmäßigeren Verteilung
des pro Zeiteinheit geatmeten Luftvolumens auf eine größere oder geringere
Zahl von Atmungsbewegungen und lieferte damit die Grundlage für die Be-
urteilung der vagalen Kontrolle der Atmungsbewegungen im Sinne einer
Regulierung des Atmungs*typus* bzw. einer physikalischen Atmungsregulierung [HESS 1931 (b), WYSS 1941 (b), 1943 (b)].

Eine solche einfache und klare Interpretation der vagalen Atmungssteuerung, wie sie
sich speziell aus den reinen Ausschaltungsversuchen am Lungenvagus ergab, kann jedoch
auf Grund verschiedener älterer und neuerer Befunde nur bedingt beibehalten und keinesfalls verallgemeinert werden. Schon WUNDT (1855) hatte bemerkt, daß nach beidseitiger
Vagusdurchschneidung bei der Taube die Atmung in gewissen Fällen nicht nur verlang-
samt, sondern auch weitgehend abgeschwächt werden kann, im Gegensatz zur vertieften
Atmung nach Vagusdurchschneidung am Hund bzw. Kaninchen. Bald darauf fand
ROSENTHAL (1862), daß Vagusausschaltung bei der Taube die Atmungsgröße ganz er-
heblich herabsetzt, und zwar infolge einer enormen Abnahme der Atmungsfrequenz.
Trotzdem von zahlreichen Autoren (ZANDER 1879; KNOLL 1880; COUVREUR 1892, 1902;
SIEFERT 1896; GROBER 1899; LOMBROSO 1913; HIESTAND und RANDALL 1942/43;
SINHA 1958) an verschiedenen Vogelarten sowie auch an Reptilien (SIEFERT 1896;
COUVREUR 1899, 1902) ähnliche Befunde erhoben wurden, blieben diese bei der weiteren
Abklärung des Mechanismus der Vaguswirkung auf die Atmung so gut wie unberücksichtigt. Sie hätten sich auch in das für das Säugetier entwickelte Schema nicht ohne
weiteres einordnen lassen, obschon die vagal-proprioceptive Beeinflussung der Atmung
beim Vogel, entgegen den Angaben von GROBER (1899), keineswegs von geringerer Bedeutung zu sein scheint als beim Säugetier (SIEFERT 1896; HIESTAND und RANDALL
1942/43). Noch weniger bekannt war aber, daß auch das Meerschweinchen auf beidseitige Vagotomie mit einem ähnlichen Versagen der Atmung reagieren kann (OBERHOLZER
und SCHLEGEL 1957). Obwohl schon GIUSTI und HOUSSAY [1921 (a, b)] im Gegensatz
zu den früheren Autoren ein solches Versagen der Atmung beim Meerschweinchen auf
den Ausfall des afferenten Lungenvagus zurückführten, wurde dieses ohne Narkose oder
unter Barbiturat relativ häufig beobachtete besondere Verhalten des Meerschweinchens
erst von OBERHOLZER und SCHLEGEL (1957) näher untersucht. Eine gewisse Analogie
zur Reaktionsweise des Vogels ist nicht zu verkennen; sie betrifft die Abnahme von
Frequenz und Amplitude der Atmung. Im Gegensatz zum Vogel (s. u.) ist aber die vagus-
lose Atmung bzw. der Atmungsstillstand des Meerschweinchens eindeutig exspiratorisch.
Eine plausible Erklärung kann nur die sein, daß beim Meerschweinchen dem afferenten
Lungenvagus eine wesentliche inspirationsfördernde Wirkung zukommt, d. h. daß der
bei Lungenverkleinerung auftretende Hering-Breuersche Steuerungsreflex für die Auslösung der nächstfolgenden Inspirationsbewegung unentbehrlich werden kann. Diese
Auffassung deckt sich mit der schon etwas früher aus andern Überlegungen heraus gemachten Annahme, daß der durch die pulmonalen Blähungsreceptoren vermittelte vagale
Steuerungsmechanismus als ein den interneuronalen Schaltmechanismen des Atmungszentrums parallel angeordneter peripherer Schaltmechanismus zu betrachten ist [WYSS
1950 (a), 1954 (a)]. Für gewöhnlich hat er nur steuernde Funktion im oben erwähnten
klassischen Sinne der Regulierung des Atmungstypus; in besonderen Fällen wird er zum
integrierenden Bestandteil der Automatie des Atmungszentrums (vgl. sub II C, S. 92ff.).

Neue Untersuchungen über Vagusausschaltung bei der Taube (SINHA 1958) haben
gezeigt, daß offenbar beim Vogel auch dann noch besondere Verhältnisse vorliegen, wenn

nach Unterbrechung des zweiten Vagus die Atmung nicht stärker verlangsamt wird, als dies für gewöhnlich bei Säugetieren der Fall ist. Die Atmungsamplitude wird hier nämlich immer eingeschränkt, sowohl nach Schnittunterbrechung, als auch bei reversibler Kälteausschaltung. Die Einschränkung der Atmungsexkursionen kann von der inspiratorischen und von der exspiratorischen Seite her, sowie von beiden Seiten zugleich erfolgen. Die inspiratorische Einschränkung läßt sich nur mit dem Wegfall einer inspiratorischen Vaguswirkung erklären, die sich auch im Reizversuch nachweisen läßt. Die exspiratorische Einschränkung erscheint zuweilen als ausgesprochene inspiratorische Verschiebung der Inspirationsausgangslage. Ob es sich dabei um eine Steigerung des inspiratorischen Grundtonus handelt, wie dies für die vorübergehende inspiratorische Verschiebung der Inspirationsausgangslage nach Vagusausschaltung beim Kaninchen anzunehmen ist (vgl. oben, S. 210), bleibt abzuklären. Sicher ist bei der Taube und wahrscheinlich überhaupt beim Vogel mit noch unbekannten sekundären Faktoren der Vagusausschaltung zu rechnen, um so mehr als in den bisherigen Versuchen afferente Vagusreizung von einer solchen inspiratorisch verschobenen Inspirationsausgangslage aus keine entsprechende exspiratorische Verschiebung hervorzubringen vermochte.

Die für Meerschweinchen und Taube in Frage kommende direkte Beteiligung des afferenten Lungenvagus am Zustandekommen des Atmungsrhythmus findet ihr Gegenstück in der Apneusis, d. h. dem inspiratorischen Dauerzustand nach suprabulbärer Decerebrierung und beidseitiger Vagotomie (vgl. sub II B 1, S. 22 ff.). Geradeso wie es unter Umständen bei Meerschweinchen oder Taube der inspiratorischen Vaguswirkung bedarf, um aus dem exspiratorischen Stillstand heraus zur rhythmischen Automatie zu kommen, so bedarf es bei der Apneusis der exspiratorischen Vaguswirkung, um aus dem inspiratorischen Stillstand heraus zur rhythmischen Automatie zu kommen. Das Tier, das bei intaktem Nervensystem auf Vagusausschaltung mit Apneusis reagieren würde, ist aber noch nicht gefunden. Es würde sich dabei um ein Tier handeln, bei welchem die normale Atmungsautomatie von der exspiratorischen Vaguswirkung abhängig wäre. Tatsächlich wurde aber schon vor langem von HEINEMANN (1861) darauf hingewiesen, daß beidseitig vagotomierte Frösche nicht nur langsamer atmen und verstärkt inspirieren (vgl. dazu auch SOPRANA 1904; NIKOLAIDES 1910), sondern infolge Unfähigkeit zur Exspiration ihre Lungen nach und nach aufblähen (WEDENSKII 1881; KNOLL 1888; BERTI und MARZEMIN 1910). WITTICH (1866) und SCHIPILOFF (1890) fanden Aufhören, MARTIN (1878/79) Beschleunigung, PARI (1906) erhebliche Störung der Atmung des Frosches nach beidseitiger Vagusdurchschneidung. Andererseits scheinen neuere Untersuchungen von MARNEFFE-FOULON (1960) die Annahme einer vagalen Atmungssteuerung für den Frosch insofern zu bestätigen, als Lungenblähung zu Verlangsamung, Druckherabsetzung in den Lungen zu Beschleunigung der Atmungsbewegungen führt. Die Lungen müssen aber von ihrer freien Spitze aus kanüliert werden; denn Kanülierung vom Bronchus aus kommt einer vagalen Denervierung gleich und hebt den Effekt auf. Ganz abgesehen von der Komplexität der Atmungsmechanik beim Frosch muß aus diesen Angaben doch wohl auf die Unentbehrlichkeit des afferenten Lungenvagus für eine normale Atmungsrhythmik geschlossen werden und insbesondere auf eine hier offensichtlich als exspiratorisch zu bewertende Wirkung. Eine gewisse Analogie zur Apneusis der höheren Tiere ist daher sicher nicht von der Hand zu weisen.

   c) **Der partielle Vagusblock.** Bei gradueller Abkühlung oder Kompression des einen noch intakten Halsvagus bzw. der beiden intakten Vagi zugleich tritt vorübergehend eine partielle Leitungsunterbrechung mit Bezug auf die afferenten Lungenfasern in Erscheinung, die zwar nicht bei Spontanatmung, wohl aber bei Blähen und Kollabierenlassen der Lungen am Tier mit eröffnetem Thorax (vgl. sub III B 4 a, S. 294 ff.) zu Ergebnissen geführt hat, welche für die Analyse des Selbststeuerungsmechanismus von wesentlicher Bedeutung sind. Die im Prinzip auf HEAD (1889) zurückgehenden, von ihm aber noch nicht erklärten Befunde, wonach der partiell blockierte (bzw. von der Unterkühlung sich erholende) Lungenvagus auf Blähungsreiz keine inspirationshemmende reflektorische Wirkung mehr vermittelt, sondern paradoxerweise eine inspirationsfördernde, fanden für die Spontanatmung bei geschlossenem Thorax bis heute keine bestätigende Nachprüfung. Dagegen kann ein analoger Paradoxeffekt bei afferenter Vagusreizung mit relativ hoher Impulsfrequenz und exspiratorischem Reflexerfolg (vgl. sub III B 2 a, S. 228 ff.) in der Weise zur Darstellung gebracht werden, daß bei entsprechender Vaguskühlung der letztere in einen inspiratorischen umschlägt. Erste diesbezügliche Angaben, die aber noch kaum verwertbar sind, finden sich bei HOWELL, BUDGETT und LEONARD (1894); erste eindeutige Befunde wurden erst von HAMMOUDA und WILSON [1935 (a, b)] erhoben. Es ist aber nicht ohne weiteres möglich, auf Grund der mit künstlicher Reizung und partieller Blockade erhaltenen Resultate eine befriedigende Erklärung zu geben für die Paradoxeffekte, die, sei es bei Lungenblähung, sei es bei Spontanatmung, unter dem Einfluß eines partiellen Vagusblocks beobachtet werden. Dies ist auch verständlich; denn der Paradoxeffekt beruht bei künstlicher Reizung des afferenten Vagus zur Hauptsache auf dem Vorhandensein von zweierlei afferenten Fasern (HAMMOUDA und WILSON 1938/39; HAMMOUDA, SAMAAN und WILSON 1942/43), den relativ rasch leitenden und leichter zu blockierenden Blähungsfasern und den langsamer leitenden und gegen Kälte etwas resistenteren Kollapsfasern. Da aber die letzteren weder bei Lungenblähung noch bei gewöhnlicher Exspiration erregt werden, fällt sowohl für Lungenblähung als auch für Spontanatmung bei geschlossenem Thorax dieses auf dem Zweifaserprinzip basierende Hauptargument für die Erklärung eines partiellen Vagusblockeffektes außer Betracht.

Es bleibt aber als weiteres Argument die Möglichkeit eines partiellen Vagusblockeffektes innerhalb der einen Gruppe der Blähungsfasern, welche bei schwacher (niederfrequenter) Erregung einen schwach inspiratorischen, bei stärkerer (höherfrequenter) Erregung einen exspiratorischen Reflexerfolg an der Atmung ergeben. Auch hier muß bei gradueller Abkühlung des Vagusstamms infolge der Verunmöglichung der Erregungsleitung für höhere afferente Impulsfrequenzen [WYSS 1939 (b)] der inspirationshemmende Effekt früher verschwinden als der, wenn auch nicht so ausgesprochene, inspirationsfördernde. Auf das Verhalten bei Spontanatmung übertragen, müßte man also erwarten, daß bei allmählicher Abkühlung der beiden intakten Lungenvagi am Pneumogramm zuerst die Amplitudenzunahme auf der inspiratorischen Seite erfolgt, als Ausdruck der zuerst ausfallenden inspirationshemmenden Wirkung, und erst etwas später auch die (eventuell vorhandene) Amplitudenzunahme auf der exspiratorischen Seite, als Ausdruck der erst etwas später ausfallenden inspirationsfördernden Wirkung. Der Versuch ist in dieser reinen Form noch nicht durchgeführt worden, und auch die von HAMMOUDA und WILSON (1938/39) publizierte Fig. 2 gibt keine genügenden Anhaltspunkte für einen zeitlich gestaffelten Ausfall der inspirationshemmenden und inspirationsfördernden Komponente. Übrigens könnte der oben (sub b) für die reizlose Vagusausschaltung erwähnte inspiratorische Übergangseffekt die Interpretation des zu erwartenden Befundes erheblich erschweren. Auf jeden Fall eignet sich der partielle Vagusblock unter Spontanatmung (vgl. dazu Abb. 47 B, S. 215) für die experimentelle Analyse der verschiedenen Komponenten des afferenten Lungenvagus weniger gut als unter künstlicher Reizung (vgl. sub III B 2 b, S. 235) oder unter Blähung der Lungen bei offenem Thorax (vgl. sub III B 4 a, S. 294 ff.).

WIDDICOMBE (1959) hat neuerdings die Ansicht vertreten, daß der Headsche Paradox-Reflex des Kaninchens weder ein Lungenkollapsreflex („deflation reflex") noch ein Hering-Breuerscher Reflex sei, was bedeuten soll, daß der bei partiellem Vagusblock entweder durch Lungenblähung oder durch relativ höher frequente afferente Vagusreizung ausgelöste inspiratorische Effekt weder auf die Aktivierung von Lungenkollapsfasern (vgl. sub III B 3 b, S. 288 ff.) noch auf die Beteiligung von Lungenblähungsfasern (vgl. sub III B 3 a, S. 281 ff.) zu beziehen sei. Mit den vorgebrachten Argumenten ist jedoch die Möglichkeit außer Acht gelassen, daß am inspiratorischen Effekt zweierlei afferente Faserarten beteiligt sein können; daß dies bei künstlicher Reizung des afferenten Vagus meistens der Fall ist; daß dagegen bei Lungenblähung die Kollapsreceptoren keinesfalls im Spiel sind. Ebenfalls unberücksichtigt blieb die Tatsache, daß bei afferenter Vagusreizung ein schwacher und ein starker inspiratorischer Effekt unterschieden werden müssen (vgl. sub III B 2 b, S. 235—237), daß der Frequenzeffekt der afferenten Vagusreizung eine zur Genüge bewiesene experimentelle Tatsache ist (vgl. sub III B 2 a, S. 226), und daß gerade beim Kaninchen getrennte zentrale Schaltstellen für die inspiratorische und die exspiratorische Komponente der afferenten Vaguswirkung experimentell nachgewiesen sind (vgl. sub III B 5, S. 336 ff.). Damit verliert die Äußerung WIDDICOMBEs: „the evidence that pulmonary stretch receptors have a bimodal action on the respiratory centres depending on the frequency of discharge is inconclusive" zum mindesten ihre Berechtigung.

TROELSTRA (1960) untersuchte den Einfluß partieller ($+7^\circ$ C) und totaler (0° C) Kälteblockade der Vagi auf den Verlauf der Druck-Volum-Kurven des Thorax am urethan-narkotisierten Kaninchen. Die Volumänderungen des Thorax wurden im Körperplethysmographen vorgenommen und pneumatographisch registriert; für die Bestimmung der Druckverhältnisse dienten intratrachealer und intrapleuraler Druck, letzterer mit minimalem Pneumothorax gemessen. Bei großem Lungenvolumen war kein Unterschied im veränderten Kurvenverlauf festzustellen, ob partiell oder total blockiert wurde; bei kleinem Lungenvolumen war die Kurvenabweichung dieselbe, ob nicht oder partiell blockiert wurde. Diskrepanz der Kurvenabweichungen ergab sich im Übergangsbereich von je etwa 20 ml beidseits der Inspirationsausgangslage. Die hieraus gezogene Schlußfolgerung, daß außer den Blähungs- auch die Kollapsreceptoren an der normalen reflektorischen Atmungssteuerung beteiligt sind, kann jedoch angesichts anders lautender Befunde (vgl. II B 2 b, S. 231 ff.; III B 3 b, S. 288 ff.) und deren Interpretation (vgl. III A, S. 201 ff.) nicht ohne weiteres, d. h. nicht ohne *direkte* experimentelle Beweise für die Beteiligung von Kollapsafferenzen an der normalen Atmungssteuerung als stichhaltig anerkannt werden.

d) Interpretation des reinen Vagusausschaltungseffektes. Auf Grund der referierten Befunde über Vagotomie und reizlose Vagusausschaltung und unter Zuhilfenahme weiterer in den folgenden Abschnitten erwähnten Erfahrungen über künstliche Vagusreizung und physiologische Vaguserregung kann man sich heute ein einigermaßen abgeschlossenes Bild von der vagalen Beeinflussung der Atmung und deren eventuellem Ausfall machen.

Vorerst ist festzuhalten, daß es sich bei der Vagusausschaltung um die Unterbrechung des afferenten Lungenvagus handelt, d. h. um die vorübergehende oder endgültige Ausschaltung von sensiblen Fasern pulmonalen Ursprungs. Verschiedenen andern Erklärungsmöglichkeiten gegenüber mußte dieser Sachverhalt experimentell nachgeprüft und bestätigt werden, was insbesondere durch die Untersuchungen von HEYMANS und HEYMANS (1927), ANREP und SAMAAN (1933) sowie HAMMOUDA, SAMAAN und WILSON (1942/43) und BOZLER und BURCH (1951) geschah. Weiter kann vorausgesetzt werden, daß der Blähungszustand der Lungen der für die Erregung dieser afferenten Fasern adäquate periphere Reiz ist, und daß nicht erst die Änderungen dieses Zustandes wirksam werden, wie sie im Verlaufe der Atmungsexkursionen normalerweise erfolgen. Auch von der unbewegt gehaltenen Lunge geht ein sog. tonisierender Einfluß aus, der sich an der Tätigkeit des Atmungszentrums bemerkbar macht. Es ist also der Vagusausschaltungseffekt nicht nur eine Ausfallserscheinung von seiten der rhythmischen Volumänderungen der Lungen, sondern gelegentlich auch von seiten eines gewissen Blähungs- oder Kollaps*zustandes*. MOORE (1927) war sich dieser Tatsache offensichtlich nicht bewußt, während HEYMANS und HEYMANS (1928) noch glaubten, für diese tonisierende Wirkung eine extrapulmonale Ursache suchen zu müssen.

Im Verlauf einer funktionell intakten Spontanatmung wirkt der afferente Lungenvagus dank den in ihm enthaltenen Blähungsfasern mit zunehmender Inspiration zunehmend inspirationshemmend bis zum Übergang in die Exspiration; dieser Übergang erfolgt unter dieser vagal-hemmenden Wirkung „früher", d. h. bei kleinerem Lungenvolumen, als ohne sie. So erklärt sich nicht nur die durch die Vagusausschaltung bedingte sehr deutliche inspiratorische Amplitudenzunahme, sondern auch die gelegentlich sehr ausgesprochene, unter Umständen aber weniger ins Gewicht fallende Verlängerung der Inspirationsphase. Gerade dieser letztere Punkt ist zu berücksichtigen, da er hie und da zu Fehlschlüssen Anlaß gegeben hat. Es ist nämlich daran zu denken, daß der inspirationshemmende Effekt schon im Verlaufe der Zunahme des Lungenvolumens beginnt und allmählich anwächst, und daß er nicht erst bei großem Lungenvolumen im Sinne eines „Schaltreflexes" plötzlich auftritt. Daß außerdem, auch ohne vagalen Einfluß, ein plötzlicher inspirationshemmender Effekt den Abbruch der Inspirationsphase markieren kann, worauf schon früher hingewiesen wurde (vgl. oben, S. 155 und S. 196), davon sei hier abgesehen. Es ist also begreiflich, daß sich nach Vagusausschaltung die Inspirationsbewegung weiter entwickeln kann als mit intaktem Vagus, und daß eine geringe oder fehlende Inspirationsverlängerung nach Vagusausschaltung kein Argument gegen die inspirationshemmende Vaguswirkung sein kann.

Im Verlauf der spontanen Exspiration nimmt die inspirationshemmende Wirkung allmählich ab. Diese Enthemmung wirkt an sich schon inspirationsfördernd; sie wird aber noch verstärkt durch den schwach inspiratorischen

Effekt, den die Blähungsfasern bei kleinem Lungenvolumen vermitteln können. So kommt es bei intakten Vagi relativ früh, d. h. bei einem etwas größeren Lungenvolumen zur nächstfolgenden Inspiration, während diese nach Vagusausschaltung später und bei etwas kleinerem Lungenvolumen auftritt. Auf diese Weise erklärt sich ohne weiteres die durch Vagusausschaltung bedingte Amplitudenzunahme nach der exspiratorischen Seite, sowie die Verlängerung der Exspirationsphase. In vielen Fällen jedoch und besonders bei tiefer Narkose wird durch die Vagusausschaltung die Exspirationsphase auch dann verlängert, wenn die Amplitude nach der exspiratorischen Seite überhaupt nicht zunimmt. Ganz allgemein ist in diesem Zusammenhang darauf hinzuweisen, daß auf der exspiratorischen Seite des Pneumogramms Amplitudenzunahme und Verlängerung der Phasendauer nicht in so direkter Beziehung zueinander stehen, wie auf der inspiratorischen Seite. Wahrscheinlich hängt das damit zusammen, daß Inspirations-hemmung unmittelbar erfolgt, während das Wiederauftreten inspiratorischer Erregung nur mittelbar möglich ist, d. h. einer gewissen zentralen Latenzzeit bedarf. Nur so kann man verstehen, daß durch die Vagusausschaltung die Atmung exspiratorisch verlangsamt werden kann, ohne daß sich

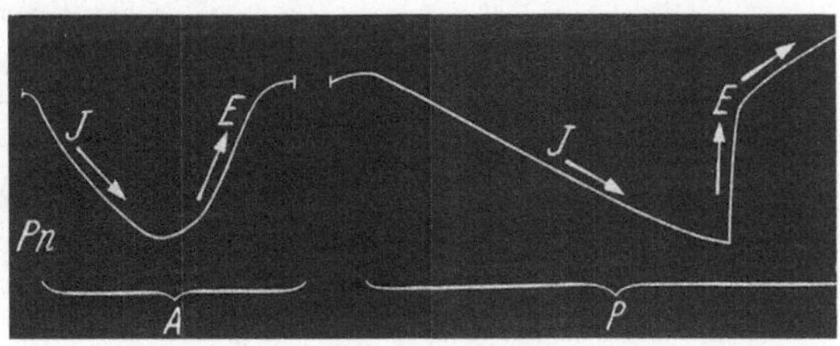

Abb. 50. Verzögerung des inspiratorischen Anstiegs der Atmungskurve nach Vagusausschaltung. Hund. Intrapleuraler Druck. Inspiration nach unten. *A* einzelner Atemzug bei erhaltenen Vagi. *P* Einzelner Atemzug nach Unterbindung beider Vagi. (FRANÇOIS-FRANCK 1880)

die Inspirationsausgangslage verschiebt. Vorausgegangene inspiratorisch wirksame Afferenzen bedingen durch Vermittlung eines zentralen Aktivierungsmechanismus ein früheres Auftreten inspiratorischer Erregung, ungeachtet der im Moment der Erregungsbildung herrschenden afferenten Beeinflussung.

Eine inspiratorisch fördernde Wirkung vorausgegangener Lungenentblähung läßt sich auch daraus ableiten, daß nicht allzu selten nach Vagusausschaltung der inspiratorische Anstieg der Atmungskurve deutlich langsamer erfolgt als bei erhaltenen Vagi. Schon FRANÇOIS-FRANCK (1880) und GAD [1880 (b)] hatten auf diese Erscheinung aufmerksam gemacht (Abb. 50), und später wurde sie von NICHOLSON und BREZIN (1937), GESELL, STEFFENSEN und BROOKHART (1937), GESELL [1940 (b), pp. 551—553, Fig. 66], GESELL und MOYER (1940/41, BOZLER und BURCH (1951) sowie von HUKUHARA, NAKAYAMA und BABA (1951/52) bestätigt. Das gleiche Phänomen läßt sich den experimentellen Befunden von LIM, LUFT und GRODINS (1958) entnehmen, denen zufolge das inspiratorische Strömungsmaximum im Pneumotachogramm des Hundes nach Vagusausschaltung verkleinert war. Schließlich konnten HUKUHARA, OKADA und NAKAYAMA (1956) unter Bezugnahme auf ähnliche von DIRKEN und WOLDRING (1951) bei anelektrotonischer Vagusausschaltung erhaltene Resultate (vgl. S. 171, Abb. 36) diesen Effekt in der Weise zur Darstellung bringen, daß sie die Aktionsströme einzelner inspiratorischer Neurone der Formatio reticularis des verlängerten Marks registrierten und deren Frequenz nach Vagotomie deutlich herabgesetzt fanden (Abb. 51). Allerdings ist diese Abnahme der Entladungsfrequenz nicht eine regelmäßige Folge der Vagusausschaltung, und es kann die Entladung z. B. der efferenten

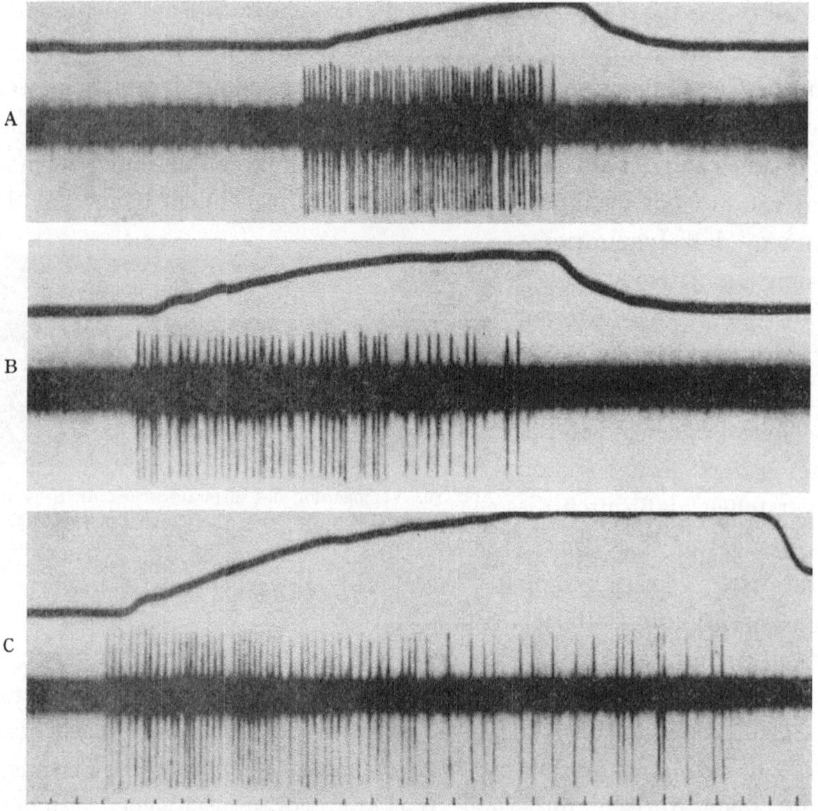

Abb. 51 A—C. Einfluß der Vagusausschaltung auf die Entladung eines inspiratorischen Neurons in der Formatio reticularis der Medulla oblongata. Katze, decerebriert. Oben Pneumogramm, Inspiration nach oben. Darunter Elektrogramm. Unten: Zeit in $^1/_{12}$ sec. A: Inspirationsphase bei erhaltenen Vagi; B: nach der ersten und C: nach der zweiten Vagotomie. (HUKUHARA, OKADA und NAKAYAMA 1956)

Phrenicusneurone auch ohne signifikante Frequenzänderung in der für die Vagotomie charakteristischen Weise verlängert sein [PITTS 1942 (b)], oder es zeigen inspiratorisch aktive Neurone bei Vagusausschaltung durch Anelektrotonus zu Beginn der Entladungsphase einen, verglichen mit dem unter Vaguseinfluß stehenden, verzögerten Anstieg der Impulsfrequenz, welche dann aber im Verlauf der Inspirationsphase höhere Werte erreicht als unter Vaguseinfluß (DIRKEN und WOLDRING 1951). Zweifellos handelt es sich auch hier wieder darum, daß die Tendenz zur inspiratorischen Aktivierung sehr verschieden stark entwickelt sein kann und außer von Art und Tiefe der Narkose auch von der Tierart und weiteren unbekannten Faktoren abhängt. Überdies ist die bei erhaltenen Vagi mit der Exspiration immer wiederkehrende Lungenentblähung sicher auch als ein die oben erwähnte inspiratorische Tonisierung des Atmungszentrums bestimmender Faktor zu bewerten, indem ein verstärkter inspiratorischer Tonus durch diese sich ständig wiederholenden inspiratorischen Nachwirkungen gewissermaßen aufrecht erhalten wird.

Bei Vagusausschaltung wird die Inspirationsphase als Folge der inspiratorischen Amplitudenzunahme mehr oder weniger, die Exspirationsphase selbst bei geringer oder fehlender Amplitudenzunahme nach der exspiratorischen Seite, sehr deutlich verlängert. Hieraus und nur hieraus resultiert die Verlangsamung der Atmung. Die Atmungsfrequenz ist nämlich keine primäre Atmungsgröße; denn der Atmungsrhythmus ist kein primärer Zellrhythmus (vgl. sub I, S. 4). Es ist daher absolut unzutreffend, die Atmungsverlangsamung nach Vagotomie auf einen Ausfall acceleratorisch wirkender afferenter Vagusfasern zurückzuführen, wie dies HAMMOUDA und WILSON (1932) versucht haben. Erstens ist festzuhalten, daß die von den Autoren als acceleratorisch bezeichneten afferenten Vagusfasern bei intakter Spontanatmung gar nicht ins Spiel kommen und daher ihr Ausfall bei gewöhnlicher Vagotomie auch nicht zur Diskussion steht. Zweitens handelt es sich bei diesen Fasern um solche mit stark inspiratorischer Wirkung, d. h. um die sog. Kollapsfasern, welche für die inspiratorische Reaktion auf Lungenkollaps verantwortlich zu machen und ihrer Systemzugehörigkeit nach als im Dienste eines nociceptiven Reflexes stehend zu betrachten sind. Drittens kann sich der Ausfall einer „acceleratorischen" Wirkung als Folge der Vagotomie nur auf die Blähungsfasern selber beziehen; denn diese wirken dadurch atmungsbeschleunigend, daß sie gemäß dem unten (vgl. sub III B 2 a, S. 228 ff.) zu besprechenden Frequenzeffekt die inspiratorische Innervation einerseits hemmen, andererseits fördern können. Diese doppelsinnige Wirkung ist nämlich die physiologisch adäquateste Art und Weise, um auf reflektorischem Wege eine Atmungsbeschleunigung zustande zu bringen.

Es wurde auch versucht, an Hand reversibler Vagusausschaltungen näheren Einblick in die durch den afferenten Lungenvagus vermittelten tonischen Einflüsse auf die Inspiratoren zu gewinnen. Hierzu ist zu bemerken, daß bei funktionell intakter Spontanatmung immer nur die *phasische Modifikation* der reflektorisch-tonischen Beziehung zwischen pulmonalen Afferenzen und inspiratorischer Innervation zur Untersuchung gelangt, und daß eine rein tonische Beziehung zwischen Lungendehnung und Innervation der Inspiratoren nur im Zustand der Apnoea vagi und vorzugsweise bei eröffnetem Thorax richtig beurteilt werden kann [HESS 1931 (a, b), 1936; WYSS 1941 (a); vgl. sub III B 4 c, S. 334]. Ein ebenfalls als tonisch zu bewertender Einfluß des afferenten Lungenvagus auf die *Frequenz* der Spontanatmung, d. h. eine Beeinflussung der Automatie des Atmungsrhythmus durch eine afferente Dauerinnervation von seiten pulmonaler Vagusfasern läßt sich ebenfalls nur untersuchen entweder bei eröffnetem Thorax und auf verschiedenem Niveau konstant gehaltenem Lungenvolumen, oder bei geschlossenem Thorax und künstlicher Reizung des afferenten Lungenvagus. Für den ersteren Fall wird der Vagusausschaltungseffekt im Zusammenhang mit den Lungendehnungsreflexen besprochen (vgl. sub III B 4, S. 293 ff.). Für den letzteren Fall tritt an seine Stelle der Nacheffekt nach Aufhören der künstlichen Reizung (vgl. sub III B 2 d, S. 242 ff.).

Als Ganzes, d. h. gemessen am Atmungsminutenvolumen, sollte die Atmung auf Grund früherer Angaben (vgl. sub III B 1 b, S. 217—218) nach Vagusausschaltung nicht verändert sein. Nach Vagotomie ist sie an der decerebrierten Katze (MACLEOD und PAGE 1922) sowie unter Kohlensäuredyspnoe beim Kaninchen (EICHENBERGER 1949) deutlich verkleinert. Auch beim eupnoisch atmenden Hund ist sie während Vaguskühlung um beinahe 20 % herabgesetzt, sowohl im normothermen als auch im hypothermen Zustand (HALL und SALZANO 1960; SALZANO und HALL 1962). Aber auch ohne Steigerung des Atmungsminutenvolumens kann die durch die Vagotomie bedingte Vertiefung der Atmung nach der inspiratorischen Seite infolge relativer Zunahme der alveolären Ventilation zu einer vorübergehenden oder anhaltenden respiratorischen Alkalose führen. Diese von HONDA, NOMURA und MINOGUCHI (1957) an Kaninchen und Hunden sowie von LIM, LUFT und GRODINS (1958) am Hund beobachtete Erscheinung ist daher wohl kaum der Ausdruck einer gesteigerten Ansprechbarkeit des Atmungszentrums auf die Blutkohlensäure, wie die ersteren Autoren vermuten. Im Gegenteil ist an die Möglichkeit zu denken, daß der Verlust vagaler Afferenzen eine generelle Abnahme der Tonisierung der Atmungsmuskulatur zur Folge hat, wie dies VAN LIEW (1954) am Druck-Volumen-Diagramm von Thorax und Lungen des Hundes zeigen konnte. Nach Ausschaltung der Vagi erwies sich nämlich der Thorax, unabhängig von den Lungen, bei Blähung von den Luftwegen aus als nachgiebiger, verglichen mit dem Zustand bei intakten Vagi (vgl. auch LIM, LUFT und GRODINS 1958). Andererseits ist die mechanische Atmungsarbeit bezogen auf das gewechselte Luftvolumen größer bei ausgeschalteten als bei funktionierenden Vagi (LIM, LUFT und GRODINS 1958; ZECHMAN, SALZANO und HALL 1958; SALZANO und HALL 1959; HALL und SALZANO 1960), was vielleicht auch mit dem Wegfall eines vagal vermittelten tonisierenden Einflusses auf die Atmungsmuskulatur zusammenhängen könnte, d. h. jenes anhaltend-fördernden Einflusses der Vagi auf den von HEAD (1889) als „Vitalität" bzw. „potentielle inspiratorische Energie" bezeichneten Aktivitätszustand des Atmungszentrums (vgl. sub III A, S. 206).

Schließlich wurde von KERR (1950) an mit Paraldehyd narkotisierten Kaninchen der Versuch unternommen, einen Einfluß der Vagotomie auf die Koordination zwischen Zwerchfell- und Thoraxatmung nachzuweisen. Eine gewisse Unabhängigkeit zwischen diesen beiden inspiratorisch-motorischen Komponenten soll nach der Vagusausschaltung deutlicher in Erscheinung treten. Diese Befunde wurden dahin interpretiert, daß die inspiratorische Wirkung des afferenten Lungenvagus vorwiegend an den thorakalen Inspiratoren, die exspiratorische vorwiegend am Zwerchfell zum Ausdruck kommt. Vom Autor selber wurde aber darauf hingewiesen, daß diese Befunde, die vorläufig nur mittels mechanischer Registrierung erhoben wurden, der elektromyographischen Bestätigung bedürfen, und es wäre hinzuzufügen, daß auch der Einfluß von Tierart und Narkose zu berücksichtigen wäre, bevor nur ein einigermaßen abschließendes Urteil zu dieser äußerst interessanten Frage gefällt werden kann.

2. Die afferente Vagusreizung

In dieser abgekürzten Form bezeichnet man ganz allgemein die künstliche Reizung des zentralen Stumpfes des durchschnittenen Halsvagus. Dabei handelt es sich in den meisten Fällen um die *elektrische* Reizung, und nur gelegentlich kommen andere Reizarten, nämlich mechanisch, osmotisch, chemisch oder durch die verletzte Nervenstelle bedingte Erregung gewisser afferenter Fasern in Frage. Bei künstlicher Reizung des intakten Vagus kann es unter Umständen Schwierigkeiten bereiten, afferente und efferente Reizeffekte mit direkter oder indirekter Auswirkung auf die Atmung auseinanderzuhalten.

Gleichzeitig mit dem Vagotomieeffekt hat Traube (1847) als erster auch die Atmungswirkung der afferenten Vagusreizung untersucht. Er fand inspiratorischen Stillstand der Atmung oder, wenn der zur Reizung verwendete magneto-elektrische Rotationsapparat etwas langsamer gedreht wurde, Atmungsbeschleunigung (vgl. dazu auch Pflüger 1857, p. 10). Gemäß heutiger Terminologie würde es sich also um einen inspiratorischen Effekt gehandelt haben, und zwar um einen schwachen inspiratorischen Effekt mit Beschleunigung der Atmung bei geringer Reizfrequenz und Übergang in inspiratorischen Tetanus bei etwas höherer Frequenz. Hätte Traube bei diesen Versuchen den Rotationsapparat nur um einiges rascher gedreht, dann wäre ihm die exspiratorische Reaktion sicher nicht entgangen, und die ganze Entwicklung der Frage der afferenten Vagusreizung mit Wirkung auf die Atmung hätte wahrscheinlich einen andern Verlauf genommen. Aber Traube betrachtete vielleicht damals schon im Hinblick auf den Hustenreflex eine allfällige exspiratorische Reaktion als ein „banales Resultat" afferenter Vagusreizung (1871, p. 188), und so blieb ihm die einige Jahre später von Budge (1854) gemachte Entdeckung der exspiratorischen Wirkung der afferenten Vagusreizung versagt. Die begreifliche Folge war, daß einerseits Traube und mit ihm Lindner (1854), Snellen (1854/55), Bernard (1858), Löwinsohn (1858) und Gilchrist (1858) sowie Rosenthal (1861, 1862) für ausschließlich inspiratorische, andererseits Budge (1859, 1864) und Owsjannikow (1860) für ausschließlich exspiratorische Wirkung des afferenten Vagus eintraten. Führende Physiologen jener Zeit wie Eckhard (1854), Funke (1858) und Schiff (1858/59) anerkannten die inspiratorische Wirkung als die primäre und betrachteten die exspiratorische als eine sekundäre Erscheinung bedingt durch starke oder zu starke Erregung mit Lähmung, Ermüdung oder andersartigem Versagen der maßgebenden (inspiratorischen) Zentren. Die Erkenntnis aber, daß dem afferenten Lungenvagus von vornherein beide Wirkungen zugeschrieben werden müssen, und daß es einesteils von der Art der Reizung, andernteils vom Zustand der Zentren abhängt, ob der eine oder andere Effekt in den Vordergrund tritt, ging andeutungsweise schon aus den Untersuchungen von Kölliker und Müller (1855) und Helmolt (1856) hervor, konnte mit Sicherheit aber erst von Aubert und Tschischwitz (1857) sowie von Moleschott (1865) begründet werden. Ungeachtet dieser einwandfreien experimentellen Feststellung einer zweifachen Wirkung des afferenten Lungenvagus fanden sich aber auch in der Folgezeit immer wieder Autoren, die dem afferenten Lungenvagus eine ausschließlich inspiratorische oder solche, die ihm

eine ausschließlich exspiratorische Wirkung zuschrieben; und obschon das
Problem einer doppelten und auf die Atmungsbewegungen antagonistischen
Wirkung der künstlichen Reizung des afferenten Vagus von der Mehrzahl der
nachfolgenden Forscher erkannt und hinsichtlich der verschiedensten Ver-
suchsbedingungen (Abhängigkeit von Reizstärke, Atmungsphase, Tierart,
Narkose und Einfluß höherer Zentren, Grad der Sauerstoffsättigung sowie
der Kohlensäureanreicherung im Blut) mehr oder weniger eingehend bearbeitet
wurde [vgl. ROSENTHAL 1881, 1882; HENRIJEAN 1882; HEAD 1889; MELTZER
1890 (a); SPALLITA 1891; CORIN 1891; CONSIGLIO 1892; COUVREUR 1892;
SIEFERT 1896; BOURGEOIS 1896; HÉDON und FLEIG 1903; WOLF 1904; BAG-
LIONI 1908, 1909; SCHULGIN 1910; GALLERANI 1914; SJÖBLOM 1915; HAMMOU-
DA und WILSON 1935 (a); RUBLI 1936/37; RICE 1938], erschien es während
Jahrzehnten als unmöglich, die beiden Reizeffekte auseinanderzuhalten und
die Reizbedingungen für deren getrennte Auslösung festzulegen. Dies gelang
erst WYSS [1939 (b)] mit der prinzipiell neuen Annahme eines *Frequenzeffektes* der afferenten Vagusreizung und dessen experimentellem Nachweis.
Mit ganz wenigen Ausnahmen hatten sich die früheren Autoren nur darum
bemüht, an Hand der Reiz*intensität* inspiratorisch und exspiratorisch wirksame
afferente Fasern zu unterscheiden; was sich jedoch als offensichtlich unmöglich
erwies. Die Ausnahme machten WOLF (1904) und SCHULGIN (1910), indem
sie auch die Reiz*frequenz* berücksichtigten und übereinstimmend feststellten,
daß eine Steigerung der Reizfrequenz einen Übergang vom inspiratorischen zum
exspiratorischen Effekt bewirken kann. Dieser grundlegend neuen Beobachtung wurde aber nicht die gebührende Beachtung geschenkt, und selbst
HAMMOUDA und WILSON [1935 (a)] und RICE (1938), welche den Befund von
neuem erheben konnten, bezogen ihn ganz einfach auf die Koexistenz von
acceleratorisch und inhibitorisch wirksamen Vagusfasern und blieben damit
auf dem alten Boden der ausschließlichen Zweifasertheorie stehen.

a) **Der Frequenzeffekt.** Die Annahme eines Frequenzeffektes, d. h. einer
nach Maßgabe der afferenten Erregungsfrequenzen vorwiegend inspiratorischen
oder vorwiegend exspiratorischen Wirkung bestimmter centripetaler Vagusfasern einer und derselben Art hat den zentralen Schaltmechanismus der
vagalen Atmungsreflexe dem Verständnis näher gebracht (WYSS 1946). Nicht
nur konnte gezeigt werden, daß ein rein inspiratorischer Effekt umso eher
erhalten wird, je niederfrequenter der Vagus gereizt wird, und daß ein exspiratorischer Effekt einer höheren Reizfrequenz bedarf [WYSS 1939 (b)], sondern
es konnte auch in Bestätigung früherer Befunde über sog. ,,schwebende"
Reizung der beiden zentralen Vagusstümpfe (PLATTNER 1923) der Nachweis
erbracht werden, daß über eine für beide Seiten gemeinsame ,,zentrale Strecke"
interferierende Erregungen einen mehr exspiratorischen, synchrone Erregungen
dagegen einen mehr inspiratorischen Reflexerfolg ergeben (WYSS 1940). Es
konnte so keinem Zweifel mehr unterliegen, daß das ausschlaggebende Mo-

ment beim frequenzbedingten Übergang vom inspiratorischen zum exspiratorischen Effekt nicht die Einbeziehung einer anderen Fasergattung sein kann, sondern daß es der zentrale Summationsprozeß selber sein muß. Offensichtlich mußte für die zentrale Schaltstelle des vagal-inspiratorischen Reflexes ein höheres Summationsvermögen angenommen werden als für diejenige des vagal-exspiratorischen Reflexes, geradeso wie beim spinalen Reflex der erregende Mechanismus einen dem hemmenden gegenüber geringeren Summationsbedarf aufweist [CROISIER 1944; WYSS 1944, 1950 (b)].

Wie aus weiter unten (vgl. sub B 2 b) noch zu erörternden Befunden hervorgeht, bezieht sich dieser Frequenzeffekt nur auf *eine* bestimmte Gruppe afferenter Vagusfasern, die elektrophysiologisch mit Aβ, funktionell als Lungenblähungsfasern bezeichnet werden. Auch sind nur *schwache* inspiratorische Effekte dieser Fasergruppe zuzuschreiben, während die exspiratorischen Effekte in vollem Umfang auf die Erregung dieser Fasern zu beziehen sind. Bei der künstlichen Reizung dieser in relativ großer Zahl vorhandenen Lungenblähungsfasern würde sich somit der Mechanismus des Frequenzeffektes etwa folgendermaßen gestalten: Die afferenten Fasern stehen einenteils mit einem inspiratorischen, andernteils mit einem exspiratorischen Reflexzentrum in synaptischer Verbindung. Es ist anzunehmen, daß die einzelne afferente Faser Kollateralen zu den beiden Reflexzentren abgibt; doch würde es am in Frage stehenden Schaltmechanismus nichts ändern, wenn gleichartige, aber vollständig getrennte afferente Fasern mit den beiden Reflexzentren in Verbindung stehen würden. Das Wesentliche ist, daß das inspiratorische Reflexzentrum schon auf niedrige afferente Erregungsfrequenzen (z. B. 30 pro Sekunde) anspricht, während das exspiratorische Reflexzentrum für maximales Ansprechen höhere Impulsfrequenzen (z. B. 120 pro Sekunde) benötigt. Der Unterschied muß also im Ansprechen der betreffenden Schaltneurone auf repetierende afferente Erregungen, d. h. in ihrem Summationsvermögen liegen, und zwar in dem Sinne, daß die Schaltneurone des exspiratorischen Reflexzentrums ein geringeres Summationsvermögen besitzen. Keinesfalls soll man sich aber zu der irrigen Auffassung verleiten lassen, daß die inspiratorischen Schaltneurone auf die höheren Frequenzen nicht auch ansprechen sollten. Hierfür läge kein neurophysiologischer Grund vor. Sie sprechen ebensogut, wenn nicht gemäß der höheren Frequenz vielleicht noch besser an. Ihre inspiratorische Wirkung wird aber durch die dominante Hemmung von seiten der ebenfalls erregten exspiratorischen Schaltneurone, wahrscheinlich auf dem Niveau der Motoneurone, abgeschwächt oder gänzlich verhindert. Dies muß umso leichter möglich sein, als der selbst durch höherfrequente Reizung der Blähungsfasern ausgelöste inspiratorische Effekt nur relativ schwach ist. Einfacher und zwangloser läßt sich der in Abb. 52 wiedergegebene frequenzbedingte Umschlag von schwach inspiratorischem in exspiratorischen Erfolg der afferenten Vagusreizung nicht erklären, wenn auch auf

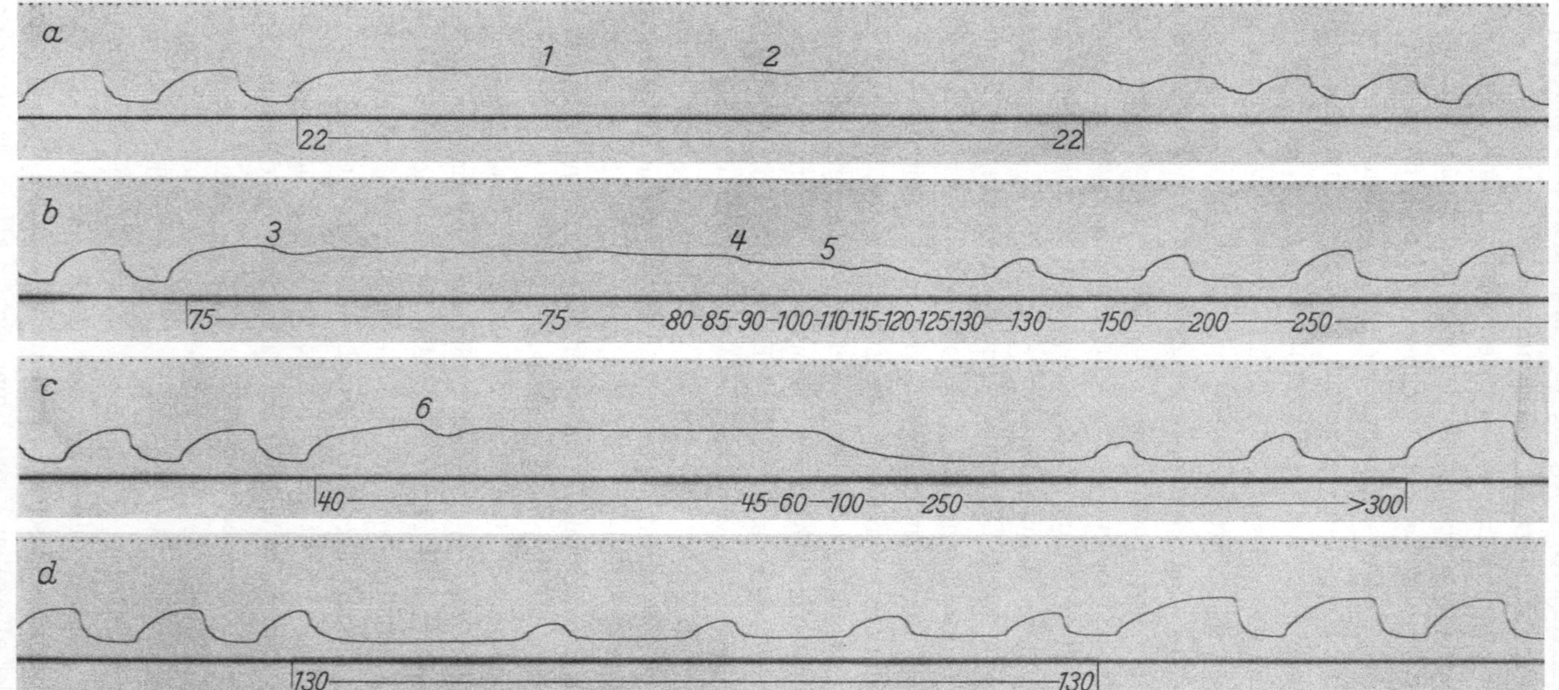

Abb. 52 a—d. Frequenzeffekt der afferenten Vagusreizung am Pneumogramm. Kaninchen, narkotisiert mit Urethan (0,7 g/kg intraperitoneal), tracheotomiert, mit intaktem Vagus der Gegenseite. Pneumogrammregistrierung mit Atmungsflasche und Mareyscher Kapsel; Inspiration nach oben. Darunter Registrierung der Reizfrequenz (in der verkleinerten Reproduktion optisch nicht mehr auflösbar), mit Zahlenangaben (Reizimpulse pro Sekunde). Oben Zeitmarkierung in $^1/_{10}$ sec. *a* Inspiratorischer Effekt bei Reizung mit 22 Impulsen pro Sekunde. *b* Übergang vom inspiratorischen zum exspiratorischen Effekt bei *langsamem* Anstieg der Reizfrequenz. *c* Übergang vom inspiratorischen zum exspiratorischen Effekt bei *raschem* Anstieg der Reizfrequenz. *d* Exspiratorischer Effekt bei Reizung mit 130 Impulsen pro Sekunde. Man beachte die abortiven Exspirationen mit reizsynchronen (inspiratorischen ?) Reflexzuckungen, beziffert mit *1—6*, sowie in *b* die langsame, in *c* die rasche Abnahme des inspiratorischen Reflextonus beim Übergang von 80 auf 130 Reizimpulsen pro Sekunde. [Original; vgl. Wyss 1939 (b)]

Grund neuerer Kenntnisse (s. u.) damit zu rechnen ist, daß in dem betreffenden Versuch sehr wahrscheinlich auch afferente Vagusfasern mitgereizt wurden, welche einen starken inspiratorischen Reflexerfolg vermitteln (vgl. sub III B 2 b, S. 235—237). Einen Versuch der bildlichen Darstellung des Mechanismus des beschriebenen Frequenzeffektes gibt Abb. 44 (vgl. S. 204).

Die Gültigkeit eines Frequenzeffektes der afferenten Vagusreizung wurde bis jetzt nachgewiesen für Kaninchen [WYSS 1939 (b); HATAKEYAMA und KYUNG 1953 (a); PARMA und ZANCHETTI 1953; JOSENHANS 1953/54 (a)], Katze [WYSS 1943 (b); STEINER 1955], Hund (RICE und JOY 1947), Affe (WYSS 1947), Meerschweinchen (OBERHOLZER, RICCI und STEINER 1955; OBERHOLZER und STEINER 1956), Ratte (HUBER 1957) und Taube (SINHA 1958). Sowohl die an sich schwache inspiratorische als auch die exspiratorische Komponente erwiesen sich beim Vergleich von Tierart zu Tierart als ziemlich verschieden ausgeprägt und auch in verschiedenem Maße narkoseabhängig. Überdies kommen, speziell bei Katze und Taube, Atmungsbeschleunigungsreaktionen vor, welche sehr wahrscheinlich nicht mit der Wirkung der Lungenblähungsfasern zusammenhängen und ähnlich wie die starke inspiratorische Reaktion auf einem andern Reflexmechanismus beruhen, für welchen kein Frequenzeffekt besteht. Auch wurde früher für Vögel und Reptilien nur ein inspiratorischer Effekt der afferenten Vagusreizung beschrieben (COUVREUR 1888, 1892, 1899, 1902), bis SINHA (1958) für die Taube die exspiratorische Reaktion, ebenfalls bedingt durch höher frequente Reizung, nachweisen konnte. KERR, DUNLOP, BEST und MULLNER (1954) sowie KERR und DUNLOP (1954) fanden den Frequenzeffekt der afferenten Vagusreizung an der Apneusis des decerebrierten und vagotomierten Kaninchens in der Weise bestätigt, daß die Apneusis bei niedriger Frequenz verstärkt, bei höherer Frequenz in rhythmische Atmung verwandelt wird.

b) Die Beteiligung verschiedener Fasergruppen. Im Anschluß an die Untersuchungen von HERING und BREUER mußte von sämtlichen Autoren, die sich mit der künstlichen Reizung des afferenten Lungenvagus befaßten, auch die Frage der eventuellen Beteiligung verschiedener Fasersorten, d. h. von inspirationshemmenden und inspirationsfördernden Fasern zur Diskussion gestellt werden. Die diesbezüglichen Ansichten gingen auch auf diesem Sektor der Erforschung der Atmungssteuerung weit auseinander, vom strengsten Einfaserprinzip bis zum ausschließlichen und vollkommen schematisierten Zweifaserprinzip. Als erste Autoren hatten sich wohl BURKART (1868, 1878) und ROSENBACH (1878) mehr oder weniger klar für die Zweifasertheorie entschieden. LANGENDORFF (1878) sprach von ,,beschleunigenden" bzw. ,,inspiratorischen" und ,,hemmenden" bzw. ,,exspiratorischen" Vagusfasern, bemerkte dann aber abschließend, daß eine solche Annahme von zweierlei Fasern für das Verständnis der Wirkungsweise des centripetalen Lungenvagus nicht unbedingt notwendig sei. Ähnlich äußerte sich WAGNER (1880). Von FREDERICQ (1879) wurden ebenfalls inspiratorische und exspiratorische Fasern des afferenten Lungenvagus unterschieden; als wesentlich für den verschiedenartigen Erfolg der Vagusreizung wurde von ihm jedoch die Trennung von inspiratorischem und exspiratorischem Reflexzentrum betrachtet. Zu einer Zweifasertheorie der künstlichen Vagusreizung bekannte sich sogar ROSENTHAL (1882), weiterhin CHRISTIANI (1882), KNOLL (1884), MELTZER [1890 (a), 1892] sowie BEER und KREIDL (1896). Letztere versuchten vergeblich, im

Wurzelgebiet des Vagus die beiden Fasersorten voneinander zu trennen. Diese schienen zusammen im „vorobersten Bündel" zu verlaufen.

Gegen die Annahme von verschiedenen afferenten Fasern wandte sich insbesondere KAUDERS (1894), der beim Hund inspiratorische und exspiratorische Effekte der afferenten Vagusreizung sowie Mischformen unterschied, als Erklärung für die verschiedene Reaktionsweise aber lediglich auf die „Stimmung der Zentren" verweisen konnte und vor allem auch betonte, daß der Erfolg der afferenten Vagusreizung nicht vorausgesagt werden könne. Gegen die Beteiligung verschiedener Faserarten am respiratorischen Effekt der künstlichen Vagusreizung hatten sich auch schon WEDENSKII (1882), MARCKWALD (1887) und COWL (1890) ausgesprochen, aber ganz besonders waren es BORUTTAU [1895, 1897 (b, c)] und LEWANDOWSKY (1896, 1897), welche nur eine Art centripetaler Lungenvagusfasern anerkannten, dafür aber der Art der Reizung und der schon früher von WAGNER (1880) und WEDENSKII (1882) zur Diskussion gestellten Reaktionsweise der Zentren die entscheidende Bedeutung beimaßen (vgl. auch LANGENDORFF und OLDAG 1895, sowie BIRUKOFF 1899). Auch WOLF (1904) betrachtete die Zweifasertheorie als widerlegt, und zwar nicht ohne den von ihm erstmals festgestellten Einfluß der Reizfrequenz als Gegenargument anzuführen. SCHULGIN (1910) dagegen, der die Frequenzabhängigkeit des Vagusreizeffektes mit sehr eindrucksvollen Beispielen belegen konnte, erblickte darin nur ein anderes Maß der Reizstärke und verwertete diesen Befund nicht etwa als Argument gegen die Zweifasertheorie, welcher er, ohne sie überhaupt zu erwähnen, offensichtlich ablehnend gegenüberstand.

Diese von der Zweifasertheorie abweichenden Auffassungen verdienen im Lichte der neueren Erkenntnisse insofern besondere Beachtung, als für die Wirkung der Lungenblähungsfasern Art der Reizung und entsprechende zentrale Reaktionsweise tatsächlich, und zwar im Frequenzeffekt (vgl. vorigen Abschnitt) als die ausschlaggebenden Momente für schwach inspiratorischen oder exspiratorischen Reflexerfolg in Frage kommen. Daß aber, bei aller Anerkennung eines Einfaserprinzips als Grundlage der Selbststeuerung der Atmung, am Effekt der künstlichen Vagusreizung trotzdem noch verschiedene afferente Fasergattungen beteiligt sein könnten, diese Frage ließ sich zur damaligen Zeit noch nicht diskutieren. Die einzige Alternative galt dem ausschließlichen Einfaser- oder Zweifaserprinzip, und über ein halbes Jahrhundert sollte es noch dauern, bis auf Grund neuer experimenteller Befunde (WYSS und RIVKINE 1950) das Nebeneinander eines Einfaserprinzips mit Frequenzeffekt und der Beteiligung von zwei oder mehr Fasersorten verschiedener Systemzugehörigkeit als unumgängliche Schlußfolgerung sich aufdrängte [WYSS 1954 (b)].

Trotz der oben erwähnten und teils gut begründeten gegenteiligen Ansichten hatte sich das ausschließliche Zweifaserprinzip der afferenten Vagusreizung mit gewissermaßen gleichgestellten Fasergruppen für inspiratorischen und exspiratorischen Effekt, d. h. also eine Auffassung, die heute in dieser Form als überwunden zu gelten hat, sehr lange zu halten vermocht. Während KNOLL [1883 (a)] das Vorhandensein weniger empfindlicher Vagusfasern mit inspiratorischer Wirkung als möglich zur Diskussion stellte und HEAD (1889) die Beteiligung von zweierlei Fasern an der künstlichen Vagusreizung nur kurz erwähnte, wurde von Autoren der neueren Zeit das strenge Zweifaserprinzip mit der alten auf LANGENDORFF (1878) zurückgehenden Unterscheidung in „beschleunigende" und „hemmende" afferente Fasern wieder aufgenommen und als die allgemein gültige Voraussetzung der Wirkungsweise des afferenten Lungenvagus betrachtet [BISHOP, HEINBECKER und O'LEARY 1934; HAMMOUDA und WILSON 1935 (a); RICE 1938; RICE und JOY 1947]. Insbesondere wurde von jenen Autoren, welche an Hand ihrer eigenen Befunde den Frequenzeffekt der afferenten Vagusreizung hätten erkennen können [HAMMOUDA und WILSON 1935 (a); RICE 1938], ein Zweifasermechanismus als alleiniges Prinzip nicht nur sämtlichen Erscheinungen der künstlichen Vagusreizung, sondern auch dem Selbststeuerungsvorgang als solchem zugrunde gelegt.

Die letzten Endes auf HERING und BREUER zurückgehende Tendenz zur Gleichstellung der beiden Fasersorten trat in einer etwas anderen Form bei SJÖBLOM (1915) besonders deutlich zutage, indem dieser Autor leichter erregbare „inspirationshemmende" von schwerer erregbaren „exspirationshemmenden" Fasern unterschied, ungeachtet der schon von WAGNER (1880) sehr richtig erkannten Tatsache, daß es (wenigstens im Rahmen der hier zur Diskussion stehenden Reflexvorgänge) eine Exspirationshemmung nicht gibt. Abstrahiert man aber bei SJÖBLOM von dieser irreführenden Bezeichnung und betrachtet man seine „exspirationshemmenden" Fasern als inspiratorische bzw. „inspirationsfördernde", dann decken sich seine Angaben weitgehend mit der heute geltenden Auffassung von der eventuellen Mitbeteiligung besonderer stark inspiratorisch wirksamer afferenter Vagusfasern am Reizeffekt. Allerdings ist eine einfache Parallelstellung dieser Fasern zu den inspirationshemmenden nicht mehr zulässig.

Das Problem der Beteiligung verschiedener Fasergruppen am Atmungseffekt der afferenten Vagusreizung konnte sehr bald auch in der Weise angegangen werden, daß versucht wurde, verschiedene Faserkomponenten im Aktionsstrombild des gereizten Vagus (HEINBECKER 1930) zu verschiedenen Atmungseffekten in Beziehung zu setzen. So sahen sich BISHOP, HEINBECKER und O'LEARY (1934) veranlaßt, aus ihren Untersuchungen auf eine Bestätigung des Zweifaserprinzips schließen zu können, indem sie „beschleunigende" Fasern mit niedrigerer Reizschwelle von „hemmenden" Fasern mit höherer Reizschwelle unterschieden. Diese offensichtlich unzutreffende Schlußfolgerung ist auf Nichtberücksichtigung des Frequenzeffektes zurückzuführen; denn obschon die Autoren mit steigender Reizfrequenz den Übergang von Atmungsbeschleunigung in Atmungsverlangsamung beobachteten, interpretierten sie diesen Umschlag nicht anders als den mit steigender Reizstärke in ähnlicher Weise erfolgenden Umschlag des Atmungseffektes. So blieb mit Bezug auf diese Methode eine Beweisführung für das Zweifaserprinzip gewissermaßen auf der Strecke liegen, bis es erst später WYSS und RIVKINE (1950) gelang, unter Miteinbeziehung des Frequenzeffektes den umgekehrten Sachverhalt nachzuweisen, d. h. rascher erregbare Fasern (Aβ) mit frequenzbedingtem Atmungseffekt und langsamer erregbare Fasern (Aδ) mit stark inspiratorischer Wirkung zu unterscheiden. Erst so konnte das Zweifaserprinzip auch auf Grund von Aktionsstromuntersuchungen am gereizten Vagus bestätigt werden, mußte aber gleichzeitig seine Bedeutung für die Selbststeuerung der Atmung verlieren [Wyss 1954 (b)].

Eine wesentliche Stütze für die Zweifasertheorie brachten die Untersuchungen von Hammouda und Wilson [1935 (a, b)] über den Einfluß der partiellen Blockierung der Nervenleitung durch Kälte oder Kompression auf den Erfolg der afferenten Vagusreizung. Die Autoren konnten zeigen, daß ein dem Paradoxeffekt von Head (1889) analoges Phänomen sich auch für die künstliche Reizung nachweisen läßt. Tritt als Reizeffekt eine Verlangsamung der Atmung ein, wie sie für Lungenblähung charakteristisch ist, dann kommt es zu einer Beschleunigung der Atmung, und zwar über die Atmungsfrequenz, die vor der Reizung bestand, hinaus, sobald eine 1—2 cm lange, zentral von der Reizstelle gelegene Nervenstrecke auf $+8^0$ C bis $+4^0$ C abgekühlt wird. Bei stärkerer Abkühlung verschwindet auch dieser Effekt, und die Atmung kehrt in den unbeeinflußten Ausgangszustand zurück, wie wenn die Reizung unterbrochen worden wäre. Beim Wiedererwärmen kommt es im umgekehrten Sinne zuerst zur Beschleunigung und dann zur Verlangsamung der Atmung. Hammouda und Wilson begnügten sich mit der durchaus zutreffenden Erklärung, wonach mit fortschreitender Temperatursenkung zuerst die „inhibitorisch“ wirksamen Blähungsfasern, und erst von 4^0 C an abwärts auch die als „acceleratorisch“ (= augmentor) bezeichneten Kollapsfasern ausgeschaltet werden. Zweifellos war damit ein erster zuverlässiger Beweis für die Beteiligung von zwei verschiedenen Fasersorten am Effekt der künstlichen Vagusreizung erbracht.

Hammouda und Wilson kam es in erster Linie darauf an, besondere afferente Vagusfasern mit atmungsbeschleunigender Wirkung nachzuweisen. Dem heutigen Stand der Kenntnisse entsprechend handelt es sich hierbei um die stark inspiratorisch wirksamen Fasern mit höherer Reizschwelle (Wyss und Rivkine 1950), welche physiologischerweise auf Lungenkollaps ansprechen, am Selbststeuerungsmechanismus aber nicht beteiligt sind. Tatsächlich muß man an diesem Paradoxeffekt des partiellen Vagusblocks zwei verschiedene Mechanismen unterscheiden. Neben dem Zweifaser-Effekt von Hammouda und Wilson, den man nur mit Reizstärken erhalten kann, welche auch diese Fasern mit höherer Reizschwelle miteinbeziehen, gibt es nämlich auch einen Einfaser-Paradoxeffekt, der nur mit schwächeren Strömen nachgewiesen werden kann und sich ausschließlich auf die Lungenblähungsfasern bezieht. Er beruht darauf, daß in diesen Fasern mit progressiver Abkühlung die Leitung höherer Erregungsfrequenzen sukzessive eingeschränkt wird, und daß daher die zentralwärts fortgeleiteten Erregungsfrequenzen nur noch Demultiple der an sich höheren Reizfrequenz sein können. Hieraus ergibt sich ein lediglich auf dem Frequenzeffekt in den Blähungsfasern beruhendes Paradoxphänomen, wie es anfänglich von Wyss [1939 (b), 1940] dem von Hammouda und Wilson vertretenen Zweifaser-Prinzip entgegengestellt wurde.

Seitdem aber Wyss und Rivkine (1950) den Nachweis erbringen konnten, daß der inspiratorische Effekt der afferenten Vagusreizung, wie dies auch schon aus gewissen Beobachtungen früherer Autoren (Moleschott 1865, Lewandowsky 1896, Wolf 1904, Pflücker 1905, Schulgin 1910, Sjöblom 1915) hätte gefolgert werden können, in eine schwache und eine starke Komponente aufzuteilen ist (s. u.), läßt sich auch der Einfluß des partiellen Vagusblocks auf den Erfolg der afferenten Vagusreizung, in Abhängigkeit von der Reizstärke einerseits als Übergang vom rein exspiratorischen zum *schwachen* inspiratorischen Effekt (Abb. 53 A), andererseits vom Mischeffekt mit exspiratorischer Betonung zum *starken* inspiratorischen Effekt (Abb. 53 B′) deuten. Damit

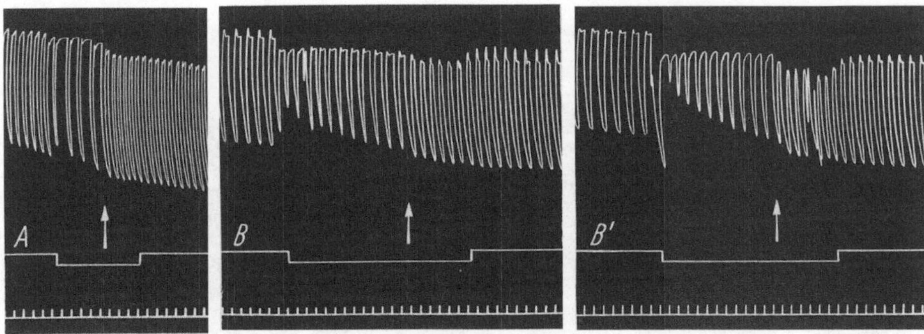

Abb. 53. „Paradoxeffekt" bei partiellem Kälteblock, demonstriert an der afferenten Vagusreizung. Kaninchen, narkotisiert mit Urethan (1,0 g/kg intraperitoneal), tracheotomiert und beidseits vagotomiert. Pneumogramm, Inspiration nach unten. Reizsignal. Zeit in 3 sec. Der eine zentrale Vagusstumpf ist in eine Thermode eingelegt und wird distal davon gereizt mit 100 Impulsen pro Sekunde. In A Reizintensität supramaximal für Blähungsfasern. Bei ↑ Vaguskühlung auf 9°C. Der anfangs exspiratorische Effekt schlägt in einen sehr schwachen inspiratorischen Effekt um. In B, B′ Reizintensität überschwellig für Kollapsfasern. Bei ↑ Vaguskühlung auf 10°C. Der anfangs exspiratorisch betonte „Mischeffekt" schlägt in einen schwachen (B) bzw. starken (B′) inspiratorischen Effekt um. (Original)

wurde nicht nur eine seinerzeit pendente Streitfrage behoben, sondern es konnte auch der komplexe Mechanismus der vagalen Reizwirkung auf die Atmung besser verständlich gemacht werden.

Bei der Bearbeitung des Frequenzeffektes der afferenten Vagusreizung [Wyss 1939 (b), 1940] mußte es von Anfang an auffallen, daß der Spielraum für die Abhängigkeit des Reizerfolges von der Reizstärke für den mit niederer Frequenz hervorgerufenen inspiratorischen Effekt bedeutend größer war als für den mit höherer Frequenz erzeugten exspiratorischen Effekt. Da aber an der Reizschwelle weder mit Bezug auf Reizintensität noch mit Bezug auf Reizdauer — für die Chronaxiewerte „atmungshemmender" afferenter Vagusfasern wurden von Ozorio de Almeida, Chauchard und Chauchard (1929) 0,2—0,7 msec, für diejenigen der Lungenblähungsfasern von Wyss [1939 (b)] und Fernandez de Molina und Wyss (1950) 0,1—0,2 msec angegeben — ein signifikanter Unterschied zwischen inspiratorischem und exspiratorischem Effekt festgestellt werden konnte [Wyss 1939 (b)], wurde die Arbeitshypothese vorerst ganz auf das Problem des Frequenzeffektes ausgerichtet. Mit dem

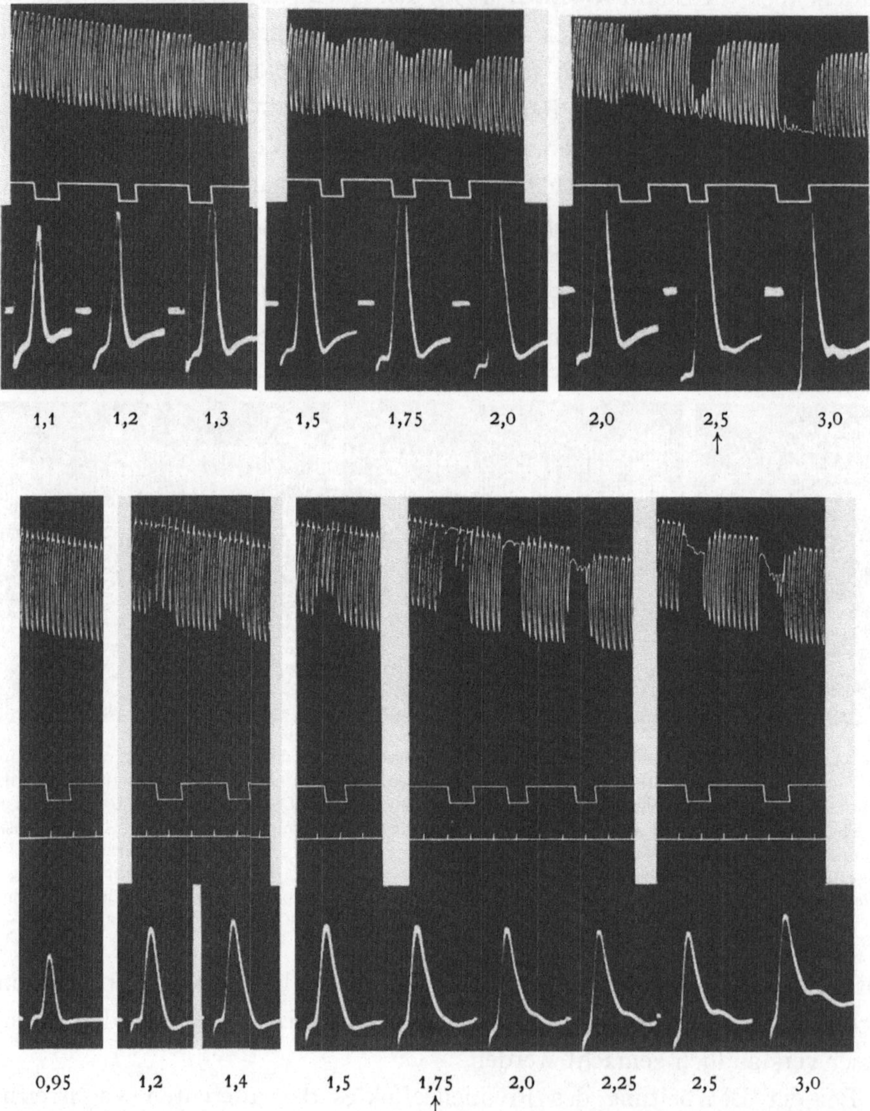

Abb. 54. Zuordnung verschiedener Gruppen afferenter Fasern zum schwachen und starken inspiratorischen Effekt der centripetalen Vagusreizung. Kaninchen (Urethan 1 g/kg intraperitoneal). Obere Kurvengruppe: Reizung mit niedriger Frequenz (12 pro Sekunde), aus einem Versuch mit besonders ausgesprochenem inspiratorischem Effekt. Untere Kurvengruppe: Reizung mit höherer Frequenz (40 pro Sekunde), aus einem Versuch mit schon bei dieser Frequenz dominierend exspiratorischer Reaktion. In beiden Versuchen zeigt sich bei einer kritischen Reizstärke (oben zwischen 2,0 und 2,5; unten bei 2,0 Relativwert) die Schwelle des starken inspiratorischen Effektes, im Versuch oben als Übergang vom schwachen zum starken inspiratorischen Effekt, unten als ziemlich unmittelbare Verstärkung des exspiratorischen Effektes mit gleichzeitigem Beginn der inspiratorischen Verschiebung der Inspirationsausgangslage (Mischeffekt; vgl. sub III B 2 g γ, S. 274 ff.). In beiden Versuchen zeigt sich bei dieser kritischen Reizstärke das mit Pfeil markierte Auftreten der δ-Komponente des Aktionsstroms, welche beim Vagus dem Beginn der B_1-Komponente nach HEINBECKER (1930) entspricht. Unterhalb dieser kritischen Reizstärke enthält der Aktionsstrom des gereizten Nerven nur die α- und β-Komponente, von denen die erstere in den vorliegenden Versuchen respiratorisch unwirksam ist (relative Reizstärken 1,1), die letztere, schwach inspiratorisch wirksam bei niedriger, exspiratorisch wirksam bei höherer Reizfrequenz, im verzögerten Abfall des „Spike" zum Ausdruck kommt. In beiden Versuchen je von oben nach unten: Pneumogramm, Inspiration nach unten; Reizsignal; Zeit in 6 sec (nur unten, für die Pneumogramme beider Versuche); Aktionsströme des gereizten Vagus, als stehendes Bild während der Reizung aufgenommen. Die Zahlen geben die relative Reizstärke bezogen auf die Schwelle der α-Komponente des Aktionsstroms an. (WYSS und RIVKINE 1950)

zunehmenden Fortschritt in der Interpretation der Atmungseffekte am Pneumogramm [Wyss 1943 (b)], welcher weiterhin durch die experimentelle Erforschung der zentralen Schaltmechanismen der vagalen Atmungsreflexe (Wyss 1946) wesentlich gefördert wurde, konnte aber der Befund, daß bei afferenter Vagusreizung mit höherer Frequenz und steigender Reizstärke im anfangs rein exspiratorischen Effekt regelmäßig eine inspiratorische Komponente zum Durchbruch kommt, nicht mehr länger ohne befriedigende Erklärung bleiben. Insbesondere mußte die Feststellung, daß starker inspiratorischer Effekt bei niederfrequenter Reizung und Durchbruch der inspiratorischen Komponente bei höherfrequenter Reizung etwa bei gleicher Erhöhung der Reizstärke erhalten wurden, an die Möglichkeit bzw. Wahrscheinlichkeit der Beteiligung besonderer afferenter Fasern mit höherer Reizschwelle denken lassen. Die Bestätigung dieser Vermutung brachten die Untersuchungen von Wyss und Rivkine (1950), welche diese starke inspiratorische Komponente einer im komplexen Aktionsstrombild des gereizten Vagus nachgewiesenen besondern Fasergruppe (A δ) zuordnen ließen (Abb. 54), während die schwache inspiratorische Komponente auf einen Frequenzeffekt, d. h. auf niederfrequente Reizung der rascher leitenden Fasergruppe (A β) bezogen werden konnte.

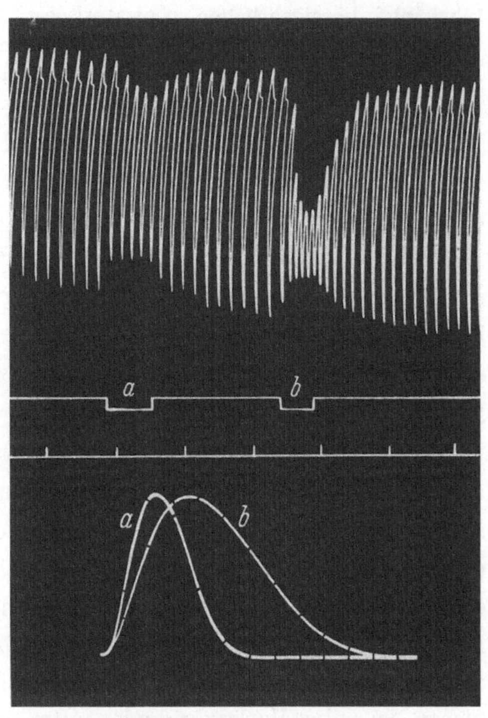

Abb. 55. Afferente Vagusreizung mit verzögerten Kondensatorentladungen relativ niedriger Frequenz (30 pro Sekunde) und verschiedener Anstiegszeit. Die Abbildung zeigt als Ausschnitt aus einer Reizserie den kritischen Übergang vom schwachen zum starken inspiratorischen Effekt bei Verlängerung der Anstiegszeit des Reizimpulses von *a* 1,0 auf *b* 1,5 msec. Von oben nach unten: Pneumogramm, Inspiration nach unten; Reizsignal; Zeit in 6 sec; übereinander projizierte Oscillogramme der beiden Reizimpulse mit Zeitmarkierung in 0,5 msec. [Fernandez de Molina und Wyss 1950; Wyss 1954 (b)]

Die zeitlich selektive Reizung des afferenten Lungenvagus (Fernandez de Molina und Wyss 1950) lieferte weitere Anhaltspunkte für die Annahme, daß der schwache inspiratorische Effekt durch rascher erregbare Fasern, der starke inspiratorische Effekt durch langsamer erregbare Fasern vermittelt wird (Abb. 55). Damit konnte ein einigermaßen abgeschlossenes Bild von der Beteiligung verschiedener Fasergruppen am Atmungseffekt der afferenten Vagusreizung entworfen werden [Wyss 1950 (b), 1954 (b)].

Aus den Versuchen von Wyss und Rivkine geht weiterhin hervor, daß bei relativ hoher Reizfrequenz auch sehr rasch reagierende Fasern (A α) an der

exspiratorischen Reaktion beteiligt sein können, wenn auch nur in sehr geringem Ausmaß. Ob es sich hier um eine von den Aβ-Fasern spezifisch verschiedene Wirkung handelt, bleibt abzuklären.

Auch für die etwas kompliziertere inspiratorische Reaktion beim Frosch wurden von
NIKOLAIDES (1910) zweierlei afferente Vagusfasern angenommen, sog. aspiratorische
Fasern, deren Erregung zur Erweiterung der Mundhöhle und damit zur Luftaspiration
führt, und die eigentlichen inspiratorischen Fasern, über welche eine Kontraktion der
Mundmuskulatur und damit ein Hineinpressen der aspirierten Luft in die Lungen erfolgt.
Diese beiden Fasersorten sollen die oscillatorischen Kehlbewegungen des Frosches hem-
men. Eine detaillierte Analyse steht aber auch hier noch aus.

Zusammengefaßt kann auf Grund der mit künstlicher Reizung des afferenten Lungenvagus erhobenen Befunde die Schlußfolgerung gezogen werden,
daß am Selbststeuerungsmechanismus der Atmung wesentlich nur die zur
Aβ-Gruppe gehörenden centripetalen Fasern beteiligt sind, und daß insbesondere die weniger erregbaren Aδ-Fasern nicht mehr der nervösen Steuerung
der Atmung, sondern einem funktionell andersartigen System angehören,
durch welches eine offenbar nociceptive Beeinflussung der Atmungsbewegungen vermittelt wird.

c) Gleichstromreizung. Die Reizung des afferenten Lungenvagus durch
einen konstant fließenden Gleichstrom ist hier gesondert zu behandeln, speziell
im Hinblick darauf, daß die diesbezügliche Literatur eine ganze Reihe inter-
essanter Feststellungen enthält, die sich auf Grund der neueren Kenntnisse
sehr gut in das Gesamtbild der Wirkungsweise des Vagus als afferenter At-
mungsnerv einordnen lassen. In engem Zusammenhang mit der Gleichstromreizung stehen auch die Erscheinungen der *Selbsterregung* gewisser Vagusfasern, sei es bei Verletzung oder unter dem Einfluß der verschiedensten Arten
nicht-elektrischer Reizung. Auch mit Bezug auf die verschiedenen Methoden
der Vagusausschaltung und die dabei zu berücksichtigenden Komplikationen
durch Reizeffekte und Selbsterregung (vgl. sub III B 1 a, S. 207 ff.) erwies sich
eine spezielle Besprechung der Gleichstromreizung als angezeigt.

Erste Angaben über Gleichstromreizung des (zentralen?) Vagusstumpfes
hatte schon KRIMER (1819) gemacht und dabei Kontraktionen und Erschlaffungen des Zwerchfells, angeblich wie beim Husten, beobachtet. Ob SCHIFF
(1861, 1862) die Gleichstromreizung, die er im Anschluß an ROSENTHAL
(1861) am N. laryngeus superior verwendet hatte, auch am zentralen Vagus
ausprobierte, ist sehr wohl möglich, aber nicht zu belegen. So bleibt GRÜTZNER
[1878 (b)] der eigentliche Initiant dieser Methode, die er allerdings nur beiläufig auf den Vagus als afferenten Atmungsnerven anwandte. Seine Feststellung, daß sowohl Schließung eines im zentralen Vagusstumpf aufsteigenden
als auch Öffnung eines absteigenden Stromes einen mehr oder weniger lange
anhaltenden exspiratorischen Effekt hervorrufen kann, wurde von KNOLL
[1883 (a)] und SIEFERT (1896) für den ersteren Effekt, von LANGENDORFF und
OLDAG (1895), BORUTTAU (1895), LEWANDOWSKY (1896, 1897) und WOLF

(1904) auch für den letzteren bestätigt. Zweifellos handelt es sich um Kathodenschließungstetanus im einen, um Anodenöffnungstetanus im andern Fall; und zwar muß man annehmen, daß nur die relativ rasch reagierenden Blähungsfasern auf Kathodenschließung und Anodenöffnung repetierend ansprechen, und daß die in diesen Fasern auftretenden Erregungsfrequenzen von Anfang an hoch genug sind, um einen deutlichen exspiratorischen Effekt zu erzeugen. Die exspiratorische Wirkung der Gleichstromreizung des afferenten Vagus wurde auch von FERNANDEZ DE MOLINA und WYSS (1950) mit verzögerten Kondensatorentladungen großer Zeitkonstante nachgewiesen. Dabei zeigte sich nicht selten die abfallende Phase der Stromschwankung wirksamer als die aufsteigende, in Übereinstimmung mit einer älteren Angabe von LANGENDORFF und OLDAG (1895), wonach die Öffnung des absteigenden Stromes gelegentlich eine stärkere Reizwirkung aufweist als die Schließung des aufsteigenden Stromes. Zwei Beispiele von afferenter Vagusreizung mit aufsteigendem Gleichstrom sind in Abb. 56 wiedergegeben.

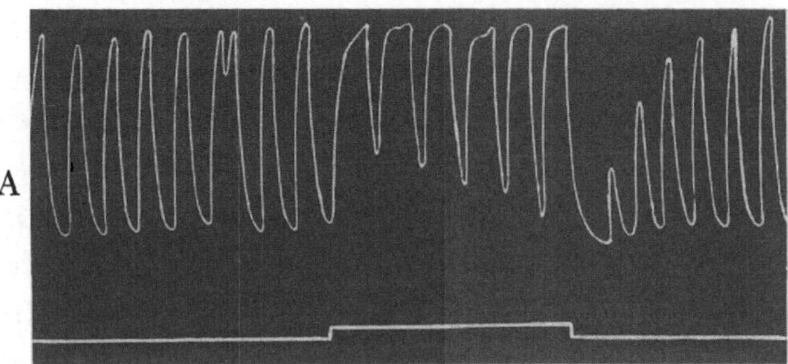

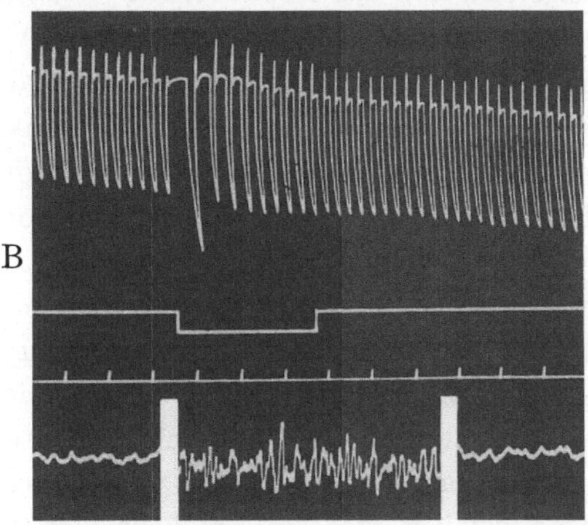

Abb. 56 A u. B. Atmungseffekte bei Gleichstromreizung des afferenten Lungenvagus. A: Reizung des zentralen Vagusstumpfs mit aufsteigendem Gleichstrom am nicht narkotisierten Kaninchen. Vagus der Gegenseite intakt. Exspiratorische Reaktion mit inspiratorischer Nachwirkung. Pneumogramm; Inspiration nach unten; darunter Reizsignal (WOLF 1904). B: Reizung des zentralen Vagusstumpfs mit aufsteigendem Gleichstrom am mit Numal (0,5 ml/kg, intraperitoneal) narkotisierten Kaninchen. Vagus der Gegenseite ebenfalls durchschnitten. Exspiratorische Reaktion mit Nachlassen des Effektes während dem Stromfluß. Von oben nach unten: Pneumogramm; Inspiration nach unten. Reizsignal. Zeit in 6 sec. Diphasische Aktionsstromableitung proximal der Reizstelle, mit Ausschnitten vor, während und nach dem Stromfluß. (FERNANDEZ DE MOLINA und WYSS 1950)

Wenn die Schließung eines absteigenden Stromes hie und da einen inspiratorischen Effekt auslöste, wie dies ebenfalls von LANGENDORFF und OLDAG (1895) erstmals beobachtet, von BORUTTAU (1895) für den Augenblick der Schließung bestätigt, von LEWANDOWSKY (1896) und WOLF (1904) aber bestritten oder als unwesentlich betrachtet wurde, so könnte ein solcher Befund

entweder als partieller Leitungsblock für frequente Erregungen, die von der
distalen Kathode ausgehen, oder aber nach SCHENCK (1905) als totaler Block
von schon vorhandenen, von der Schnittstelle des Nerven ausgehenden Erregungen mit exspiratorischer Wirkung (s. u.) gedeutet werden. Im letzteren
Fall könnte außerdem an eine inspiratorische Nachwirkung im Moment des
Wegfalls exspiratorisch wirksamer afferenter Erregungen (vgl. sub III B 2 d,
S. 242 ff.) gedacht werden. Eine solche Erklärung ist insbesondere auch für jene
Fälle die einzig richtige, wo als Erfolg der Öffnung eines aufsteigenden Stromes
eine inspiratorische Reaktion beschrieben wurde (LANGENDORFF und OLDAG
1895; BORUTTAU 1895; LEWANDOWSKY 1896; WOLF 1904). Jedenfalls kann
man heute auf Grund des Frequenzeffektes der afferenten Vagusreizung sehr
wohl verstehen, daß die Dauerreizung mit Gleichstrom dank der relativ hohen
Frequenz der repetierenden Erregung immer einen exspiratorischen Effekt
zur Folge hat, und daß inspiratorische Reaktionen nur als Übergangseffekte,
insbesondere als Nacheffekte (vgl. Abb. 56A) auftreten können.

Die von den genannten Autoren ebenfalls gemachte Feststellung, daß
Reizung des afferenten Vagus mit unterbrochenem Gleichstrom sozusagen
immer einen inspiratorischen Effekt hervorruft, erklärt sich ohne weiteres aus
der Tatsache, daß die verwendeten Unterbrechungsfrequenzen nicht hoch
genug waren. Wenn trotzdem gelegentlich exspiratorische Reaktionen mit
niederfrequent unterbrochenem Gleichstrom erhalten wurden, so war dies
jeweils nur für aufsteigende Stromrichtung der Fall (LANGENDORFF und
OLDAG 1895; WOLF 1904) und somit auf Dauerreizung während der Stromflußzeit zu beziehen. Dies läßt sich auch neueren Angaben von JOSENHANS
[1953/54 (a)] entnehmen, denen zufolge bei afferenter Vagusreizung mit
Gleichstromstößen niederer Frequenz Verlängerung der Impulsdauer eine
„exspiratorische Tendenz" aufwies. Demgegenüber sind unterschiedliche Reizeffekte, wie sie mit aufsteigendem und absteigendem Öffnungsinduktionsstrom,
mit oder ohne Abblendung der Schließungsströme erhalten wurden (WOLF
1904), einer nachträglichen Deutung nicht mehr zugänglich.

Die reizphysiologisch interessante Tatsache, daß sowohl bei der Gleichstrom*dauer*reizung als auch bei der sog. Öffnungs*dauer*erregung des afferenten
Lungenvagus ausschließlich exspiratorische Effekte erhalten werden, und daß
diese auch bei hoher Ansprechbarkeit des Nerven rein exspiratorisch bleiben
und keine inspiratorische Komponente erkennen lassen, weist darauf hin, daß
auf Gleichstrom die Blähungsfasern allein ansprechen, und zwar immer mit
Frequenzen, die von Anfang an so hoch sind, daß es schon bei schwächster
Erregung zum exspiratorischen Effekt kommt. Hierzu trägt wohl auch noch der
Umstand bei, daß diese unter Gleichstrom auftretende Selbsterregung in den
einzelnen Fasern asynchron erfolgt, was auf Grund diesbezüglicher Erfahrungen bei Doppelreizung beider Vagi [WYSS 1939 (b), 1940] auch bei relativ
niedrigen Frequenzen in den einzelnen Fasern die exspiratorische Reaktion

begünstigt. Man muß somit annehmen, daß die für den starken inspiratorischen Effekt verantwortlichen Kollapsfasern mit Gleichstrom gar nicht oder jedenfalls in viel geringerem Maße zur repetierenden Erregungsbildung veranlaßt werden. Anders kann man diese schon von den früheren Autoren erhobenen und seither hin und wieder bestätigten Befunde nicht erklären.

In diesem Zusammenhang ist weiterhin von Bedeutung, daß auch die durch nicht-elektrische Reize ausgelöste Selbsterregung des afferenten Lungenvagus, vielleicht mit der einzigen Ausnahme des Kältereizes (vgl. S. 214), nur exspiratorische Reaktionen hervorruft und dementsprechend nur die Lungenblähungsfasern betrifft. An erster Stelle stehen hier die ausgesprochenen und langdauernden exspiratorischen Reaktionen, die bei Vagusdurchschneidung, sowie beim Anlegen frischer Querschnitte am zentralen Vagusstumpf auftreten können [KOHTS und TIEGEL 1876; LANGENDORFF 1878; KNOLL 1882, 1883 (a); vgl. sub III B 1 a, S. 210—211, Abb. 46). Insbesondere suchte KNOLL (1882) diese exspiratorischen Wirkungen auf Schwankungen des Eigenstromes des durchschnittenen oder sonstwie geschädigten Nerven zurückzuführen. Eindeutig exspiratorisch wirkt nach LANGENDORFF (1878), GRÜTZNER [1878 (a)], KNOLL [1883 (a)], BORUTTAU (1895) auch thermische sowie nach LANGENDORFF (1878), GRÜTZNER [1878 (c)], GAD (1880), KNOLL [1883 (a)], WERTHEIMER (1890), BORUTTAU (1895) und LEWANDOWSKY (1896) chemische bzw. osmotische Reizung des afferenten Lungenvagus. Was dagegen die mechanische Reizung betrifft, so ist zu erwarten, daß bei Schädigung des Nerven exspiratorische Reaktionen im Vordergrund stehen (LANGENDORFF 1878, GAD 1880, BORUTTAU 1895), entsprechend der oben erwähnten verletzungsbedingten Selbsterregung. Wenn aber die mechanische Reizung so erfolgt, daß die Integrität des Nerven auch bei wiederholter Reizung erhalten bleibt, und lediglich repetierende mechanische Reize gesetzt werden, dann muß wie bei der elektrischen Reizung die Reizfrequenz ausschlaggebend sein. So fand LANGENDORFF (1878) mit dem Tetanomotor von HEIDENHAIN (1858) und etwas später (1882) durch rhythmische Dehnung des zentralen Vagusstumpfes mit einer Stimmgabel von 80 Schwingungen pro Sekunde exspiratorische Reaktionen, während KNOLL [1883 (a)] durch leichtes Reiben des Nerven mit einem harten Gegenstand oder durch wiederholtes Aufklopfen auf den mäßig gespannten Nerven sowie Anschlagen einer in Schwingung versetzten dicken Darmsaite inspiratorische Reaktionen erhielt. BORUTTAU [1895, 1897 (b)] reizte den afferenten Vagus ebenfalls mit einem mechanischen Tetanomotor, beobachtete aber in den meisten Fällen inspiratorische Reaktionen, insbesondere auch bei Verwendung des von UEXKÜLL (1895) eingeführten Apparates, dessen maximale Frequenz wohl kaum mehr als 30 pro Sekunde betrug. Es ließen sich daher auf Grund des Frequenzeffektes auch diese sich scheinbar widersprechenden Angaben über die Wirksamkeit der mechanischen Reizung des afferenten Lungenvagus erklären, falls die ver-

wendeten Reizfrequenzen hinreichend bekannt wären, und es erscheint selbstverständlich, daß auch dieser Reizart keine von den Induktionsströmen verschiedene spezifische Wirkung zukommt (LEWANDOWSKY 1896). Immerhin
wäre im Hinblick darauf, daß außer dem über die Blähungsfasern zustande
kommenden Frequenzeffekt noch die stark inspiratorisch wirkenden Kollapsfasern zu berücksichtigen sind, eine bessere Kenntnis des Verhaltens dieser
beiden Fasergruppen nicht-elektrischen Reizen gegenüber selbst heute noch
wünschenswert.

   d) Die inspiratorische Nachwirkung. Für die richtige Beurteilung des
centripetalen Vagusreizeffektes auf die Atmung spielt die Erscheinung der
inspiratorischen Nachwirkung eine nicht zu unterschätzende Rolle. Schon
AUBERT und TSCHISCHWITZ (1857) machten auf diese bemerkenswerte Erscheinung aufmerksam, indem sie feststellten, daß ein durch afferente Vagusreizung ausgelöster Zwerchfelltetanus mit dem Aufhören der Reizung einer
noch stärkeren Kontraktion des Zwerchfells Platz macht (vgl. auch ROSEN-
BACH 1878), und daß das Zwerchfell sich mit Reizschluß kontrahiert und für
mehrere Sekunden in Kontraktion stehen bleibt, wenn es während der Reizung
in Erschlaffung verharrte. Merkwürdig erschien es den genannten Autoren,
daß diese mit dem Aufhören der Reizung erfolgende Zwerchfellkontraktion
„um so länger anzudauern scheint, je länger die Reizung gedauert hat".
AUBERT und TSCHISCHWITZ hatten damit durch die bloße Beobachtung des
Verhaltens des Zwerchfells die inspiratorische Nachwirkung sowohl für den
sog. Mischeffekt (vgl. sub III B 2 gγ, S. 274) als auch für die exspiratorische
Wirkung der afferenten Vagusreizung richtig erkannt. Sogar ist ihnen nicht
entgangen, daß bei Wiederbeginn der Atmung der Kontraktionszustand des
Zwerchfells noch einige Zeit vorherrscht. Bestätigt wurden diese Befunde
durch MOLESCHOTT (1865), der außerdem die Beobachtung machte, daß in
solchen Fällen die wiederauftretende Atmung beschleunigt ist. Graphische
Belege für die inspiratorische Nachwirkung der afferenten Vagusreizung finden
sich erstmals bei FREDERICQ (1879), wo die Erscheinung auch als „inspiration prolongée" erwähnt wurde, sowie bei KNOLL [1883 (a)]. Ohne näher
diskutiert zu werden, figurieren inspiratorische Nachwirkungen bei WEDENSKII
(1882), FREDERICQ (1883) und CORIN (1891), sowie in manchen seither erschienenen Arbeiten, in denen im Gegensatz zu den sorgfältigen Beobachtungen
der eingangs zitierten Autoren, denen noch keine graphische Registrierung zur
Verfügung stand, die eindrücklichsten Beispiele von inspiratorischer Nachwirkung oft kaum beachtet wurden. Auch finden sich auffallenderweise nur
seltene Hinweise auf die doch nicht ganz selbstverständliche Tatsache, daß
centripetale Vagusreizung wohl eine ausgesprochene inspiratorische, dagegen
keine im wahren Sinne exspiratorische Nachwirkung zur Folge hat.

   Das eigentliche Studium der inspiratorischen Nachwirkung der künstlichen Reizung des afferenten Lungenvagus begann im Anschluß an erstmals

von GAD [1880 (b)] mitgeteilte prinzipielle Aussagen über die (inspiratorische) „Nachwirkung der inspirationshemmenden Wirkung der Lungendehnung" mit der von HEAD (1889) gemachten Feststellung: daß der inspiratorische Nacheffekt der Vagusreizung bei intaktem Vagus der Gegenseite weniger ausgesprochen sei als nach beidseitiger Vagotomie, indem die mit dem inspiratorischen Nacheffekt einhergehende Blähung der Lungen bei einseitig intaktem Vagus diesem inspiratorischen Nacheffekt entgegenwirke; daß die negative Nachwirkung nach Lungenblähung den inspiratorischen Erfolg der afferenten Vagusreizung verstärke; daß die dem exspiratorischen Effekt der afferenten Vagusreizung nachfolgende inspiratorische Nachwirkung ihrem Wesen nach ähnlich sei wie die auf beidseitige Vagotomie in Erscheinung tretende vorübergehende inspiratorische Reaktion. Deutlicher hätte ein Forscher der damaligen Zeit das prinzipiell Richtige und Wichtige der inspiratorischen Nachwirkung nicht zum Ausdruck bringen können (vgl. dazu sub III A, S. 197).

Die auch heute noch zutreffende und im Lichte der neueren Kenntnisse über den Mechanismus der vagalen Atmungsreflexe (vgl. sub III A, S. 201 ff.; B 5, S. 336ff.) ganz besonders aktuelle Deutung der inspiratorischen Nachwirkung der künstlichen Reizung und natürlichen Erregung des afferenten Lungenvagus wurde von MELTZER [1890 (a, b), 1891, 1892] gegeben. Unter Bezugnahme auf die ausführlichen Studien von HEAD (1889) und in Analogie zu den Untersuchungen von SCHMIEDEBERG (1871), BOWDITCH (1873), BAXT (1875) und HEIDENHAIN (1882) über die Wirkung der gleichzeitigen Reizung von Vagus und Accelerans am Herzen nahm MELTZER an, daß bei der Vagusreizung sowohl inspirationsauslösende als auch inspirationshemmende Nervenfasern gereizt werden, daß aber während der Reizung die Hemmungswirkung überwiegt und deshalb die ebenfalls vorhandene inspiratorische Erregung nicht zur Auswirkung gelangen kann und erst nach Aufhören der Reizung gemäß der ihr eigenen langen Nachwirkung zum Vorschein kommt. Der Autor hatte auch implicite diese sog. „verkehrte Nachwirkung" des exspiratorischen Reizeffektes mit der auf AUBERT und TSCHISCHWITZ (1857), BERNARD (1858), ROSENTHAL (1862) und MOLESCHOTT (1865) zurückgehenden, seitdem aber wenig beachteten gleichsinnigen Nachwirkung des inspiratorischen Reizeffektes identifiziert. Mit den experimentellen Befunden nicht ohne weiteres zu vereinbaren ist bei MELTZER (1892) nur die Annahme einer der inspiratorischen analogen, wenn auch viel kürzeren [MELTZER 1890 (a)], exspiratorischen, d. h. gleichsinnigen Nachwirkung, während doch das Auftreten einer verkehrten Nachwirkung („negative after-effect") bei exspiratorischem Reizerfolg gerade darauf zurückzuführen ist, daß der inspirationshemmende bzw. exspiratorische Effekt, wenn überhaupt, so eine ausgesprochen kurze Nachwirkung besitzt (vgl. auch SOMMER 1941). Die anderslautenden Befunde MELTZERS (1892) sind wahrscheinlich auf irgendwelche Komplikationen der Nervenreizung durch eine diese überdauernde Selbsterregung der Lungen-

blähungsfasern zu beziehen. Abgesehen davon entspricht aber diese von
MELTZER begründete Auslegung der Funktionsweise der afferenten respiratorischen Vagusreizung absolut der heute gültigen Auffassung. Hinzu kommt
nur die Notwendigkeit, zwischen schwachem und starkem inspiratorischem
Effekt zu unterscheiden, d. h. außer dem von MELTZER als alleinig voraus-
gesetzten Zweifaser-Prinzip auch noch den durch die Blähungsfasern vermittelten Frequenzeffekt in den Kreis der Betrachtungen mit einzubeziehen
und nur diesen letzteren als allerdings schwächeren inspirationsfördernden
Mechanismus den Hering-Breuerschen Reflexen zugrunde zu legen. Dementsprechend würde also bei ausschließlicher Reizung der Blähungsfasern mit
höheren exspiratorisch wirksamen Frequenzen die Miterregung des inspiratorischen Mechanismus durch diese Fasern allein für die inspiratorische Nachwirkung verantwortlich sein. Damit in Einklang steht die Tatsache, daß ein
inspiratorischer Nacheffekt auch bei Öffnung eines im Vagus aufsteigenden
Gleichstroms, dessen (exspiratorische) Reizwirkung nur auf die Blähungsfasern zu beziehen ist, beobachtet werden kann, wie aus Befunden von LANGEN-
DORFF und OLDAG (1895), BORUTTAU (1895), LEWANDOWSKY (1896) und WOLF
(1904) hervorgeht (vgl. auch sub III B 2 c, S. 238ff., Abb. 56A). Ausdrücklich
haben sich aber nur LANGENDORFF und OLDAG sowie LEWANDOWSKY zu dieser
auf MELTZER (1892) zurückgehenden Deutung der inspiratorischen Öffnungs-
wirkung des aufsteigenden Gleichstroms bekannt.

Einwände gegen die von MELTZER [1890 (a, b), 1892] vorgeschlagene Erklärung
der inspiratorischen Nachwirkung, wie sie von COWL (1890), KAUDERS (1894) und LEWAN-
DOWSKY (1896) formuliert wurden, sind auf Grund neuerer Erkenntnisse als gegenstands-
los zu betrachten. Der von KAUDERS gemachte Versuch, der inspiratorischen eine
exspiratorische Nachwirkung gewissermaßen als Effekt mit umgekehrtem Vorzeichen
gegenüberzustellen, kann als überholt gelten. Dagegen hat LEWANDOWSKYs Kritik insofern zur Klärung beigetragen, als den etwas zu wenig präzisen Aussagen MELTZERs gegenüber die inspiratorische Nachwirkung expressis verbis als ein im Zentrum sich abspielender
Vorgang dargestellt wurde, und indem als direkter Beweis gegen eine eventuelle Beteiligung afferenter Erregungen von LEWANDOWSKY experimentell nachgewiesen wurde,
daß durch Kälteausschaltung des Vagus während einer länger dauernden inspiratorischen
Nachwirkung diese in keiner Weise beeinträchtigt wird. Auch KOSTIN [1904 (b)] dachte
beim lungenentblähungs- bzw. kollapsbedingten Zwerchfelltetanus in erster Linie an eine
im Zentrum sich abspielende inspiratorische Nachwirkung, wenn er „jedesmal, sobald
das Atemzentrum plötzlich von einer stark hemmenden Wirkung der Vagusreizung
befreit wurde", das „Steigen des Zwerchfelltonus . . . sah und registrierte" (l. c., p. 618).

Für die Interpretation der inspiratorischen Nachwirkung der afferenten
Vagusreizung entscheidend war die im Prinzip auf GAD [1880 (b)] zurückgehende Erkenntnis eines ursächlichen Zusammenhangs zwischen dieser Nachwirkung und derjenigen nach vorübergehender Blähung der Lungen, sowie der
inspiratorischen Reaktion auf reizlose Vagusausschaltung [HEAD 1889,
MELTZER 1890 (a), LEWANDOWSKY 1896, WOLF 1904]. In allen drei Fällen
handelt es sich offensichtlich um die gleiche Erscheinung, nämlich um das
mehr oder weniger plötzliche Aufhören von afferenten Erregungen relativ

hoher Frequenz, welche während einer gewissen Zeit über die Blähungsfasern auf das Atmungszentrum eingewirkt haben. Ein Unterschied besteht aber in dem Sinne, daß sowohl bei Lungenentblähung als auch bei Vagusausschaltung ausschließlich die Blähungsfasern im Spiel sind, während bei der künstlichen Reizung je nach Stärke bzw. Art des Reizstromes entweder *nur* die Blähungsfasern oder *auch* die stark inspiratorisch wirksamen Kollapsfasern beteiligt sind. Im einen wie im andern Fall gilt aber als wesentliche Voraussetzung der inspiratorischen Nachwirkung, daß die durch höher frequente Erregung der Blähungsfasern bedingte Hemmung der inspiratorischen Aktivität praktisch keine Nachwirkung besitzt. Alle bisherigen Befunde sprechen in diesem Sinne, und auch das rasche Wiederauftreten der Zwerchfellaktionsströme nach hemmender afferenter Vagusreizung läßt keine andere Deutung zu (SOMMER 1941).

Eine systematische Untersuchung mit Hilfe der gewöhnlichen pneumographischen Registrierung läßt die inspiratorische Nachwirkung der afferenten Vagusreizung in ihren verschiedenen Aspekten in Erscheinung treten, je nachdem schwächer oder stärker gereizt wird, je nachdem niedrigere oder höhere Reizfrequenzen verwendet werden. Eine Zusammenstellung experimenteller Befunde, welche mit dieser speziellen Zweckbestimmung erhoben wurden, ist in Abb. 57 wiedergegeben.

Bei repetierender Reizung mit niedriger Frequenz und geringer Reizstärke wird nur ein schwacher inspiratorischer Effekt erhalten mit kaum angedeuteter (positiver) Nachwirkung [Abb. 57 A (a)]. Mit derselben Frequenz und höherer Reizintensität ergibt sich ein stärkerer inspiratorischer Effekt mit deutlicher Atmungsbeschleunigung [Abb. 57 A (b)], welcher diesen inspiratorischen Nacheffekt in ausgesprochenerem Maße zeigt, daran erkenntlich, daß die Inspirationsausgangslage verzögert auf das Ausgangsniveau zurückgeht. Wird, immer im selben Versuch, mit sukzessive höherer Frequenz gereizt, so ist der unmittelbare Reizerfolg zuerst ein Mischeffekt [Abb. 57 A (c)], dann ein exspiratorischer Effekt mit ungewöhnlicher Atmungsbeschleunigung [Abb. 57 A (d)] bzw. ein exspiratorischer Stillstand [Abb. 57 A(e)], und die (in diesen Fällen „negative") inspiratorische Nachwirkung ist noch deutlicher ausgesprochen; insbesondere zeichnet sie sich mit dem Auftreten der exspiratorischen Komponente im Reizeffekt dadurch aus, daß mit dem Aufhören des Reizes eine tiefe und verlängerte Inspirationsphase auftritt, woran sich der verzögerte Rückgang der Inspirationsausgangslage (mit Ausnahme der etwas abweichenden Reaktion in Abb. 57 A (d)] anschließt. Diese bei höherer Reizfrequenz initial zweifellos stärkere inspiratorische Nachwirkung kann wohl nur so gedeutet werden, daß die höher frequent erregten Blähungsfasern auch die inspiratorische Komponente des zentralen Reflexapparates stärker erregen, so daß beim Wegfall der hemmenden, exspiratorischen Komponente auch die Nachwirkung verstärkt auftritt. So erklärt sich in übereinstimmender Weise

die gelegentlich auffallend starke inspiratorische Nachwirkung bei Öffnung
eines im Vagus aufsteigend gerichteten exspiratorisch wirksamen Gleichstroms

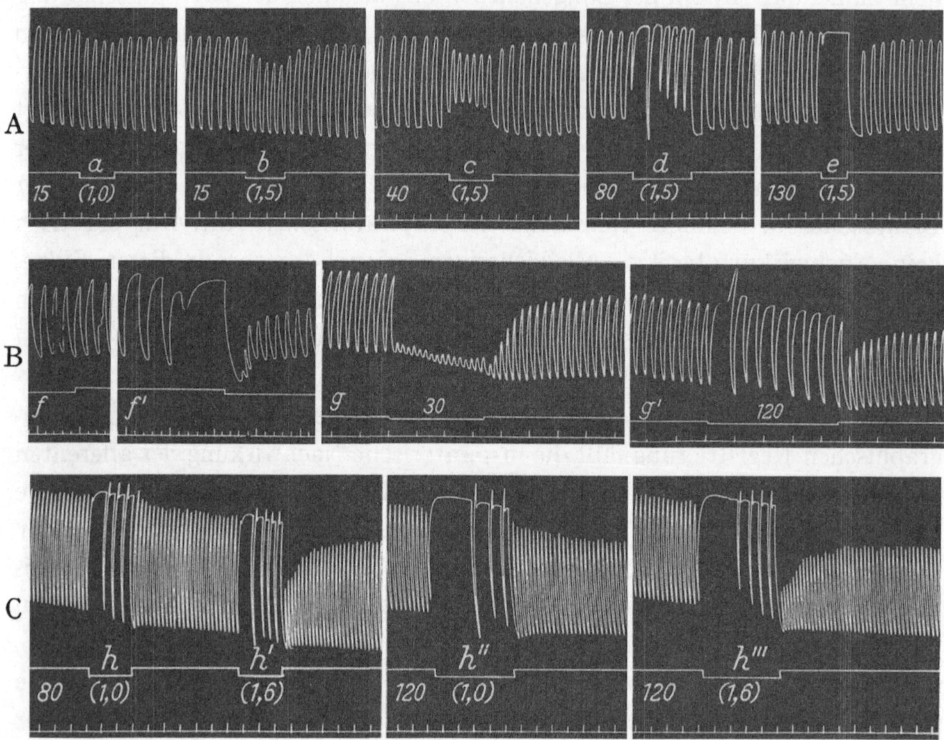

Abb. 57 A—C. Beispiele für die inspiratorische Nachwirkung bei afferenter Vagusreizung. Reihe A:
Kaninchen, narkotisiert mit Urethan (1,0 g/kg intraperitoneal), tracheotomiert und beidseits vagotomiert.
Von oben nach unten: Pneumogramm, Inspiration nach unten; Reizsignal; Zeit in 3 sec. Reizung des
zentralen Vagusstumpfs der einen Seite mit von a bis e sukzessive steigender Reizfrequenz. Reizstärke in a
gerade überschwellig, in b—e etwa 50 % stärker, d. h. etwa an Reizschwelle für starken inspiratorischen
Effekt. Die eingesetzten Zahlen geben die Reizfrequenz (Impulse pro Sekunde), die in Klammer gesetzten
Zahlen die relative Reizstärke an. a Rein inspiratorischer Effekt mit minimaler inspiratorischer Nachwirkung, nur erkenntlich daran, daß die Inspirationsausgangslage vom Ende der Reizung weg erst nach
zwei Atemzügen wieder das Ausgangsniveau erreicht. b Stärkerer rein inspiratorischer Effekt mit ausgesprochener inspiratorischer Nachwirkung. c Mischeffekt mit inspiratorischer Nachwirkung, die mit Vertiefung und Verlängerung der mit Reizschluß einsetzenden Inspiration beginnt. d Exspiratorischer Effekt
mit Atmungsbeschleunigung und inspiratorischer Nachwirkung ohne inspiratorische Verschiebung der
Inspirationsausgangslage. e Exspiratorischer Stillstand mit voll ausgebildeter inspiratorischer Nachwirkung (Original). Reihe B: f, f' Kaninchen, nicht narkotisiert. Pneumogramm wie oben. Vagus der Gegenseite intakt. Reizung des zentralen Vagusstumpfs mit aufsteigendem Gleichstrom; f Beginn, f' Ende der
Reizperiode. Allmählich zunehmende exspiratorische Wirkung während der Reizung und ausgesprochene
inspiratorische Nachwirkung, welche mit der Stromöffnung einsetzt (WOLF 1904). g, g' Kaninchen, narkotisiert mit Urethan (1,0 g/kg intraperitoneal), tracheotomiert und beidseits vagotomiert. Pneumogramm wie
oben. In g starker rein inspiratorischer Effekt bei Reizung mit 30 Impulsen pro Sekunde; inspiratorische
Nachwirkung (als positiver Nacheffekt). In g' starker exspiratorischer Effekt bei gleichstarker Reizung
mit 120 Impulsen pro Sekunde; analoge inspiratorische Nachwirkung (als negativer Nacheffekt) [WYSS
1939 (b)]. Reihe C: Kaninchen, narkotisiert mit Urethan und Pneumogrammregistrierung wie in Reihe A.
Auftreten der inspiratorischen Nachwirkung bei afferenter Vagusreizung mit hoher Frequenz und Steigerung der Reizstärke. Rein exspiratorischer Effekt ohne inspiratorische Nachwirkung bei schwacher
Reizung (h, h''). Anscheinend rein exspiratorischer Effekt mit starker inspiratorischer Nachwirkung bei
starker Reizung (h', h'''). (Original)

[Abb. 57 B (f, f')]. Dabei ist mit in Rechnung zu setzen, daß die naturgemäß
asynchrone Erregungsfolge bei Gleichstromdauerreizung der repetierenden
Impulsreizung mit synchronisierter Erregungsfolge gegenüber nicht nur be-

züglich der exspiratorischen, sondern auch bezüglich der inspiratorischen Komponente wirksamer sein kann.

Wird mit höherer Reizstärke repetierend gereizt, dann ergibt sich schon mit niedriger Frequenz ein starker inspiratorischer Effekt mit ausgesprochener (positiver) Nachwirkung [Abb. 57 b (g)]. Mit höherer Frequenz kann auch dieser inspiratorische Effekt während der Reizung vollständig gehemmt bleiben und als ein anscheinend rein exspiratorischer Effekt imponieren [Abb. 57 B (g)]. Die sich hier anschließende (als negativ zu bezeichnende) inspiratorische Nachwirkung ist aber nicht größer als die mit niederfrequenter Reizung gleicher Stärke erhaltene (positive) inspiratorische Nachwirkung [vgl. in Abb. 57 B (g) mit (g')]. Es erscheint deshalb durchaus plausibel, anzunehmen, daß in den an sich stark inspiratorisch wirksamen Kollapsfasern eine Zunahme der Erregungsfrequenz nur noch eine relativ geringe zusätzliche Wirkung auf die inspiratorische Reflexkomponente ausübt. So ist es unter Zuhilfenahme des Frequenzeffektes der afferenten Vagusreizung möglich gewesen, bei Reizung ein und desselben zentralen Vagusstumpfes die weitgehende Übereinstimmung zwischen der positiven Nachwirkung des durch niederfrequente Reizung ausgelösten inspiratorischen und der negativen Nachwirkung des durch höher frequente Reizung ausgelösten exspiratorischen Effektes nachzuweisen [WYSS 1939 (b)].

Auf Grund der hier mitgeteilten Überlegungen lassen sich die mit der afferenten Vagusreizung gemachten Erfahrungen hinsichtlich der inspiratorischen Nachwirkung nur soweit auf die physiologischen Verhältnisse beim Rückgang der Lungenblähung und die etwas weniger physiologischen bei der Vagusausschaltung übertragen, als sie die Abnahme bzw. den Ausfall der afferenten Erregungen in den Blähungsfasern betreffen. Es lassen sich also in dieser Beziehung nur die Befunde bei Reizung mit schwachen Strömen, und zwar mit schwachen Impulsen relativ hoher Frequenz und mit Gleichstrom verwerten. Eine solche nur auf die Blähungsfasern zu beziehende inspiratorische Nachwirkung muß man sich so zustande gekommen denken, daß bei Lungenblähung die afferenten Erregungen relativ hoher Frequenz ähnlich wie bei entsprechend frequenter künstlicher Reizung außer dem inspirationshemmenden bzw. exspiratorischen auch den inspirationsfördernden Reflexmechanismus aktivieren und diesen in einen so hohen Erregungszustand versetzen, daß er im Moment des Rückgangs oder Wegfalls des dominierenden hemmenden Einflusses, dem keine oder nur eine geringfügige Nachwirkung zukommt, mit der ihm eigenen Nachwirkung zum Durchbruch gelangt. Der Vorgang ist im Grunde genommen nichts anderes als der aus der allgemeinen Reflexphysiologie bekannte Hemmungsrückschlag oder „Rebound", übertragen auf den vago-inspiratorischen Reflex [GESELL 1940 (b), p. 568; SOMMER 1941; WYSS 1946, 1954 (b)]. Er würde also, wie das schon von HEAD (1889) angenommen wurde, für den Übergang der Exspiration in die nachfolgende

Inspiration mitverantwortlich sein; nur *mit*verantwortlich deswegen, weil der Rückgang der Lungenblähung auch über die niederfrequenten Blähungsafferenzen an sich einen schwachen inspiratorischen Effekt ausübt und schließlich der Übergang in die Inspiration auch ohne vagalen Einfluß über die zentrale Automatie erfolgt (vgl. sub II C, S. 92 ff.). Als inspiratorischer Hemmungsrückschlag ist in ähnlicher Weise die unmittelbar auf Vagusausschaltung erfolgende inspiratorische Reaktion zu deuten; denn der intakte Lungenvagus übt ähnlich wie eine höher frequente Reizung eine vorwiegend inspirationshemmende Wirkung aus, und die inspiratorische Reaktion auf Vagusausschaltung ist ja auch weitgehend abhängig vom Blähungszustand der Lungen (vgl. sub III B 1 d, S. 221 ff.).

Die bei Mitreizung der Kollapsfasern viel stärkere inspiratorische Nachwirkung erklärt sich dadurch, daß hier die inspiratorische Reflexkomponente infolge der Miterregung dieser weiteren Fasergruppe noch viel stärker aktiviert wird, so daß sie bei höher frequenter Reizung unter Umständen sogar nicht mehr vollständig gehemmt werden kann. Diese starke inspiratorische Nachwirkung der afferenten Vagusreizung findet bei höherer Reizfrequenz kein physiologisches Äquivalent, bei niederer Reizfrequenz dasjenige der starken und anhaltenden inspiratorischen Reaktion auf Lungenkollaps. Diese letztere Reaktion jedoch läßt sich nicht mehr als zur Selbststeuerung der Atmung gehörig betrachten; sie muß als ein besonderer vom Atmungsapparat ausgehender Fremdreflex aufgefaßt werden.

Von COLLE, MASSION und VEREECKEN (1959) sowie MASSION und COLLE (1960) wurde die starke inspiratorische Reaktion der (niederfrequenten) afferenten Vagusreizung und im speziellen der inspiratorische Atmungsstillstand mit dem gleichsinnigen inspiratorischen Nacheffekt an den Aktionsströmen von Zwerchfell und inspiratorisch aktiver Intercostalmuskulatur des decerebrierten Kaninchens nachgewiesen. Es steht außer Zweifel, daß diese Befunde nichts anderes darstellen als das innervatorische Korrelat des am Pneumogramm feststellbaren inspiratorischen Reflextetanus und seiner gleichnamigen Nachwirkung.

Die hier dargelegte Auffassung vom Wesen der inspiratorischen Nachwirkung der afferenten Vagusreizung basiert weiterhin auf Erfahrungen über Reizung und Ausschaltung im Bereiche der Zentren der vagalen Atmungsreflexe, worüber an entsprechender Stelle berichtet wird (vgl. sub III B 5, S. 336 ff.).

e) Intermittierende Reizung nach Maßgabe der Atmungsphase. Von der Überlegung ausgehend, daß ein mit der Atmungsrhythmik periodisch wechselnder Erregungszustand des afferenten Lungenvagus die dem Selbststeuerungsvorgang zugrunde liegende physiologische Erscheinung darstellt, haben im Anschluß an die Untersuchungen von HERING und BREUER sowohl ältere als auch neuere Autoren die auf bestimmte Atmungsphasen beschränkte sog. „flüchtige" oder „phasische" Reizung des zentralen Vagusstumpfes ausgeführt. Es wurden entweder im Hinblick auf eine möglichst weitgehende Annäherung an die physiologischen Verhältnisse kurze Perioden repetierender Reize angewendet, oder zwecks Prüfung der Ansprechbarkeit des Reflexmechanismus Einzelreize appliziert. Erste diesbezügliche Versuche von BERT (1869, 1870), LANGENDORFF (1878) und ROSENTHAL (1880) ergaben keine in bestimmter Richtung verwertbaren Resultate. Dagegen fanden MARCKWALD und KRONECKER (1880) unter den besonderen Bedingungen des suprabulbären Hirnstammschnitts und der damit einhergehenden durch inspiratorische und exspiratorische Stillstände veränderten Atmung (vgl. sub II B 1, S. 17ff.), daß gelegentlich schon einzelne, jedenfalls aber repetierende Reize am afferenten Vagus während der Inspirationsphase exspiratorisch, während der Exspirationsphase inspiratorisch wirken (vgl. auch MARCKWALD 1887, LEWANDOWSKY 1896). Ähnlich lauteten die von WEDENSKII (1882) bei zentral intakter Atmung erhobenen Befunde, die allerdings von LANGENDORFF und OLDAG (1895), LEWANDOWSKY (1896) und BORUTTAU [1897 (b)] nicht bestätigt wurden. Dagegen fand LEWANDOWSKY, daß bei verlängerten Atmungsperioden, wie sie von MARCKWALD und KRONECKER (1880) nach suprabulbärem Hirnstammschnitt erhalten wurden, der Nachweis erbracht werden kann, daß die Ansprechbarkeit des Zentrums für einen inspirationshemmenden Reiz mit dem Verlauf der Inspirationsphase zunimmt, und daß in analoger Weise inspirationsauslösende Reize gegen Ende der Exspirationsphase wirksamer werden. Ganz ähnliche Untersuchungen wurden in neuerer Zeit von LUEKEN und TIMM (1944, 1948) wieder aufgenommen und ergaben an der mit Chloralose narkotisierten Katze auch für die zentral intakte Spontanatmung im wesentlichen übereinstimmende Resultate. Eine Erweiterung brachten diese neueren Versuche insofern, als verschiedene Zustandsänderungen des Atmungszentrums (Apnoe, Dyspnoe, hypoxische Hyperpnoe, Apneusis bzw. apneustische Atmung) auf die Beeinflußbarkeit von seiten des afferenten Vagus einer quantitativen Analyse unterzogen wurden. Es ist anzunehmen, daß in sämtlichen Versuchen der Vagus der Gegenseite auch durchschnitten war, so daß eine afferente Beeinflussung des Atmungszentrums von dieser wirksamsten reflexogenen Zone her von vornherein ausgeschlossen werden konnte. Dagegen schienen somatische Afferenzen aus dem spinalen Bereich von wesentlicher Bedeutung für atmungssynchrone Schwankungen der Ansprechbarkeit zu sein; denn diese letzteren verschwanden nach Querschnittsdurchtrennung zwischen Hals- und Brustmark. Auffallend ist, daß die Autoren keine höheren Reizfrequenzen als 20 pro Sekunde verwendeten, um ausgerechnet die „Hemmungsschwelle" zu bestimmen, und ganz besonders muß dies auffallen im Hinblick auf die kurzen Reizperioden, die höchstens drei Impulse zuließen.

In einer etwas anderen Art wurde die intermittierende Reizung des afferenten Lungenvagus von WOLF (1904) mit galvanischem Strom untersucht. Diese Versuche sind die ersten, deren Resultate einer genaueren Analyse zugänglich sind. Die intermittierende Reizung wurde in der Weise vorgenommen, daß ein im zentralen Vagusstumpf aufsteigender Gleichstrom entweder wäh-

rend der Inspirationsbewegung geschlossen und während der Exspirationsbewegung geöffnet oder umgekehrt während der Exspirationsbewegung geschlossen und während der nächstfolgenden Inspirationsbewegung geöffnet
wurde. Derselbe Strom bewirkte bei Dauerschließung eine exspiratorische
Reaktion mit mehr oder weniger ausgesprochener inspiratorischer Nachwirkung beim Öffnen. Es handelt sich hier also offensichtlich nicht um intermittierende Einzelreize beim Schließen und Öffnen des Stromes, sondern um
höher frequente repetierende Erregung der Blähungsfasern während der Stromflußzeit (vgl. III B 2 c, S. 238 ff.).

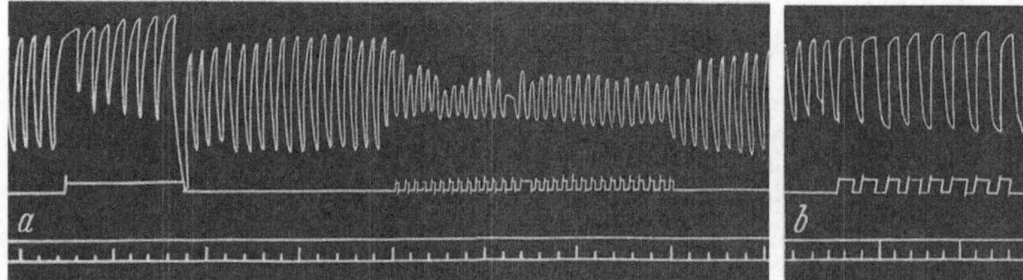

Abb. 58 a u. b. Intermittierende Reizung des afferenten Vagus mit nach Maßgabe der Atmungsphase unterbrochenem Gleichstrom. Stromrichtung im zentralen Vagusstumpf aufsteigend. In *a* zuerst Gleichstromdauerreizung mit exspiratorischem Effekt und deutlicher inspiratorischer Nachwirkung (vgl. auch
Abb. 56a); dann intermittierende Reizung mit Schließung während der Inspiration und Öffnung während
der Exspiration, was zu beidseitiger Einengung der Atmungsbewegungen führt. In *b* zuerst intermittierende
Gleichstromreizung mit Schließung während der Exspiration und Öffnung während der Inspiration, was
zu vertiefter und verlangsamter Atmung führt, analog der nachfolgenden exspiratorischen Reaktion bei
Gleichstromdauerreizung. Zu beachten ist hierbei die durch die inspiratorische Nachwirkung bei der Stromöffnung bedingte Verlängerung der Inspirationsphase, verglichen mit den kürzeren und zum Teil auch
schwächeren Inspirationen während der Dauerreizung. Kaninchen, nicht narkotisiert. Gegenseitiger
Vagus intakt. Oben Pneumogramme mit geschlossenem Atmungskasten und Mareyscher Kapsel; Inspiration nach unten. Darunter Reizsignal und Zeitmarkierung (ohne Angabe). (WOLF 1904)

Auf Grund dieser Angaben lassen sich die von WOLF mitgeteilten für beide
Arten der intermittierenden Gleichstromreizung des afferenten Vagus charakteristischen Befunde folgendermaßen deuten: Bei inspiratorischem Einsetzen
des Reizes wird die in Gang befindliche Inspiration gehemmt und vorzeitig
abgebrochen. Die dadurch verfrüht einsetzende Exspiration führt zur Öffnung
des Stromes. In diesem Moment kann es nur die inspiratorische Nachwirkung
sein, welche auch auf der exspiratorischen Seite den verfrühten Übergang zur
nächstfolgenden Inspiration bewirkt. So wird in den Versuchen von WOLF
bei auf die Inspiration eingestelltem Reizbeginn die Atmung beidseitig eingeschränkt und beschleunigt (Abb. 58a). — Bei exspiratorischem Einsetzen
des Reizes wird die in Gang befindliche Exspiration unterstützt und verlängert. Die nächstfolgende Inspiration tritt später auf. Die während der
Inspirationsbewegung erfolgende Öffnung des Stromes fügt zur spontanen
Inspiration die inspiratorische Nachwirkung hinzu, so daß auch die Inspiration stärker betont wird. Auf diese Weise wird bei auf die Exspiration eingestelltem Reizbeginn die Atmung vorwiegend exspiratorisch verlangsamt und
nach beiden Seiten etwas erweitert, wie aus den von WOLF publizierten Kurven
zu entnehmen ist (Abb. 58b).

Es mag vielleicht auffallen, daß diese über ein halbes Jahrhundert zurückliegenden Versuchsresultate von WOLF (1904) über atmungsphasengesteuerte intermittierende Gleichstromreizung des afferenten Vagus hier etwas eingehender erwähnt werden. Einerseits ist aber ihre richtige Interpretation erst auf Grund neuerer Erkenntnisse möglich geworden, andererseits handelt es sich hier um grundlegende Befunde, deren Bestätigung durch neuere Versuche mit intermittierender Serienreizung des afferenten Lungenvagus zum Verständnis der vagal-respiratorischen Reflexwirkung wesentlich beigetragen hat.

α) *Intermittierende Serienreizung.* Im Vordergrund des Interesses stehen hier zunächst diejenigen neueren Arbeiten, welche den atmungsbeschleunigenden Effekt der auf die Inspirationsphase eingestellten kurzfristig repetierenden Vagusreizung abklären sollten (HILLENBRAND und BOYD 1936; GESELL, STEFFENSEN und BROOKHART 1937; HAMMOUDA und WILSON 1938/39; BOYD und MAASKE 1939; LUEKEN und TIMM 1944). Es handelt sich also bei diesen Versuchen um eine ähnliche Anordnung, wie sie von WOLF (1904) für den inspiratorischen Reizeinsatz getroffen worden war. Der Unterschied bestand aber darin, daß während der Inspirationsphase und direkt durch diese gesteuert kurze Reizserien relativ hoher Frequenz (80—140 pro Sekunde; BOYD und HILLENBRAND 1937; BOYD und MAASKE 1939) ausgelöst wurden, deren Dauer unabhängig variiert werden konnte und daher nicht, wie bei WOLF, erst durch den Umschlag in die Exspirationsbewegung begrenzt war. Es konnten auf diese Weise auch nur ganz kurze Reizserien ausgelöst werden, welche gewissermaßen als unterschwellige Reize lediglich eine vorübergehende Hemmung der Inspiration bewirkten, die den Atmungsablauf im ganzen nur leicht verzögerte (BOYD und MAASKE 1939).

Der in diesen Versuchen angestrebte Reizerfolg war ein verfrühter Abbruch der Inspiration, welcher von einem auch seinerseits verfrühten Beginn der nächsten Inspiration gefolgt war. Ob dabei die ursprüngliche Inspirationsausgangslage erreicht und einfach früher wieder verlassen wurde, wie bei BOYD und MAASKE (1939), oder ob die nächstfolgende Inspiration noch vor Erreichen der Inspirationsausgangslage einsetzte und es so zu einer inspiratorischen Verschiebung dieser letzteren kam, wie in Analogie zu den Resultaten von WOLF (1904) bei HAMMOUDA und WILSON (1938/39, Abb. 59 A), kann durch mannigfache Faktoren (z. B. Art bzw. Tiefe der Narkose, Stärke und Dauer der Reizung) bedingt sein und deshalb nicht als wesentlicher Unterschied in der Reaktionsweise betrachtet werden. Entscheidend ist im einen wie im andern Fall die Tatsache, daß verfrühter Abbruch der Inspiration zu einem auch seinerseits verfrühten Einsetzen der nachfolgenden Inspiration führt, und daß die Atmung auf diese Weise weit mehr beschleunigt wird, als der Kürzung der Inspirationsphase allein entsprechen würde. Die von den genannten Autoren gegebene auf ADRIAN (1933) bzw. HEAD (1889) zurückgehende Erklärung, wonach Stärke und Dauer der Inspiration das Zeitintervall bis zu ihrem Wiederauftreten gleichsinnig bestimmen, läßt sich unter Bezugnahme auf das über die Automatie des Atmungszentrums Gesagte (vgl. sub II C, S. 92 ff.) auf die besondere Funktionsweise der intrazentralen Schaltmechanismen und die Rolle, die einer eventuellen inspiratorischen Nachwir-

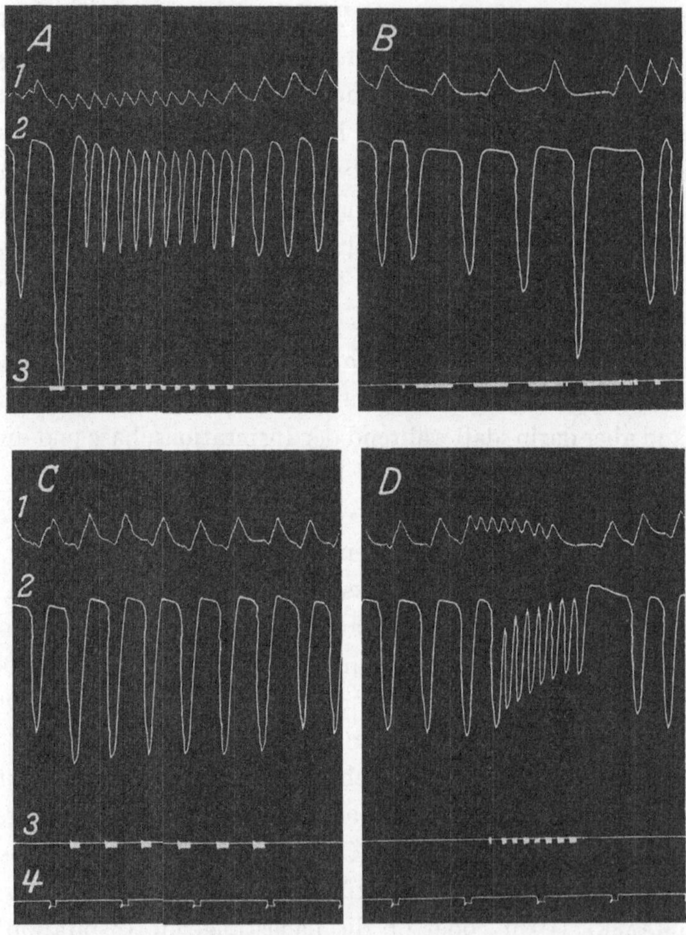

Abb. 59A—D. Atmungsphasen-gesteuerte intermittierende Reizung des afferenten Vagus. Hund (decerebriert). Von oben nach unten: *1.* Carotisblutdruck; *2.* Thorakogramm, Inspiration nach unten; *3.* Reizsignal; *4.* Zeit, alle 10 sec. Reizfrequenz relativ hoch, so daß Wirkung am nicht blockierten Vagus (*A*, *B*) exspiratorisch (ohne Angabe, ob contralateraler Vagus intakt oder durchschnitten). *A*, *C*: Reizung während Inspirationsphase; *B*, *D*: Reizung während Exspirationsphase; *A*, *B*: Reizung des voll leitungsfähigen zentralen Vagus; *C*, *D*: Reizung des zentralwärts durch Kühlung auf +5°C partiell blockierten Vagus. (HAMMOUDA und WILSON 1938/39)

kung der einzelnen Reizserie im Rahmen dieser interneuronalen Wechselbeziehungen zukommt, zurückführen. Der auf Grund solcher Überlegungen zu erwartende Befund, daß die Beschleunigung der Atmung umso ausgesprochener wird, je früher der hemmende Reiz die Inspiration trifft, fand für die afferente Vagusreizung durch BOYD und MAASKE (1939) seine experimentelle Bestätigung. Auch dies ist wieder ein Hinweis dafür, inwieweit die Afferenzen der vagalen Selbststeuerung in den inneren Mechanismus des Atmungszentrums eingreifen.

Fallen in Analogie zu den auf die Exspirationsphase eingestellten Reizversuchen von Wolf (1904) die intermittierenden Reizperioden in die Exspirationsphase, dann ist in Anlehnung an die von Wolf erhobenen Befunde bei relativ hoher Reizfrequenz eine Verlängerung der Exspiration und eine Verlangsamung der Atmung zu erwarten, wie dies auch von Gesell, Steffensen und Brookhart (1937) andeutungsweise, von Hammouda und Wilson (1938/39) ganz eindeutig festgestellt wurde (Abb. 59 B).

In den bisher erwähnten Versuchen von intermittierender Serienreizung des afferenten Lungenvagus wurden — wie von den Autoren angegeben oder aus den Resultaten zu schließen — durchweg so hohe Reizfrequenzen verwendet, daß der exspiratorische bzw. inspirationshemmende Reizerfolg im Vordergrund stand. Wird aber, zunächst in dem letztgenannten Versuch mit auf die Exspirationsphase eingestellter intermittierender Serienreizung die Reizfrequenz niedrig gehalten, dann sollte eine inspiratorische Wirkung, d. h. eine Einschränkung des exspiratorischen Ausschlags mit verfrühtem Einsetzen der nächstfolgenden Inspiration und damit eine entsprechende Steigerung der Atmungsfrequenz die Folge sein. Versuche dieser Art sind allem Anschein nach bisher nicht durchgeführt worden, was einerseits auf mangelnde Berücksichtigung des Frequenzeffektes, andererseits auf zu wenig detaillierte Interpretation des Pneumogramms (vgl. sub III B 2 g, S. 265 ff.) zu beziehen ist. Hammouda und Wilson (1938/39) erhielten den Effekt aber dadurch, daß sie die intermittierende afferente Vagusreizung von vermutlich höherer Frequenz mit partiellem Leitungsblock bei 5° C (vgl. III B 1 c, S. 219—221) kombinierten. Tatsächlich zeigen die publizierten Kurven (Abb. 59 D) bei exspiratorischer Einstellung der Reizperiode die zu erwartende inspiratorische Verschiebung der Inspirationsausgangslage mit Beschleunigung der Atmung. Bei dieser Gelegenheit wurde von Hammouda und Wilson auch die inspiratorische Einstellung der Reizperiode auf ihre Wirkung am gekühlten Vagus untersucht, und es wurden von den Autoren — im Gegensatz zur oben erwähnten Kürzung von Inspiration und Exspiration bei voll leitungsfähigem Vagus — die Inspirationen verstärkt und etwas verlängert, die Exspirationsphasen dagegen kaum verlängert gefunden (Abb. 59 C). In diesem letzteren Fall würde also der Verlust der exspiratorischen Komponente infolge Leitungsblockierung in den Blähungsfasern bzw. Verhinderung höherer afferenter Erregungsfrequenzen die inspiratorische Vaguswirkung frei zur Entfaltung kommen lassen.

Der noch ausstehende Versuch, die vier in Abb. 59 wiedergegebenen Situationen am voll leitungsfähigen Vagus mittels Variation der Reizfrequenz zu verwirklichen, ist in Abb. 60 dargestellt. In A und B ist mit relativ hoher Frequenz während der Inspiration und während der Exspiration gereizt, in C und D mit niedriger Frequenz ebenfalls während Inspiration und Exspiration. Die prinzipielle Übereinstimmung mit den Resultaten der Abb. 59 ist offensichtlich; nur sind hier die inspiratorischen Komponenten weniger ausgesprochen als in Abb. 59. Der Fragestellung entsprechend sind ja auch bei HAMMOUDA und WILSON die stark inspiratorisch wirksamen Kollapsfasern mitgereizt worden; immerhin mit so hoher Frequenz, daß beim nicht gekühlten

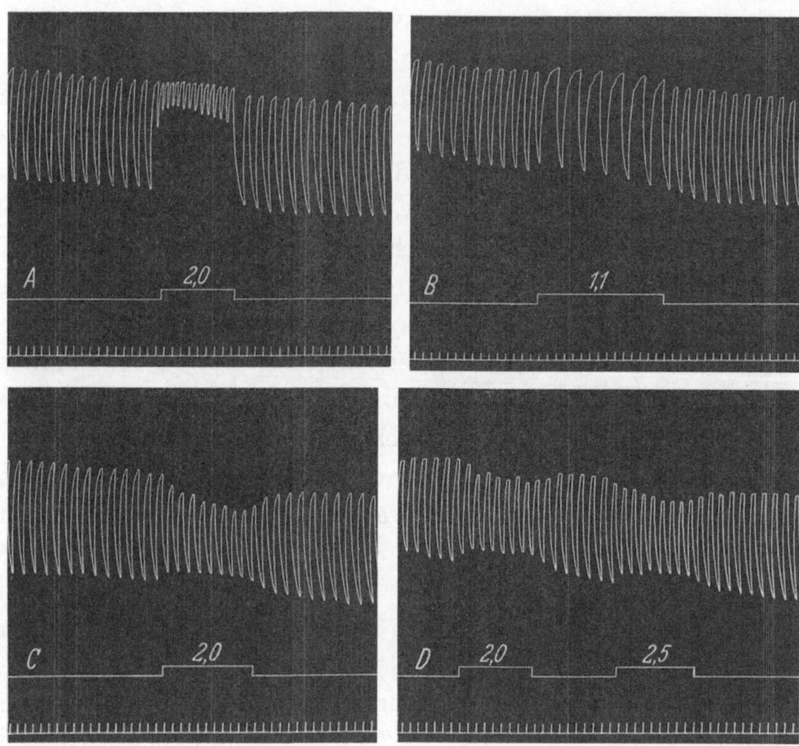

Abb. 60 A—D. Atmungsphasen-gesteuerte intermittierende Reizung des afferenten Vagus in Abhängigkeit von der Reizfrequenz. Vagus der Gegenseite durchschnitten. Kaninchen, narkotisiert mit Urethan (1 g/kg, intraperitoneal). Von oben nach unten: Pneumogramm, Inspiration nach unten; Reizsignal; Zeitmarkierung 3 sec. A, C: Reizung während Inspirationsphase; B, D: Reizung während Exspirationsphase; A, B: Reizung mit hoher Frequenz (140 Impulse pro Sekunde); C, D: Reizung mit niedriger Frequenz (10 Impulse pro Sekunde). Man beachte, daß auch niederfrequente Reizung eine Reaktion mit schwach exspiratorischer Komponente ergibt, welche bei Reizung während der Inspirationsphase (C) weniger ausgeprägt ist als bei Reizung während der Exspirationsphase (D). Die Zahlen geben die relativen Reizstärken an, bezogen auf die Reizschwelle (vgl. dazu Abb. 59). (Original)

Vagus die exspiratorische Komponente die Oberhand hatte. In Abb. 61 ist ein weiterer Versuch wiedergegeben, der Gelegenheit bietet, atmungsphasengesteuerte intermittierende Reizung und andauernde Reizung des afferenten Vagus bei niederer und höherer Impulsfrequenz direkt zu vergleichen.

Aus dem Gesagten ergibt sich, daß die intermittierende Serienreizung, besonders dann, wenn sie atmungsphasengesteuert verwendet wird, ein Mittel darstellt, um durch künstliche Erregung des afferenten Lungenvagus die Atmung zu beschleunigen oder zu verlangsamen. Schon früheren Autoren war dieses Phänomen in der Form bekannt, daß sich der Rhythmus der Atmung auf denjenigen einer nicht atmungsphasengesteuerten intermittierenden faradischen Reizung des afferenten Vagus einstellt [OZORIO DE ALMEIDA und COUTO SILVA 1926 (a, b); GESELL und MOYER 1935 (c); GESELL und HAMILTON 1941]. Begreiflicherweise läßt sich auf Grund des Frequenzeffektes der afferenten Vagusreizung (vgl. sub III B 2 a, S. 228 ff.) auch durch abwechselnde Reizung mit Perioden niederer (20 pro Sekunde) und höherer (200 pro Sekunde) Impulsfrequenz ein künstlich gesteuerter Atmungsrhythmus realisieren [JOSENHANS 1953/54 (a)]. Hie und da mag wohl auch der Gedanke mitgespielt haben, durch afferente Vagusreizung in der einen oder andern Form eine künstliche Beatmung durchzuführen, deren hauptsächlichster Vorteil der Beatmung mittels elektrischer Phrenicusreizung (ZIEMSSEN 1866, pp. 174—197; LEUBE 1870; DUCHENNE 1872, pp. 914—916; FRANZ 1880; SARNOFF, HARDENBERGH und WHITTENBERGER 1948; DEUBEL 1954) gegenüber derjenigen einer viel physiologischeren efferenten Innervationsform wäre. Es ist übrigens damit zu rechnen, daß beim eventuellen

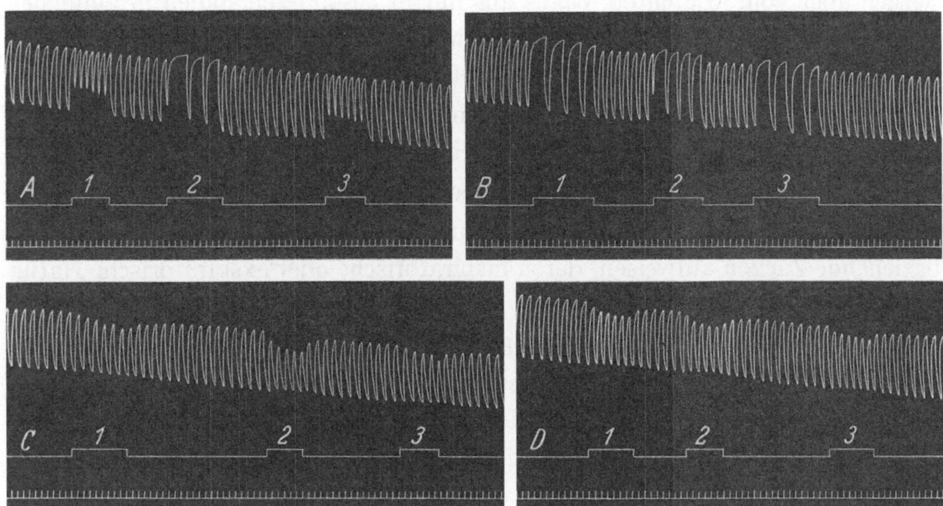

Abb. 61 A—D. Atmungsphasen-gesteuerte intermittierende Reizung des afferenten Vagus (*1*, *3*) verglichen mit Dauerreizung (*2*). Vagus der Gegenseite ebenfalls durchschnitten. Kaninchen, narkotisiert mit Urethan (1,4 g/kg intraperitoneal), Pneumogrammregistrierung wie in Abb. 60. *A*: Höher frequente Reizung (200 pro Sekunde); intermittierend während Inspirationsphase. *B*: Höher frequente Reizung (200/sec); intermittierend während Exspirationsphase. *C*: Niederfrequente Reizung (10/sec); intermittierend während Inspirationsphase. *D*: Niederfrequente Reizung (10/sec); intermittierend während Exspirationsphase. Man beachte die geringen Unterschiede zwischen intermittierender und andauernder Reizung in *C* und *D*, verglichen mit den deutlichen Unterschieden zwischen den beiden Reizarten in *A* und *B*. (Original)

Versuch einer percutanen Phrenicusreizung mit großer Wahrscheinlichkeit auch der Halsvagus mitgereizt würde und vielleicht sogar als Hauptfaktor mitwirken könnte (SARNOFF, WHITTENBERGER und HARDENBERGH 1948). Da es sich dabei in erster Linie um die rasch erregbaren Blähungsfasern handeln würde, wäre auch eine Interferenz mit den weniger erregbaren Herzhemmungsfasern bei zweckmäßiger Ausbildung der Reiztechnik zu vermeiden. Auf jeden Fall könnte eine systematische Untersuchung der Möglichkeiten einer künstlichen Vagusreizung unter eventueller Zuhilfenahme der atmungsgesteuerten intermittierenden Serienreizung als Beatmungsmethode für Tierversuche einige Aussicht auf Erfolg bieten. Für den Menschen käme dagegen eine künstliche afferente Vagusreizung wohl eher nicht in Frage, selbst nicht sub operationem am freigelegten Nerven, wie dies am efferenten Phrenicus von WHITTENBERGER, SARNOFF und HARDENBERGH (1949) durchgeführt wurde. Die seinerzeit schon von REMAK (1865), FRANZ (1880) und GAD (1896) gegen die Phrenicusreizung als Mittel der künstlichen Atmung beim Menschen erhobenen warnenden Stimmen wären jedenfalls hinsichtlich einer Vagusreizung ebenso, wenn nicht sogar noch eher berechtigt!

β) Intermittierende Einzelreize. Der Versuch, den Verlauf der Atmungsbewegung durch am zentralen Stumpf des Vagus applizierte Einzelreize zu beeinflussen, wurde von LANGENDORFF (1878) als „fast gänzlich ohne Erfolg" bezeichnet. MARCKWALD und KRONECKER (1880) und WEDENSKII (1882) fanden Einzelreize während der inspiratorischen Phase inspirationshemmend, während der exspiratorischen Phase inspirationsfördernd wirksam (vgl. auch LEWANDOWSKY 1896). Spätere Autoren konnten eine solche differenzierte Wirkung nicht bestätigen (SJÖBLOM 1915) oder erhielten auf Einzelreize überhaupt keine nachweisbaren, d. h. den Atmungsrhythmus modifizierenden Effekte (BOYD und HILLENBRAND 1937; BOYD und MAASKE 1939). Einzelreize wirken aber vom afferenten Vagus aus nur in besonderen Fällen in ähnlicher Weise wie kurze Reizserien, nämlich dadurch, daß sie den zeitlichen Ablauf des ganzen Atemzuges beeinflussen [HATAKEYAMA und KYUNG 1953 (b)]; meistens tritt nur eine einzelne der Atmungsbewegung superponierte Reflexzuckung auf. Die mechanische Registrierung der Atmung ist für die Feststellung so kurzfristiger Reflexerfolge jedoch nicht geeignet; und selbst wenn Pneumogramm oder Pneumotachogramm deutliche auf Einzelzuckungen zu beziehende Zacken aufweisen, deren inspiratorische oder exspiratorische Natur mit einiger Sicherheit zu erkennen ist [WYSS 1943 (b); LUEKEN und TIMM 1944; HATAKEYAMA und KYUNG 1953 (b)], so ist die Beweiskraft solcher Befunde doch nur eine relative und gründet sich die Untersuchung dieser Einzeleffekte im wesentlichen auf die Aktionsstromanalyse der zentralen oder efferenten inspiratorischen Innervation [HOFFMANN, SCHNEIDER und KELLER 1931; SOMMER 1941; RIJLANT 1942 (a), 1943 (c, d, f); CALMA 1952; HUKUHARA, OKADA und NAKAYAMA 1956].

Die Frage der Einzelreizung des afferenten Lungenvagus gewann dadurch einen neuartigen Aspekt, daß HOFFMANN und KELLER (1929) den sog. Vagus-Zwerchfell-Reflex als einmaligen Vorgang mit Hilfe der Aktionsströme des Zwerchfells untersuchten. Dieser vago-*inspiratorische* Einzelreflex ist nach HOFFMANN, SCHNEIDER und KELLER (1931) während der Exspirationsphase stärker ausgesprochen als während der Inspirationsphase und kann im Zustand der Dyspnoe gelegentlich nur noch am Ende der Inspirationsphase erhalten werden. Es handelt sich hier um die phasische Form derjenigen Reflexbeziehung zwischen afferentem Vagus und inspiratorischer Innervation, welche in ihrer tonischen Form als die von kleinem Lungenvolumen ausgehende inspirationsfördernde Wirkung bekannt ist. Von SOMMER (1941) wurden diese beiden Formen des Vagus-Zwerchfell-Reflexes, ebenfalls an Hand der Zwerchfellaktionsströme, als Einzelreflex und reflektorisch-tonische Zwerchfellkontraktion unterschieden. Auf einen isolierten Einzelreiz ergibt sich in der Regel die tonische Form als Nachwirkung der phasischen, während sich auf eine niederfrequente Reizfolge ein Inspirationstetanus oder inspiratorischer Atmungsstillstand als die typische inspiratorische Reaktion der afferenten Vagusreizung entwickelt. Bei höherer Reizfrequenz verschwinden sowohl die tonische als auch die phasische Komponente des Vagus-Zwerchfell-Reflexes, indem es infolge Hemmungswirkung auf die inspiratorische Innervation zum exspiratorischen Atmungsstillstand und damit zur typischen exspiratorischen Reaktion der afferenten Vagusreizung kommt. SOMMER konnte bei dieser Gelegenheit auch das Fehlen einer Hemmungsnachwirkung feststellen und den sog. inspiratorischen Hemmungsrückschlag als Nachwirkung der reflektorisch-tonischen Komponente in richtiger Weise erklären (vgl. dazu sub III B 2 d, S. 242 ff.).

Dem vago-inspiratorischen Einzelreflex an sich kommt keine physiologische Bedeutung zu. Es handelt sich hier vielmehr um die künstliche Auslösung einer Salve von Erregungen, welche über eine große Zahl von afferenten Fasern mit nur minimaler zeitlicher Dispersion das inspiratorische Reflexzentrum etwa gleichzeitig treffen und dank dieser synchronen Einwirkung nach dem Prinzip maximaler örtlicher Summation zu einer ähnlichen salvenmäßigen Entladung des Zentrums nach der efferenten Seite hin Anlaß geben können. Ausdruck des relativ gut synchronisierten Reflexablaufs sind die konstante Latenz der elektrischen Muskelaktion von minimal etwa 15 msec, die hohe Amplitude der Muskelaktion selber, sowie die eventuell nachfolgende auf Refraktärzustand zu beziehende „Innervationsstille" (vgl. SOMMER 1941). Wird die efferente Aktion vom N. phrenicus abgeleitet [RIJLANT 1942 (a), CALMA 1952], dann kann eine erste Antwort geringeren Ausmaßes nach 10 msec erhalten werden, während die nachfolgende Hauptaktion erst nach einer

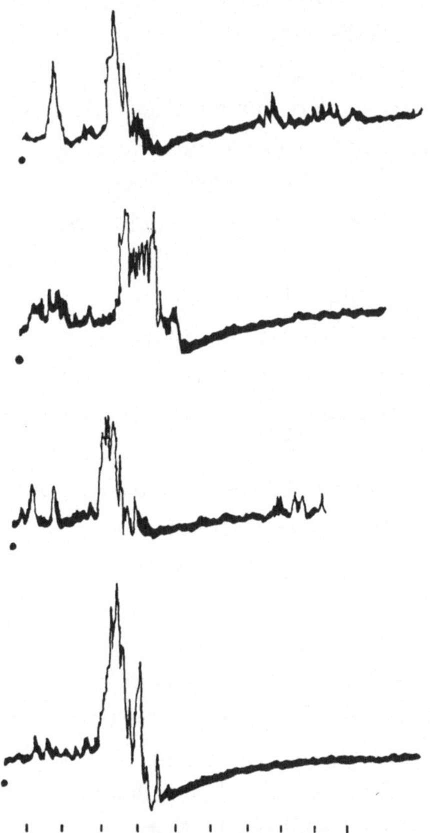

Abb. 62. Vagus-Zwerchfell-Einzelreflex registriert am efferenten Phrenicus. Katze (Chloralose, 0,07 g/kg). Reizung des rechten afferenten Vagus mit (?) kurzem Rechteckimpuls. Ableitung von dritter Phrenicuswurzel. Vier aufeinander folgende reizgesteuerte Strahldurchgänge. Unten: Zeit in 10 msec. Aufnahmen während Inspirationsphase. Initialeffekt mit kurzer Latenzzeit von weniger als 10 msec im obersten Elektrogramm; protrahierter Effekt mit Latenzzeit von 20—30 msec in allen vier Elektrogrammen. Anschließend Hemmungsphase mit Verschwinden der inspiratorischen Spontanaktivität (CALMA 1952). Vgl. dazu auch die analogen bei niederfrequenter afferenter Vagusreizung im efferenten Phrenicuselektrogramm des gesteigerten inspiratorischen Resttonus erkennbaren vagal-inspiratorischen Einzelreflexe. (S. 278, Abb. 71)

Latenzzeit von 20—30 msec auftritt (Abb. 62). Es muß daher bei diesem Vagus-Zwerchfell-Reflex auf einen komplizierteren zentralen Übertragungsmechanismus geschlossen werden, als man ursprünglich wohl anzunehmen geneigt war. Dieser Vagus-Phrenicus-Einzelreflex, an dem man vielleicht doch ganz prinzipiell einen initialen und einen protrahierten Anteil unterscheiden sollte, zeigt am Aktionsstrom des Phrenicus besonders für seine zweite Komponente eine erhebliche zeitliche Dispersion, was in vermehrtem Maße gegen einen einfacheren Übertragungsmechanismus spricht. Die nachfolgende Hemmungsphase kann nach CALMA (1952) bis 100 msec betragen und stellt wahrscheinlich ebenfalls einen komplizierteren Mechanismus dar als nur eine auf einen synchronisierten Refraktärzustand zu beziehende „silent period". Dies ist insbesondere für das Verhalten der inspiratorischen Innervation beim Übergang zur repetierenden Reizung von Bedeutung. Je nach dem relativen Vorherrschen des mehr oder weniger synchronisierten Einzelreflexes gegenüber der oben erwähnten reflektorisch-tonischen Komponente ist bei repetierender Vagusreizung mit niedriger Frequenz die resultierende inspiratorische Reaktion aus mehr oder weniger ausgesprochenen inspiratorischen Einzelreflexen aufgebaut [SOMMER 1941, RIJLANT 1942 (a), 1943 (c, d, f)], während bei höherer Reizfrequenz die Hemmung überwiegt, indem die den einzelnen Aktivitätsphasen folgenden Hemmungsperioden gleichsam miteinander verschmelzen (CALMA 1952).

An der Auslösung eines vago-inspiratorischen Einzelreflexes sind voraussichtlich sowohl Blähungs- als auch Kollapsfasern beteiligt, je nach Stärke des verwendeten Reizes. Wahrscheinlich werden auch hier die Kollapsfasern wirksamer sein. Diesbezügliche Untersuchungen wurden aber noch nicht angestellt, und mit der eventuellen Unmöglichkeit, über Blähungsfasern allein eine synchronisierte Reflexentladung auszulösen, ist auf alle Fälle zu rechnen. Auch bei der Beurteilung der Latenzzeit des Einzelreflexes ist die geringere Leitungsgeschwindigkeit in den Kollapsfasern mit zu berücksichtigen.

Obschon das Zustandekommen eines vago-inspiratorischen Einzelreflexes keine physiologische Notwendigkeit darstellt, und vielleicht gerade weil dieser Reflex außer von der besonderen Art der künstlichen Reizung noch von verschiedenen anderen den funktionellen Zustand des Reflexzentrums betreffenden Faktoren abhängig ist, rechtfertigt sich seine Besprechung im Zusammenhang mit der Selbststeuerung der Atmung. Die Abhängigkeit von der Tierart äußert sich auf Grund bisheriger Erfahrungen vorerst nur darin, daß solche vagalen Einzelreflexe bei der mit Di-allyl-Barbitursäure (Dial) narkotisierten Katze häufiger beobachtet werden als beim mit Urethan narkotisierten Kaninchen. Allerdings gilt diese Angabe nur für solche Einzelreflexe, welche als Reflexzuckungen im Pneumogramm zum Ausdruck kommen [WYSS 1943 (b)], während schwächere, nur im Aktionsstrombild des N. phrenicus erkennbare Effekte auch beim Kaninchen wahrscheinlich die Regel sind [vgl. RIJLANT 1943 (c, d, f)].

Von besonderer Bedeutung ist die Abhängigkeit der vagalen Einzelreflexe von der Atmungsphase. Der Vagus-Zwerchfell-Reflex des Kaninchens ist nach HOFFMANN, SCHNEIDER und KELLER (1931) während der Exspirationsphase deutlicher ausgesprochen als während der Inspirationsphase. Dies soll entsprechend den Befunden von SOMMER (1941) jedoch nur bei intaktem zweiten Vagus der Fall sein, so daß ein bahnender Einfluß von seiten der inspirationsfördernden Wirkung der entblähten Lungen als die Ursache der leichteren Auslösbarkeit von vago-inspiratorischen Einzelreflexen betrachtet werden kann, bzw. daß ein hemmender Einfluß von seiten der geblähten Lunge diese inspiratorischen Einzelreflexe während der Inspirationsphase abschwächt. Auch bei der Katze können vago-inspiratorische Reflexzuckungen beobachtet werden, welche ebenfalls während der Exspiration deutlicher hervortreten als während der Inspiration [WYSS 1943 (b)]. RIJLANT [1942 (a), 1943 (c, d, f)]

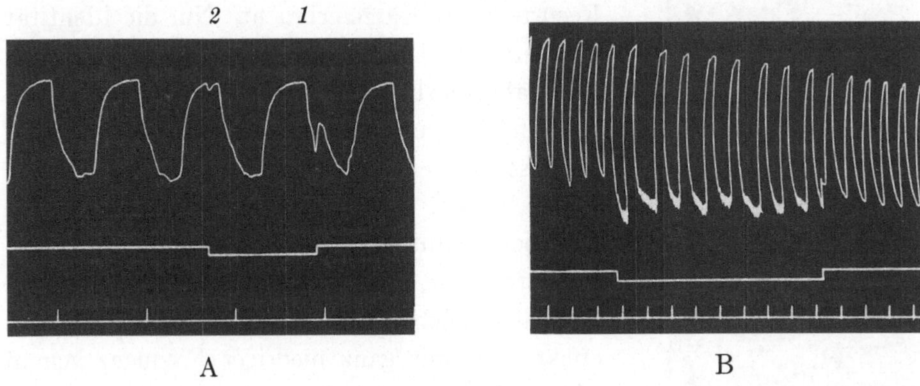

Abb. 63 A u. B. Vago-respiratorische Reflexzuckungen, ausgelöst durch Einzelreize (A) und niederfrequente Serienreizung (B) am afferenten Vagus der einen Seite bei intaktem Vagus der Gegenseite. Katze (Dial, 0,5 ml/kg intraperitoneal). Pneumogramm, Inspiration nach unten; Reizsignal; Zeit in 3 sec. In A eine inspiratorische Reflexzuckung während der Exspirationsphase (*1*) und eine exspiratorische Reflexzuckung (einzelner Inspirationshemmungsreflex) während der Inspirationsphase (*2*), ausgelöst durch je eine Kondensatorentladung von 1 msec Zeitkonstante und 2,5 V. In B afferente Vagusreizung mit 3 V und 8 Impulsen pro Sekunde. Die vago-exspiratorischen Reflexzuckungen begleiten hier eine inspiratorische Verlangsamung der Atmung. [WYSS 1943 (b)]

konnte diese Abhängigkeit des Reflexerfolges von der Atmungsphase am Vagus-Phrenicus-Reflex von Kaninchen und Katzen nachweisen, ging aber in der Interpretation seiner Befunde insofern noch einen Schritt weiter, als er in der Abnahme des Reflexerfolges während der Inspirationsphase einen inspirationshemmenden Reflex erblickte, d. h. eine vago-exspiratorische Einzelreaktion, von der nun gleich die Rede sein wird (s. u.).

Außer den vago-inspiratorischen Einzelreflexen kommen nämlich gerade bei der Katze auch vago-*exspiratorische* Reflexzuckungen vor, welche im Verlauf der Inspirationsphase auftreten, und zwar als deutliche Ausschläge in exspiratorischer Richtung. Sie sind durchaus vergleichbar den abortiven exspiratorischen Effekten, welche von BOYD und MAASKE (1939) beim Hund mit Reizserien erhalten wurden, die zu kurz waren, um einen völligen Abbruch der inspiratorischen Innervation zu erwirken, und geben bei repetierender Reizung mit niedriger Frequenz dem Pneumogramm ein sehr typisches Aussehen (Abb. 63 B). In Übereinstimmung mit den Beobachtungen von SOMMER (1941) an den vago-inspiratorischen Einzelreflexen des Kaninchens sind auch diese vago-exspiratorischen Einzelreflexe der Katze weitgehend vom intakten

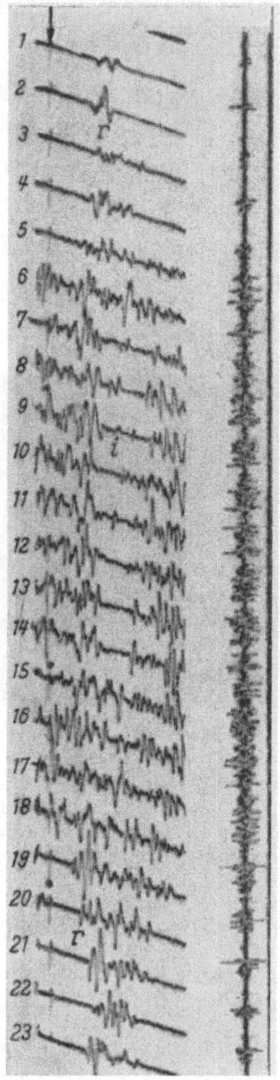

Abb. 64. Übergang vom vago-inspiratorisch erregenden Einzelreflex während der Exspirationsphase zum vago-inspiratorisch hemmenden Einzelreflex während der Inspirationsphase, registriert am efferenten Phrenicus. Kaninchen (Chloralose und Curare). Aktionsströme des efferenten Phrenicus, links mit repetierender Zeitablenkung quer, rechts fortlaufend längs registriert. Reize am afferenten Vagus je kurz nach Beginn der Zeitablenkung (↓) mit der Frequenz 25 pro Sekunde. Erregungsreflex (r) vor Beginn und nach Ende, Hemmungsreflex (i) im Verlauf der Inspirationsphase, je mit einer Latenzzeit von etwa 12 msec, zu betrachten als das elektroneurographische Korrelat zu den Reflexzuckungen der Abb. 63 A. [RIJLANT 1941 (c)]

zweiten Vagus abhängig [WYSS 1943 (b)]. Die Annahme, daß es sich hier um kurzfristige reflektorische Hemmungen der inspiratorischen Innervation handelt, welche ihrerseits durch die inspirationshemmenden Afferenzen aus der geblähten Lunge begünstigt werden, liegt auf der Hand. Der Nachweis dieser Hemmung der inspiratorischen Innervation wurde von RIJLANT [1941 (c), 1942 (a)] an den Aktionsströmen des Phrenicus und des Recurrens der Katze erbracht. Nur die Identität der verantwortlichen afferenten Fasern ist noch nicht abgeklärt. Voraussichtlich handelt es sich hier um die gewöhnlichen Blähungsfasern. Von Interesse ist es auch, festzustellen, daß solche exspiratorisch wirkenden Einzelreize schon bei Repetierung mit relativ niedriger Frequenz zu einer ausgesprochen exspiratorischen Reaktion führen, und daß in solchen Fällen inspiratorische Atmungseffekte nur mit ganz niedriger Frequenz gemäß Abb. 63 B erhalten werden, wohl im Zusammenhang damit, daß auch diese exspiratorischen Einzelreflexe noch eine gewisse reflektorisch-tonische Komponente inspirationsfördernder Natur enthalten, welche einer langsamen Summation fähig ist.

Die Annahme, daß am afferenten Lungenvagus applizierte Einzelreize sowohl inspirationsfördernd als auch inspirationshemmend wirken können, und daß sich diese Wirkungen eventuell überlagern, findet auch darin eine weitere Stütze, daß speziell bei der Katze die Reaktion auf einen solchen Einzelreiz einen atmungsphasenbedingten Umschlag zeigen kann. Am Pneumogramm wurde dies von WYSS [1943 (b)] nachgewiesen, indem ein und derselbe Reiz einmal während der Exspiration appliziert eine inspiratorische Reflexzuckung, dann während der Inspiration appliziert eine exspiratorische Reflexzuckung hervorruft (Abb. 63 A). Schon zuvor hatte RIJLANT [1941 (c), 1942 (a)] diesen Effekt am Aktionsstrombild des Phrenicus sowohl beim Kaninchen als auch bei der Katze nachgewiesen und hatte insbesondere zeigen können, in welcher Weise der Übergang vom inspirationsfördernden Reflex der Exspirationsphase in den inspirationshemmenden Reflex der Inspirationsphase vor sich geht, und daß Latenzzeit und Dauer dieser antagonistischen Reflexe weitgehend übereinstimmen (Abb. 64). Auch ist den Kurven zu entnehmen, daß der hemmende Reflex gelegentlich allein auftreten kann, daß er aber mitunter von verstärkter inspiratorischer Aktivität eingeleitet oder gefolgt wird. Zweifellos handelt es sich hier darum, daß dem sog. Durchlaufen der Erregung durch das Reflexzentrum (HOFFMANN und KELLER 1929) die beiden Schaltwege des vagal-respiratorischen Reflexmechanismus zur Verfügung stehen, nämlich sowohl der vagal-inspiratorische als auch der vagal-exspiratorische bzw. inspirationshemmende. Ob und wieweit dieses Durchlaufen nach der einen oder anderen Richtung erfolgt, ergibt sich aus dem jeweiligen Erregungszustand der in Frage stehenden Schaltneurone, und es ist durchaus verständlich, daß die Blähungsafferenzen aus den Lungen bzw. deren Frequenzen in den einzelnen Fasern hier in ebenso entscheidender Weise bahnend oder hemmend eingreifen, wie dies auf Grund des Frequenzeffektes für den respiratorischen Erfolg der afferenten Vagusreizung der Fall ist. Daß aber auch ohne diese vagalen Afferenzen eine atmungsphasenbedingte Umkehr des vago-inspiratorischen Reflexes bestehen kann, ergibt sich daraus, daß die von RIJLANT [1941 (c), 1942 (a), 1943 (c, d, f)] durchgeführten Aktionsstromregistrierungen sich größtenteils auf curarisierte und vielleicht auch beidseitig vagotomierte Tiere bezogen.

Abschließend sei noch daran erinnert, daß diese atmungsphasenbedingte Reaktion auf afferente Vagusreizung letzten Endes doch eine Bestätigung ergibt für die seinerzeit von MARCKWALD und KRONECKER (1880) und WEDENSKII (1882) vertretene Ansicht, daß künstliche Vagusreizung während der Exspiration inspiratorisch, während der Inspiration exspiratorisch wirkt. Wenn diese Autoren auch nicht an solche unmittelbaren Reflexeffekte dachten, sondern eher an eine Beeinflussung der Atmungsbewegung auf etwas längere Sicht, und wenn sie insbesondere ein auslösendes Moment im Sinne hatten, so geben ihnen die mit intermittierender Einzelreizung erhobenen Befunde auch in dieser Hinsicht recht.

Demgegenüber ist aber auch mit der Möglichkeit zu rechnen, daß Vagus-Zwerchfell-Reflexe ohne Beeinflussung von seiten des Atmungszentrums zustande kommen, wie z.B. im Zustand der Atmungslähmung infolge tiefer Narkose (OLÉFIRENKO 1937). In diesem Fall würde es aber wohl kaum mehr berechtigt sein, den Vagus-Zwerchfell-Einzelreflex als vagalen „Atmungsreflex" zu bezeichnen; er würde vielmehr nur noch der Ausdruck eines untergeordneten reflektorischen Teilmechanismus sein.

f) Kombinierte Reizung beider Vagi. Schon TRAUBE (1847) hatte in seinen ersten Versuchen beide Vagi zusammengenommen und miteinander gereizt. Das ihm vorschwebende Ziel, die inspirationsfördernde Wirkung des centripetalen Vagus nachzuweisen, konnte durch diese Maßnahme umso besser erreicht werden, als die vom Rotationsapparat gelieferte Reizfrequenz relativ niedrig war. Später wurde von BIRUKOFF (1899) und WOLF (1904) darauf hingewiesen, daß beidseitige Vagusreizung vornehmlich den inspiratorischen Effekt verstärke. Dies steht vermutlich damit in Zusammenhang, daß örtliche Summation bei dem durch relativ niedrige Frequenz auslösbaren inspiratorischen Effekt relativ deutlicher in Erscheinung tritt als beim exspiratorischen Effekt, dessen zeitlicher Summationsbedarf an sich ein höherer ist (WYSS 1944, 1946). Es ist aber als einschränkendes Argument zu berücksichtigen, daß offenbar von den meisten Autoren ein Atmungsstillstand in Mittelstellung analog einem Inspirationstetanus als reine inspiratorische Reaktion beurteilt wurde, d. h. daß die darin enthaltene exspiratorische Komponente als solche nicht erkannt wurde (vgl. BIRUKOFF 1899, sowie III B 2 g, S. 265 ff.).

Abgesehen von der im Grunde genommen selbstverständlichen Tatsache, daß beidseitige Vagusreizung ganz allgemein wirksamer ist als einseitige und

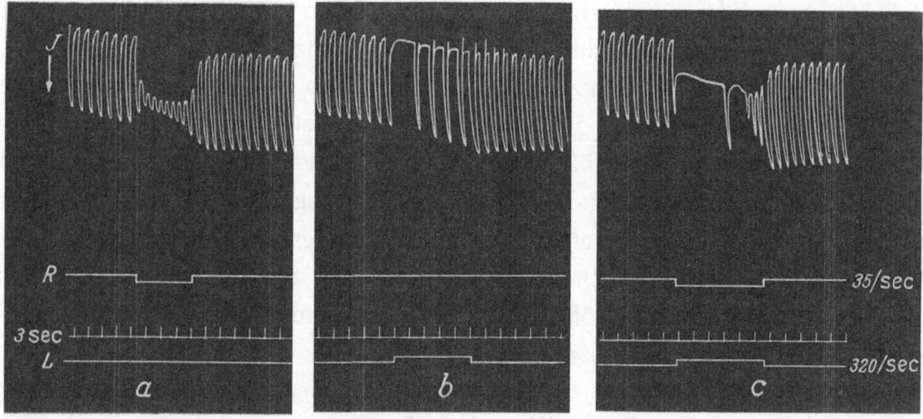

Abb. 65 a—c. Kombinierte Reizung beider afferenten Vagi über unabhängige Reizkreise mit gegensinnigen Atmungseffekten. Starke Reizung. Kaninchen narkotisiert mit Urethan (0,75 g/kg intraperitoneal). Von oben nach unten: Pneumogramm, Inspiration nach unten; Reizsignal für rechten Vagus (R); Zeitmarkierung 3 sec; Reizsignal für linken Vagus (L). a Niederfrequente Reizung des rechten Vagus allein (30 Impulse pro Sekunde); b Höher frequente Reizung des linken Vagus allein (120 Impulse pro Sekunde); c Beide Reizungen kombiniert. [WYSS 1939 (b)]

dementsprechend auch öfters in diesem Sinne verwendet wurde (z. B. AUBERT und TSCHISCHWITZ 1857; KRONECKER und MARCKWALD 1879; MARCKWALD und KRONECKER 1880; SIHLE 1905; vgl. auch Abb. 70, S. 276), kommt denjenigen Versuchen eine besondere Bedeutung zu, bei denen die Vagusreizung auf der einen Seite eine inspiratorische, auf der andern eine exspiratorische Reaktion hervorrief. Zufällig fand BIRUKOFF (1899), der mit einer Frequenz von 100 pro Sekunde reizte, gelegentlich diese Situation vor und stellte dann fest, daß bei kombinierter Reizung ein Atmungsstillstand in Mittelstellung, von ihm als überwiegend inspiratorische Reaktion bewertet, resultierte. In neuerer Zeit konnte HEIM (1947) mit Wechselstromreizung von 40 Perioden feststellen, daß der Reizeffekt des einen Vagus in gewissen Fällen durch Reizung des andern aufgehoben werden kann. Die registrierten Kurven lassen aber eine kritische Beurteilung der erhobenen Befunde nicht zu.

Eine systematische Untersuchung der bilateralen Kombination antagonistischer Vagusreizeffekte war aber nicht möglich, bevor nicht auf Grund

des Frequenzeffektes die methodische Grundlage für die gezielte Durchführung
solcher Reizversuche geschaffen war. So konnte Wyss [1939 (b)] zeigen, daß
ein ausgesprochen exspiratorischer Effekt, hervorgerufen durch höher frequente
Reizung auf der einen Seite, kombiniert mit einem deutlich inspiratorischen
Effekt, hervorgerufen durch niederfrequente Reizung auf der andern Seite,
zu einem Atmungsstillstand in Intermediärstellung führt. Geeignete Wahl der
Reizfrequenzen und Reizstärken vorausgesetzt, erfolgt dabei der Atmungsstillstand in Mittelstellung; er läßt sich durch Variieren der Reizstärke zugunsten der höher frequenten Reizung nach der exspiratorischen Seite, durch
Variieren der Reizstärke zugunsten der niederfrequenten Reizung nach der
inspiratorischen Seite verschieben (Abb. 65). Dieser Atmungsstillstand stellt

gewissermaßen das
Maximum dessen dar,
was bei gleichzeitiger
Einwirkung von inspi-
ratorischer und exspi-
ratorischer Kompo-
nente der vagalen
Beeinflussung an Ein-
schränkung und Be-
schleunigung der At-
mungsbewegungen er-
reicht werden kann;
denn bei beidseits
schwächerer Reizung
kommt es nur zu Ein-
schränkung und mäßi-
ger Beschleunigung der

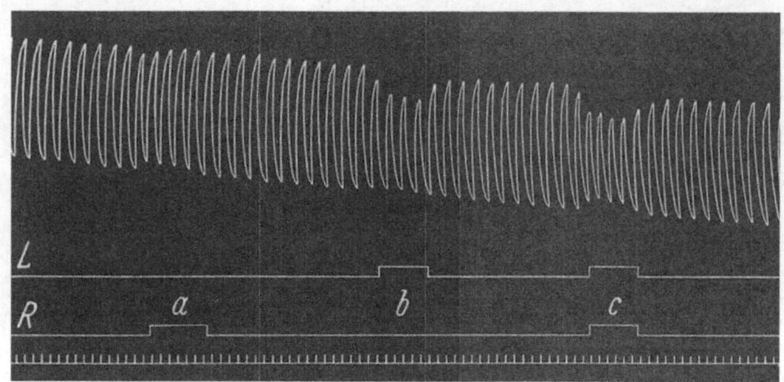

Abb. 66. Kombinierte Reizung beider afferenten Vagi über unabhängige
Reizkreise mit gegensinnigen Atmungseffekten. Schwache Reizung.
Kaninchen narkotisiert mit Urethan (1,3 g/kg intraperitoneal). Von
oben nach unten: Pneumogramm, Inspiration nach unten; Reizsignal
für linken Vagus (L); Reizsignal für rechten Vagus (R); Zeitmarkierung
3 sec. a Höher frequente Reizung des rechten Vagus allein (60 Impulse
pro Sekunde): Schwach exspiratorische Reaktion mit inspiratorischem
Initialeffekt. b Niederfrequente Reizung des linken Vagus allein (10 Impulse pro Sekunde): Fast rein inspiratorische Reaktion. c Beide Reizungen
kombiniert: Ausgesprochener Mischeffekt. (Original)

Atmung (Abb. 66). Die inspiratorische Komponente wird dabei zunächst durch
schwach, d. h. niederfrequent erregte Blähungsfasern, dann auch durch Kollapsfasern vermittelt; für den Atmungsstillstand in Mittelstellung ist die Beteiligung
der letzteren unerläßlich. An der exspiratorischen Komponente ist nur die eine
Gruppe der Blähungsfasern (β-Fasern) bei höherer Erregungsfrequenz beteiligt,
sofern nicht auch hier noch eine Sondergruppe von α-Fasern für schwachen
exspiratorischen Effekt abzugrenzen ist (Wyss und Rivkine 1950). Auf alle
Fälle ist eine Aktivierung der ersteren für den Atmungsstillstandseffekt in
Exspiration oder in Mittelstellung unbedingt erforderlich.

Eine Bestätigung dafür, daß ein Atmungsstillstand in Intermediärstellung
durch gleichzeitige Erregung der inspiratorischen Komponente über die
Kollapsfasern und der exspiratorischen Komponente über die Blähungsfasern
zustande kommt, ergibt sich auch daraus, daß bei afferenter Reizung eines
einzelnen Vagus mit mittleren Frequenzen und relativ hoher Intensität als

sog. „Mischeffekt" ebenfalls ein Atmungsstillstand auftritt, der mit steigender Reizfrequenz in exspiratorischer Richtung verschoben wird [Wyss 1939 (b); vgl. sub III B 2 g γ, S. 274 ff.].

Der kombinierten Reizung beider Vagi kommt insofern noch eine besondere Bedeutung zu, als sich auf diesem Wege eine Möglichkeit zeigte, einen zusätzlichen Beweis für den Frequenzeffekt der afferenten Vagusreizung zu erbringen. Implicite war er schon erbracht, als Plattner (1923) die von Brücke (1923) eingeführte Methode der „schwebenden Reizung" auf die beiden zentralen Halsvagi anwandte und feststellte, daß ein mit der Schwebungsfrequenz synchroner Rhythmus der inspiratorischen Innervation auftrat, in-

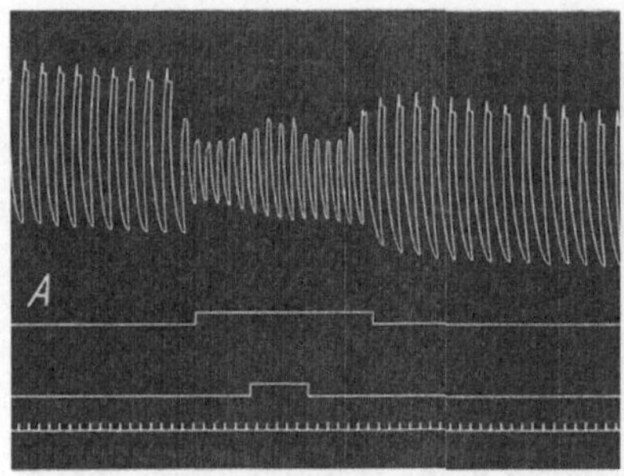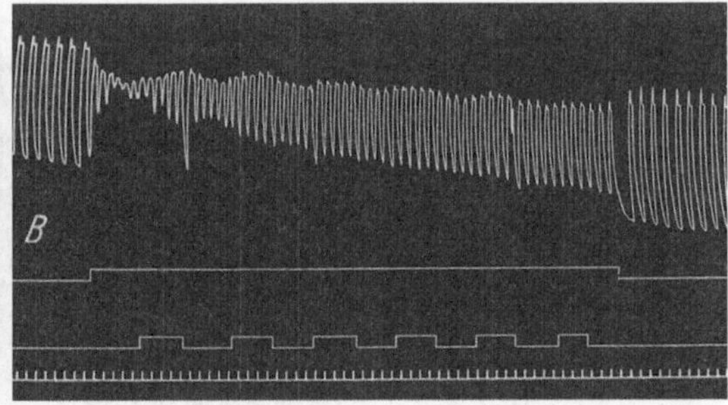

Abb. 67A u. B. Kombinierte Reizung beider afferenten Vagi über zwei getrennte Reizkreise mit der gleichen Impulsfrequenz von je 30 pro Sekunde und für jeden Vagus mit etwa 20 % überschwelliger Reizstärke. Die Reizung beginnt mit für beide Vagi synchroner Impulsfolge und wird in *A* für das mittlere Drittel der Reizperiode einmal, in *B* während der ganzen Reizperiode sechsmal hintereinander auf *alternierende* Impulsfolge um- und wieder zurückgeschaltet, was zu einer deutlichen Verschiebung des Mischeffektes im *exspiratorischen* Sinne führt. Zwei verschiedene Versuche. Kaninchen narkotisiert mit Urethan (1 g/kg intraperitoneal), beidseits vagotomiert. Von oben nach unten: Pneumogramm, Inspiration nach unten; Reizsignal; Signal für Umschaltung von synchroner auf alternierende Impulsfolge; Zeitmarkierung 3 sec. (Original)

dem diese Innervation eine dem Schwebungsrhythmus synchrone Förderung und Hemmung erfuhr. So jedenfalls sind die damaligen Befunde heute zu interpretieren und nicht nur mit dem Hinweis darauf, daß die Afferenzen der beiden Seiten eine gemeinsame zentrale Strecke durchlaufen, in welcher die reflektorische Aktivierung während der Periode des alternierenden Eintreffens der Erregungen durch die auftretenden Refraktärzustände abgeschwächt wird. Es handelt sich hier vielmehr darum, daß während der Periode des synchronen Eintreffens der Erregungen die Neurone des exspiratorischen Schaltweges nur der einfachen Erregungsfrequenz (50 pro Sekunde) ausgesetzt sind und dementsprechend nur schwach reagieren, und daß diese Neurone während der Periode des alternierenden Eintreffens der Erregungen, wenigstens teilweise, d. h. soweit für sie afferente Konvergenz besteht, der doppelten Erregungsfrequenz (100 pro Sekunde) ausgesetzt sind und dementsprechend stärker reagieren. Da diese Neurone hemmend auf die inspiratorische Innervation einwirken, erfolgt während der letzteren Periode eine Abnahme, während der ersteren eine Zunahme der inspiratorischen Aktivität, wie den Befunden von

PLATTNER zu entnehmen ist. Tatsächlich liegt hier nichts anderes vor als ein durch relativ starke Reizung mittlerer Frequenz unterhaltener Atmungsstillstand in ungefähr Mittelstellung, welcher in der angedeuteten Weise die interferenzbedingte periodische Verschiebung in exspiratorischer Richtung erfährt. Explicite wurde der auf Interferenzreizung beruhende Beweis für den Frequenzeffekt von WYSS (1940) in der Weise erbracht, daß bei Reizung der beiden Vagi mit derselben (mittleren) Frequenz plötzlich von synchroner auf alternierende Impulsabgabe umgeschaltet wurde und dabei gelegentlich eine Verschiebung des erhaltenen Mischeffektes nach der exspiratorischen Seite auftrat. Für den Frequenzeffekt von Interesse ist der Nachweis dieser Verschiebung der Atmungsreaktion bei schwacher, die Beteiligung von Kollapsfasern ausschließender Reizung (vgl. Abb. 67).

Betreffend einer eventuellen physiologischen Bedeutung kombinierter Vagusreizeffekte, insbesondere von solchen mit gegensätzlicher Wirkung, sei auf das unter „Mischeffekte" der afferenten Vagusreizung Gesagte verwiesen (vgl. sub III B 2 g γ, S. 274ff.).

g) Die Beurteilung des Vagusreizeffektes am Pneumogramm. Die Art der Registrierung der Atmung spielt für die Beurteilung der Vagusreizeffekte eine entscheidende Rolle. Unter den verschiedenen Methoden der mechanischen Atmungsregistrierung kommt der Atemvolumschreibung mit geschlossenem System eine besondere Bedeutung zu. Sie umfaßt den Erfolg der Atmungstätigkeit gesamthaft und läßt auch geringe tonische Verschiebungen noch deutlich erkennen. Außerdem ergibt die durch Sauerstoffverbrauch und Kohlensäureabsorption bedingte gleichmäßige Abnahme des Volumens ein ständiges Kriterium des perfekten Luftabschlusses. In Form einer reinen Volumschreibung wurde die Methode von PANUM (1868) als registrierende Spirometrie für Untersuchungen am Menschen eingeführt, von GAD (1879) für tierexperimentelle Zwecke als „Pneumatographie" entwickelt. In Form einer Druckschreibung als Funktion der Volumänderungen wurde sie von BERT (1869, 1870), KRATSCHMER (1870), LANGENDORFF (1878), MARTIN und BOOKER (1878/79), FREDERICQ (1879) und KNOLL (1882) unter Verwendung der Mareyschen Schreibtrommel zur physiologischen Routinetechnik ausgebaut, welche heute ganz allgemein als „Pneumographie" bezeichnet wird, nach dem ursprünglich von MAREY (1865) für den pneumatischen Thorakographen vorgeschlagenen Wort.

Im Pneumogramm werden die Volumverschiebungen bzw. Volumänderungen eines an die Luftwege angeschlossenen und in sich geschlossenen Respirationsraumes als Funktion der Zeit dargestellt. In der Regel wird Volumverschiebung nach außen bzw. Volumverkleinerung mit Druckzunahme und damit Exspirationsbewegung nach oben, Volumverschiebung nach innen bzw. Volumvergrößerung mit Druckabnahme und damit Inspirationsbewegung nach unten geschrieben. Für die Interpretation der Vagusreizeffekte ist es zweckmäßig, diese als Respirationsbewegungen bezeichneten phasischen Vorgänge von den als Verschiebungen der Atmungslage bezeichneten tonischen Vorgängen zu unterscheiden. Beide Arten von Vorgängen überlagern sich außerdem auf die vom Sauerstoffverbrauch abhängige, stetig verlaufende und auf der Abnahme der im geschlossenen Respirationsraum enthaltenen Luftmenge beruhende Verschiebung des Pneumogramms nach unten. Alle diese Angaben erscheinen auf den ersten Blick selbstverständlich und überflüssig; sie sind es nicht mehr, sobald man versucht, die bei afferenter Vagusreizung auftretenden Veränderungen zu charakterisieren.

Am Pneumogramm sind als primäre tonische Merkmale die *Inspirationsausgangslage* und die *Inspirationsendlage,* sowie die als arithmetisches Mittel daraus resultierende Atmungsmittellage zu unterscheiden. Als primäre phasische Merkmale gelten die *Inspirationsphase* und die *Exspirationsphase,* welche gewöhnlich unmittelbar aufeinander folgen. Bei exspiratorisch verlangsamter Atmung kann die eigentliche Exspirationsphase von der nachfolgenden exspiratorischen Pause unterschieden werden, wie dies erstmals von GAD [1880 (b)] vorgeschlagen wurde. In analoger Weise kann bei stark inspiratorisch betonter und verlangsamter Atmung die eigentliche Inspirationsphase in einen kürzeren oder längeren inspiratorischen Stillstand übergehen. Demzufolge darf also die Atmungsfrequenz, wenigstens soweit sich die Betrachtung auf die vagale Selbststeuerung bezieht, nicht als ein primärer Atmungsfaktor bezeichnet werden [HESS 1938 (b)]. Sie ist vielmehr ein sekundäres Merkmal, bestimmt durch Geschwindigkeit bzw. Dauer der beiden Atmungsphasen. Auch die Atmungsamplitude muß im Rahmen der vagalen Selbststeuerung als ein sekundäres Merkmal betrachtet werden, bestimmt durch Geschwindigkeit und zeitliche Begrenzung der beiden Atmungsphasen.

Interessant ist in diesem Zusammenhang die Feststellung, daß AUBERT und TSCHISCHWITZ (1857), die als erste die zweifache Wirkung der afferenten Vagusreizung mit Sicherheit nachweisen konnten, diese zweifache Wirkung als reizstärkenabhängig in systematischer Weise nur auf den Zwerchfellstillstand in Kontraktion oder Erschlaffung zu beziehen imstande waren, dagegen nicht auf Beschleunigung oder Verlangsamung der Atmung. Schon MOLESCHOTT (1865) lenkte aber sein Hauptaugenmerk auf „die Häufigkeit der Atemzüge"; jedoch ohne eine direkte Beziehung seiner diesbezüglichen Befunde zu denjenigen von AUBERT und TSCHISCHWITZ, die er vollinhaltlich bestätigen konnte, aufstellen zu können. Zudem ließ er sich, von ROSENTHAL (1862) beeinflußt, zur Annahme verleiten, daß die exspiratorischen Effekte auch bei AUBERT und TSCHISCHWITZ auf Mitreizung des N. laryngeus superior beruhten. Ob diese ersten Untersucher wirklich nur solche stromschleifenbedingten exspiratorischen Reaktionen bekommen haben, oder ob sie wenigstens zum Teil auch echte vagale exspiratorische Effekte beobachten konnten, läßt sich heute infolge Unkenntnis der verwendeten Reizfrequenzen nicht mehr entscheiden.

Sicher auf den Vagusstamm zu beziehende exspiratorische Reaktionen wurden von BURKART (1868), immer noch unter dem Einfluß ROSENTHALS, auf Miterregung von Fasern des N. laryngeus inferior zurückgeführt, später (1878) auf besondere im Vagusstamm verlaufende sensible Fasern. ROSENBACH [1877 (b)] vertrat ebenfalls die selbständige inspirationshemmende Wirkung des afferenten Vagus, hat dann aber (1878) seine Ansicht revoziert, so daß die ersten und zudem einwandfrei am Pneumogramm nachgewiesenen exspiratorischen Effekte bei LANGENDORFF (1878), FREDERICQ (1879) und KNOLL (1882) zu finden sind. So konnte denn auch eine Beurteilung der Vagusreizeffekte am Pneumogramm nicht vor dem Jahr 1880 ernstlich in Frage kommen.

Grundsätzlich wichtig ist bei der Beurteilung der Vagusreizeffekte die begriffliche Unterscheidung zwischen einer inspiratorischen und einer exspiratorischen Reaktion. LANGENDORFF (1878) hatte von beschleunigender und hemmender Wirkung gesprochen und damit eine Anschauungsweise begründet, die auch in neuerer und neuester Zeit noch Anhänger fand [HAMMOUDA und WILSON 1935 (a, b); HUKUHARA, NAKAYAMA und BABA 1951/52]; aber schon FREDERICQ (1879, 1883), KNOLL [1883 (a)], MELTZER [1890 (a), 1892] und insbesondere KAUDERS (1894) und LEWANDOWSKY (1896) unterschieden inspiratorische und exspiratorische Effekte, welche rein oder als Mischformen in Erscheinung treten können. Zu einer systematischen Charakterisierung der Merkmale dieser beiden Typen von Reaktionen auf afferente Vagusreizung ist es aber bis in die neuere Zeit [WYSS 1941 (b), 1943 (b)] nicht gekommen. Nur WEDENSKII (1882) hatte hier insofern bahnbrechend gewirkt, als er unter Hinweis auf eine ähnliche Kurve bei ROSENTHAL (1880) mit schwächster Reizung eine ausschließliche Verkleinerung der Inspirationstiefe ohne Änderung von Exspirationstiefe und Atmungsfrequenz erhielt, mit stärkerer Reizung, ebenfalls in Bestätigung ROSENTHALs, eine sowohl inspiratorische als auch exspiratorische Einschränkung der Atmung mit Zunahme der Atmungsfrequenz; schließlich erhielt er mit starker Reizung die bekannten Atmungsstillstände, die er in zweifellos inspiratorische, zweifellos exspiratorische und alle möglichen Übergangsformen einteilte. Bemerkenswert ist dabei die Angabe, daß ein Stillstand in Mittellage oder ein solcher, der inspiratorisch oder exspiratorisch verschoben ist, in seiner Genese verständlich sei, da er sich aus unvollendeten Inspirationen und abgebrochenen Exspirationen zusammensetze. Damit hatte WEDENSKII das Prinzip der Kombination von inspiratorischem und exspiratorischem Effekt der afferenten Vagusreizung schon damals treffend gekennzeichnet [vgl. auch AUER und MELTZER 1911/12 (a)]. Die Unterscheidung in rein inspiratorischen Effekt einerseits, rein exspiratorischen Effekt andererseits sowie in die verschiedenartigen Kombinationen dieser beiden an sich mehr oder weniger stark ausgebildeten Effekte bildet heute die Grundlage jeder zweckmäßigen Beurteilung des respiratorischen Erfolges der afferenten Vagusreizung.

α) *Der inspiratorische Effekt.* Der geringste Grad inspiratorischer Reaktion auf afferente Vagusreizung ist eine leichte Verschiebung der Inspirations-*ausgangs*lage nach der inspiratorischen Seite, wie sie in Abb. 68 A (a, b) und B (d) wiedergegeben ist. Sie wird fast ausnahmslos als eben überschwelliger Effekt bei niederfrequenter, gelegentlich auch bei höher frequenter Reizung erhalten. Ihr entspricht eventuell eine eben angedeutete oder schon deutlich erkennbare Beschleunigung der Atmung, ausschließlich bedingt durch die Kürzung der Exspirationsphase [Abb. 68 A (c, c′)]. Einer solchen inspiratorischen Verschiebung der Inspirationsausgangslage liegt naturgemäß eine Zunahme des inspiratorischen Resttonus während der Exspirationsperiode zugrunde (s. u.).

Mit stärkeren Reizen niederer Frequenz kann die inspiratorische Verschiebung der Inspirationsausgangslage und die dadurch bedingte einseitige Einengung der Atmung sehr ausgesprochen werden, wie aus Abb. 68 B (d′, e, f) und C (h, i, k) hervorgeht. Dabei kann die Atmungsfrequenz gleich bleiben, wie in Abb. 68 B (d′); sie kann teilweise, meist unregelmäßig, abnehmen, wie in Abb. 68 B (e, f); in der Regel ist sie aber erheblich gesteigert, wie in Abb. 68 C (g, h, i). Bemerkenswert ist in solchen Fällen die unter Umständen sehr deutliche, sowohl die Amplituden als auch die Frequenz der Atmung betreffende (positive) Nachwirkung [Abb. 68 B (d′, e, f,); C (i, k) und D (o)].

Noch stärkere Reize niederer Frequenz bringen die Einengung nach der inspiratorischen Seite, oft mit weiter zunehmender Atmungsbeschleunigung, bis zum Stillstand der Atmung in Inspirationslage, d. h. zum sog. inspiratorischen Tetanus [Abb. 68 C (k)]. Nicht allzu selten wird ein solcher inspiratorischer Tetanus durch mehr oder weniger tiefe exspiratorische Atemzüge niedriger Frequenz unterbrochen, so daß die resultierende langsame Atmung stark inspiratorisch betont ist [Abb. 68 B (e, f)], was übrigens schon vor langer Zeit von Wolff (1856) und Aubert und Tschischwitz (1857) als inspiratorische Vagusreizwirkung am Zwerchfell beobachtet wurde. Beim mit Urethan narkotisierten Kaninchen kann ein solcher Effekt am ehesten in der ersten Zeit nach erfolgter beidseitiger Vagotomie durch niederfrequente Reizung hoher Intensität, eventuell auf beide Vagi synchron appliziert, hervorgerufen werden [Wyss 1943 (b)]. Selbst bei der Katze, wo Einzelreize während der Inspirationsphase exspiratorische Zuckungen auslösen, kann niederfrequente Reizung die Inspirationsphasen verlängern, die dann aber durch tiefe exspiratorische Atemzüge unterbrochen werden, so daß es auch hier zu einer langsamen inspiratorisch betonten Atmung kommt (vgl. sub III B 2 e β, S. 259, Abb. 63 B; Wyss 1943 (b)].

Eine viel seltenere inspiratorische Reaktion äußert sich in einer inspiratorischen Verschiebung der Inspirations*end*lage, d. h. in einer ausschließlichen Vertiefung der einzelnen Inspirationen [Abb. 68 D (l)]. Fast ebenso selten sind Kombinationen dieses Effektes mit der inspiratorischen Verschiebung der Inspirationsausgangslage, die zur inspiratorischen Verschiebung der Atmung bei fast gleichbleibender Amplitude und Frequenz [Abb. 68 D (m)], oder bei eingeschränkter Amplitude und herabgesetzter [Abb. 68 D (n)] oder

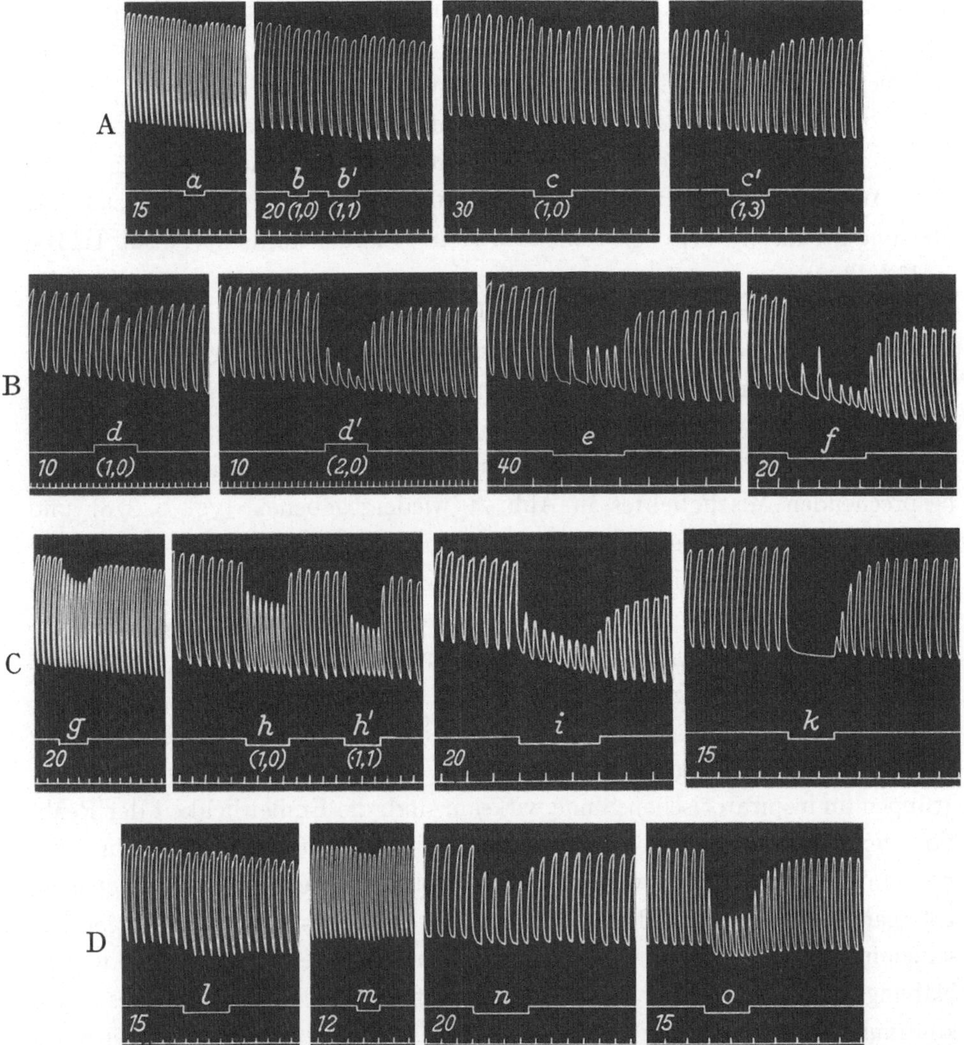

Abb. 68 A—D. Rein inspiratorische Reaktionsformen bei afferenter Vagusreizung mit niedriger Impulsfrequenz. Kaninchen narkotisiert mit Urethan, tracheotomiert und beidseits vagotomiert. Pneumogramme, Inspiration nach unten; darunter Reizsignal und Zeit in 3 sec. Die Buchstabenbezeichnungen der einzelnen Beispiele entsprechen verschiedenen Versuchen. Die eingesetzten Zahlen geben die Reizfrequenz (Impulse pro Sekunde), die in Klammern gesetzten Zahlen die relative Reizstärke an. Reihe A: Inspiratorische Verschiebung der Inspirationsausgangslage, in a und b ohne, in c und c' mit zunehmender Atmungsbeschleunigung. Reihe B: Sehr ausgesprochene inspiratorische Verschiebung der Inspirationsausgangslage ohne Atmungsbeschleunigung beim Übergang von d auf d', mit unregelmäßiger Verlangsamung und stark inspiratorischer Betonung der Atmung in e und f. Reihe C: Starke inspiratorische Verschiebung der Inspirationsausgangslage mit ausgesprochener Atmungsbeschleunigung und zunehmender Amplitudeneinschränkung in g, h und i; rein inspiratorischer Stillstand in k. Reihe D: Inspiratorische Verschiebung der Inspirationsendlage, d. h. ausschließliche Vertiefung der Inspirationen bei gleichbleibender Atmungsfrequenz in l; kombiniert mit inspiratorischer Verschiebung der Inspirationsausgangslage in m, mit ausgesprochener Amplitudeneinschränkung und inspiratorisch betonter Atmungsverlangsamung in n, mit Atmungsbeschleunigung in o. (Original)

gesteigerter [Abb. 68 D (o)] Frequenz führen. Man würde vielleicht erwarten, daß eine inspiratorische Verschiebung über die Inspirationsendlage hinaus bei erhaltenem Vagus der Gegenseite eher möglich wäre; doch erfolgt dann über jenen Vagus die lungenblähungsbedingte Hemmung der inspiratorischen Innervation, die eine maximale inspiratorische Entfaltung auch wieder verunmöglicht. Schließlich kann eine gewisse exspiratorische, d. h. inspirationshemmende Wirkung auch der niederfrequenten Reizung des afferenten Lungenvagus nicht abgesprochen werden (vgl. unten sub „Mischeffekte", S. 274 ff.), und es könnten wohl wirklich rein inspiratorische Effekte in vielen Fällen nur nach Ausschaltung des exspiratorischen Reflexzentrums oder mittels selektiver Reizung des inspiratorischen Reflexzentrums erhalten werden (vgl. sub III B 5, S. 338—342).

Die mit Ausnahme von Abb. 68 D (l) bei sämtlichen inspiratorischen Reaktionstypen in Erscheinung tretende inspiratorische Verschiebung der Inspirationsausgangslage ist im Innervationsbild des efferenten Phrenicus als gesteigerter inspiratorischer Resttonus während der Exspirationsphase nachweisbar. Dieser Resttonus ist für die inspiratorische Komponente des unten zu besprechenden Mischeffektes in Abb. 71 wiedergegebenen (vgl. S. 278) und wurde in analoger Weise auch für den durch afferente Vagusreizung hervorgerufenen inspiratorischen Tetanus von COLLE, MASSION und VEREECKEN (1959) sowie MASSION und COLLE (1960) an den Aktionsströmen von Zwerchfell und inspiratorisch wirksamen Intercostalmuskeln des decerebrierten Kaninchens zur Darstellung gebracht.

Bei der Beurteilung des inspiratorischen Vagusreizeffektes ist trotz der experimentell erwiesenen Tatsache, daß zwei verschiedene afferente Fasergruppen im inspiratorischen Sinne wirksam sind, die Einheitlichkeit der Reaktion nicht zu verkennen. Ausgehend von einer leichten Einschränkung der Exspirationsphase mit etwas nach der inspiratorischen Seite verschobenem Übergang in die nächstfolgende Inspiration und entsprechend geringer Beschleunigung der Atmung, wie sie durch niederfrequente Erregung der Lungenblähungsfasern (β-Fasern) allein hervorgerufen werden kann, gibt es einen kontinuierlichen Übergang entweder über die immer stärker nach der inspiratorischen Seite verschobene Inspirationsausgangslage mit entsprechend hochgradiger Einengung und Beschleunigung der Atmung bis zum inspiratorischen Stillstand [Abb. 68 C (k)], oder über eine anfangs ähnliche Atmungsbeschleunigung bis zur ausgesprochen inspiratorisch betonten Atmungsverlangsamung [Abb. 68 B (e, f)], d. h. bis zu den beiden Formen von starker inspiratorischer Reaktion, wie sie bei afferenter Vagusreizung gewöhnlich nur unter Beteiligung der weniger erregbaren sog. Lungenkollapsfasern (δ-Fasern) zustande kommen können (WYSS und RIVKINE 1950). Dieser Übergang vom schwachen zum starken inspiratorischen Effekt konnte nur dadurch als ziemlich deutliche Stufe erkannt werden, daß bei sukzessiver Steigerung der Reizstärke gleichzeitig die Veränderungen am Pneumogramm und am Aktionsstrombild des gereizten Vagus kontrolliert wurden und mit dem Auftreten der δ-Fasern in letzterem auch eine deutliche Verstärkung der inspiratorischen Reaktion im Pneumogramm festgestellt werden konnte (WYSS und RIVKINE 1950). Eine ähnliche stufenförmige Verstärkung der inspiratorischen Reaktion fanden FERNANDEZ DE MOLINA und WYSS (1950) bei sukzessiver Verlängerung der Reizimpulse, gemäß der geringeren Zeiterregbarkeit der δ-Fasern im Vergleich zu den β-Fasern (vgl. S. 237, Abb. 55). Trotz dieser bei afferenter Vagusreizung in zwei Stufen erfolgenden Beteiligung verschiedener Fasergruppen ist an der Einheitlichkeit der Reaktion als *nervösem Mechanismus* nicht zu zweifeln. Schwacher und starker inspiratorischer Effekt unterstehen offensichtlich ein und derselben zentralen Instanz: dem inspiratorischen Reflexzentrum (vgl. III B 5, S. 338—342). Diese Feststellung widerspricht jedoch keinesfalls der Tatsache, daß im *physiologischen Geschehen* schwacher und starker inspiratorischer Effekt ganz verschiedenen Funktionen zugeordnet sind. Entsprechend der Verschiedenheit der Receptoren und ihrer adäquaten Reizung ist der schwache inspiratorische Effekt ein im Rahmen der Selbststeuerung der Atmung sich abspielender Vorgang, während der starke inspiratorische Effekt als Schutzreflex gegen drohenden Lungenkollaps zu betrachten ist. In diesem Sinne mögen auch jene Beobachtungen zu interpretieren sein, denen zufolge ein starker inspiratorischer Effekt gelegentlich eine gewisse Unstetigkeit und Unregelmäßigkeit aufweist, ganz im Gegensatz zur konstanten Reproduzierbarkeit des schwachen inspiratorischen Effektes. Auch mag man geneigt sein, die starke Beschleunigung bis zum inspiratorischen Stillstand der Atmung als Ausdruck eines Fremdreflexes zu bewerten, im Unterschied zur verlangsamten inspiratorisch betonten Atmung, die als das systematische Gegenstück zur analogen exspiratorischen Reaktion aufgefaßt werden kann [WYSS 1941 (b)].

β) Der exspiratorische Effekt. Als leichtester Grad einer exspiratorischen Reaktion kann gelegentlich weiter nichts beobachtet werden als eine Verschiebung der Inspirationsendlage in exspiratorischer Richtung, d.h. eine Kürzung der inspiratorischen Ausschläge ohne typische Veränderung der Atmungsfrequenz [Abb. 69 A (a)]. Ein solcher Effekt wird, wenn vorhanden, gewöhnlich schon mit niedrigen Reizfrequenzen erhalten, und zwar mit gerade überschwelligen Reizstärken, welche in andern Fällen zugleich auch die analoge inspiratorische Reaktion geringsten Grades hervorrufen und damit den gerade überschwelligen Mischeffekt erzeugen (s. u.).

Etwas stärkere und vor allem auch höher frequente Reizung führt, mit oder ohne Kürzung der Inspiration, zu einer exspiratorischen Verlangsamung der Atmung, d. h. zu einer Verlängerung der Exspirationsphasen auf dem Niveau der ursprünglichen Inspirationsausgangslage [Abb. 69 A (b), B (d, d')]. Die Verlängerung kann bei relativ starker und frequenter Reizung so ausgesprochen sein, daß es zu eigentlichen exspiratorischen Pausen bzw. zum exspiratorischen Stillstand auf dem Inspirationsausgangsniveau kommt [Abb. 69 A (c)]. Im exspiratorischen Effekt ist die Atmungsverlangsamung

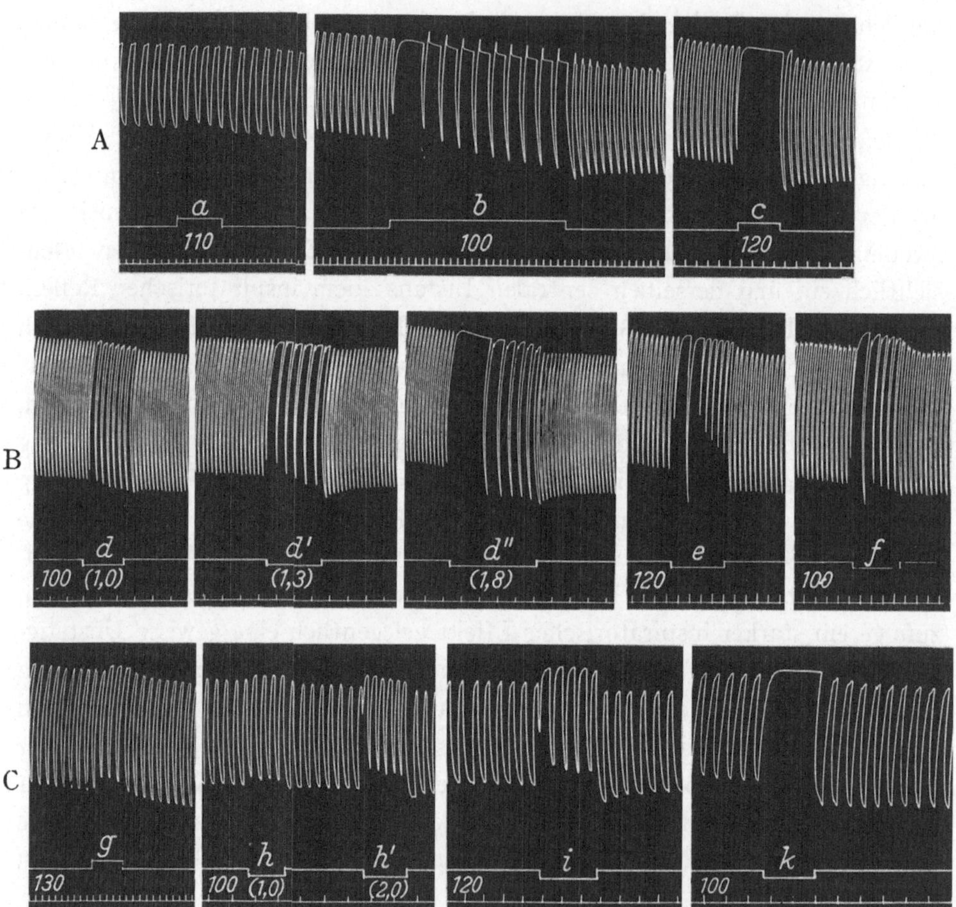

Abb. 69 A—C. Rein exspiratorische Reaktionsformen bei afferenter Vagusreizung mit relativ hohen Impulsfrequenzen. Kaninchen narkotisiert mit Urethan, tracheotomiert und beidseits vagotomiert. Pneumogramme, Inspiration nach unten; darunter Reizsignal und Zeit in 3 sec. Die Buchstabenbezeichnungen der einzelnen Beispiele entsprechen verschiedenen Versuchen. Die eingesetzten Zahlen geben die Reizfrequenz (Impulse pro Sekunde), die in Klammern gesetzten Zahlen die relative Reizstärke an. Reihe A: In *a* ausschließlich exspiratorische Verschiebung der Inspirationsendlage, d. h. Kürzung der Inspirationen ohne Veränderung der Atmungsfrequenz; in *b* exspiratorische Verlangsamung der Atmung mit initialer Kürzung der Inspirationen; in *c* exspiratorischer Atmungsstillstand. Reihe B: In *d* bis *d″* zunehmende exspiratorische Atmungsverlangsamung ohne wesentliche Kürzung der Inspirationen; in *d″*, *e* und *f* mit exspiratorischer Verschiebung der Inspirationsausgangslage und Vertiefung der ersten Inspiration (in *e* und *f*). Reihe C: In *g* gleichzeitig exspiratorische Verschiebung der Inspirationsausgangs- und -endlage ohne Veränderung der Atmungsfrequenz; dasselbe in *h* und *h′* mit bei etwas stärkerer Reizung (*h′*) leicht beschleunigter Atmung, in *i* mit deutlich exspiratorisch betonter Verlangsamung der Atmung; in *k* deutlich exspiratorisch verschobener Atmungsstillstand. (Original)

in der Regel am Anfang der Reizperiode am stärksten, und sie nimmt im Verlauf einer länger dauernden Reizperiode ziemlich bald ab.

Eine weniger häufige Variante des exspiratorischen Effektes zeichnet sich durch eine zusätzliche Verschiebung der Inspirationsausgangslage nach der

exspiratorischen Seite aus [Abb. 69 B (d', e, f), C (g—k)]. Es ist noch nicht
entschieden, ob es sich in solchen Fällen um eine über die Inspirationsruhelage
hinausgehende aktiv-exspiratorische Reaktion handelt, oder ob trotz relativ
tiefer Narkose noch ein erheblicher inspiratorischer Resttonus bestehen
kann. Jedenfalls scheint eine solche Reaktion besonders dann erhalten zu
werden, wenn die Ruheatmung an sich wenig oder gar nicht exspiratorisch
betont ist, d. h. also im Verlaufe der Exspiration offensichtlich nicht auf die
Inspirationsruhelage zurückgeht (vgl. auch STEINER 1955).

Seltenere Formen von exspiratorischen Reaktionen weisen eine exspiratorische Verschiebung der Inspirationsausgangslage ohne wesentliche Verlangsamung der Atmung auf, wobei meistens auch die Inspirationsendlage in exspiratorischer Richtung verschoben ist [WYSS 1943 (b), STEINER 1955], wie
aus Abb. 69 C (g, h) hervorgeht. Die Atmungsfrequenz kann aber auch leicht
erhöht oder leicht herabgesetzt sein [Abb. 69 C (h', i)]. Selbstverständlich
kann auch ein langdauernder Atmungsstillstand in exspiratorisch verschobener
Exspirationsstellung vorkommen [Abb. 69 C (k)].

Als charakteristische, aber nicht regelmäßige Erscheinung eines ausgesprochenen exspiratorischen Effektes kann die erste, nach einer längeren Pause
auftretende Inspiration über die Inspirationsendlage hinaus vertieft sein,
wofür in Abb. 69 B (e, f) zwei Beispiele wiedergegeben sind. Interessanterweise
zeigt sich dieselbe Erscheinung auch bei Lungenblähung, insbesondere, wenn
diese plötzlich erfolgt, d. h. unter Bedingungen, wo sie auf einen durch tracheo-
bronchiale Receptoren ausgelösten inspiratorischen Reflex bezogen werden
kann [WIDDICOMBE 1954 (b), vgl. sub III B 4 a, S. 300). Ein ähnlicher Reflex
läßt sich offensichtlich auch durch künstliche Reizung des afferenten Vagus
mit hoher Reizfrequenz auslösen, eine Annahme, die speziell dann berechtigt
ist, wenn diese inspiratorische Reaktion ganz zu Beginn der Reizperiode auftritt. Eine inspiratorische (negative) Nachwirkung, die sich aber meistens
kaum über mehr als einen Atemzug erstreckt, ist nicht selten zu beobachten
[Abb. 69 C (h', i, k)], und zwar bezeichnenderweise unter Reizbedingungen,
welche die Miterregung der stark inspiratorisch wirksamen Lungenkollapsfasern (vgl. sub III B 2 b, S. 235—237), deren Nacheffekt viel länger andauert
[vgl. Abb. 57 B (g, g'), C (h', h''')], ausschließen lassen.

Relativ häufiger bei der Katze, seltener beim Kaninchen sowie beim Affen wurden
exspiratorische Reaktionen beobachtet, welche bei deutlich exspiratorischer Betonung
eine sehr auffallende Atmungsbeschleunigung mit Einschränkung der inspiratorischen
Ausschläge zeigen [WYSS 1943 (b), 1947; STEINER 1955]. Solche Reaktionen wurden bei
der Katze auch auf Blähung der Lungen erhalten (VOORTHUYSEN und BRAAK 1937)
und müssen daher als eine besondere Form des exspiratorischen Effektes betrachtet
werden (vgl. sub III B 4 a, S. 298—299). Möglicherweise handelt es sich bei diesen Fällen
auch um die Miterregung besonderer afferenter Fasern anderer Systemzugehörigkeit, d. h.
um Reflexe, die in keiner direkten Beziehung zur Selbststeuerung der Atmung stehen.

Die erwähnten typischen Merkmale exspiratorischer Reaktionen haben
alle das Eine gemeinsam: daß sie bei Steigerung der Reizfrequenz entweder

erst auftreten, oder dann deutlich verstärkt werden. Afferente Vagusreizung höherer Frequenz wirkt primär hemmend auf die inspiratorische Innervation, ob diese tonischer oder phasischer Natur sei [vgl. dazu auch GAD 1881 (a, b)]. Im ersteren Fall kommt es zur exspiratorischen Verschiebung der Inspirationsausgangslage, im letzteren zum plötzlichen Abbruch einer Inspirationsbewegung. In beiden Fällen wird das Auftreten einer nächstfolgenden Inspiration verzögert oder verhindert. Wie beim inspiratorischen Effekt, so wird auch hier die Einheitlichkeit der exspiratorischen Reaktion durch die übergeordnete Instanz des exspiratorischen Reflexzentrums (vgl. III B 5, S. 338—342) gewährleistet. Aktiv-exspiratorische Reaktionen, die gelegentlich hustenähnliche Form annehmen, können bei afferenter Vagusreizung ebenfalls auftreten [WYSS 1939 (b)]. Auch sie gehören, obschon sie demselben exspiratorischen Mechanismus unterstehen, nicht mehr zum physiologischen Vorgang der Selbststeuerung, sondern sind Schutzreflexe nociceptiver Natur.

Wenn schon vom inspiratorischen Effekt der afferenten Vagusreizung gesagt wurde, daß er im Grunde genommen nie rein auftreten kann, da auch die niederfrequenten afferenten Erregungen das exspiratorische Reflexzentrum erreichen, so gilt dies in analoger Weise und in noch viel stärkerem Maße für den exspiratorischen Effekt. Die diesen auslösenden höher frequenten Erregungen müssen ja auch ins inspiratorische Reflexzentrum gelangen und dort einen entsprechend ihrer höheren Frequenz noch verstärkten Erregungszustand zur Folge haben. Dessen Auswirkung wird aber durch Hemmung von seiten des exspiratorischen Reflexzentrums verhindert, bis auf die nach Reizschluß auftretende inspiratorische Nachwirkung (vgl. sub III B 2 d, S. 242 ff.). Nach isolierter Ausschaltung des inspiratorischen Reflexzentrums muß daher auf höher frequente Reizung eine ähnliche exspiratorische Reaktion erhalten werden, wie bei intakten Zentren, mit der einen Ausnahme des Wegfalls der inspiratorischen Nachwirkung. Dies ist auch der Fall und entspricht den bei isolierter Reizung des exspiratorischen Reflexzentrums erhobenen Befunden (vgl. sub III B 5, S. 340). Es besteht aber für das inspiratorische Reflexzentrum die Möglichkeit einer noch viel stärkeren Erregung, gegen deren Auswirkung das exspiratorische Reflexzentrum nicht mehr aufkommt. Durch Vermittlung der weniger erregbaren Kollapsfasern kann nämlich bei starker Reizung das inspiratorische Reflexzentrum so stark erregt werden, daß die Hemmung teilweise durchbrochen wird und die inspiratorische Komponente im primär exspiratorischen Effekt zum Ausdruck kommt, und zwar in Form eines der normal-physiologischen Bedeutung offensichtlich entbehrenden Mischeffektes, unter Umständen mit ausgesprochener inspiratorischer Nachwirkung (s. u.).

γ) Mischeffekte. Dadurch, daß KAUDERS (1894) auf Grund seiner Untersuchungen am Hund außer inspiratorischen und exspiratorischen Effekten der afferenten Vagusreizung noch Mischformen unterschied, bekannte er sich

zu der auch früher schon von WEDENSKII (1882), KNOLL [1883 (a)] und MELT-
ZER [1890 (a), 1892] vertretenen Ansicht, daß sich die beiden antagonistischen
Reflexerfolge zu Übergangsformen kombinieren lassen. Die Übereinstimmung
solcher durch einseitige Vagusreizung mittlerer Frequenzen erzeugten Kombi-
nationseffekte mit denjenigen, welche durch Kombination aus inspiratorisch
wirksamer Reizung des einen und exspiratorisch wirksamer Reizung des andern
Vagus erhalten werden (vgl. sub III B 2 f, S. 261 ff.), mußte dann vollends zur
Überzeugung führen, daß das zentral-nervöse Verhalten diesen antagonistisch
wirksamen Afferenzen gegenüber nicht dasjenige eines Wettstreites, sondern
nur dasjenige einer Kompromißlösung bzw. einer gegenseitigen Verrechnung
sein kann [AUER und MELTZER 1911/12 (a); WYSS 1939 (b)]. Allerdings
ist bei dieser Verrechnung zu berücksichtigen, daß sich die hemmende Wirkung
der voll ausgebildeten exspiratorischen Komponente der schwachen inspiratorischen Komponente gegenüber als dominant erweist, ganz im Einklang mit
der allgemein-physiologischen Eigenschaft der nervösen Hemmung motorischer
Aktivität.

Wie schon wiederholt erwähnt wurde, ist der Vagusreizeffekt am Pneumogramm selten rein inspiratorisch; dagegen ist er bei höherer Reizfrequenz und
nicht zu hoher Reizstärke sozusagen immer rein exspiratorisch. Die Regel ist
bei niederen bis mittleren Frequenzen der Mischeffekt, dessen häufigste Form
in Abb. 70 A (a—c) wiedergegeben ist. Das Pneumogramm ist auf beiden
Seiten eingeengt, und entsprechend der reduzierten Amplitude ist die Atmungsfrequenz erhöht. Ein solcher Effekt wird mit niederfrequenter Reizung deutlich überschwelliger Intensität erhalten. Geht man auf die Reizschwelle zurück, dann verschwinden inspiratorische und exspiratorische Komponente
miteinander, was ein gewichtiges Argument zugunsten des Einfaserprinzips
darstellt! Trotzdem es aber keinen signifikanten Unterschied der Reizschwellen
für inspiratorische und exspiratorische Komponente gibt, kann man in geeigneten Fällen durch Herabsetzen der Reizfrequenz auf niedrigere Werte die
exspiratorische Komponente praktisch vollständig zum Verschwinden bringen,
ohne daß die inspiratorische Komponente auch zurückgeht; diese ist im
Gegenteil im Beispiel der Abb. 70 B (d, d') noch verstärkt. Hieraus ergibt
sich ein fast ebenso gewichtiges Argument zugunsten des Frequenzeffektes!
Diese Schlußfolgerung ist umso eher berechtigt, als mit sukzessiver Steigerung
der Reizfrequenz unter Beibehaltung derselben Reizstärke die exspiratorische
Komponente mit zunehmender Atmungsverlangsamung derart überhand
nimmt, daß der inspiratorische Anteil des Mischeffektes vollkommen zum Verschwinden gebracht wird [Abb. 70 B (e, f)].

Der in Abb. 70 A (b) wiedergegebene Mischeffekt leichten Grades mit eingeschränkter und etwas beschleunigter Atmung stellt eine Atmungsform dar,
welche der Atmung, wie sie vor der beidseitigen Vagotomie bestanden hatte,
sehr ähnlich sieht. Tatsächlich kann man durch geeignete Wahl von Frequenz

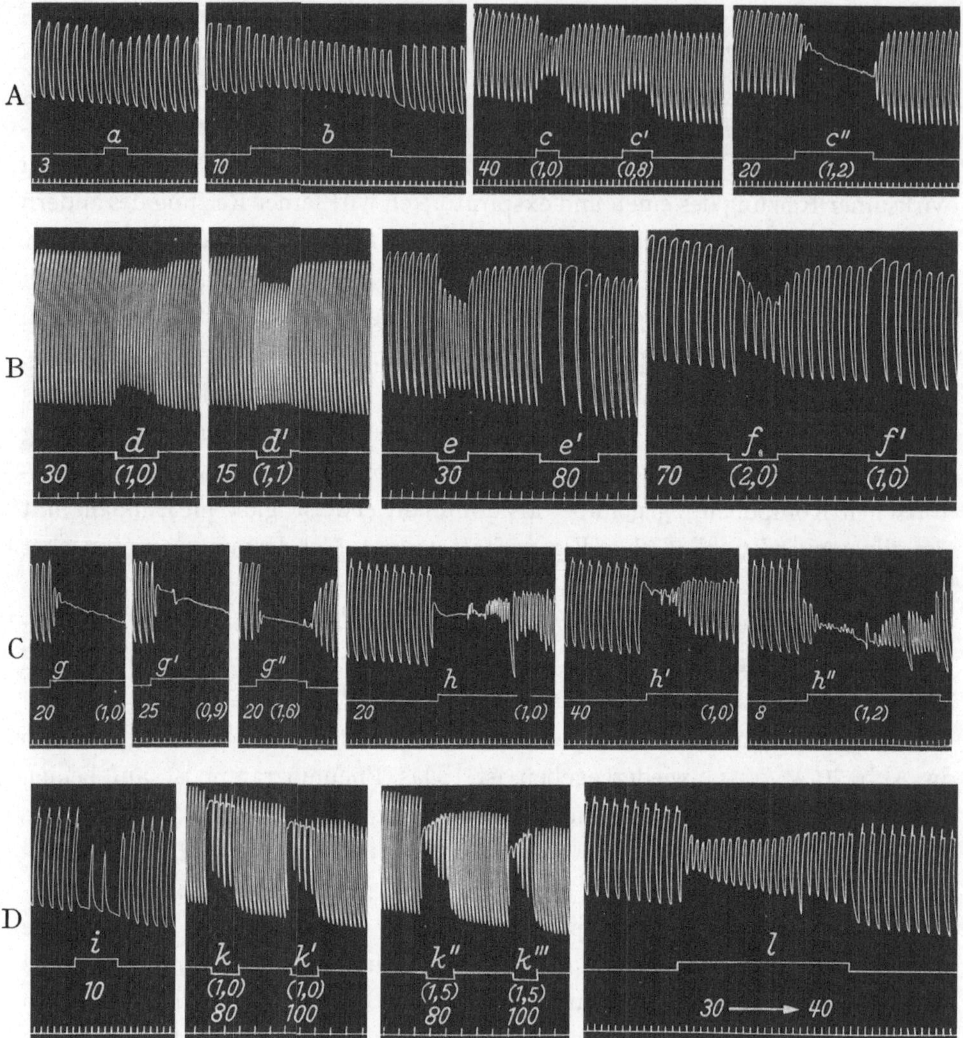

Abb. 70 A—D. Mischeffekte, d. h. Kombinationsformen aus inspiratorischer und exspiratorischer Komponente der afferenten Vagusreizung. Variation von Impulsfrequenz und Reizstärke. Kaninchen, narkotisiert mit Urethan, tracheotomiert und beidseits vagotomiert. Pneumogramme, Inspiration nach unten; darunter Reizsignal und Zeit in 3 sec (Ausnahme d, d': 6 sec). Die Buchstabenbezeichnungen der einzelnen Beispiele entsprechen verschiedenen Versuchen. Die eingesetzten Zahlen geben die Reizfrequenz (Impulse pro Sekunde), die in Klammern gesetzten Zahlen die relative Reizstärke an. Reihe A: In a minimale exspiratorische Komponente kombiniert mit deutlicher inspiratorischer Komponente; Atmungsbeschleunigung nicht signifikant. In b ausgesprochener Mischeffekt mit etwa symmetrischer Einengung der Atmungsbewegung und deutlicher Atmungsbeschleunigung. Man beachte die inspiratorische Nachwirkung als negativen Nacheffekt der exspiratorischen Komponente. In c ein etwas nach der exspiratorischen Seite verschobener und leicht exspiratorisch betonter Mischeffekt mit deutlicher Atmungsbeschleunigung, wobei Herabsetzen der Reizstärke (in c') die exspiratorische Komponente deutlicher in Erscheinung treten läßt. Im gleichen Versuch (c'') Atmungsstillstand in Mittelstellung mit relativ niedriger Frequenz und hoher Reizstärke. Reihe B: In d ein etwa symmetrischer Mischeffekt mit mittlerer Reizfrequenz, der in d' mit herabgesetzter Reizfrequenz die exspiratorische Komponente fast vollständig verliert. In e ein inspiratorisch verschobener Mischeffekt, der mit Steigerung der Reizfrequenz in e' die inspiratorische Komponente vollständig verliert. In f ein inspiratorisch verschobener Mischeffekt, der bei Herabsetzung der Reizstärke in f' die inspiratorische Komponente vollständig verliert. Reihe C: In g ein Atmungsstillstand in Mittelstellung, hervorgerufen durch niederfrequente Reizung beider afferenten Vagi; in g' demgegenüber ein etwas nach der exspiratorischen Seite verschobener Atmungsstillstand bei Reizung mit etwas höherer Frequenz und herabgesetzter Reizstärke; in g'' ein nach der inspiratorischen Seite verschobener Atmungsstillstand bei gleicher Reizfrequenz wie in g, aber erhöhter Reizstärke. In h ein Atmungsstillstand in Mittelstellung, hervorgerufen durch Reizung beider Vagi mit mittlerer Frequenz; in h' ein exspiratorisch verschobener

und Stärke der Reizung das Pneumogramm aus der Periode vor der Vagotomie weitgehend nachahmen. Wie schon BUDGE (1859), allerdings nur mit Bezug auf die Atmungs*frequenz* gezeigt hatte, kann schwache afferente Vagusreizung den Vagusausfall ersetzen. Daß dann am Ende einer solchen Reizperiode ein vagotomieähnlicher Effekt auftreten muß, worauf viel später von GAD [1880 (b)], HEAD (1889), MELTZER [1890 (a)], LEWANDOWSKY (1896) und WOLF (1904) hingewiesen wurde, ergibt sich eigentlich von selbst und ist im Beispiel der Abb. 70A (b) durch den inspiratorischen Nacheffekt sehr überzeugend illustriert.

Als der höchste Grad eines Mischeffektes muß Atmungsstillstand in Intermediärstellung bezeichnet werden [Abb. 70 A (c'')]. Je nach dem Überwiegen der inspiratorischen oder der exspiratorischen Komponente, d. h. in erster Linie abhängig von der Reizfrequenz, erfolgt dieser Stillstand mehr auf der exspiratorischen oder mehr auf der inspiratorischen Seite der Mittellage [Abb. 70 C (g'—g'', h'—h'')]. Häufig kommt es nicht bis zum Atmungsstillstand, sondern nur zu erheblicher Einengung und Beschleunigung der Atmung. Diese kann dann auch noch symmetrisch, inspiratorisch oder exspiratorisch betont sein, wiederum abhängig von Reizfrequenz und Reizstärke [Abb. 70 A (c—c'), B (f), D (i, k''', l)]. Auch ein ausgesprochen inspiratorischer Effekt mit extrem inspiratorisch betonter Atmungsform kann eine exspiratorische Komponente daran erkennen lassen, daß die Inspirationsendlage, die hier vielleicht besser als Exspirationsausgangslage bezeichnet werden sollte, um ein Geringes nach der exspiratorischen Seite verschoben ist [Abb. 70 D (i)].

Jeder Mischeffekt der afferenten Vagusreizung läßt nach Maßgabe der Stärke seiner inspiratorischen Komponente den gesteigerten inspiratorischen Resttonus während der Exspirationsphase am Elektrogramm des efferenten Phrenicus erkennen. In Abb. 71 ist ein Beispiel für niederfrequente Vagusreizung wiedergegeben. Der Resttonus ist vor der Reizung (a) sehr schwach, während der Reizung (b) mit dem Auftreten von sog. ,,Vagus-Zwerchfell-Reflexen'' erheblich verstärkt, und geht nach der Reizung (c) mit der abklingenden inspiratorischen Nachwirkung nur allmählich zurück. Die gleichzeitig vorhandene exspiratorische Komponente kommt in der Abschwächung der inspiratorischen Innervation während der Inspirationsphase zum Ausdruck.

Die bisher beschriebenen Mischeffekte werden durch niederfrequente oder im Übergangsbereich der mittleren Frequenzen (40—80 pro Sekunde) liegende

Stillstand bei höherer Reizfrequenz und gleicher Reizstärke; in *h''* ein inspiratorisch verschobener Stillstand bei niedrigerer Reizfrequenz und höherer Reizstärke. Reihe D: In *i* ein starker inspiratorischer Effekt mit inspiratorisch betonter, verlangsamter Atmung. Die Inspirationsendlage (bzw. Exspirationsausgangslage) ist aber um einen geringen Betrag in exspiratorischer Richtung verschoben, als deutliches Zeichen einer exspiratorischen Komponente. Beide Vagi gleichzeitig gereizt. In *k* und *k'* exspiratorischer Effekt mit relativ hoher Reizfrequenz; in *k''* und *k'''* Einbruch einer starken inspiratorischen Komponente bei Erhöhung der Reizstärke um je 50%. In *l* Mischeffekt mit etwa symmetrischer Einengung der Atmungsamplitude, hervorgerufen durch gleichzeitige Reizung beider Vagi mit Frequenzanstieg während Reizperiode von 30 auf 40 Impulse pro Sekunde. Deutliche Verschiebung des Mischeffekts im Sinne zunehmender exspiratorischer Betonung der Atmungsform. (Original)

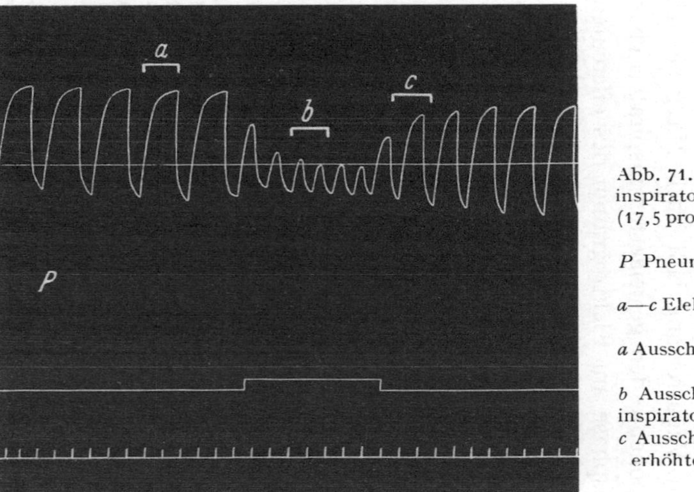

Abb. 71. Zunahme des inspiratorischen Resttonus während der Exspirationsphase bei vorwiegend inspiratorischem Mischeffekt, hervorgerufen durch afferente Vagusreizung mit niedriger Impulsfrequenz (17,5 pro Sekunde) und einer Reizstärke, die etwa dem doppelten Schwellenwert entspricht. Kaninchen, narkotisiert mit Urethan (1 g/kg rectal), tracheotomiert und beidseits vagotomiert.

P Pneumogramm, Inspiration nach unten; Nullage der Mareyschen Kapsel durch horizontale Linie angegeben; Reizsignal; Zeitmarkierung in 3 sec.

a—c Elektrogramme des efferenten Phrenicus abgeleitet vom zentralen Stumpf. Zeitmarkierung 100 Hz. Ordinatenkalibrierung (in a): 50 μV.

a Ausschnitt entsprechend einer Exspirationsphase (a in P) vor der Reizung. Sehr geringe inspiratorische Restinnervation

b Ausschnitt entsprechend zweier Atmungsphasen (b in P) während der Reizung. Stark gesteigerte inspiratorische Restinnervation. (Vgl. dazu die „Vagus-Zwerchfell-Einzelreflexe" in Abb. 63, S. 259)

c Ausschnitt entsprechend einer Exspirationsphase (c in P) nach der Reizung. Gegenüber a immer noch erhöhte inspiratorische Restinnervation als Ausdruck der inspiratorischen Nachwirkung. (Original)

Reizung erhalten. Eine weitere Form von Mischeffekten ergibt sich bei höher frequenter Reizung höherer Intensität. So kann in sehr eindrücklicher Weise der Einbruch einer starken inspiratorischen Komponente in eine anfangs reine und typische exspiratorische Reaktion zur Darstellung gebracht werden [Abb. 70 D (k,k'—k'',k''')]. Die gleichzeitige Aufnahme des vom gereizten Vagus abgeleiteten Aktionsstroms läßt erkennen, daß sich parallel mit dem Einbruch des inspiratorischen Effektes die δ-Faserkomponente des Aktionsstroms entwickelt (WYSS und RIVKINE 1950). Gemäß der Beteiligung einer starken inspiratorischen Reaktion ist in solchen Fällen oft auch die inspiratorische Nachwirkung sehr ausgeprägt (vgl. S. 246, Abb. 57).

Der experimentelle Nachweis, daß ein Mischeffekt der afferenten Vagusreizung tatsächlich die Kombination aus inspiratorischer und exspiratorischer Komponente darstellt, kann auch auf Grund der von WYSS u. Mitarb. (vgl. sub III B 5, S. 336ff.) aufgefundenen getrennten zentralen Schaltwege für inspiratorische und exspiratorische Komponente der vagalen Atmungsreflexe erbracht werden. Ein Mischeffekt höheren Grades, durch erhebliche Amplitudeneinschränkung von beiden Seiten her und entsprechende Atmungsbeschleunigung gekennzeichnet, ist in Abb. 87a (vgl. S. 340) dargestellt. Vergleichsweise wurde in diesem Versuch kurz nach der afferenten Vagusreizung die *lokale Reizung* des inspiratorischen Reflexzentrums im caudalen Bereich des Tractus solitarius-Systems vorgenommen, so daß Mischeffekt und reiner inspiratorischer Effekt (Abb. 87b) einander direkt gegenübergestellt sind. Analoger Mischeffekt und reiner exspiratorischer Effekt, erhalten durch selektive *Ausschaltung* des genannten inspiratorischen Reflexzentrums während der afferenten Vagusreizung, ergeben sich aus Abb. 85 (vgl. S. 338).

Im umgekehrten Sinne wurde der Beweis, daß ein Mischeffekt der afferenten Vagusreizung die Kombination aus inspiratorischer und exspiratorischer Komponente des Reflexerfolges darstellt, mittels der kombinierten Reizung beider Vagi erbracht, und zwar durch niederfrequente Reizung auf der einen und höher frequente Reizung auf der andern Seite [WYSS 1939 (b)]. Wie Abb. 65 für starke und Abb. 66 für schwache Reizung wiedergibt, lassen sich auf diese Weise typische Mischeffekte erhalten (vgl. sub III B 2 f, S. 262—263).

Ähnlich wie der kombinierten Reizung beider Vagi kommt auch diesen Mischeffekten der afferenten Vagusreizung kaum eine physiologische Bedeutung zu. Soweit die Mischeffekte geringgradig sind und nur die Lungenblähungsfasern betreffen, kann eine entsprechende Afferenzenkonstellation wenigstens kurzfristig als Übergangssituation vorkommen. Die weniger physiologische Gegebenheit gleichzeitiger maximaler Erregung von Blähungs- und Kollapsfasern muß aber für den Vorgang des Entstehens eines einseitigen bzw. partiellen Pneumothorax angenommen werden, wo die kollabierende Lunge bzw. die kollabierenden Lungenanteile Kollapsafferenzen mit stark inspiratorischer Wirkung und die hierdurch inspiratorisch stärker entfaltete andere

Lunge bzw. die anderen Lungenabschnitte Blähungsafferenzen mit exspiratorischer Wirkung abgeben. Der primär inspiratorische Atmungsstillstand muß dadurch von Anfang an eine Dämpfung im Sinne eines partiellen Mischeffektes erfahren (vgl. dazu sub III B 4, S. 293 ff.).

3. Die Ableitung der Aktionsströme des afferenten Lungenvagus

Die Erkenntnis, daß die physiologische Reizung der Vagusendigungen in den Lungen mechanischer Natur ist, d. h. daß durch „Zerrung" der vagalen Endverästelungen bei der Ausdehnung der Lungen die für die Beeinflussung der Atmung maßgebenden afferenten Erregungen ausgelöst werden, geht auf ROSENTHAL (1864), WITTICH (1866) und BREUER (1868) zurück. Während jedoch ROSENTHAL diesen afferenten Erregungen eine ausschließlich inspirationsfördernde Wirkung zuschrieb, hatte BREUER ihre inspirationshemmende Wirkung schon richtig erkannt und für die inspirationsfördernde Wirkung besondere afferente Fasern angenommen, die auf das Kollabieren der Lungen ansprechen sollten. So hatte mit der von HERING und BREUER begründeten Lehre von der Selbststeuerung der Atmung auch die Vorstellung vom Mechanismus der afferenten Vaguswirkung konkrete Form angenommen, lange bevor es gelang, die durch adäquate Reizung ausgelösten afferenten Erregungen direkt nachzuweisen. Auch standen hier von Anfang an die beiden Probleme zur Diskussion, einerseits dasjenige der Lungendehnungs- bzw. -blähungsreceptoren, andererseits dasjenige der Lungenkollapsreceptoren. Damit hat die Aktionsstromuntersuchung des afferenten Lungenvagus weiteres Beweismaterial für und wider die Zweifasertheorie der respiratorischen Vaguswirkung beibringen können. Während aber die Frage der Lungenblähungsafferenzen durch diese elektrophysiologischen Untersuchungen weitgehend abgeklärt werden konnte, bleibt diejenige der Lungenkollapsafferenzen auch heute noch in wesentlichen Punkten unbeantwortet. Mit Bezug auf das experimentelle Vorgehen ist zu unterscheiden zwischen Untersuchungen am intakten Nervenstamm und solchen Untersuchungen, die an einzelnen Fasern angestellt wurden. Zur weiteren Differenzierung zwischen verschiedenen afferenten Fasersorten wurden die schon im Zusammenhang mit den Reizversuchen erwähnten Methoden der selektiven Faserausschaltung, speziell durch Kälteblockierung, in Anwendung gebracht, und es wurde zudem versucht, Art und Lage der in Frage kommenden Receptoren zu bestimmen.

Neben der Ableitung der durch den Blähungszustand der Lungen und seine Änderungen auf natürliche Weise ausgelösten Aktionsströme von Vagusstamm oder einzelnen Fasern hat auch die Aktionsstromuntersuchung am künstlich gereizten Vagus (HEINBECKER 1930) zur Erforschung der von den Lungen ausgehenden Afferenzen und speziell ihrer reflektorischen Wirkung auf die Atmung wesentlich beigetragen. Hierher gehören Versuche von BISHOP, HEINBECKER und O'LEARY (1934) und speziell von WYSS und RIVKINE (1950), welche bestimmte Faserkomponenten im Aktionsstrombild des gereizten Vagus zu bestimmten Atmungseffekten in Beziehung brachten und so auch von dieser Seite die Beteiligung von Afferenzen verschiedener Herkunft und Systemzugehörigkeit an der Atmungswirkung des afferenten Lungenvagus unter Beweis stellen konnten (vgl. sub III B 2 b, S. 231 ff.).

a) Die Blähungsafferenzen. Noch bevor eine lungenblähungsbedingte Erregung des afferenten Vagus nachgewiesen werden konnte, hatten in Bestätigung der schon von BREUER (1868) auf Grund einer sinnreichen Anordnung erhobenen Befunde sowohl LOEWY [1888 (b)] als auch HEAD (1889) und LEWANDOWSKY (1896) die *Ausdehnung* der Lunge als den adäquaten Reiz erkannt. Als dann LEWANDOWSKY (1898) zum ersten Mal die durch Lungenblähung hervorgerufene negative Schwankung des Vagusstroms beobachtete, war damit ein neuer Weg zur Analyse der afferenten Vaguswirkung beschritten. Es folgten ALCOCK und SEEMANN (1905), EINTHOVEN (1908), ADRIAN (1926) sowie KELLER und LOESER (1930) mit sukzessive verbesserter Methodik. Während diese auf Ableitungen vom intakten Vagusstamm beruhenden Untersuchungen anfangs nur die durch Summation monophasischer Ausschläge entstandene Gleichstromkomponente ergaben, konnten in den beiden letztgenannten Arbeiten und insbesondere in den von RIJLANT [1932, 1933 (a)] und PARTRIDGE (1933, 1935) erhaltenen Oscillogrammen die einzelnen Aktionsstromspitzen als solche erkannt und registriert werden. Mit dieser verbesserten Technik konnte PARTRIDGE (1933) am ganzen Nerven eine lineare Abhängigkeit der afferenten Erregungsfrequenzen vom Lungenvolumen nachweisen, und es konnten HARTMANN und WYSS (1953) durch unabhängige Ableitung der Aktionsströme von zwei verschiedenen Stellen des nicht aufgeteilten Nervenstamms Fortpflanzung und Leitungsgeschwindigkeit für einzelne den Blähungsafferenzen entsprechende Ausschläge bestimmen. Der Versuch von HAMMOUDA und STELLA (1935), durch selektiven Kälteblock des Vagusstamms zwischen diesen (inspirationshemmend wirksamen) Blähungsafferenzen und eventuellen andern Afferenzen (s. u.) zu differenzieren, hat offenbar nicht zu einem eindeutigen Resultat geführt. Insbesondere blieb die Frage, ob Ausfall von Blähungsfasern oder partieller Leitungsblock in diesen Fasern für den paradoxen Blähungseffekt verantwortlich zu machen ist, unbeantwortet.

Weiteren Einblick in die Funktionsweise der pulmonalen Blähungsreceptoren ermöglichte die Ableitung der afferenten Aktionsströme von einzelnen freipräparierten Vagusfasern oder von kleinen Faserbündeln des aufgeteilten peripheren Vagusstumpfs, in welchen einzelne aktive Einheiten voneinander unterschieden werden können. Die Methode wurde von ADRIAN eingeführt und sowohl von ADRIAN (1933) als auch von PARTRIDGE (1933, 1935) auf den afferenten Lungenvagus angewendet. Sie ergab für das isolierte Einzelfaserpräparat die von PARTRIDGE (1933) am Gesamtnerven festgestellte lineare Beziehung zwischen Lungenvolumen und Erregungsfrequenz. Ein gewisser

phasischer Effekt ließ sich insofern nachweisen, als zu Beginn einer Blähung
die afferente Erregungsfrequenz etwas höhere Werte zeigt als im nachfolgenden
Dauerblähungszustand. In diesem fällt die Frequenz nur sehr langsam ab,
so daß die Lungenblähungsreceptoren mehrheitlich als ausgesprochen langsam
adaptierende Receptororgane zu charakterisieren sind. Bestätigende Beobachtungen über das elektrophysiologische Verhalten der Lungenblähungsfasern

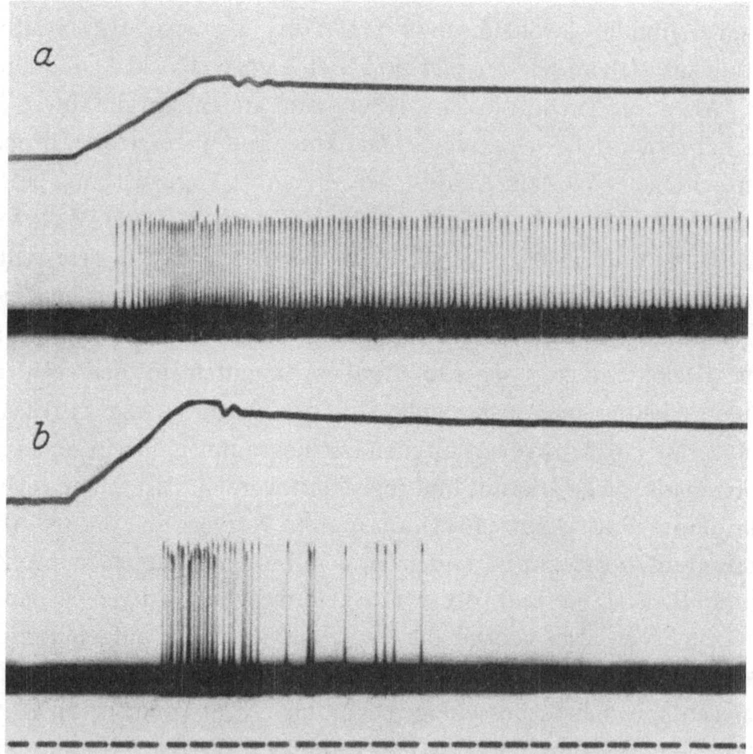

Abb. 72a u. b. Unterschiedliches Ansprechen eines langsam adaptierenden (*a*) und eines rasch adaptierenden (*b*) Blähungsreceptors auf etwa gleich starke künstliche Blähung der Lunge. Katze, narkotisiert mit
Dial, bei eröffnetem Thorax. Je oben intratrachealer Druck, Druckzunahme nach oben. Darunter Elektrogramme je einer einzelnen afferenten Faser des peripheren Vagusstumpfs; Zeitmarkierung 0,5 und 0,1 sec.
(Knowlton und Larrabee 1946)

finden sich bei Whitteridge und Bülbring (1944) und Whitteridge
[1948 (b), 1953], sowie bei Knowlton und Larrabee (1946) und Bonvallet
und Sigg (1958). Insbesondere zeigten Knowlton und Larrabee, daß außer
den langsam adaptierenden Lungenblähungsreceptoren (Abb. 72 a) in erheblicher Zahl auch rasch adaptierende Receptoren vorkommen, welche physiologischerweise, d. h. ohne daß dabei an eine durch Narcotica oder andere
schädigende Faktoren bedingte Beeinträchtigung der Funktionsweise (Adrian
1933) zu denken wäre, nur auf den Blähungs*vorgang*, nicht aber auf den
Blähungs*zustand* ansprechen (Abb. 72 b). Die Geschwindigkeit, mit welcher
diese phasisch reagierenden Receptoren adaptieren, variiert von Receptor

zu Receptor in ziemlich weiten Grenzen, und es kommen, wenn auch weniger
zahlreich, alle Übergangsformen zwischen rasch und langsam adaptierenden
Receptoren vor. Für die ausgesprochen rasch adaptierenden Blähungsreceptoren liegt die Reizschwelle nach KNOWLTON und LARRABEE bei deutlich
größerem Lungenvolumen als für die langsam adaptierenden Receptoren, so
daß im Bereiche der normalen Atmungsexkursionen wahrscheinlich nur mit
der Tätigkeit der letzeren, d. h. der langsam adaptierenden Blähungsreceptoren
zu rechnen ist. Diese sollten auf Grund der von BEIN und HELMICH (1949)
am Kaninchen vorgenommenen Bestimmungen etwa die Hälfte der untersuchten Vagusfasern ausmachen. Allerdings ist nicht zu entscheiden, ob unter
solchen „inspiratorisch aktiven" Receptoren nicht doch auch der rasch adaptierenden Gruppe angehörende Elemente enthalten sind.

Die Annahme, daß die langsam adaptierenden Blähungsreceptoren als reine Volum-
receptoren den Ausdehnungszustand der Lungen angeben, läßt sich scheinbar in dieser
einfachen Form nicht aufrecht erhalten. Nach WEIDMANN und BUCHER (1951) können
Lungenblähungsreceptoren der Katze trotz exspiratorischem Trachealverschluß mit
„Fixierung" des Lungenvolumens in Exspirationsstellung, z. T. auch kombiniert mit
Pneumothorax, in gewissen Fällen immer noch inspiratorisch, d. h. während der Inspirationsphase ansprechen. Sie können sogar (in 15% der Fälle bei geschlossenem Thorax,
in 40% bei Pneumothorax) eine inverse, d. h. auf die Inspirations*pause* fallende Aktivierung aufweisen. Diese Receptoren sollten demnach auch ohne Volumänderung der
Lungen erregt werden können. Doch blieb der Mechanismus einer solchen abnormen
Erregung vorerst ungeklärt; im Hinblick auf die Mannigfaltigkeit der von WIDDICOMBE
[1952 (a, b), 1954 (b)] untersuchten tracheobronchialen Blähungsreceptoren (s. u.) ist
hier aber unbedingt an das eventuelle Mitspielen solcher Receptoren zu denken. DAVIS,
FOWLER und LAMBERT (1956) konnten an der Katze bei eröffnetem Thorax zeigen, daß
langsam adaptierende Blähungsreceptoren nur nach der bekannten linearen Funktion
auf die Größe der Lungenvolumina und nicht in irgendwie typisch phasischer Weise auf
die *Geschwindigkeit* der jeweiligen Lungenblähung ansprechen. Dabei konnte der schon
von ADRIAN (1933) festgestellte phasische Initialeffekt in der von WIDDICOMBE [1952 (a),
1954 (b)] angegebenen Weise (s. u.) direkt auf die bei der Lufteinblasung auftretende
vorübergehende Drucksteigerung in den Atmungswegen bezogen werden. Übereinstimmende Beobachtungen machten BONHOEFFER und KOLATAT (1958) an Druckvolumdiagramm und Dehnungsreceptoren der Froschlunge. Aus all diesen Befunden ergibt
sich zunächst die Schlußfolgerung, daß neben der Ausdehnung der Lunge zum mindesten
auch der Druck in den Atmungswegen als Blähungsreiz in Frage kommt. Damit ist die
initiale phasische Erregung bei Lungenblähung nicht ausschließlich als eine adaptative
Besonderheit gewisser Blähungsreceptoren aufzufassen; sie erscheint vielmehr auch als
die natürliche Folge des besonderen mechanischen Verhaltens der Luftwege bei Blähung.
Ähnlich steht es vielleicht mit dem negativen Nacheffekt bei Entlastung von anhaltender
Blähung, wo es bis zur vorübergehenden Sistierung der Erregungsabgabe kommen kann
(DAVIS, FOWLER und LAMBERT 1956). Hier ebenfalls muß neben der gewissen Receptoren
eigenen Adaptationsfähigkeit an das umgekehrte mechanische Verhalten der Luftwege
bei der Entlastung vom Blähungszustand gedacht werden. So stellt sich schließlich die
konkrete Frage nach der anatomischen Lage und Anordnung der Blähungsreceptoren in
der Lunge.

Schon aus den bisher mitgeteilten experimentellen Befunden ergibt sich
die Notwendigkeit, zwischen verschiedenen Arten von Lungenblähungsreceptoren zu unterscheiden. Das funktionelle Kriterium ist in erster Linie das

Adaptationsverhalten, vielleicht auch die physiologische Reizschwelle; in zweiter Linie muß es die Lokalisation sein, denn von der Lage dieser Receptoren mit Bezug auf die Strukturanteile der Lungen muß auch ihre spezielle Wirksamkeit abhängen. WEIDMANN, BERDE und BUCHER (1949) verwendeten die oberflächliche Pleuraanaesthesie und fanden bei Prüfung von maximal je 20 Einzelfasern pro Vagus nach einer Minute Einwirkungszeit mehr als die Hälfte der Receptoren ausgeschaltet. Weshalb nicht auch die Kollektivaktivität eines größeren Nervenanteils untersucht wurde, ist nicht ohne weiteres ersichtlich, und die Frage, ob wirklich nur subpleurale Receptoren betroffen wurden, bleibt offen. Zum entgegengesetzten Resultat kam WIDDICOMBE [1953, 1954 (d)] auf Grund des direkten Nachweises, daß ein auf einen bestimmten Lungenlappen lokalisierter Blähungsreceptor durch Abziehen der Pleura visceralis seine Wirksamkeit nicht verliert und durch mechanische Reizung tief im Lungenparenchym, durch Zug am Bronchialbaum oder Sondierung eines kleinen zuführenden Bronchus erregt werden kann. WIDDICOMBE konnte weiterhin feststellen, daß die Ansprechbarkeit der Blähungsreceptoren auf Lufteinblasung durch bronchoconstrictorisch wirksame Stoffe erhöht, durch bronchodilatatorisch wirksame herabgesetzt wird, daß aber im konstanten Blähungszustand das bronchoconstrictorisch wirksame Acetylcholin die Ansprechbarkeit der Blähungsreceptoren herabsetzt. Daraus den Schluß zu ziehen, daß zum mindesten sehr zahlreiche Blähungsreceptoren in enger Beziehung zum Bronchialbaum stehen, und daß dessen Dehnung den adäquaten Blähungsreiz darstellt, erscheint durchaus plausibel, speziell wenn die Lungenblähung durch Lufteinblasung erfolgt. Damit ist aber die Beteiligung von weiter peripher im Lungenparenchym und selbst im subpleuralen Bereich gelegenen Blähungsreceptoren keineswegs ausgeschlossen, besonders nicht im Hinblick auf die mehr physiologische Art der Lungenblähung, welche durch primäre Druckherabsetzung von der Lungenperipherie her zustande kommt. Es ist nach wie vor anzunehmen, daß die erstmals von ADRIAN (1933) beschriebenen langsam adaptierenden Lungenblähungsreceptoren dem Lungenparenchym angehören und für die physiologische Entfaltung der Lungen mit ihrer ausgesprochen tonischen Hemmungswirkung auf die inspiratorische Innervation in erster Linie in Frage kommen. Auch für diese Receptoren wäre eventuell eine dem Bronchomotorentonus parallel gehende Veränderung der Ansprechbarkeit zu erwarten, gemäß den gegensinnigen mechanischen Beziehungen zwischen Bronchienweite und Spannungszustand des Lungengewebes (WYSS 1952). Jedenfalls läßt sich die von WIDDICOMBE [1954 (d)] beobachtete exquisit tonische Abhängigkeit des Hering-Breuerschen Blähungseffektes von Änderungen des bronchomotorischen Verhaltens auf Grund der Wirkungsweise langsam adaptierender Lungenblähungsreceptoren im bisherigen Sinne mindestens so gut erklären wie unter Bezugnahme auf die Wirkungsweise der langsam oder rasch adaptierenden, nach WIDDICOMBE [1954 (b)] aber fast durchweg sowohl auf Blähung als auch auf Kollabieren der Luftwege ansprechenden tracheobronchialen Receptoren (s. u.). Neuere Untersuchungen von WIDDICOMBE [1961 (a)], in denen die Lungenblähungsreceptoren von Katze und Kaninchen auf ihre Ansprechbarkeit in Abhängigkeit von verschiedenen Zustandsänderungen der Lungen (Kollaps, Lungenödem, Bronchoconstriction, Trachealverschluß) untersucht wurden, brachten nun allerdings weiteres Beweismaterial zugunsten der Annahme, daß die Blähungsreceptoren in die Wandung der Luftwege zu lokalisieren sind und auf Wanddehnung als adäquaten Reiz ansprechen. Ob die oben angeführten Argumente zugunsten einer eventuellen Lokalisation im Lungenparenchym durch diese neueren Befunde hinfällig werden, läßt sich aber vorläufig noch nicht entscheiden. Auch ist die Annahme, daß die Sensibilisierung der Lungenblähungsreceptoren durch Ozoninhalation (HOLMES und TROQUET 1961) auf einen Oberflächenspannungseffekt an der Alveolaroberfläche zu beziehen sei (vgl. WYSS 1963), nur eine Vermutung.

Die auf Trachea und Bronchien zu beziehenden Blähungsreceptoren der Katze wurden von WIDDICOMBE [1954 (b)] einer eingehenden Analyse unterzogen. Dabei handelt es sich vorwiegend oder ausschließlich um die rasch adaptierenden Receptoren nach KNOWLTON und LARRABEE (1946). Ihre rasche Adaptation erwies sich aber als großenteils mechanisch bedingt. Dies ist der Fall für etwa die Hälfte der untersuchten Receptoren, welche auf Blähung der abgeschlossenen Luftwege, und zwar speziell der Bronchien und ihrer Verzweigungen, langsam adaptierend ansprechen. Die Receptoren dieser ersten Gruppe reagieren aber zudem fast ausnahmslos und langsam adaptierend auf Ansaugen von Luft aus dem Bronchialbaum (s. u.). Eine zweite Gruppe umfaßt etwas weniger als ein Drittel der untersuchten Receptoren. Sie reagieren mit ausgesprochen rascher Adaptation, indem sie ganz allgemein während Druckänderung in beiden Richtungen kurze Erregungsfolgen von relativ hoher Frequenz abgeben. Diese Receptoren kommen hauptsächlich in der Trachea vor. Schließlich bleibt eine dritte Gruppe von Receptoren, welche eine intermediäre Stellung einnehmen, indem sie sowohl auf Drucksteigerung durch Blähung als auch auf Druckherabsetzung durch Ansaugen aus den abgeschlossenen Luftwegen mit einer von Anfang an adaptierenden, aber etwas länger dauernden Impulsserie antworten. Diese Receptoren sind weniger zahlreich in der Trachea, reichlicher in den Bronchien und ihren Verzweigungen vertreten und machen im ganzen weniger als ein Viertel der untersuchten Receptoren aus. Bemerkenswert ist, daß der Großteil aller dieser tracheobronchialen Receptoren nicht nur auf Blähen, sondern auch auf Ansaugen anspricht. Diese Receptoren kommen also für das Auftreten von Kollapsafferenzen ebenfalls in Frage, wenn auch physiologischerweise nur mit relativ rascher Adaptation (vgl. sub III B 3 b, S. 288ff.).

Zusammengefaßt ergibt sich aus den mitgeteilten experimentellen Befunden, daß Blähungsafferenzen einerseits aus der mehr oder weniger einheitlichen Gruppe der langsam adaptierenden Receptoren des Lungenparenchyms, andererseits aus den verschiedenartigen tracheobronchialen Receptoren stammen. Die rasche Adaptation, mit welcher die letzteren ansprechen, ist entweder im Receptor selber oder im mechanischen Verhalten der Luftwege gelegen. Nur die erstere Gruppe kann dem Hering-Breuerschen Lungenblähungsreflex, bei dem der afferente Vagus eine ausgesprochen tonische Funktion ausübt [LOEWY 1888 (b), HEAD 1889, HESS 1931 (a, b)], zugrunde

gelegt werden. Dabei erreichen die afferenten Erregungsfrequenzen bei
Blähung der Lunge bzw. auf der Höhe der Inspiration ohne weiteres 100 und
mehr Impulse pro Sekunde [PARTRIDGE 1933, 1935; ADRIAN 1933; WHITTE-
RIDGE und BÜLBRING 1944; BÜLBRING und WHITTERIDGE 1944/45;
KNOWLTON und LARRABEE 1946; WALSH 1947; BUCHER 1947 (b); WHITTE-
RIDGE 1948 (a); MEIER, BEIN und HELMICH 1949; BEIN und BUCHER 1957;
PAINTAL 1957 (a); DRAKONTIDES 1960], so daß sich die inspirationshemmende
Wirkung der Lungenblähung auf Grund des Frequenzeffektes der afferenten
Vagusreizung (vgl. sub III B 2 a, S. 228 ff.) zwanglos erklären läßt. Eine Beteiligung der an sich langsam adaptierenden bronchialen Receptoren [WIDDI-
COMBE 1954 (b)] kann selbstverständlich nicht von vornherein ausgeschlossen
werden, erscheint aber angesichts der Tatsache, daß die meisten dieser Receptoren auf Kollabieren der Luftwege ansprechen, von untergeordneter Bedeutung zu sein. Insbesondere sind nach KNOWLTON und LARRABEE (1946) die
rasch adaptierenden Lungenblähungsreceptoren, zu denen auch die eben genannten von WIDDICOMBE [1954 (b)] als langsam adaptierend erkannten bronchialen Receptoren zu rechnen sind, verglichen mit den langsam adaptierenden
Lungenblähungsreceptoren durch eine höhere physiologische Reizschwelle
charakterisiert und an den aus der normalen Atmung entspringenden vagalen
Blähungsafferenzen nicht oder kaum beteiligt. Dagegen spielen die tracheobronchialen Receptoren bei verschiedenen von den Luftwegen ausgehenden
Atmungsreflexen eine wichtige Rolle, wobei das Vorwiegen exspiratorischer
Reaktionen, wie exspiratorische Atmungsverlangsamung (HAMMOUDA und
WILSON 1937) und Hustenreflex [WIDDICOMBE 1952 (b), 1954 (a, b)], vielleicht mit den zum Teil sehr hohen afferenten Erregungsfrequenzen, welche
in Fasern solcher rasch adaptierenden Receptoren angetroffen werden (KNOWL-
TON und LARRABEE 1946; WIDDICOMBE 1954 (b)], in Zusammenhang zu
bringen ist.

Die für die centripetale Leitung der Blähungsafferenzen in Frage kommenden Nervenfasern des Lungenvagus lassen sich entsprechend der Einteilung
in langsam und rasch adaptierende Receptoren ebenfalls in gewisser Hinsicht
unterscheiden. KNOWLTON und LARRABEE (1946) sowie PAINTAL [1953 (b)]
fanden für die langsam adaptierenden Receptoren Fasern mit einer Fortpflanzungsgeschwindigkeit von durchschnittlich 30 bis 40 m pro Sekunde,
was von HARTMANN und WYSS (1953) durch Bestimmung am Gesamtnerven
bestätigt wurde (Abb. 73). Für die rasch adaptierenden Receptoren liegen die
Werte nach KNOWLTON und LARRABEE (1946) unter 10 m pro Sekunde, nach
PAINTAL [1953 (b)] im Mittel zwischen 20 und 30 m pro Sekunde. Ob zwischen
diesen beiden Sorten von „Blähungsfasern" wirklich ein signifikanter Unterschied in der Geschwindigkeit der Erregungsfortpflanzung besteht, läßt sich
heute noch nicht entscheiden, vielleicht aber später auf Grund ausgedehnterer
Messungen. Ebenfalls wenig signifikant sind Unterschiede mit Bezug auf die

Blockierung der Erregungsleitung durch Kälte. Für die Blähungsfasern im allgemeinen ergaben sich Blockierungstemperaturen zwischen 18 und 12° C [TORRANCE und WHITTERIDGE 1948; WHITTERIDGE 1948 (b)], für Fasern langsam adaptierender Receptoren solche zwischen 19 und 8° C und für Fasern rasch adaptierender Receptoren solche zwischen 16 und 6° C [WIDDICOMBE 1954 (b)]. Die Schwierigkeit der Unterscheidung in zwei distinkte Gruppen ergibt sich offensichtlich daraus, daß nicht nur die Werte für Fortpflanzungsgeschwindigkeit und Blockierungstemperatur, sondern auch diejenigen für das Adaptationsverhalten, für welches von KNOWLTON und LARRABEE (1946) sowie WIDDICOMBE [1954 (b)] besondere Adaptationsindices eingeführt wurden, eine so große gegenseitige Streuung aufweisen, daß ein kontinuierlicher Übergang aus der einen in die andere Gruppe angenommen werden muß. Die Dauer der Aktionsströme einzelner Blähungsfasern wurde von WHITTERIDGE [1948 (b)] mit 0,36 msec angegeben, was mit der Dauer der kleinsten Ausschläge in den Ableitungen vom nicht aufgeteilten Nerven (HARTMANN und WYSS 1953) ungefähr übereinstimmt.

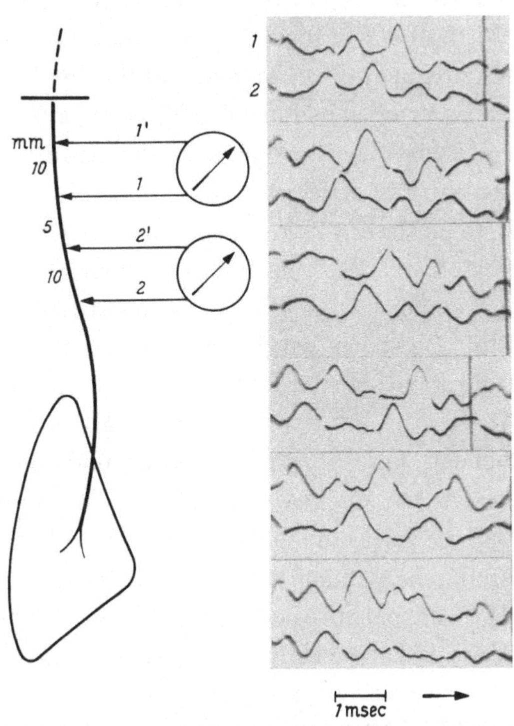

Abb. 73. Bestimmung der Fortpflanzungsgeschwindigkeit afferenter Erregungen im Halsvagus des Kaninchens, narkotisiert mit Urethan (1 g/kg intraperitoneal). Spontanatmung. Ausschnitt aus Inspirationsphase. Vagus der Gegenseite ebenfalls durchschnitten. Afferente Impulse aus Blähungsreceptoren der Lunge. Negativierung der distalen Elektroden (2, 1) gibt Ausschlag nach oben. Ableitung mit zwei symmetrischen Verstärkern und Registrierung mit Doppelstrahloscillographen. Zeit- und Koinzidenzmarken auf beiden Strahlen in Intervallen von $^1/_{1000}$ sec. Die identischen Erregungen erscheinen früher in 2 und später in 1. (HARTMANN und WYSS 1953)

Der Versuch, die Blähungsafferenzen als Komponente des komplexen Aktionsstrombildes des künstlich gereizten Vagus zu identifizieren, wurde von WYSS und RIVKINE (1950) und PAINTAL [1953 (b)] auf verschiedene Weise unternommen. Die ersteren Autoren suchten nach Maßgabe steigender Reizstärke das Erscheinen bestimmter Faserkomponenten im Aktionsstrom des Vagus zum Auftreten bestimmter respiratorischer Effekte am Pneumogramm in Beziehung zu setzen. Es ergab sich eine weitgehende Übereinstimmung der Reizschwelle für die Aβ-Komponente des Aktionsstroms einerseits und die schwach inspiratorische, meistens auch gemischte Reaktion bei niedriger, die exspiratorische Reaktion bei höherer Reizfrequenz, andererseits. Offensichtlich handelt es sich hier um das große Kontingent von aus langsam adaptierenden Receptoren stammenden Lungenblähungsfasern; denn höher frequente Reizung mit dieser Aβ-Komponente gibt motorisch den gleichen Reflexerfolg wie Blähung der Lungen, niederfrequente Reizung den gleichen Reflexerfolg wie Entblähung bei Vermeidung des Übergangs in ausgesprochenen Lungenkollaps (vgl. sub III B 4, S. 293 ff.). Ein kleines Kontingent von ausschließlich exspiratorisch wirksamen Fasern ist nach Wyss und Rivkine (1950) überdies in der Aα-Komponente enthalten, wird aber erst bei höherer Reizfrequenz respiratorisch aktiv, und zwar nur im Sinne einer leichten wahrscheinlich hemmenden Wirkung auf den Inspirationsausgangstonus. Eine voll ausgebildete exspiratorische Reaktion konnte über diese Aα-Fasern in keinem Fall erzielt werden. Zweifellos sind auch diese letzteren Fasern zu den Blähungsfasern zu rechnen, was mit Paintals [1953 (b)] Angabe, daß, an der Fortpflanzungsgeschwindigkeit beurteilt, die Blähungsfasern bis früh in die A-Komponente des Vagusaktionsstroms zurück verfolgt werden können, in Einklang stehen würde. Entgegen der von Widdicombe [1954 (b)] gegebenen Interpretation der Befunde von Wyss und Rivkine sind aber nicht diese Aα-Fasern, sondern die ersterwähnten Aβ-Fasern die eigentlichen „hemmenden Fasern" nach Hering und Breuer. Diesen gegenüber sind die Aα-Fasern am respiratorischen Blähungseffekt nur unwesentlich beteiligt. Daß die Aβ-Komponente auch afferente Fasern für den Hustenreflex enthält, ist durchaus möglich. Doch sind die von Wyss und Rivkine mittels der Aβ-Komponente und unter Variation der Reizfrequenz in systematischer Weise erhaltenen inspiratorischen und exspiratorischen Reaktionen vom Hustenreflex grundsätzlich verschieden. So schwierig, wie Widdicombe [1954 (b)] offenbar annimmt, gestaltet sich bei richtiger Beurteilung der Veränderungen am Pneumogramm die Interpretation von Reizversuchen am afferenten Lungenvagus nicht. Es bleibt somit nach wie vor die Annahme, daß die Lungenblähungsfasern mit der typisch exspiratorischen Reflexwirkung in erster Linie in der Aβ-Komponente des Vagusaktionsstroms enthalten sind, zu Recht bestehen. Ob solche Fasern auch noch auf die $B_1(\delta)$-Komponente übergreifen, wie der Gegenüberstellung von Fortpflanzungsgeschwindigkeiten einzelner Fasergruppen und komplexem Aktionsstrom des Vagus nach Paintal [1953 (b)] zu entnehmen ist, läßt sich an Hand der bisherigen Reizversuche nicht entscheiden. Den einzigen Hinweis in dieser Richtung machten Wyss und Rivkine (1950) mit der Bemerkung, daß eventuell langsamere Fasern der B_1-Gruppe am Zustandekommen eines längeren Atmungsstillstandes in Exspiration beteiligt sein könnten.

b) **Die Kollapsafferenzen.** Während Lewandowsky (1898) als strenger Verfechter der Einfasertheorie ausdrücklich hervorhob, daß nur Blähung, nicht dagegen Kollabieren der Lungen zu einer negativen Schwankung des Vagusstromes führt, konnten sowohl Alcock und Seemann (1905) als auch Einthoven (1908) beim Aussaugen der Lungen ebenfalls eine negative Schwankung nachweisen, allerdings nur als Initialeffekt. Die ersteren Autoren erblickten in diesem Befund eine Stütze für die Zweifasertheorie. Mit Verstärker und Saitengalvanometer gelang es KELLER und LOESER (1930), nicht nur bei Blähung, sondern gelegentlich auch bei Kollabierenlassen der Lungen Aktionsströme vom afferenten Lungenvagus abzuleiten. Mit weiter verbesserter Technik fand PARTRIDGE (1933) am ganzen Nerven weder bei gewöhnlicher noch bei maximaler Exspiration irgendwelche Anzeichen afferenter Erregungen. Dagegen konnte ADRIAN (1933) am aufgeteilten Nerven auf Kollabieren der Lungen in spezifischer Weise ansprechende afferente Fasern mit Sicherheit als solche erkennen. Seither wurden von sämtlichen Autoren, welche die Ableitung von einzelnen Fasern oder Faserbündeln des afferenten Vagus vornahmen, wenn auch nur in relativ kleinem Prozentsatz, durch Kollabieren der Lungen hervorgerufene Afferenzen festgestellt [PARTRIDGE 1935; KNOWLTON und LARRABEE 1946; BEIN und HELMICH 1949; PAINTAL 1953 (b); WIDDICOMBE 1954 (b)]. Allerdings sind hier von vornherein jene Afferenzen außer Acht zu lassen, welche bei forciertem Ansaugen der Lungen, sowohl bei geschlossenem als auch bei offenem Thorax, gewissermaßen erst im Extremzustand infolge inadäquater Reizung irgendwelcher Receptoren, d. h. also auch der Blähungsreceptoren, in großer Zahl auftreten und deshalb selbst am intakten Vagus nachweisbar sind. Zweifellos lagen solche Befunde den ersten diesbezüglichen Feststellungen von ALCOCK und SEEMANN (1905) und EINTHOVEN (1908) zugrunde. Ob es sich hier wirklich um eine inadäquate Reizung von Lungenblähungsreceptoren und nicht vielleicht eher um eine angeblich noch als adäquat zu betrachtende Reizung von tracheobronchialen Receptoren [WIDDICOMBE 1954 (b)] handelt, läßt sich wohl nicht leicht entscheiden. Auf alle Fälle ist aber der erforderliche Reiz des forcierten Ansaugens derart extrem, daß er selbst für die *physiologisch* extreme Situation des Pneumothorax noch nicht in Frage kommen kann.

Kollapsafferenzen stammen nach KNOWLTON und LARRABEE (1946) ausschließlich aus langsam oder rasch adaptierenden Blähungsreceptoren, welche offensichtlich nur durch forciertes Ansaugen von Luft weit über die Exspirationslage hinaus, d. h. also auf unphysiologische Weise gereizt werden. Ausschließlich auf Lungenkollaps ansprechende Receptoren bzw. afferente Fasern fanden diese Autoren nicht. Dagegen konnten BEIN und HELMICH (1949) bei 3 % sämtlicher untersuchten Einzelfasern eine auf die physiologische Exspirationsphase beschränkte Aktivität feststellen und damit die Ansicht ADRIANs (1933), daß es spezifische Kollapsfasern gebe, erstmals durch bestimmte experimentelle Angaben unterstützen. Zu einem ähnlichen Resultat gelangte PAINTAL [1953 (b)] mit dem Nachweis einer geringen Zahl von afferenten Vagusfasern, die selektiv auf Lungenkollaps, aber auch nur teilweise auf exspiratorischen Lungenentblähungs*zustand* ansprachen. WIDDICOMBE [1954 (b)] konnte unter den tracheobronchialen Receptoren nur prozentual sehr wenige finden, welche ausschließlich kollapsempfindlich waren und zudem noch auf physiologisch zulässige Druckwerte angesprochen hätten. Zu den physiologischen Lungenkollapsreceptoren konnten diese letzteren also sicher nicht gezählt werden; was allerdings nicht bedeuten soll, daß Ansätze zum Nachweis spezifischer Lungenkollapsreceptoren in den Befunden von ADRIAN (1933), BEIN und HELMICH (1949) und PAINTAL [1953 (b)] nicht doch vorliegen.

Eine neue Wendung erfuhr die Frage der Lungenkollapsreceptoren durch PAINTALs (1954, 1955) Feststellung, daß Phenyldiguanid, welches nach DAWES, MOTT und WIDDICOMBE (1951) vom Lungenkreislauf aus eine vagal vermittelte rasche oberflächliche Atmung bewirkt, gewisse pulmonale Receptoren in der Weise sensibilisiert, daß sie eine afferente Aktivität produzieren, die durch Lungenblähung abgeschwächt oder aufgehoben, durch Kollabierenlassen der Lungen verstärkt wird. Die verantwortlichen Receptoren liegen nach PAINTAL [1957 (b)] peripher im Bereich der Bronchioli respiratorii und Alveolen. Ihre afferenten Fasern zeichnen sich aus durch kleine Aktionsströme und eine unter 6 m/sec liegende Fortpflanzungsgeschwindigkeit. Maximale Erregungsfrequenzen erreichen selten über 30 Impulse pro Sekunde. Gelegentlich wurde die Aktivität solcher Kollapsreceptoren auch ohne chemische Sensibilisierung beobachtet. Es ist nach PAINTAL (1955) nicht anzunehmen, daß diese „Kollapsfasern" den früher von ADRIAN (1933) und PAINTAL (1953 b) selber beschriebenen entsprechen; ob aber nicht doch einige der früher von PAINTAL [1953 (b)] beobachteten Receptoren sowie die exspiratorisch wirksamen Fasern von BEIN und HELMICH (1949) diesen Kollapsfasern zuzuzählen sind, läßt sich nachträglich wohl kaum mehr entscheiden.

Der wesentliche Fortschritt, den diese neueren Befunde von PAINTAL gebracht haben, besteht darin, daß erstmals an Hand der Ableitung vom aufgefaserten Vagus eine Fasergruppe beschrieben wurde, welche weitgehend dem entspricht, was auf Grund verschiedener anderer Untersuchungen für die sog. „Lungenkollapsfasern" mit stark inspiratorischer Atmungswirkung zu erwarten war (s. u.). Die Tatsache, daß diese Fasern nur nach chemischer Sensibilisierung nachweisbar werden, spielt hier nur eine untergeordnete Rolle. Prinzipiell wichtig dagegen ist die Feststellung, daß diese Kollapsfasern sich mit Bezug auf ihre Erregungseigenschaften deutlich von den bisher bekannten Lungenblähungsfasern sowie denjenigen der tracheobronchialen Receptoren unterscheiden. Es handelt sich um ausgesprochen *langsam* leitende Fasern. Die Annahme, daß sie den von WYSS und RIVKINE (1950) und WYSS [1954 (b)] geforderten afferenten Vagusfasern mit stark inspiratorischer Wirkung entsprechen, erscheint aus den nachfolgend aufgeführten Gründen als zum mindesten sehr naheliegend.

1. Die chemische Sensibilisierung der in Frage stehenden Receptoren bewirkt über den afferenten Lungenvagus eine ausgesprochene inspiratorische Reaktion, nämlich, wie den Befunden von DAWES, MOTT und WIDDICOMBE (1951) zu entnehmen ist, inspira-

torische Verschiebung der Inspirationsausgangslage, mit starker Atmungsbeschleunigung und eventuell inspiratorischem Stillstand. Den letzteren Effekt nach Dawes, Mott und Widdicombe (1951) sowie Paintal (1955) als Atmungshemmung zu bezeichnen, ist unzweckmäßig und könnte auch weiterhin zu Fehlinterpretationen führen. Gewisse Unterschiede im Verhalten von Katze und Kaninchen lassen sich, abgesehen von sekundären komplizierenden Faktoren, mit der verschiedenen Ausbildung des stark inspiratorischen Effektes bei diesen beiden Tierarten in Zusammenhang bringen (Wyss 1943). Auch Narkoseeinflüsse sind zu berücksichtigen (Oberholzer 1944). Jedenfalls kann die stark inspiratorische Wirkung der von Paintal beschriebenen Kollapsfasern als weitgehend gesichert gelten.

2. Die Kollapsfasern selber sind durch auffallend niedrige Erregbarkeit und vor allem durch geringe Fortpflanzungsgeschwindigkeit ausgezeichnet. Für die letztere schätzt Paintal [1953 (b), 1955] einen mittleren Wert von unter 6 m/sec, allerdings mit breiter Streuung nach beiden Seiten. Nach Wyss und Rivkine (1950) liegt die *Schwelle* für den starken inspiratorischen Effekt der künstlichen Reizung des afferenten Vagus im Bereich der B_1- bzw. δ-Komponente des Aktionsstroms bei einer Fortpflanzungsgeschwindigkeit zwischen 20 und 10 m/sec. Es ist also sehr wohl denkbar, daß bei überschwelliger Reizung und maximaler inspiratorischer Reaktion das Hauptkontingent der hierfür verantwortlichen afferenten Fasern im Bereiche erheblich niedrigerer Fortpflanzungsgeschwindigkeiten liegt. Daß sowohl die δ- als auch die B_1-Komponente im Aktionsstrom des künstlich gereizten Vagus noch viele andere außer den hier in Frage stehenden Fasern enthalten, ist selbstverständlich und kann nicht als stichhaltiges Argument gegen die Annahme von spezifischen Fasern mit stark inspiratorischer Wirkung angeführt werden, in der Weise etwa, daß die stark inspiratorische Reflexkomponente der afferenten Vagusreizung lediglich dem Zusammenwirken verschiedener afferenter Fasergruppen zuzuschreiben wäre [Paintal 1953 (b)]. Die auffallende Analogie zwischen dem stark inspiratorischen Reizeffekt und dem ebenfalls stark inspiratorischen Effekt des Lungenkollapses gibt Anlaß, diese beiden Reaktionen als gleicherweise typisch zu betrachten und hierfür besondere, aus Lungenkollapsreceptoren stammende afferente Vagusfasern verantwortlich zu machen.

3. Die in diesen Kollapsfasern auftretenden Erregungsfrequenzen erreichen nach Paintal [1955, 1957 (b)] nur selten Werte gegen 50 pro Sekunde und bleiben in der Regel unter 30 pro Sekunde. Auch hier besteht weitgehende Übereinstimmung mit der Wirksamkeit der künstlichen Vagusreizung, welche mit 30—50 Impulsen pro Sekunde dem Frequenzbedarf des starken inspiratorischen Effektes bei weitem Genüge tut [Wyss 1939 (b)].

4. Nach Dawes, Mott und Widdicombe (1951) wird die respiratorische Wirkung der auf Phenyldiguanid ansprechenden afferenten Vagusfasern erst bei Abkühlung des Vagus unter 3° C vollständig aufgehoben, was mit Paintals [1953 (a, b), 1955] Angaben über die niedrige Fortpflanzungsgeschwindigkeit in diesen Fasern in Einklang steht. Diese Feststellung steht aber weiterhin in Einklang damit, daß die „acceleratorisch" (= stark inspiratorisch) wirksamen afferenten Lungenvagusfasern nach Hammouda und Wilson [1935 (a, b)] auch erst unter 4° C blockiert werden. Wenn demgegenüber geltend gemacht wird, daß Lungenkollapsreflexe auf die Atmung u. U. schon bei höheren Temperaturen, nach Dawes, Mott und Widdicombe (1951) für das Kaninchen zwischen 12 und 6° C aufgehoben werden, ist daran zu erinnern, daß an der inspiratorischen Reflexwirkung des Lungenkollapses vorerst die niederfrequente Erregung der Lungenblähungsfasern allein beteiligt ist und erst bei stärkerem Kollabieren auch die Erregung der eigentlichen Kollapsfasern dazukommt. Ohne getrennte Berücksichtigung dieser beiden Komponenten kann daher ein Ausfall des Lungenkollapsreflexes bei relativ höherer Blockierungstemperatur nicht als Argument gegen die Annahme, daß die auf Phenyldiguanid ansprechenden Fasern die eigentlichen Lungenkollapsfasern seien, vorgebracht werden. Dies umso weniger, als Hammouda und Wilson [1935 (a, b), 1938/39]

sowie WHITTERIDGE und BÜLBRING (1944) bei Hund und Kaninchen auch mit einer Blockierungstemperatur von $5-4^0$ C noch einen Lungenkollapsreflex nachweisen konnten. Schließlich ist hier wieder zu berücksichtigen, daß sich die spezifischen Lungenkollapsafferenzen auf ein ziemlich breites Bereich des Faserspektrums ausdehnen [PAINTAL 1953 (b)] und sich daher teils leichter, teils schwerer blockieren lassen.

Solange detailliertere Angaben über spezifische Lungenkollapsafferenzen nicht vorliegen, erscheint es im Interesse der weiteren Erforschung und gewissermaßen im Sinne einer Arbeitshypothese angezeigt, die von PAINTAL [1955, 1957 (b)] als „deflation receptors" bezeichneten, durch Phenyldiguanid sensibilisierbaren Kollapsreceptoren als die für den stark inspiratorischen Reflexerfolg des Lungenkollapses verantwortlichen sensiblen Endorgane zu betrachten. Wenn auch die zugehörigen afferenten Nervenfasern im Mittel eine deutlich langsamere Erregungsleitung aufweisen als diejenigen afferenten Vagusfasern, deren künstliche Reizung den analogen, stark inspiratorischen Effekt auslöst, so ist hier mit Nachdruck darauf hinzuweisen, daß bei der für die Aktionsstromuntersuchung unerläßlichen Reizung mit kurzen Impulsen an der Reizschwelle immer nur die am raschesten reagierenden Fasern erregt werden, und daß sich mit zunehmender Reizstärke und entsprechender Steigerung des Effektes langsamere Fasern hinzugesellen, die aber mit vielen anderen Fasern zusammen in der anwachsenden Aktionsstromkomponente sozusagen untergehen. In dieser Hinsicht trug wohl die ursprüngliche Angabe von WYSS und RIVKINE (1950), daß die stark inspiratorisch wirksamen Fasern der B_1-Komponente des Vagusaktionsstroms (HEINBECKER 1930) angehören, den tatsächlichen Verhältnissen besser Rechnung als die spätere Korrektur in die Bezeichnung δ-Fasern, welche in Anlehnung an eine Mitteilung von MIDDLETON, MIDDLETON und GRUNDFEST (1950) vorgenommen wurde. Auch wurde in diesem Zusammenhang wiederholt darauf aufmerksam gemacht, daß außer den δ-Fasern auch langsamere Fasern der B-Komponente am starken inspiratorischen Effekt der afferenten Vagusreizung beteiligt sind [FERNANDEZ DE MOLINA und WYSS 1950, WYSS 1954 (b)].

Nach dem bisher Gesagten ist es gänzlich ausgeschlossen, daß solche spezifischen Lungenkollapsreceptoren für die Selbststeuerung der Atmung überhaupt in Frage kommen. Ihre Erregung erfolgt nur bei Erreichung extremer Exspirationszustände bzw. im Lungenkollaps bei Pneumothorax. Eine bedeutsame Rolle scheint ihnen überdies im Hinblick auf pathologische Veränderungen der Lungen und einzelner Lungenlappen und die hieraus resultierenden Atmungseffekte zuzukommen. Nach DAWES, MOTT und WIDDICOMBE (1951) sowie PAINTAL (1955) können diese Lungenkollapsafferenzen auch eine reflektorische Herzhemmung bewirken, wenn auch erst in zweiter Linie. Alle diese Angaben stützen die Annahme, daß es sich bei diesen spezifischen Kollapsafferenzen, ähnlich wie bei den Afferenzen aus den tracheobronchialen Receptoren, um die afferente Komponente von reflektorischen Vorgängen handelt, welche nicht die Selbststeuerung der Atmung betreffen.

Diese Reflexe sind ausgesprochen nociceptiver Natur und stehen somit auch nicht mehr im Dienste der nervösen Steuerung der Atmung.

Bei der Erforschung der physiologischen Bedeutung der pulmonalen Afferenzen für die nervöse Steuerung der Atmung spielte die pharmakologische Beeinflußbarkeit nicht nur der Kollapsreceptoren, sondern auch der Blähungsreceptoren eine nicht zu vernachlässigende Rolle. Die Anaesthesie der Blähungsreceptoren schwächt exspiratorische Reaktionen sowie auch den Hustenreflex ab [BUCHER 1947 (b); BEIN und BUCHER 1957], während deren Sensibilisierung die exspiratorischen Reaktionen wenigstens teilweise steigert [WHITTERIDGE und BÜLBRING 1944; MEIER, BEIN und HELMICH 1949; DAWES, MOTT und WIDDICOMBE 1951; SCHNEIDER und YONKMAN 1953; PAINTAL 1953 (a), 1957 (a)]. Für die Kollapsreceptoren ist eine primär desensibilisierende Wirkung bis jetzt nicht zur aktuellen Frage geworden. Dagegen geht ihre Sensibilisierung bzw. direkte Reizung durch die verschiedensten Substanzen, neben dem oben erwähnten Phenyldiguanid, einher mit Atmungsveränderungen, welche (von den Autoren zwar meist nicht so interpretierte) typisch inspiratorische Merkmale aufweisen [WHITTERIDGE und BÜLBRING 1944; WHITTERIDGE 1948 (a); DAWES, MOTT und WIDDICOMBE 1951; MOTT und PAINTAL 1953; PAINTAL 1953 (a), 1955]. Rein inspiratorische bzw. rein exspiratorische Effekte sind aber begreiflicherweise bei solchen pharmakologischen Versuchen nicht ohne weiteres zu erwarten bzw. auseinanderzuhalten. Gewisse Stoffe sensibilisieren sowohl Blähungs- als auch Kollapsreceptoren, andere wirken zwar erregend, aber gleichzeitig oder anschließend auch desensibilisierend und endlich muß bei der Wirkung solcher Pharmaka an noch unbekannte indirekt-reflektorische oder zentrale Einflüsse auf die Atmung gedacht werden [PAINTAL 1957 (b)].

4. Die Auslösung vagaler Atmungsreflexe nach Maßgabe des Blähungszustandes der Lungen

Um den Einfluß, den eine Zunahme oder eine Abnahme der Lungenblähung auf die Atmungsmotorik ausübt, in reiner Form untersuchen zu können, muß nach dem Vorgehen von TRAUBE (1846) am eröffneten Thorax experimentiert werden. Nur auf diese Weise lassen sich Ursache, d. h. Veränderung des Lungenvolumens, und Wirkung, d. h. Atmungsbewegung bzw. Verschiebung der Tonuslage, völlig unabhängig voneinander einer strengen Analyse unterziehen. Bei intaktem Thorax dagegen kompensiert sich jede Änderung des Blähungszustandes teilweise selber durch den reflektorischen Gegeneffekt, der als solcher das eigentliche Prinzip des Selbststeuerungsmechanismus darstellt. Nur sehr ausgesprochene Effekte und solche, die mit deutlicher Änderung der Atmungs*frequenz* einhergehen, lassen sich daher am geschlossenen Thorax nachweisen, während schwache Reaktionen, wie z. B. die an sich typischen Verschiebungen der Inspirationsausganglage (vgl. III B 2 g, S. 265 ff.) auf diese Art nicht mit genügender Sicherheit festgestellt werden können. Sowohl Aufblähen der Lungen bei intaktem Thorax bzw. Erweiterung des Thorax durch Druckherabsetzung im Körperplethysmographen, als auch Aussaugen der Lungen bei intaktem Thorax bzw. Kompression des Thorax von außen müssen demzufolge, obschon sie weitaus am häufigsten zur Anwendung kamen, als weniger geeignete Maßnahmen zur genaueren Untersuchung der vagalen Atmungsreflexe betrachtet werden. Hingegen kann die von HERING (1868) bzw. BREUER (1868) eingeführte, bei intaktem Thorax und Spontanatmung vorzunehmende Trachealverschlußreaktion im Hinblick auf die unmittelbare Beeinflussung der Atmungsphase durch plötzliches Sistieren der im Gang befindlichen Lungenvolumänderung als ein durchaus brauchbares Verfahren der vagal-respiratorischen Reflexanalyse (s. u.) bezeichnet werden.

Da bei intaktem Thorax und unversehrten Lungen ein Kollabieren der letzteren nicht möglich ist, kann nur bei eröffnetem Thorax von Lungenblähungs- und -*kollaps*reflexen gesprochen werden, während bei uneröffnetem Thorax durch Änderung des Blähungszustandes der Lungen hervorgerufene Reflexe als Blähungs- und *Entblähungs*reflexe bezeichnet werden müssen. Dies entspricht der Erkenntnis, daß die im vorigen Abschnitt behandelten Kollapsafferenzen erst beim Kollabieren der Lungen unter die maximale Exspirationslage in der für sie typischen Weise wirksam werden (vgl. sub III B 3 b, S. 288 ff.).

a) Lungenblähungs- und -kollapsreflexe bei eröffnetem Thorax. Der klassische Versuch von TRAUBE (1846) hatte ergeben, daß bei Blähung der Lungen das Zwerchfell erschlafft, und daß es beim Kollabierenlassen der Lungen in Kontraktion übergeht. Nur dieser letztere Effekt schien TRAUBE die aktuelle Seite des Problems darzustellen, und die absolute Abhängigkeit des Reflexes von der Intaktheit mindestens eines Vagusnerven mußte ihm hinreichender Beweis für die inspiratorische und damit atmungsfördernde Wirkung des afferenten Lungenvagus sein. Erst später, d. h. im Anschluß an die Untersuchungen von HERING (1868) und BREUER (1868) bekannte sich auch TRAUBE (1871) zu der Annahme, daß Blähung der Lungen durch Erregung pulmonaler Vagusfasern reflektorisch eine Exspiration bewirkt, daß also auch dieser Vorgang eine aktive Reflexleistung darstellt.

TRAUBEs ursprünglicher Befund aus dem Jahr 1846 blieb wenig beachtet, bis HERING (1868) unter Ankündigung der BREUERschen Versuche die zwischen Lungenblähung und Inspiration bestehende vagale Reflexbeziehung dahin definierte, daß jede Inspiration sich auf diesem Wege selbst ihr Ende bereite und somit die Exspiration einleite, und daß im umgekehrten Sinne jede Exspiration infolge der abnehmenden Lungenblähung sich selbst unterbreche und in Inspiration übergehe. Insbesondere wies HERING darauf hin, daß es lediglich auf den Ausdehnungsgrad der Lungen ankomme, ungeachtet der Art und Weise, wie dessen Veränderungen hervorgerufen werden, d. h. ob von der Trachea aus aufgeblasen bzw. ausgesaugt oder von der Thoraxseite her der Druck herabgesetzt bzw. erhöht werde. Betont wurde auch die Möglichkeit, von der unbeeinflußten Lungenkollapslage aus durch Aussaugen aus der Trachea noch einen Inspirationseffekt auszulösen, und es wurde auf den mächtigen Inspirationstetanus aufmerksam gemacht, der bei plötzlichem Lungenkollaps durch Pneumothorax auftritt und beim Kaninchen bis 10 sec lang dauern kann, bevor er durch zunehmende periodische Erschlaffungen des

Zwerchfells in die Atmungsbewegung übergeht. So hatte HERING vieles von dem, was erst später mit verbesserter Methodik registriert wurde, im Prinzip schon richtig erkannt.

Aus den Untersuchungen von BREUER (1868), welche die experimentelle Grundlage der HERINGschen Ausführungen bildeten, ist außer den eben gemachten Angaben noch hervorzuheben, daß „Verkleinerung der ausgedehnten Lunge auf ihr Normalvolum nicht dieselbe inspiratorische Reizwirkung" ausübt wie „jede Verkleinerung abwärts vom Volumen der Exspirationsstellung". Läßt sich nicht hierin schon ein erstes Anzeichen dafür erblicken, daß zwischen schwachem und starkem inspiratorischem Effekt zu unterscheiden ist? Jedenfalls ergibt sich aus den BREUERschen Befunden, daß anhaltender und intensiver Inspirationstetanus des Kollabierens der Lungen weit unter ihr Exspirationsvolumen bedarf, und daß offenbar „die Rückkehr der ausgedehnten Lunge zum Normalvolumen einen geringen Reiz setzt, der zwar allein nicht genügt, die Inspiration auszulösen, dessen periodische Wiederkehr aber doch das Athemcentrum hinreichend beeinflußt, um sich dem künstlichen Rhythmus anzupassen". Damit wurde von BREUER die schon von TRAUBE (1846) ausgeführte sog. „Reflexatmung" [DE SOMER 1924 (a, b), ADRIAN 1933, RIJLANT 1937 (a), (d), WYSS 1941 (a)] nicht nur als solche erkannt, sondern auch für beschleunigten sowie verlangsamten Rhythmus im Prinzip richtig gedeutet. BREUERs Annahme eines geringen (inspiratorischen) Reizes mäßiger Lungenentblähung deckt sich auch insofern mit der heutigen Auffassung vom schwachen inspiratorischen Effekt, als sie nicht unbedingt notwendig erscheint und die Verhinderung der Inspiration allein das Zustandekommen der beschleunigten Reflexatmung erklären könnte.

Die von HERING und BREUER erhobenen Befunde wurden nur von wenigen Autoren mit der Methode des eröffneten Thorax systematisch nachgeprüft, aber soweit dies schon in früherer Zeit geschehen ist, wurden sie in vollem Umfang bestätigt [ROSENBACH 1877 (b), HEAD 1889, KOSTIN 1904 (a)]. Von den viel zahlreicheren Autoren, welche die Hering-Breuerschen Reflexe am intakten Thorax untersuchten (vgl. sub III B 4 b, S. 307 ff.), legten nur wenige gelegentlich einen Pneumothorax an zwecks Erreichung eines Lungenkollapseffektes (vgl. unten, S. 303 ff.) oder eröffneten den Thorax zur besseren Beurteilung der Rippenbewegungen (LANGENDORFF 1879). Erst in neuerer Zeit wurde die Technik der breiten Eröffnung des Thorax von JOSEPH (1922) und HESS [1931 (a)] wieder aufgenommen und führte zu einer neuen Bearbeitung des gesamten Fragenkomplexes. Die wenig bekannten und nur als kurze Mitteilung publizierten Untersuchungen von JOSEPH wurden am Hund angestellt und bestanden darin, daß nach Eröffnung des Thorax unter künstlicher Beatmung ein Lungenlappen separat intubiert und so zur Erzeugung der Blähungs- und Kollapseffekte verwendet wurde. Registriert wurden die Veränderungen des Kontraktionszustandes eines Zwerchfellabschnitts. Hauptsächlich handelte es

sich darum, die als „Vagusapnoe" bezeichnete Zwerchfellerschlaffung bei
Blähung des einen Lungenlappens nachzuweisen. Hess experimentierte anfangs nur am Kaninchen, später auch an der Katze. Die Versuche bezweckten
eine systematische Analyse sämtlicher durch Blähen und Kollabieren der
Lungen an Zwerchfell und Thoraxmuskulatur durch direkte Inspektion und
mechanische Registrierung nachweisbaren tonischen und phasischen Reflexvorgänge, unter Berücksichtigung der verschiedenen Beatmungszustände von
der tiefen Apnoe bis zur Dyspnoe. Das wesentliche Resultat war dabei primär
die relativ einfache reziproke Beziehung zwischen Lungenblähung und Zwerchfell*tonus*, sekundär die etwas komplexere Beziehung zwischen Zwerchfelltonus
und Atmungs*frequenz*. Die Atmungsfrequenz wäre demnach eine Funktion
der tonischen inspiratorischen Innervation für den Fall, daß diese letztere infolge zentraler Aktivierung in die Automatie übergeht (vgl. sub II C, S. 92 ff.).
Stichhaltige Einwände gegen diese Interpretation sind bisher nicht vorgebracht
worden; es sei denn, daß man die Angaben von Taugner, Essig und Dertnig
(1952/53), wonach bei der Ratte die Atmungsfrequenz vom Blähungszustand der Lungen aus beeinflußt wird, ohne daß sich entsprechende tonische
Veränderungen am Zwerchfell nachweisen lassen, als solche betrachtet. Das
Fehlen dieses Nachweises kann aber nicht genügen, um das an anderen Tierarten unbestrittene tonische Verhalten der Zwerchfellinnervation im Zustand
der Vagusapnoe kurzerhand in Abrede zu stellen. Vielmehr sollte diese echte
oder scheinbare Diskrepanz Anlaß geben, den auch in anderer Hinsicht abweichenden Innervationsverhältnissen bei der Ratte systematisch nachzugehen.

Die von Hess geübte Kritik an der Hering-Breuerschen Lehre betrifft
keineswegs die von Breuer (1868) gemachten experimentellen Feststellungen,
sondern lediglich deren Deutung, die in der diskutierten Form z. T. erst von
späteren Autoren gegeben wurde. Hess wandte sich in erster Linie gegen die
explicite weder von Hering noch von Breuer stammende Idee des „Schaltreflexes" und unterstrich die tonische Natur der in Frage stehenden Reflexbeziehung. Diese kommt darin zum Ausdruck, daß auch ohne Atmungsbewegungen, d. h. im Zustand der Vagusapnoe, der tonische Kontraktionszustand der Inspirationsmuskeln nach Maßgabe von Lungenblähung bzw.
-kollaps abnimmt bzw. zunimmt. Die Tatsache war schon Head (1889) bekannt, wurde aber erst von Hess [1931 (a, b)] wieder in den Vordergrund des
Interesses gerückt und im Anschluß daran auch im Aktionsstrombild der
Zwerchfellinnervation nachgewiesen [Hess und Wyss 1936; Wyss 1939 (a),
1941 (a); Dolivo, Megirian und Fleisch 1955 (a)]. Tonischer Natur ist aber
die reflektorische Beziehung zwischen Lungenblähung bzw. Lungenkollaps und
Atmungstätigkeit auch insofern, als nicht nur der Blähungs*vorgang* eine unmittelbare Abnahme der inspiratorischen Aktivität und der Vorgang des
Kollabierens ihre unmittelbare Zunahme bewirkt, sondern auch der an-

dauernde Blähungs- bzw. Kollaps*zustand* den Atmungsrhythmus in charakteristischer Weise beherrscht. So unterhält konstante Lungenblähung eine verlangsamte, exspiratorisch betonte rhythmische Aktivität der Inspiratoren, während konstanter Lungenkollaps von inspiratorisch verschobener, meist beschleunigter Atmungstätigkeit begleitet wird. Zwischen diesen beiden extremen Situationen kommen alle Übergangsstufen vor [HESS 1931 (a, b)]. Daß es der Methode des offenen Thorax bedurfte, um vorerst einmal die typischen Verschiebungen der Atmungslage nach der exspiratorischen bzw. inspiratorischen Seite zu erkennen, liegt auf der Hand. Die ebenso typischen Änderungen der Atmungs*frequenz* dagegen, welche schon von TRAUBE (1846) gesehen wurden, können auch am intakten Thorax nachgewiesen werden, wo sie erstmals LOCKENBERG (1873) beschrieb. Dagegen wies HEAD (1889) zwar darauf hin, daß trotz konstant gehaltenem Blähungs- bzw. Kollapszustand der Lungen der Atmungsrhythmus nach einiger Zeit wieder einsetzt, und zwar im ersteren Fall mit Auftreten einer Inspiration, im letzteren Fall mit Abbruch des vorhandenen inspiratorischen Tonus; auf den typischen Unterschied der Atmungsfrequenzen ging HEAD aber nicht ein. HEYMANS und HEYMANS (1928) stellten mittels der respiratorischen Kehlkopfbewegungen am isoliert durchströmten und nur noch über die Vagi mit dem Rumpf verbundenen Hundekopf auch beim Abstellen der Beatmung des Rumpfes einen Atmungstypus fest, der demjenigen „vor cervicaler Vagotomie" entsprach. Ähnlich wie ein Jahr zuvor MOORE (1927), der auf der Seite einer stillgelegten Lunge noch einen Vagotomieeffekt nachweisen konnte, nicht an einen von der konstant gehaltenen Lunge ausgehenden Dauerreiz mit Einfluß auf die Atmungsfrequenz dachte, schrieben HEYMANS und HEYMANS diesen vagal-respiratorischen Tonus cardio-aortalen Afferenzen zu und ließen damit die Möglichkeit einer tonischen Beeinflussung von seiten der Lungen unberücksichtigt. So blieb es HESS vorbehalten, diesen besonderen Aspekt der tonischen Beeinflussung des Atmungsrhythmus durch den afferenten Lungenvagus zur Diskussion zu stellen und damit nicht nur für die Beurteilung der Effekte der künstlichen Vagusreizung (III B 2), sondern auch für das bessere Verständnis der Automatie des Atmungszentrums (II C) eine neue Grundlage zu schaffen.

Der Kernpunkt der HESSschen Lehre ist gerade dieser tonisierende Einfluß des afferenten Lungenvagus auf die Atmungsfrequenz, d. h. die experimentelle Feststellung, daß die Atmungsrhythmik auch in Abhängigkeit steht von einer afferenten Dauerinnervation, welche unter gegebenen (experimentellen) Bedingungen in konstanter Größe auf das Atmungszentrum einwirkt. Tatsächlich ergibt sich eine solche Situation dann, wenn bei eröffnetem Thorax die Lungen auf einem konstanten Blähungszustand gehalten werden. Sie ergibt sich aber auch dann, wenn der afferente Lungenvagus mit entsprechend hoher Impulsfrequenz künstlich gereizt wird. Die sehr weitgehende Übereinstimmung der erhaltenen Atmungseffekte ist aus Abb. 74 ersichtlich. Während es sich bei diesem ersten Aspekt der HESSschen Lehre um einen *afferenten* tonisierenden Einfluß handelt, gilt ein zweiter Aspekt der *efferenten* tonischen Innervation der Inspirationsmuskulatur, im speziellen Fall des Zwerchfells, d. h. jener tonischen Innervation, welche im Zustand der Vagusapnoe bzw. der nicht allzu tiefen chemischen Apnoe in konstanter Größe nachgewiesen werden kann. In der Vagusapnoe (vgl. sub III B 4 c, S. 329ff.) steht denn auch diese efferente tonische Innervation der Inspiratoren unter dem afferent tonisierenden Einfluß des Lungenvagus, und zwar in der Weise, daß sie durch Lungenblähung abgeschwächt, durch Lungenkollaps verstärkt wird. Bei im Gang befindlichem Atmungsrhythmus und geschlossenem Thorax erfährt die afferente tonisierende Beeinflussung des Atmungszentrums eine atmungssynchrone Modulation, woraus sich die afferente Komponente der Hering-Breuerschen Reflexe ergibt. Ihre efferente Komponente ist dann nichts anderes als die entsprechende Modulation der tonischen Innervation der

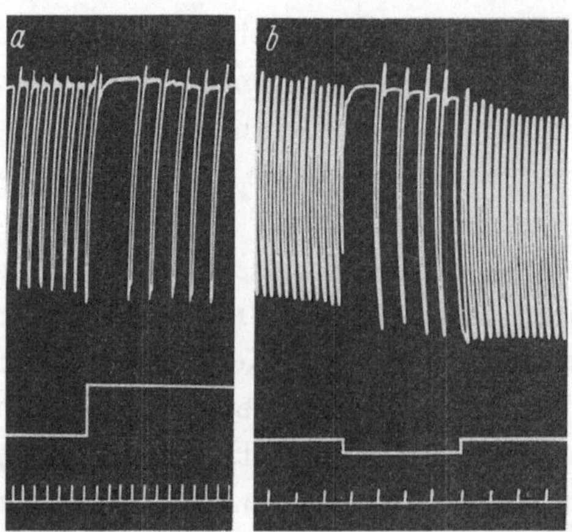

Abb. 74. Analogie zwischen dem Lungenblähungseffekt registriert bei eröffnetem Thorax an der Zwerchfellbewegung (*a*) und dem Erfolg der afferenten Vagusreizung mit relativ hoher Frequenz, registriert bei geschlossenem Thorax an der Atmungsbewegung (*b*). *a* Von oben nach unten Zwerchfellmyogramm (Kontraktion, Inspiration nach unten), Blähungssignal, Zeit in Sekunden [HESS 1931 (b); p. 69, Abb. 8]. *b* Von oben nach unten Pneumogramm (Inspiration nach unten), Reizsignal (120 Impulse pro Sekunde, Intensität 10 % über Reizschwelle), Zeit in 3 sec. (Original)

Inspiratoren; denn auch die nicht reflektorisch beeinflußte Spontanatmung entsteht ja letzten Endes als „phasische Modifikation einer tonischen Dauerinnervation" [WYSS 1941 (a); vgl. sub II D 2 δ, S. 149—156].

Mehr als das eben Gesagte läßt sich aus der HESSschen Lehre nicht folgern. Wenn dies trotzdem versucht wurde, so liegt hierin die Ursache für manche Kontroversen, die sich um die Frage des tonischen Vaguseinflusses auf die Atmung abgespielt haben; jedoch geschah dies nicht, ohne daß dadurch verschiedene Besonderheiten von sekundärer Bedeutung aufgedeckt und teilweise auch erklärt wurden. Vorerst ist festzuhalten, daß die HESSschen Versuche sich anfänglich nur auf das Kaninchen bezogen, dessen exspiratorische Reaktion auf Lungenblähung ohne Ausnahme mit typischer Verlangsamung der Atmung und Beibehaltung tiefer Inspirationen einhergeht. Demgegenüber fanden BRAAK und NIEKERK (1935) sowie VOORTHUYSEN und BRAAK (1937) bei der Katze, deren Thorax eröffnet war und deren Zwerchfellbewegungen röntgenkymographisch oder mechanisch registriert wurden, daß die exspiratorische Reaktion auf Lungenblähung wohl mit einem exspiratorischen Stillstand beginnen kann, dann aber in beschleunigte Atmung mit gekürzten Inspirationen übergeht. Daß dies die eine mögliche Form der exspiratorischen Reaktion der Katze ist, welcher aber die andere dem Kaninchen analoge Form als zweite Möglichkeit gegenübersteht, wurde später von WYSS [1943 (b)] mittels künstlicher Reizung des afferenten Lungenvagus festgestellt (vgl. auch STEINER 1955). Offensichtlich handelt es sich hier um eine atypische exspiratorische Reaktionsform, welche in ganz seltenen Fällen auch beim Kaninchen beobachtet wurde [WYSS 1943 (b)], deren

Ursache und Mechanismus aber einstweilen noch ungeklärt bleiben. Eine ähnliche exspiratorische Reaktionsform wurde von TAUGNER, ESSIG und DERTNIG (1952/53) am jungen Hund beobachtet, wo bei breit eröffnetem Thorax Blähung der Lungen eine ausgesprochen exspiratorisch betonte Atmung ohne Verlangsamung und mit reduzierter Amplitude zur Folge hatte, während Lungenkollaps zu erheblich vertiefter Atmung, bei etwa gleicher Frequenz und deutlich gesteigertem inspiratorischem Resttonus während der Exspiration führte (l. c., S. 284, Abb. 5). Die Verallgemeinerung dieses für die inspiratorische bzw. exspiratorische Aktivität am innervierten Zwerchfell- (EICHHOLTZ und TAUGNER 1951/52) bzw. Bauchmuskelstreifen erhobenen Befundes auf Katzen, Kaninchen und Meerschweinchen hätte allerdings der Anführung entsprechender Beispiele und der vergleichenden Untersuchung des Zwerchfellverhaltens in situ bedurft. Am allgemein anerkannten Prinzip, daß Lungenblähung auf vagal-reflektorischem Wege exspiratorisch, Lungenkollaps inspiratorisch wirkt, ändern diese Befunde jedoch nichts. Dies gilt um so mehr, als die Atmungs*frequenz* kein primärer und damit kein entscheidender Atmungsfaktor ist.

Der exspiratorischen Reaktion mit Atmungsbeschleunigung steht speziell bei der Katze noch die inspiratorische Reaktion mit Atmungsverlangsamung gegenüber. Während beim Kaninchen mit eröffnetem Thorax der auf Lungenkollaps erfolgende Zwerchfellstillstand in Inspirationsstellung früher oder später in eine rasche oberflächliche Atmungsbewegung übergeht, kann bei der Katze unter analogen Bedingungen der anfängliche Inspirationsstillstand durch seltene tiefe Exspirationen unterbrochen werden [HESS 1938 (a)]. Auch hier liegen entsprechende Befunde bei afferenter Vagusreizung vor, und zwar nicht nur für die Katze (vgl. S. 259, Abb. 63 B), sondern selbst für das Kaninchen [WYSS 1943 (b)]. Es ist also die für den inspiratorischen Effekt beim Kaninchen so typische Atmungsbeschleunigung mit Amplitudeneinschränkung auch nur die *eine* mögliche Reaktionsform; die andere ist die stark inspiratorisch betonte Atmungsverlangsamung mit kleinerer oder größerer Amplitude. Tatsächlich kann daher bei der Beurteilung der Reaktionsweise des Atmungsapparates auf Lungenvolumänderungen der Beeinflussung der Atmungsfrequenz nur eine sekundäre Bedeutung beigemessen werden (VOORTHUYSEN und BRAAK 1937), d. h. die Atmungsfrequenz ist im Rahmen des Selbststeuerungsmechanismus immer nur die Resultante aus einander entgegenwirkenden inspiratorischen (=inspirationsfördernden) und exspiratorischen (= inspirationshemmenden) Kräften [HESS 1938 (b)].

Weitgehend unabhängig von der jeweils resultierenden Atmungsfrequenz wird der Bewegungstypus des Atmungsapparates durch Lungenblähung im Sinne exspiratorischer, durch Kollabieren der Lungen im Sinne inspiratorischer Betonung verändert. So fanden VOORTHUYSEN und BRAAK (1937) sowohl bei der blähungsbedingten Beschleunigung der Atmung der Katze, als auch bei der blähungsbedingten Verlangsamung der Atmung des Kaninchens die Exspirationsphase auf Kosten der Inspirationsphase verlängert, während bei entblähter Lunge, ungeachtet der jeweiligen Atmungsfrequenz, die Inspirationsphase relativ zur Exspirationsphase überwiegt. Zur exspiratorischen bzw. inspiratorischen Betonung der Atmungsform gehört neben der entsprechenden Phasenverlängerung die besonders bei beschleunigter Atmungsbewegung erfolgende Kürzung der Inspirations- bzw. Exspirationsamplituden, so daß auch die mittlere Position der Inspirationsmuskulatur je nach Blähung bzw. Kollaps der Lungen nach der exspiratorischen bzw. inspiratorischen Seite verschoben ist. Diese Verschiebung ist um so ausgesprochener, je rascher und oberflächlicher die Atmungsbewegungen bei niedriger bzw. hoher Tonisierung der

Inspirationsmuskulatur ablaufen. Das physiologisch adäquate Verhalten der Atmungsfrequenz scheint aber doch dasjenige der exspiratorischen bzw. inspiratorischen *Verlangsamung* zu sein: Der Enttonisierung der Inspirationsmuskulatur sind tiefe Inspirationsbewegungen und lange exspiratorische Pausen, der Tonisierung der Inspirationsmuskulatur tiefe Exspirationsbewegungen und gedehnte Inspirationsphasen zugeordnet, während den Zwischenstufen inspiratorischer Tonisierung die Formen beschleunigter und beidseits eingeschränkter Atmungsbewegung entsprechen [Wyss 1941 (b), 1943 (b)]. Die charakteristische inspiratorische Beschleunigung der Atmungsbewegung beim Kaninchen und die gelegentlich bei der Katze beobachtete exspiratorische Beschleunigung sind demgemäß als Abweichungen vom grundsätzlichen Bewegungstypus des Atmungsapparates zu betrachten. Auf die Atmung am intakten Thorax bezogen erscheint es nämlich durchaus zweckmäßig, daß von den Extremstellungen aus langsam und tief geatmet wird, während gegen die Mittelstellung hin die Atmung rascher und entsprechend weniger tief wird. Beschleunigte Atmung mit eingeschränkter Amplitude kann aber ausnahmsweise auch in inspiratorischer oder exspiratorischer Thoraxstellung vorkommen, so daß den oben erwähnten Abweichungen vom grundsätzlichen Verhalten vielleicht ebenfalls eine gewisse physiologische Bedeutung zugeschrieben werden kann.

Bei der Untersuchung der Lungenblähungseffekte am offenen Thorax der Katze wurde in Übereinstimmung mit ähnlichen von BREUER (1868) und LOCKENBERG (1873) am Kaninchen erhobenen Befunden von ROSENBACH [1877 (b)] die Beobachtung gemacht, daß kleine Einblasungen eine inspiratorische Reaktion zur Folge haben, im Gegensatz zur exspiratorischen Reaktion, die bei stärkerer Blähung der Lungen auftritt. Eine analoge Erscheinung wurde viel später von HESS [1938 (a)] für die Katze als „inverser Vaguseffekt auf das Zwerchfell" beschrieben und neuerdings für das Kaninchen von HUKUHARA, NAKAYAMA und BABA (1951/52) am Mechanogramm des Zwerchfellzipfels bei sukzessive vergrößertem Lungenvolumen, sowie von HUKUHARA, OKADA und NAKAYAMA (1956) an der Reaktion zentraler inspiratorischer Neurone auf Lungenblähung nachgewiesen. Es könnte sich dabei darum handeln, daß bei plötzlich beginnender Blähung der Lungen rasch adaptierende Receptoren besonderer Art, vergleichbar den tracheobronchialen Receptoren WIDDICOMBEs [1954 (b)], mit vorübergehend inspiratorischem Effekt ansprechen, ähnlich wie gelegentlich bei künstlicher Reizung des afferenten Lungenvagus mit relativ hoher Frequenz die exspiratorische Reaktion mit einer tiefen Inspiration eingeleitet wird. Eine andere Erklärung würde aber die sein, daß leichte Blähung der Lungen, ausgehend von kleinem Volumen, eine Zunahme der afferenten Erregungsfrequenzen ergibt in einem Frequenzbereich, in welchem diese Zunahme noch eine Verstärkung des inspiratorischen Effektes zur Folge hat, wie dies auch bei der afferenten Vagusreizung im Bereiche niedriger Reizfrequenzen der Fall ist. Es ist ja auch zu erwarten, daß der schwache inspiratorische Effekt, für welchen niederfrequente Erregungsfolgen in den Blähungsfasern den reflexogenen Reiz darstellen, bei Herabsetzung der afferenten Erregungsfrequenzen auf noch niedrigere Werte in der gleichen Weise abnehmen muß, wie er beim Aufhören der künstlichen Reizung verschwindet. Die Ursache dafür, daß dieser inspiratorische Effekt leichter Lungenblähung nicht häufiger beobachtet wird, ist darin zu suchen, daß er nur dann in Erscheinung treten kann, wenn aus irgendwelchen Gründen im Bereiche der in Frage stehenden kleinen Lungenvolumina die Kollapsreceptoren noch nicht erregt werden, d.h. wenn es zwischen dem Auftreten der Blähungsafferenzen einerseits und der Kollapsafferenzen andererseits ein mehr oder weniger afferenzenfreies intermediäres Lungenvolumen gibt. Dies ist vielleicht bei der Katze noch am ehesten der Fall, kann aber nicht mit Sicherheit nachgewiesen werden, solange es nicht gelingt, die Kollapsafferenzen ohne Sensibilisierung zur Darstellung zu bringen.

Die Lungenblähungs- und -kollapsreflexe können bei eröffnetem Thorax auch in der Weise weiter analysiert werden, daß der Einfluß der beidseitigen Vagusausschaltung auf Tonus und Bewegung der Atmungsmuskulatur in Abhängigkeit vom Blähungsgrad der Lungen untersucht wird. Selbstverständlich ist der Endeffekt immer der gleiche, indem die Vagotomieatmung vom Blähungsgrad der Lungen vollkommen unabhängig ist. Verschieden sind aber die unmittelbaren Übergangseffekte, und es ist auch hier wieder zu betonen, daß Angaben bezüglich Änderung der Atmungsfrequenz nur relativen Wert haben. Eine Änderung der Atmungsfrequenz muß ja schließlich nur davon abhängen, ob die Atmung vor der Vagusausschaltung durch die vagale Beeinflussung der zu erwartenden Vagotomieatmung gegenüber verlangsamt oder beschleunigt war. Viel wichtiger wird es daher sein, die inspiratorische oder eventuell exspiratorische Natur des Übergangseffektes klarzustellen. Auf Grund der bisherigen Kenntnisse ist es nicht schwer, die zu erwartenden Vagusausschaltungserscheinungen vorauszusagen. So muß Vagotomie bei geblähten Lungen zu einer vorübergehenden inspiratorischen Reaktion führen, ähnlich dem klassischen Vagotomieeffekt bei intaktem Thorax. Diese inspiratorische Übergangsreaktion ist ja auch nichts anderes als die nach höher frequenter afferenter Vagusreizung auftretende inspiratorische Nachwirkung (vgl. III B 2d, S. 242ff.). Die anschließende Atmungsbewegung, z. B. Zwerchfells, muß bei schwachem Blähungseffekt verlangsamt, bei starkem Blähungseffekt beschleunigt erscheinen. Bei einem mittleren Blähungsgrad wird die Atmungsfrequenz im Endeffekt unverändert bleiben und der Vagusausschaltungseffekt sich nur durch einen plötzlichen Umschlag des Atmungstypus im inspiratorischen Sinne zu erkennen geben. Erfolgt die Vagusausschaltung bei kollabierter Lunge, dann kann der vorhandene inspiratorische Effekt auch nur als inspiratorische Nachwirkung mit mehr oder weniger ausgesprochener Verzögerung zurückgehen, wie dies nach starker niederfrequenter Reizung des afferenten Lungenvagus der Fall ist. Im Endresultat wird die Atmungsfrequenz hier meistens herabgesetzt sein, es sei denn, der inspiratorische Effekt des Lungenkollapses sei mit erheblicher Verlangsamung der Atmung einhergegangen. Zu einer eigentlichen exspiratorischen Reaktion kann es aber bei reizloser Vagusausschaltung und kollabierter Lunge nicht kommen.

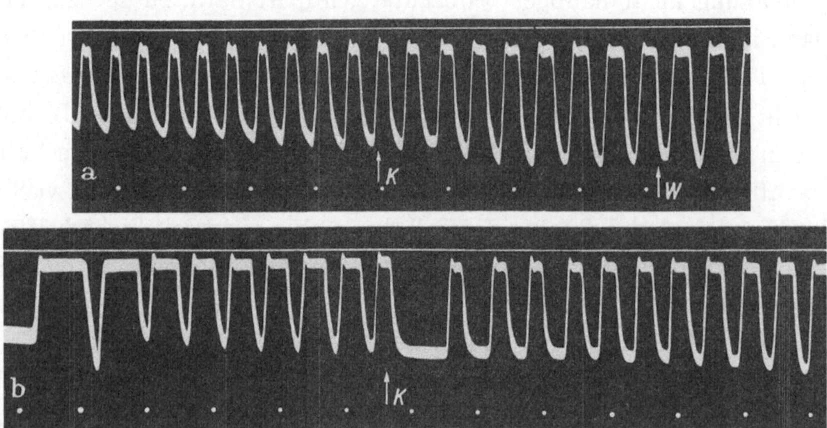

Abb. 75a u. b. Einfluß der Vagusausschaltung auf die Atmungsbewegungen des Zwerchfells: a bei kollabierten Lungen, b bei mäßig geblähten Lungen. Kaninchen, narkotisiert mit Urethan; Thorax breit eröffnet; Vagus der Gegenseite wahrscheinlich durchschnitten. Zwerchfellkontraktion (Inspiration) nach unten; darunter Zeitmarkierung in Sekunden. Bei ↑ K Beginn der Vaguskühlung, bei ↑ W Wiedererwärmung. In a ist infolge Lungenkollaps die Atmung anfänglich inspiratorisch betont, d. h. inspiratorisch etwas gedehnt, exspiratorisch gekürzt; durch die Vagusausschaltung wird die Atmung relativ exspiratorisch betont, d. h. die Inspirationen werden allmählich kürzer, die Exspirationen länger. Das Endresultat ist die relativ exspiratorisch betonte „Vagotomie-Atmung". In b ist infolge mäßiger Blähung der Lungen, die gerade zu Beginn der Registrierung vorgenommen wurde, die Atmung stark exspiratorisch betont. Die Vagusausschaltung bewirkt eine initiale inspiratorische Reaktion (Paradoxeffekt nach HEAD), mit abnehmend inspiratorisch betonter Atmung und Übergang in die wiederum relativ exspiratorisch betonte „Vagotomie-Atmung" wie in a. Der gegensätzliche Einfluß der Vagusausschaltung ist als relativ zu bewerten, d. h. relativ zu den gegensätzlichen Ausgangssituationen. (Aus BRAAK und VOORTHUYSEN 1940; Abb. 5 und 8, durch Retouche auf das Wesentliche vereinfacht)

Diesbezügliche Untersuchungen sind nur in ganz beschränktem Umfang durchgeführt worden. Hauptsächlich wurden sie in der von BRAAK und NIEKERK (1935) gegen HESS [1931 (a)] eingeleiteten Diskussion um die Rolle des Vagus in der Selbststeuerung der Atmung verwendet. HESS [1931 (a), 1936, 1941] untersuchte am eröffneten Thorax den Effekt der reversiblen Vagusausschaltung im Zustand der „reflexbereiten" Vagusapnoe und fand bei geblähten Lungen eine vorübergehende Tonisierung des erschlafften, bei kollabierten Lungen eine vorübergehende Erschlaffung des kontrahierten Zwerchfells. In Übereinstimmung damit wird bei bestehenden Atmungsbewegungen die Inspirationsausgangslage im ersteren Fall nach der inspiratorischen, im letzteren Fall nach der exspiratorischen Seite verschoben, und die Atmungsfrequenz ist bei diesen am Kaninchen angestellten Versuchen im ersteren Fall erhöht, im letzteren herabgesetzt (SCHMIDT 1938; BRAAK und VOORTHUYSEN 1940; vgl. auch HESS 1941). Besonders deutlich ergibt sich aus den von BRAAK und VOORTHUYSEN mitgeteilten Resultaten, daß Vaguskühlung bei offenem Thorax und kollabierten Lungen eine relative Verschiebung des Atmungstypus im exspiratorischen Sinne (Abb. 75a), bei geblähten Lungen im inspiratorischen Sinne (Abb. 75b) bewirkt. Die Verschiebung des Atmungstypus muß hier als *relativ* bezeichnet werden, da sie mit Bezug auf den Ausgangszustand zu bewerten ist und der durch die Vagusausschaltung erreichte Zustand im einen wie im andern Fall der vagal nicht mehr beeinflußten Atmung entspricht. Ein inspiratorischer Übergangseffekt tritt aber bei Vagusausschaltung und geblähten Lungen gelegentlich sehr deutlich in Erscheinung (vgl. Abb. 75 b) und erklärt sich ohne weiteres aus dem früher über den Vagusausschaltungseffekt (vgl. sub III B 1, S. 207 ff.) und die inspiratorische Nachwirkung (vgl. sub III B 2 d, S. 242 ff.) Gesagten. Daß es einen intermediären Blähungsgrad der Lungen geben muß, bei welchem die Atmungsbewegungen durch die Vagusausschaltung am wenigsten verändert werden, ist ohne weiteres verständlich. Nach BRAAK und VOORTHUYSEN (1940) soll es sich dabei um ein eigentliches „Vagus-Nullpunkt-Volumen" handeln. Diese Annahme würde ein afferenzenfreies Volumbereich zur Voraussetzung haben; ihre allgemeine Gültigkeit müßte aber erst erwiesen werden. Vorsichtiger erscheint es daher, von einer Indifferenzzone zu sprechen, innerhalb welcher die Vagusausschaltung einen minimalen Effekt ergibt; denn es dürfte schwierig sein, in jedem einzelnen Fall ein Lungenvolumen zu finden, bei welchem die Vagusausschaltung auch unter genauester Kontrolle des Bewegungstypus der Atmungsmuskulatur ergebnislos verläuft. Eine solche Indifferenzzone ergibt sich auch für das Verhalten des Atmungsapparates bei intaktem Thorax (vgl. sub III B 4 b, S. 307 ff.).

Die seit TRAUBE (1846) implicite bekannte Erscheinung, daß das Anlegen eines *Pneumothorax* zu einer unmittelbaren inspiratorischen Reaktion führt, stellt im Grunde genommen nichts anderes dar als einen durch vorübergehende Thoraxeröffnung herbeigeführten Lungenkollapsreflex. Explicite wurde er von HERING (1868) und BREUER (1868) als reflektorischer Inspirationstetanus beschrieben und von LOCKENBERG (1873), GUTTMANN (1875), ROSENBACH [1877 (b)], HEAD (1889) und KOSTIN [1904 (a, b)] bestätigt gefunden. Bei längerem Zuwarten geht dieser inspiratorische Tetanus in beschleunigte oder inspiratorisch verlangsamte Atmung über, je nach dem jeweiligen Typus der inspiratorischen Reaktion, was die divergenten Angaben über die Atmungsfrequenz erklärt [vgl. LEICHTENSTERN 1871; HÉDON und FLEIG 1903; FREY 1923; DE SOMER 1924 (a, b); HEYMANS und HEYMANS 1927, HEMPEL 1932, 1933; KOCHERGA 1958; TROELSTRA 1960]. Daß beidseitiger Pneumothorax wirksamer ist als einseitiger, daß und weshalb aber einseitiger Pneumothorax auch dann wirksamer wird, wenn der Vagus der Gegenseite durchschnitten ist, geht schon aus den Überlegungen von BREUER (1868) und HEAD (1889) mit aller Deutlichkeit hervor: Die inspiratorische Blähung der nicht kollabierten Lunge wirkt als sekundärer inspirationshemmender Reiz. Bei einseitigem Pneumothorax und intakten Vagi der beiden Seiten kann aber die inspiratorische Reaktion zu einer Atmungsaktivierung führen, die mit der einen noch funktionierenden Lunge ein Atmungsminutenvolumen erreicht, welches dasjenige beider Lungen vor Anlegen des Pneumothorax sogar noch übersteigt, wie dies von DALE und RAHN (1955) am narkotisierten Hund gezeigt wurde. Der Vorgang des kollapsbedingten inspiratorischen Tetanus selber wurde in ganz verschiedener Weise erklärt, je nachdem ob von den betreffenden Autoren das Ein- oder Zweifaserprinzip dieser Erklärung zugrunde gelegt wurde. Tatsächlich muß man heute die eine wie die andere Deutung als richtig anerkennen; denn im Gegensatz zu der noch von GESELL und MOYER [1941 (a)] vertretenen Ansicht, daß die inspiratorische Kontraktion ausschließlich durch den Lungenkollaps und nicht durch die negative Antwort auf den abnehmenden Lungenblähungsreflex bedingt sei, können nicht weniger als drei verschiedene Mechanismen am Zustandekommen dieses durch Kollabieren der Lungen ausgelösten inspiratorischen Effektes beteiligt sein. Die auf HERING und BREUER zurückgehende Annahme besonderer Lungenkollapsfasern mit inspiratorischer Wirkung besteht auch heute noch zu Recht [WYSS 1954 (b)]. Über diese Kollapsfasern kommt es zum starken inspiratorischen Effekt, welcher bei maximalem Lungenkollaps den Hauptanteil an der in Frage stehenden Reaktion ausmacht. Daß die Reaktion in diesem Fall über den Rahmen des Selbststeuerungsmechanismus hinausgeht, steht hier nicht zur Diskussion. Die zweite beim Kollabieren der Lungen wirksam werdende inspiratorische Komponente entspricht der inspiratorischen Nachwirkung der ausfallenden Blähungsafferenzen, welche im Prinzip von GAD [1880 (b)] und HEAD (1889) erkannt und von LEWANDOWSKY (1896) als die einzig mögliche Erklärung für den durch Pneumothorax hervorgerufenen inspiratorischen Effekt betrachtet wurde. Als dritte Komponente überlagert sich der inspiratorischen Nachwirkung die schwache inspiratorische Reaktion, welche dadurch zustande kommt, daß mit dem Rückgang der Lungenblähung vorübergehend Blähungsafferenzen niederer Frequenz auftreten [WYSS 1954 (b)]. Wenn auch diese Wirkung an und für sich nur gering sein kann, so bleibt ihr vielleicht doch die Bedeutung eines afferenten, die zentrale inspiratorische Nachwirkung zusätzlich verstärkenden Faktors.

Je nach dem Grad des Pneumothorax, aber auch je nach der Geschwindigkeit des Zusammenfallens der Lungen müssen die drei genannten Mechanismen in verschiedener Weise an der inspiratorischen Reaktion auf Anlegen eines Pneumothorax beteiligt sein. Bei nur teilweisem Zusammenfallen der Lungen können die Kollapsfasern sicher außer acht gelassen werden, und es wird ein vorübergehender inspiratorischer Nachwirkungseffekt die Hauptrolle spielen. Bei langsamem, selbst vollständigem Kollabieren der Lungen kommt dieser Nachwirkungseffekt in Wegfall, und es entwickelt sich die inspiratorische Reaktion nur allmählich infolge Frequenzabnahme der Blähungsafferenzen und verzögertem Auftreten von Kollapsafferenzen. Da die inspiratorische Wirksamkeit niederfrequenter Blähungsafferenzen an sich nur schwach ist und diejenige der Kollapsafferenzen, deren Adaptationstendenz auf lange Sicht noch ungewiß ist, sehr verschieden ausgesprochen sein kann, ist es verständlich, daß der Vagus einer infolge Pneumothorax in den Kollapszustand übergegangenen Lunge sich verhalten kann, als ob er schon durchschnitten wäre [LOEWY 1888 (b)]. Die kollabierte Lunge würde sich dann in der schon oben (S. 303) erwähnten Indifferenzlage befinden, aus welcher heraus, entsprechend den an contralateral vagotomierten Kaninchen angestellten Versuchen von LOEWY, leichte Blähung zu einer Atmungsbeschleunigung führen muß. Eine wesentliche, noch ungeklärte Frage betrifft in diesem Zusammenhang das Anhalten oder Nachlassen der Abgabe von Kollapsafferenzen aus der im Dauerzustand kollabierten Lunge, während eine eventuelle Adaptation der zentralen inspiratorischen Wirkung dieser Afferenzen wohl kaum in Betracht fällt.

Die von DE SOMER und SUY (1929) an den respiratorischen Stellungsänderungen der Stimmritze untersuchten Effekte des Blähens bzw. Ansaugens der Lungen von den Atmungswegen aus, kombiniert mit dem Ansaugen von Luft aus dem Pleuraraum bzw. dem Wiedereintretenlassen von Luft in den Pleuraraum entsprechen voll und ganz den durch Änderungen des Lungen*volumens* bedingten Hering-Breuerschen Reflexen, und es erübrigt sich, auf den von den Autoren unternommenen Versuch einer andersartigen Deutung einzugehen.

Die Beurteilung der inspiratorischen Reaktion auf das Anlegen eines Pneumothorax erfordert insofern einige Vorsicht, als nur solche Effekte maßgebend sein können, welche mit Sicherheit auf eine gesteigerte inspiratorische Innervation hinweisen. So könnten z. B. das Tiefertreten des Zwerchfells und die mechanisch registrierte Entfaltung des Brustkorbes, wie sie KILLIAN und KUHLMANN (1937) bei Anlegen eines Pneumothorax an der Katze feststellten, ebensogut mechanisch bedingt sein, und nur ein Vergleichsversuch nach Vagotomie hätte hier vielleicht eine signifikante Differenz ergeben können. Das gleiche gilt für volumetrische Untersuchungen von Brustkorb- und Lungenkapazitätsänderungen bei Einlassen von Luft in den Pleuraraum bzw. Absaugen aus dem Pleuraraum, wobei sich der geringe Einfluß der Vagusausschaltung auch richtig zu erkennen gab (BUCHER 1952, p. 43; 1955; BUCHER und LANZ 1954; TROELSTRA und HEEMSTRA 1956/57; HEMINGWAY und SIMMONS 1958; TROELSTRA 1960, p. 40, Fig. 11). Tatsächlich macht die Störung des mechanischen Gleichgewichts zwischen Retraktionskraft der Lungen einerseits und inspiratorischer Tonisierung von Thorax und Zwerchfell andererseits, wie sie beim Anlegen eines Pneumothorax erfolgen muß (vgl. z. B. HEAF und PRIME 1954), auf die mittlere Stellung von Brustwand und Zwerchfell und damit das Brustraumvolumen mindestens soviel, wenn nicht mehr aus, als die im stationären Zustand noch vorhandene verstärkte inspiratorische Tonisierung! So bleibt für den einwandfreien Beweis der inspiratorischen Reaktion auf Pneumothorax nur die unmittelbare Veränderung der Atmung im Sinne inspiratorischer Betonung sowie der am innervierten Zwerchfellstreifen nach HEAD (1889) bzw. EICHHOLTZ und TAUGNER (1951/52) myographisch oder z. B. an Zwerchfell oder Phrenicus elektrographisch geführte Nachweis verstärkter inspiratorischer Innervation [HESS und WYSS 1936; WYSS 1939 (a), 1941 (a); LARRABEE und KNOWLTON 1946]. In ähnlicher Weise kann aus der Spirometerkurve über die inspiratorische Reaktion nichts Bestimmtes ausgesagt werden; denn bei Anlegen des Pneumothorax werden die inspiratorischen Ausschläge rein mechanisch gekürzt dadurch, daß ein gewisses Luftvolumen exspiratorisch verschoben wird (vgl. z. B. HARRISON, CALHOUN, CULLEN, WILKINS und PILCHER 1932; p. 138; Fig. 1 A).

Eine besondere Modifikation der Pneumothoraxatmung besteht darin, daß in Anlehnung an ähnliche Versuche von BREUER (1868) die Veränderung untersucht wird, welche die Atmungsbewegung erfährt, wenn bei einem Tier (Katze, Kaninchen, Hund), dessen kanülierte Pleuraspalträume miteinander kommunizieren, vor Beginn der Inspirationsphase, d. h. bei einem der normalen Exspiration entsprechenden Lungenvolumen plötzlich und gleichzeitig die Trachea verschlossen und die gemeinsame Pleurakanüle nach außen geöffnet wird (VOORTHUYSEN und BRAAK 1937). Daß unter solchen Bedingungen die Atmungsbewegung verlangsamt und vertieft wird, und zwar letzteres vorwiegend oder ausschließlich nach der inspiratorischen Seite, ergibt sich aus dem bisher Gesagten von selbst. Die im schwach geblähten Zustand fixierte Lunge

wird vom Moment des Trachealverschlusses an die Atmungstätigkeit nicht
mehr afferent-modulierend beeinflussen, und ähnlich wie in den oben erwähnten Versuchen von LOEWY [1888 (b)] wird auch ihr afferent-tonischer Einfluß
nicht mehr sehr stark sein, so daß die resultierende Atmungsform derjenigen
nach Vagusausschaltung nahe kommt (Abb. 76A). Eine gewisse inspiratorische
Betonung ist aber zu erwarten, entsprechend den auf exspiratorischem Volumen
gehaltenen Lungen. Wird der Versuch in der Weise angestellt, daß anfangs
ein mäßiger beidseitiger Pneumothorax besteht und Trachealverschluß mit

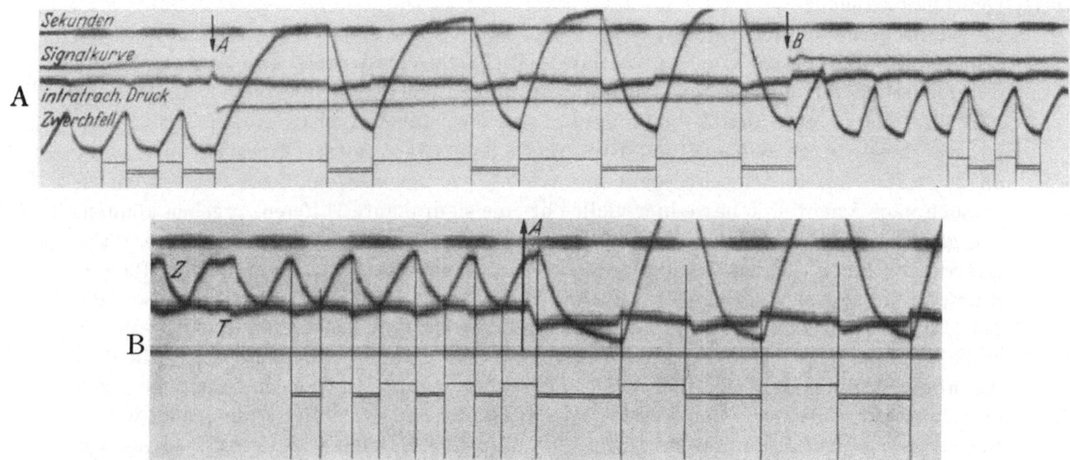

Abb. 76 A u. B. Einfluß des gleichzeitigen Anlegens von Trachealverschluß und beidseitigem Pneumothorax
auf den Atmungstypus: A bei kleinem Lungenvolumen mit resultierender inspiratorischer Betonung;
B bei größerem Lungenvolumen mit resultierender exspiratorischer Betonung. Katze in leichter Äthernarkose; tracheotomiert, Vagi beidseits intakt; Pleurakanülen beidseits, kommunizierend. Registrierung
der Zwerchfellbewegungen (Z) mit Inspiration nach oben; intratrachealer Druck (T) mit Druckzunahme
nach unten. Oben Zeitmarkierung in Sekunden.
In A werden am Ende der Exspirationsphase (A), d. h. bei relativ kleinem Lungenvolumen, gleichzeitig die
Trachealkanüle verschlossen und die Pleurakanülen (nach außen) geöffnet: Atmung vorwiegend inspiratorisch verlangsamt.
In B werden (bei mäßigem Pneumothorax als Ausgangslage) auf der Höhe der Inspiration (A), d. h. bei
relativ großem Lungenvolumen, gleichzeitig die Trachealkanüle verschlossen und die Pleurakanülen geöffnet: Atmung vorwiegend exspiratorisch verlangsamt. (VOORTHUYSEN und BRAAK 1937)

gleichzeitiger Kanülenöffnung auf der Höhe der Inspiration, d. h. bei größerem
Lungenvolumen vorgenommen wird, dann erscheint die verlangsamte und
vertiefte Atmung deutlich exspiratorisch betont (Abb. 76B). Es ist auffallend,
daß VOORTHUYSEN und BRAAK angesichts dieser sehr instruktiven Kurven
nicht auf das gegensätzliche Verhalten des Atmungstypus in Abhängigkeit
vom Lungenvolumen hinweisen und in den beiden Kurven „im Prinzip dasselbe Bild" sehen, nämlich die Atmungsverlangsamung, die sie hier als das
wesentliche Merkmal betrachten. Dies ist umso auffallender, als die Autoren
in derselben Arbeit den Atmungstypus eingehend berücksichtigen und besonders betonen, „daß der Beeinflussung der Atmungsfrequenz nur eine sekundäre
Bedeutung" zukomme. Die Gegenüberstellung der beiden Kurven der Abb. 76
zeigt aber sehr eindrücklich das gegensätzliche Verhalten des Atmungstypus

bei etwa gleich stark verlangsamter Atmung, und es wäre zu erwarten, daß man durch Extrapolation von Abb. 76B über Abb. 76A nach noch kleinerem Lungenvolumen zu einer Atmungsform kommen müßte, welche derjenigen nach Vagusausschaltung wirklich entsprechen würde, was nach LOEWY [1888 (b)] als Beweis für die Indifferenzlage der passiv kollabierten Lunge gelten könnte. Dies würde dann bedeuten, daß die inspiratorische Komponente der Abb. 76A auf niederfrequente Blähungsafferenzen zu beziehen ist, deren Einfluß bei weiterer Verkleinerung des Lungenvolumens eventuell noch abnehmen kann, bevor mit dem Auftreten der Kollapsafferenzen die inspiratorische Komponente wieder zunehmen muß. Abb. 76 soll aber auch zeigen, daß aus Atmungsvertiefung und -verlangsamung allein nicht ohne weiteres auf einen Atmungstypus geschlossen werden kann, wie er dem Zustand nach Vagusausschaltung entspricht, worauf anläßlich der Besprechung der Trachealverschlußreaktion bei intaktem Thorax zurückzukommen sein wird (vgl. sub III B 4 b β, S. 316ff.).

b) **Lungenblähungs- und -entblähungsreflexe bei intaktem Thorax.** Am geschlossenen Thorax angestellte Blähungs- und Entblähungsversuche können begreiflicherweise nicht allein auf das Verhalten des Lungenparenchyms und der Luftwege bezogen werden, sondern müssen auch hinsichtlich eventueller Afferenzen aus der Brustwand selber sowie aus Zwerchfell und Abdomen beurteilt werden. Allerdings sind tonisch-proprioceptive Einflüsse musculären und articulären Ursprungs den vagal vermittelten pulmonalen gegenüber nur wenig ausgesprochen und können (am beidseitig vagotomierten Tier) nicht so leicht nachgewiesen werden. Immerhin fand schon BREUER (1868) in seltenen Fällen, und zwar nur bei uneröffnetem Thorax, die exspiratorische Reaktion auf Lungenblähung auch nach Durchschneidung der Vagi noch und schrieb sie gelegentlich vorhandenen und den vagalen analogen Afferenzen aus der Brustwand zu. HÉDON und FLEIG (1903) sowie WASSENAAR (1924) erhielten bei Kompression des Thorax die deutlich beschleunigte Atmung am mit Chloralose narkotisierten Hund bzw. die inspiratorisch betonte und etwas beschleunigte Atmung an der decerebrierten Katze auch nach beidseitiger Durchschneidung der Vagi noch, wenn auch nur gelegentlich bzw. in geringerem Ausmaß. CLEMENTI [1929 (a, b)] konnte nach Durchschneidung der Vagi, Sympathici und Phrenici die Nasenflügelatmung des Kaninchens durch Kompression des Thorax noch im Hering-Breuerschen Sinne beeinflussen. Eine ähnliche vom afferenten Lungenvagus unabhängige tonische Reflexbeziehung konnte HESS [1931 (a; b, pp. 70—71)] in der Weise zur Darstellung bringen, daß am bivagotomierten Kaninchen mit eröffnetem Thorax das Spreizen der Rippen zu einem Höhertreten, d.h. zu einer Erschlaffung des Zwerchfells und einer exspiratorisch verlangsamten Atmungsbewegung führte. Der Effekt ist also konform mit einer exspiratorischen Reaktion auf Lungenblähung. Ähnlich kann Kompression des Thorax unabhängig von Lungen und afferentem

Vagus zu inspiratorischer Tonisierung Anlaß geben. Auch Gesell und Moyer [1941 (b)] fanden, daß, unabhängig von den Lungenvolumänderungen, Expansion oder Kompression des Thorax zu Verlangsamung bzw. Beschleunigung der Atmung führen, und Torrance und Whitteridge (1948) erhielten an der beidseitig vagotomierten Katze mit geschlossenem Thorax noch einen Entblähungseffekt, jedoch keinen Blähungseffekt mehr. Der Entblähungseffekt war aufgehoben nach Durchtrennung der dorsalen Wurzeln der ersten vier Thorakalsegmente. Reflexe dieser Art sind, soweit die vagal-afferente Beeinflussung mit Sicherheit ausgeschlossen ist, den proprioceptiv-tonischen oder myotatischen Reflexen der Skeletmuskulatur zuzuordnen und kommen im Zusammenhang mit den proprioceptiven Reflexen der Atmungsmuskulatur, welche hauptsächlich in ihrer phasischen Form untersucht wurden (Fleisch 1928, 1934), gesondert zur Sprache (vgl. sub IV, S. 345—347).

Bei geschlossenem Thorax und intakten Vagi überwiegen die vagalen Reflexe bei weitem. Dies gilt besonders auch für Einwirkungen von seiten des Abdomens. Wenn nach Langendorff [1879 (b)] die Atmung des Kaninchens auf Lufteinblasung in die Bauchhöhle nicht wesentlich verändert und „nur ein wenig schneller" wurde, so handelte es sich dabei zweifellos um eine inspiratorische Reaktion auf Verkleinerung der Lungen durch künstlichen Zwerchfellhochstand. Deutliche und nachgewiesenermaßen vagusabhängige Atmungsbeschleunigungseffekte erhielten Hédon und Fleig (1903) bei Kompression des Abdomens an mit Chloralose narkotisierten Hunden, Kaninchen und Meerschweinchen. Der menschliche Neugeborene weist nach Kravitz, Elegant, Block, Babakitis und Lundeen (1958) in Bauchlage eine raschere, weniger tiefe und oft auch regelmäßigere Atmung auf als in Rückenlage. Bei Frühgeborenen ist der Effekt besonders ausgesprochen, während er im Verlauf des Säuglingsalters an Signifikanz verliert. Zweifellos handelt es sich hier ebenfalls um vorwiegend vagal-reflektorische Einflüsse, bedingt durch Kompression von Abdomen bzw. Thorax (vgl. auch sub III B 4 b α, S. 311 ff.). Ähnlich zu interpretieren sind orthostatisch bedingte Atmungsveränderungen im exspiratorischen Sinne, wie sie am Kaninchen von Salathé (1877), Blumberg (1885), Owe-Larsson (1943), Moruzzi (1946), Grego (1953) und Grüninger (1955), am Hund und am Menschen von Mosso [1903 (b)] untersucht wurden, und welche ebenfalls weitgehend vagusabhängig sind. Auch beim Eintauchen in bzw. unter Wasser können die resultierenden Atmungsveränderungen teilweise durch hydrostatische Einwirkungen auf Abdomen und Thorax bedingt sein; dies jedoch nur teilweise, da hier weitere exteroceptive sowie chemo-regulatorische Faktoren mitspielen [vgl. Falk 1869, Huxley 1913 (a, b); Paton 1913; Koppanyi und Kleitman 1926/27, 1927]. Auch der exspiratorische Atmungsstillstand mit Übergang in exspiratorisch betonte Atmung, der von Barr, Bjurstedt und Coleridge (1959) am Hund unter positiver Beschleunigung auf der Zentrifuge beobachtet wurde, ist vagusabhängig und demnach als Lungenblähungsreflex zu interpretieren. Ebenso ist die bei explosiver Dekompression am Kaninchen von CLEMEDSON und PETTERSSON (1953) beobachtete Atmungsbeschleunigung ein über den Lungenvagus vermittelter Reflex (CLEMEDSON 1957).

Eine weitere Möglichkeit, daß bei geschlossenem Thorax und intakten Vagi von der abdominalen Seite her Lungenblähungs- und -entblähungsreflexe, ja vielleicht sogar -kollapsreflexe auftreten, ergibt sich aus Versuchen mit Phrenicusdurchschneidung sowie aus Reizversuchen am intakten oder zentral durchschnittenen Phrenicus. So fand schon PANIZZA (1865) in Bestätigung offenbar nicht bekannter, noch früherer Befunde von BUDGE (1855) an Katze und Hund, daß beidseitige Phrenicotomie an Hund und Pferd eine Erweiterung des Brustkorbes mit Atmungsbeschleunigung auslöst, und HÉNOCQUE und ELOY [1882 (a, c)] konnten an verschiedenen Tierarten nach dem Herausreißen oder der Durchschneidung des einen oder beider Phrenici neben Beschleunigung oder Verlangsamung der Atmung in einzelnen Fällen ebenfalls inspiratorische Erweiterung des Thorax feststellen. MALSCHIN (1898/99) beobachtete bei analogen Versuchen im wesentlichen die Atmungsbeschleunigung, LUCIANI (1905, p. 369) bei Durchschneidung der Phrenici am Hund die vorwiegend inspiratorische Vertiefung der Atmung, registriert am intrathorakalen Druck. DUCCESCHI (1906) stellte bei Unterbindung auch nur des einen Phrenicus eine inspiratorisch-tonische Verschiebung der Brustatmung fest, welche nach beidseitiger Vagotomie nicht mehr auftrat. Zu einer Atmungsbeschleunigung kam es dabei nicht. MATHIEU und CORNIL (1925) fanden, ebenfalls beim Hund, mittels getrennter Registrierung der Ventilationsgrößen der beiden Lungen eine Zunahme auf der Gegenseite zur einseitigen und eine beidseitige Zunahme nach beidseitiger Phrenicotomie. Auch HEMPEL (1933) und SIMONELLI (1933) erhielten bei ein- und doppelseitiger Phrenicotomie am Kaninchen bzw. an Katze und Hund eine schlagartige Umstellung auf eine hauptsächlich im Sinne vertiefter Inspirationen verstärkte Thoraxatmung. Wenn ähnliche Effekte der beidseitigen Phrenicotomie am beidseitig vagotomierten Tier auftraten, wie dies in den Untersuchungen von HEMPEL (l. c.), PETITPIERRE (1942) und BUCHER (1943) am Kaninchen der Fall war, so handelte es sich dabei offensichtlich um eine inspiratorische Wirkungssteigerung nach Art des „gekreuzten Phrenicusphänomens" (vgl. sub II D 1 b β, S. 117ff.), bzw. einer analogen koordinatorischen Beziehung zwischen der Innervation des Zwerchfells und derjenigen der inspiratorischen Intercostalmuskeln. DOLIVO (1952) erhielt bei Versuchen am narkotisierten Kaninchen mit reversibler oder irreversibler Unterbrechung der Erregungsleitung im einen Phrenicus eine Verstärkung der inspiratorischen Aktivität, elektrisch registriert am gegenseitigen Zwerchfell oder am Phrenicus der gleichen oder der Gegenseite. Da der Effekt, der im wesentlichen in einer Verstärkung und Verlängerung der Inspirationsphase bestand (Abb. 77), nach Vagotomie nicht mehr in Erscheinung trat, war seine vagale Natur als inspiratorische Reaktion auf geringere Lungenentfaltung zur Genüge bewiesen (vgl. aber auch sub II D 1 b β, S. 125—127).

BRIGENTI (1936) konnte durch efferente Phrenicusreizung am Hund mit geschlossenem Thorax sehr ausgesprochene exspiratorische Reaktionen erhal-

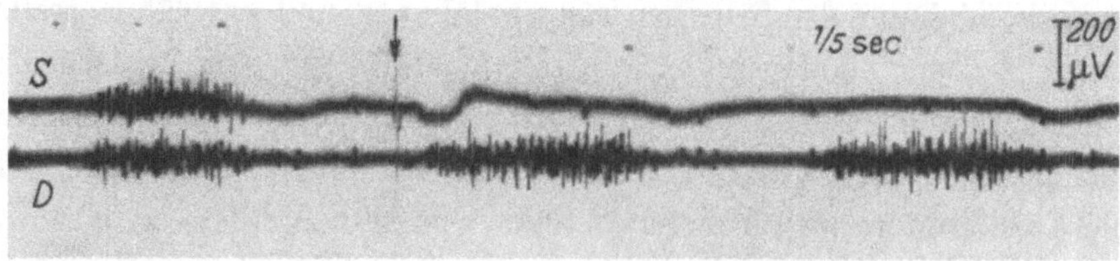

Abb. 77 Unmittelbare Verstärkung der motorischen Innervation der rechten Zwerchfellhälfte (D) bei elektrotonischer Blockierung des Phrenicus der Gegenseite (↓), kontrolliert am Verschwinden der elektrischen Aktivität der linken Zwerchfellhälfte (S). Kaninchen, Urethannarkose, Vagi intakt. Der Effekt ist eine inspiratorische Reaktion auf Verringerung des Blähungszustandes der einen Lunge. Man beachte die Verlängerung der Inspirationsphase bei etwa gleichbleibender Exspirationsphase, was eine inspiratorische Atmungsverlangsamung zur Folge hat. (DOLIVO 1952)

ten (Abb. 78), welche sich als eindeutig vagusabhängig erwiesen. Die gleiche Erscheinung war schon in früheren Versuchen von GAD [1881 (a)] und HÉNOCQUE und ELOY [1882 (b)], allerdings nur andeutungsweise, bei KNOLL [1886 (a)],

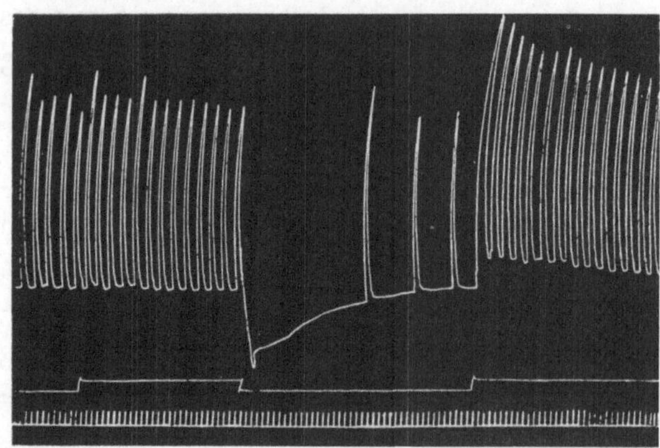

SANDMANN (1887) und MISLAWSKY (1902) dagegen sehr deutlich zum Ausdruck gekommen. PATRIZI (1896) hatte beim Hund den intakten Phrenicus mit niedriger Frequenz gereizt und dabei am Mechanogramm des Zwerchfells auf die „Atmungskurve" superponierte Einzelzukkungen erhalten, wobei in gewissen Versuchen während der Reizperiode die inspiratorischen Ausschläge erheblich vergrößert und in ihrer Folge etwas verlangsamt waren

Abb. 78. Exspiratorische Reaktion, hervorgerufen durch elektrische Reizung des peripheren Phrenicusstumpfs am Hund in leichter Äther-Chloroform-Narkose. Vagi beidseits intakt. Von oben nach unten: Thorakogramm, Inspiration nach oben; Reizsignal; Zeitmarkierung in Sekunden. Die Verschiebung der Inspirationsausgangslage nach unten ist mechanisch durch den Zwerchfelltetanus bedingt, auf den sich drei inspiratorische Thoraxbewegungen aufsetzen. (BRIGENTI 1936)

(l. c., p. 7, Fig. II). Bei Steigerung der Reizfrequenz von 5 auf 20 pro Sekunde wurden die inspiratorischen Ausschläge deutlich kleiner, und zwar nicht etwa als Folge eines gesteigerten inspiratorischen Grundtonus; dieser schien während der Reizung eher abzunehmen! So kam schon PATRIZI auf die Idee eines reflektorisch-hemmenden Einflusses, der auf Grund seitheriger Erfahrungen zweifellos einer exspiratorischen Reaktion, hervorgerufen durch Lungenblähung, zugeschrieben werden muß, entsprechend dem von BRIGENTI (l. c.) mit höherer Reizfrequenz erhobenen und daher auch viel ausgesprocheneren Befund (vgl. Abb. 78).

α) *Atmung gegen Überdruck und Unterdruck.* Die Untersuchungen über Blähungs- und Entblähungsreflexe können bei intaktem Thorax entweder in der Weise durchgeführt werden, daß das Atmungsverhalten, meistens geprüft an der Atmungsfrequenz, bei erhöhtem oder herabgesetztem intratrachealem Druck beobachtet oder registriert wird, oder daß mit im Prinzip analogem Ergebnis der extrathorakale Druck im Körperplethysmographen herabgesetzt oder erhöht wird. Speziell für die Thoraxverkleinerung kann auch direkte mechanische oder pneumatische Kompression von außen in Frage kommen. Beobachtung oder Registrierung der Atmung wurden nicht nur pneumographisch und pneumotachographisch, sondern speziell auch myographisch am innervierten Zwerchfellzipfel (HEAD 1889; EICHHOLTZ und TAUGNER 1951/52), an den Bewegungen der Nasenflügel oder der Stimmbänder sowie an den Aktionsströmen der Atmungsmuskeln und der zugehörigen motorischen Nerven bzw. Zentren vorgenommen. Zu diesen verschiedenen Maßnahmen wurde deshalb gegriffen, weil speziell die pneumographische Aufzeichnung der Atmung durch die in Frage stehenden Eingriffe direkt betroffen wird und gewisse typische Veränderungen der Atmungs*form* nicht mehr erkennen läßt. Meistens begnügte man sich denn auch mit der Beurteilung der Atmungs*frequenz*, ohne aber der oben mehrfach erwähnten Tatsache Rechnung zu tragen, daß diese kein einheitlicher und vor allem kein entscheidender Atmungsfaktor ist.

Erste systematische Versuche über den Einfluß erhöhten oder herabgesetzten intratrachealen Drucks auf die Atmungsfrequenz stammen von EINBRODT (1860). Eine frühere diesbezügliche Angabe von BUDGE (1859), wo es heißt: „Sobald... der Druck auf die Lungenbläschen, somit deren Ausdehnung abnimmt, werden augenblicklich die Athembewegungen langsamer", war zwar vielleicht die erste Beobachtung, welche auf eine Reflexbeziehung zwischen Lungenblähung und Atmungsfrequenz hinweisen mußte; sie wurde aber nicht weiter in diesem Sinne verwertet und hätte auch einer relativ seltenen Form von inspiratorischer Reaktion auf Abnahme des Lungenvolumens entsprochen. EINBRODT fand die Atmung von Hunden gegen erhöhten Druck verlangsamt, gegen herabgesetzten Druck beschleunigt. Zweifellos handelte es sich bei diesen Befunden um die eigentliche afferent-tonische Form des Lungenblähungsreflexes; doch konnte die Natur dieses Reflexvorgangs damals noch nicht erkannt werden, und es wurde Überdruck- bzw. Unterdruckatmung vorwiegend als Problem des Luft- bzw. Sauerstoffangebotes bewertet (ROSENTHAL 1862, p. 2). Einzig TRAUBE (1862) machte hier insofern eine Ausnahme, als er bei künstlicher Beatmung des Hundes auf jede Blähung von Lungen und Thorax eine implicite als reflektorisch beurteilte aktive Exspiration auftreten sah, und zwar in gleicher Weise, ob für die künstlichen Einblasungen Luft oder Wasserstoffgas verwendet wurde. Sogar das allmähliche Verschwinden dieser aktiven Exspirationen nach längerer Beatmung, selbst mit Wasserstoffgas, wurde von TRAUBE beobachtet als Ausdruck der damals noch nicht als solche erkannten chemischen Apnoe! BREUER (1868) stellte einen großen Teil seiner Versuche am geschlossenen Thorax an; doch beziehen sie sich zur Hauptsache auf die Trachealverschlußreaktion (s. unten). Es kam eben HERING und BREUER in erster Linie darauf an, den *unmittelbaren* inspirationshemmenden Erfolg der Lungenblähung und den *unmittelbaren* inspirationsfördernden Erfolg des Lungenkollapses nachzuweisen, während die exspiratorisch verlangsamte Atmung bei gebläht *gehaltener* Lunge wohl festgestellt, aber nicht näher diskutiert wurde und die (beim Kaninchen) während *anhaltendem* Lungenkollaps beschleunigte Atmung nur erwähnt wurde, und zwar als kurzer Hinweis auf Oscillationen des kontrahierten Zwerchfells bei eröffnetem Thorax. Gerade diese Frage der dauernden Abhängigkeit der Atmungsfrequenz (des Kaninchens) vom Blähungszustand der Lungen war denn auch der wesentlich neue Punkt in den unter FICKs Leitung in Würzburg von LOCKENBERG (1873) durchgeführten und im übrigen als Bestätigung der Befunde von HERING und BREUER zu bewertenden Untersuchungen. GUTTMANN (1875) dagegen, aus dessen Feststellungen am Kaninchen mit intaktem Thorax diese Abhängigkeit der Atmungsfrequenz vom Blähungszustand der Lungen deutlich hervorgeht, interessierte sich nicht näher für diese Frage und zog aus der Beobachtung, daß Blähung von Lungen und Thorax keine aktive Exspiration, sondern nur einen Atmungsstillstand, dessen exspiratorische Natur er nicht erkannte, ergibt, die Schlußfolgerung, daß Lungenblähung keinen exspiratorischen Effekt auslöse. Daß „zur Documentierung einer exspiratorischen Wirksamkeit die Hervorbringung aktiver Exspirationsbewegungen kein unbedingtes Erfordernis sei", darauf wurde erst von LANGENDORFF [1879 (b)] hingewiesen. Der Hauptirrtum, dem GUTTMANN in seiner Kritik an der Hering-Breuerschen Lehre verfiel, war aber der, daß er die dem blähungsbedingten Atmungsstillstand folgende Inspirationsbewegung als unmittelbaren Reflexerfolg der Lungenblähung betrachtete und somit dieser letzteren eine inspiratorische Wirkung zuschrieb. Die Widerlegung der GUTTMANNschen Kritik erfolgte durch GAD [1880 (b)], allerdings unter Ablehnung jeder nennenswerten inspiratorischen Wirkung des afferenten Lungenvagus. Blähungsversuche am intakten Thorax wurden auch von ROSENBACH [1877 (b)] und FREDERICQ (1879) ausgeführt, und zwar ganz im Hering-Breuerschen Sinne, indem die heute als Reflexatmung bezeichnete Abhängigkeit der Atmungsfrequenz von der Zahl der künstlichen Einblasungen auch bei geschlossener Brusthöhle unter Beobachtung der Nasenflügelatmung nachgewiesen wurde. FREDERICQ (1879) konnte außerdem zeigen, daß anhaltender Blähungszustand am intakten Thorax zu verlangsamter, exspiratorisch betonter Atmung führt, was auch den Abbildungen

LANGENDORFFs [1879 (b)] zu entnehmen ist, während GAD [1880 (b)] wohl den exspiratorischen Stillstand erkannte, auf die verlangsamte Atmung aber nicht einging [vgl. auch STEFANI und SIGHICELLI 1888, HEAD 1889; HALDANE und SMITH 1892; SEEMANN 1902; MOSSO 1903 (c); HÉDON und FLEIG 1903; AUER und MELTZER 1911/12 (b); LUMSDEN 1923/24 (b); BASS 1924/25 (a); HEMPEL 1932].

Es ist auffallend, wie relativ selten der einfache Versuch unternommen wurde, bei intaktem Thorax die durch längeres Aufrechterhalten eines Blähungszustandes bedingte exspiratorische Verlangsamung der Atmung nachzuweisen und richtig zu interpretieren. Daß der umgekehrte Versuch, d.h. durch andauernde Thoraxkompression bzw. Saugwirkung an den Atmungswegen eine inspiratorisch betonte Atmung zu erhalten, nur geringe Berücksichtigung fand, ist eher verständlich, da die als Merkmal der Atmungsreaktion hauptsächlich in Betracht gezogene Atmungs*frequenz* in diesem Fall erhöht oder herabgesetzt sein kann, da Ansaugeffekte an sich komplexerer Natur sind und Verkleinerung von Thorax und Lungen auch rascher zu einer chemisch bedingten Atmungsaktivierung führt.

Die durch Blähung von Lungen und Thorax bedingte exspiratorische Betonung der Atmung zeigt sich im Experiment in einfachster Weise dann, wenn die Atmung pneumographisch mit relativ straff gespannter Mareyscher Kapsel und Atmungsflasche registriert wird. Jede Zugabe von Sauerstoff wird dann, solange noch mindestens *ein* Vagus intakt ist, mit einer exspiratorischen Verlangsamung der Atmung beantwortet, welche mit zunehmendem Sauerstoffverbrauch bzw. absinkendem Druck wieder zurückgeht. Der Effekt tritt selbstverständlich nicht mehr auf, wenn zur Registrierung ein ausbalanciertes Spirometer verwendet wird; er kann aber durch zusätzliche Belastung der Spirometerglocke zur Darstellung gebracht werden (vgl. NICHOLSON und BREZIN 1937). Bei Atmung im Körperplethysmographen macht sich, während der Druck im Plethysmographen erniedrigt gehalten wird, eine ähnliche Erscheinung bemerkbar. Näher auf diese Reflexbeziehungen, die in verschiedenstem Zusammenhang an verschiedenen Tierarten, außer an Säugern schon früh auch am Vogel untersucht und in verschiedenster Weise registriert wurden, einzugehen, erübrigt sich [vgl. SIEFERT 1896; GROBER 1899; HÉDON und FLEIG 1903; LUMSDEN 1923, 1924 (b); HEYMANS und HEYMANS 1927; TATUM 1930; HAMMOUDA und WILSON 1932; HEMPEL 1932; CREED und HERTZ 1933; SHARPEY-SCHAFER und BAIN 1933; DE WAELE und VANDEVELDE 1937; NICHOLSON und BREZIN 1937; WORZNIAK und GESELL 1939; GESELL 1940, pp. 545—550; GESELL und MOYER 1940/41, 1941 (b); MEIER 1941; JOSENHANS 1953/54 (b); WIDDICOMBE 1954 (c), 1961 (b); DAWES und MOTT 1959]. Einzig auf Versuche am Menschen sei hier noch hingewiesen, die aber weder bei MOSSO [1903 (c)], CHRISTIANSEN und HALDANE (1914) und BOOTHBY und BERRY (1915), noch bei GREENE (1933), MARSHALL und WIDDICOMBE [1958 (b)] und WIDDICOMBE [1961 (b)] ausgesprochene und eindeutige Resultate ergaben, und denen zufolge der Hering-Breuersche Blähungsreflex des Menschen zwar vorhanden, aber nur schwach entwickelt sein soll. Beim Neugeborenen beobachteten CROSS, KLAUS, TOOLEY und WEISSER (1959) eine auf geringe Lungenblähung erfolgende tiefe Inspiration, die an die paradoxe Reaktion, wie sie von HEAD (1889) beschrieben wurde, erinnern soll. Ob es sich eventuell darum handelte, daß die Lungenblähungsreceptoren oder vielleicht auch der zentrale Inspirationshemmungsmechanismus beim Säugling noch nicht richtig ansprechen, muß dahingestellt bleiben. Schließlich besteht auch normalerweise, z. B. bei der Katze, im Bereiche geringer Lungenfüllung ein mit beginnender Blähung erfolgender sog. „inspiratorischer Vorschlag", ein „inverser Vaguseffekt auf das Zwerchfell" [HESS

1938 (a)], worauf an entsprechender Stelle hingewiesen wurde (vgl. sub III B 4 a, S. 300). Auch auf Befunde von WORZNIAK und GESELL (1939) ist hier zu verweisen, denen zufolge Blähung der Lungen zu einer inspiratorischen Reaktion führen kann, nachgewiesen an den Aktionsströmen des efferenten Phrenicus und der Intercostalmuskeln [wahrscheinlich beim Hund; vgl. GESELL 1940 (b), p. 547]. Analoge Befunde wurden am Kaninchen von PARTRIDGE (1935), an der Katze von LARRABEE und KNOWLTON (1946) sowie an verschiedenen Tierarten von WIDDICOMBE [1961 (b)] erhoben und von KNOWLTON und LARRABEE (1946) sowie von WIDDICOMBE [1954 (b, c)] auf rasch adaptierende Blähungsreceptoren und deren Ansprechen auf plötzliche und starke Lungenblähung bezogen. Der gleiche auf plötzliche Blähung bzw. plötzliche Freigabe nach Ansaugen von Lungen und Thorax auftretende einmalige inspiratorische Reflex wurde neuerdings von REYNOLDS (1962) an der narkotisierten und gelegentlich auch curarisierten Katze untersucht und zu den nur bei erhaltenen Vagi spontan auftretenden seufzerartigen Inspirationen in Beziehung gebracht, und zwar insofern, als offenbar in beiden Fällen durch diese tiefen Inspirationen zusätzlich Alveolarräume eröffnet werden und in beiden Fällen nach ein- oder mehrmaligem Auftreten, vielleicht im Zusammenhang mit der stärkeren Lungenentfaltung, für diesen Effekt eine Art Refraktärstadium bestehen soll. Daß die Reaktion auf Lungenblähung beim Menschen unter Umständen auch eine inspiratorische sein kann, scheint aus den Untersuchungen von CAMPBELL, HOWELL und PECKETT (1957) hervorzugehen, denen zufolge bei Atmung gegen Überdruck die durch die inspiratorische Vertiefung gesteigerte Retraktionskraft von Lungen und Thorax für die Überwindung des erhöhten exspiratorischen Widerstandes aufkommen soll.

Nach neueren Angaben von CROSS, KLAUS, TOOLEY und WEISSER (1960) reagiert der Säugling auf Lungenblähung mit einer (von den Autoren unzutreffend als „Apnoe" bezeichneten) typischen exspiratorischen Reaktion, eventuell eingeleitet mit der oben erwähnten tiefen Inspiration. Der Effekt scheint noch im Säuglingsalter abzunehmen, was ein Hinweis darauf wäre, daß tatsächlich der Mensch die Befähigung zur exspiratorischen Reaktion auf Lungenblähung in der Ontogenese verlieren würde.

Die durch Verkleinerung des intakten Thorax bedingte inspiratorische Veränderung der Atmung, bei längerem Andauern meistens begleitet von Atmungsbeschleunigung, kann ebenfalls sowohl durch Ansaugen bzw. Unterdruckatmung [SIEFERT 1896; GROBER 1899; HÉDON und FLEIG 1903; LUMSDEN 1923/24 (b); BASS 1924; CREED und HERTZ 1933; SHARPEY-SCHAFER und BAIN 1933; NICHOLSON und BREZIN 1937; FINK, NGAI und HOLADAY 1958; DAWES und MOTT 1959; WIDDICOMBE 1961 (b)] als auch durch Druckerhöhung im Körperplethysmographen (HAMMOUDA und WILSON 1932; CULVER und RAHN 1952) oder mittels manueller (HÉDON und FLEIG 1903; WASSENAAR 1924; WHITEHEAD und DRAPER 1947) oder pneumatischer Kompression des Thorax durch Schlauchmanschetten (BAKOS und HOWELL 1948; GRÜNINGER 1955; McILROY, BUTLER und FINLEY 1962) demonstriert werden. Die inspiratorische Reaktion kann auf einmalige Kompression des Thorax als initiale vertiefte Inspiration mit anschließender Atmungsaktivierung in Erscheinung treten (WHITEHEAD und DRAPER 1947); sie kann aber auch bei zusätzlicher Erhöhung des Gegengewichts am Spirometer in einer eingeschränkten und beschleunigten Atmung zum Ausdruck kommen (NICHOLSON und BREZIN 1937). Sie zeigt sich in besonderer Weise darin, daß die infolge Querdurchtrennung auf Höhe des Pons und Morphingabe eventuell bis zum exspiratorischen Stillstand veränderte Atmung durch Druck auf den Thorax zu regelmäßigem Rhythmus gebracht werden kann [STELLA 1939 (c); MEIER und BUCHER 1942; BUCHER 1944; BRECKENRIDGE und HOFF 1954], ebenso wie eine durch sonstige tiefe Narkose zum (exspiratorischen ?) Stillstand gekommene Atmung (WHITEHEAD und DRAPER 1947; BAKOS und HOWELL 1948; CULVER und RAHN 1952). In ähnlicher Weise konnten SCOTT, REED, SARIS und REDONDO RAMIREZ (1948) am durch Pentothalnarkose „atmungsgelähmten" Hund zeigen, daß nur bei Lagerung des Tieres auf die Seite der noch vorhandenen Lunge bzw. des noch intakten Vagus die Atmung wieder auftritt, dagegen nicht, wenn das Tier auf diejenige Seite gelagert wird, wo die Lunge entfernt oder der Vagus durchschnitten worden war. Da, wie gerade diese letzteren Versuche sowie diejenigen von CULVER und RAHN (1952) und ZECHMAN und TAYLOR (1962) erkennen lassen, erhaltene Vagi für diese Thoraxdruckeffekte Voraussetzung sind, ist in erster Linie an eine Abnahme afferenter, übermäßig exspiratorisch wirksamer Erregungen zu denken (vgl. sub II B 1, S. 27); außerdem aber auch an die inspiratorische Wirkung afferenter Erregungen niedrigerer Frequenz. Analoge reflektorische Effekte sind auch dann zu berücksichtigen, wenn bei der Wiederbelebung von Tier oder Mensch die in der Asphyxie zum Stillstand gekommene Atmung durch die mechanische Beatmung wieder in Gang gebracht wird (THOMPSON und BIRNBAUM 1943). Nach den oben erwähnten Versuchen am Menschen (CHRISTIANSEN und HALDANE 1914; MARSHALL und WIDDICOMBE 1958) ist die inspiratorische Reaktion bei Atmung gegen verminderten Druck weniger ausgesprochen als im Tierversuch; immerhin fanden MCILROY, BUTLER und FINLEY (1962) auch am Menschen bei Thoraxkompression mittels Schlauchmanschetten eine deutliche Atmungsbeschleunigung (vgl. auch CARO, BUTLER und DuBOIS 1960). Auch scheint die verkürzte Atemanhaltezeit in Exspirationsstellung nicht nur auf einem chemischen, sondern auch auf einem nervösen Faktor der inspirationsanregenden Wirkung zu beruhen (MITHOEFER, STEVENS, RYDER und McGUIRE 1952/53; MITHOEFER 1959).

So wie beim eröffneten Thorax der Übergang von kollabierter zu geblähter Lunge eine Indifferenzzone aufweist, in deren Bereich die Atmung wenigstens frequenzmäßig der Vagotomieatmung entspricht, d.h. bei Vagotomie weder signifikant beschleunigt noch verlangsamt wird (vgl. sub III B 4 a, S. 303), so muß es auch für den intakten Thorax eine ähnliche Indifferenzlage geben. Untersucht wurde dieses Verhalten am Kaninchen von SCHENCK (1903, 1905) und ISHIHARA (1905), an Katze und Hund von DOSE (1908). Im Prinzip wurde in der Weise vorgegangen, daß nach einseitiger Vagotomie die Trachea in verschiedener Respirationsstellung — eventuell auch nach Ansaugen in forcierter Exspirationsstellung — verschlossen wurde, und daß in diesem Zustand der noch intakte Vagus durch tripolaren Elektrotonus reversibel ausgeschaltet wurde (vgl. sub III B 1 b, S. 216). Dabei wurde aber nicht einfach auf die Atmungsfrequenz abgestellt, sondern es wurde untersucht, ob die Atmung durch die Vagusausschaltung im inspiratorischen oder exspiratorischen Sinne verändert wird. Bei gewöhnlicher Exspirationsstellung erwies sich dieser Ausschaltungseffekt ähnlich wie bei inspiratorisch geblähtem Zustand verschiedenen Grades noch als inspiratorisch, und es bedurfte einer forcierten Exspirationsstellung, um den Vagusausschaltungseffekt in einen exspiratorischen bzw. *relativ* exspiratorischen umzuwandeln. Daraus ergab sich, daß das Indifferenzbereich bei leicht forcierter Exspiration erreicht wird, und es wurde weiter gezeigt, daß seine Lage auch nach vorausgegangener Blähung von Lungen und Thorax nicht wesentlich verändert wird (ISHIHARA 1905). SCHENCK (1905) zog aus diesen Befunden unter Hinweis auf ähnliche Beobachtungen von HEAD (1889) die auch im Hinblick auf die heutige Auffassung wichtige Schlußfolgerung, daß an dem durch Lungenkollaps bedingten inspiratorischen Effekt noch besondere inspiratorisch wirksame afferente Lungenfasern beteiligt sein müssen, die aber erst in Funktion treten, wenn Thorax und Lungen unter ihr Exspirationsvolumen verkleinert werden. Eine Beziehung zu den stark inspiratorisch wirksamen afferenten Lungenfasern, die erst auf starken Lungen-

kollaps ansprechen, ist nicht zu verkennen. Daß es aber auch bei geschlossenem Thorax keine absolut afferenzenfreie Indifferenzzone gibt, dürfte aus den
oben (sub III B 4 a, S. 303) gemachten Ausführungen sowie aus den sub
III B 1 c (S. 221) erwähnten Angaben von TROELSTRA (1960) zur Genüge
hervorgehen.

Durch neuere Versuche von GESELL und MOYER (1940/41) wurde die
relativ inspiratorische Wirkung der reversiblen Vagusausschaltung bei geschlossenem Thorax und Atmung gegen Überdruck in sehr eindrücklicher Weise
dargestellt (l. c., p. 675, Fig. 1). Die infolge Blähungseffekt exspiratorisch
verlangsamte Atmung wird in diesem Fall durch die Vagusausschaltung beschleunigt, wie dies ohne weiteres zu erwarten ist und schon im Zusammenhang mit der Vagusausschaltung bei geblähten Lungen und offenem Thorax
diskutiert wurde (vgl. sub III B 4 a, S. 301 ff.). Bei Atmung gegen Überdruck
und Unterdruck untersuchten TROELSTRA und HEEMSTRA (1958) den Einfluß
der Vagusausschaltung auf die Nachgiebigkeit (compliance) von Thorax
inclusive Zwerchfell und Abdominalmuskulatur beim narkotisierten Kaninchen. Es ergaben sich Anhaltspunkte für das Bestehen eines inspiratorischen
Tonus bei kleinem sowie für dessen Hemmung bei großem Thorax- bzw.
Lungenvolumen (vgl. auch TROELSTRA 1960).

β) Atmung bei Verschluß der Luftwege. Eine besondere Art, Lungenblähungs- und -entblähungsreflexe bei intaktem Thorax zu untersuchen, beruht
auf der erstmals von HERING (1868) und BREUER (1868) verwendeten *Trachealverschlußreaktion.* Dabei handelt es sich um die Analyse der Atmungsanstrengung bzw. der Innervation der Atmungsmuskulatur im unmittelbaren Anschluß an eine während der Spontanatmung vorgenommene plötzliche Verschließung der Trachea bzw. der Trachealkanüle. Schon früher hatte BUDGE
(1859) die Beobachtung gemacht, daß bei Zuhalten von Maul und Nase die
Atmung des Versuchstiers *sofort* verlangsamt wird. HERING und BREUER kam
es aber hauptsächlich darauf an, zu zeigen, daß bei Verschluß der Trachea
in Inspirationsstellung die Zeit bis zum Auftreten der nächstfolgenden Inspiration, d.h. also die Exspirationsphase bedeutend verlängert ist, und daß
bei Verschluß der Trachea in Exspirationsstellung die unmittelbar folgende
Inspirationsbewegung verstärkt und ebenfalls verlängert ist. Diese charakteristischen Effekte wurden von HERING geradezu als Ausgangspunkt der Überlegungen und Versuche zur Selbststeuerung der Atmung gemacht, indem ihre
Abhängigkeit vom Nervus vagus erkannt und auf Grund der BREUERschen
Experimente schon richtig gedeutet wurde. Daß bei längerdauerndem
Trachealverschluß die Atmungsbewegungen eine sekundär durch Dyspnoe
bedingte Veränderung erfahren, darüber waren sich HERING und BREUER
zweifellos schon im klaren; ihr Hauptinteresse galt aber dem unmittelbar
über den Vagus erfolgenden Reflexeffekt, so daß die afferent-tonische Wirkung
auf die Atmungs*frequenz* [HESS 1931 (a)], mit exspiratorischer Betonung bei

Verschluß in Inspirationsstellung und eventuell inspiratorischer Betonung bei Verschluß in Exspirationsstellung, nicht zum Ausdruck kommen konnte. GUTTMANN (1875) löste die Trachealverschlußreaktion anscheinend nur auf der Höhe der Inspiration aus und bestätigte damit HERING und BREUER, allerdings mit der ihm eigenen abweichenden Deutung. Die Dauerwirkung des Trachealverschlusses wurde erstmals von LANGENDORFF und SEELIG (1886) am Kaninchen in nicht zu überbietender Eindeutigkeit zur Darstellung ge-

bracht. Die aus der fast durchwegs unbeachtet gebliebenen Publikation (l. c., p. 227, Fig. 1; p. 236, Fig. 2) stammende Abb. 79 zeigt die ausgesprochen exspiratorisch verlangsamte Atmung bei Verschluß in Inspirationsstellung (Abb. 79 A, I) und die ebenfalls verlangsamte, aber nicht mehr exspiratorisch betonte Atmung bei Verschluß in Exspirationsstellung (Abb. 79, A, E) sowie den Wegfall jeglicher Frequenzänderung nach Vagotomie (Abb. 79 B). In der direkt auf HERING zurückgehenden klas-

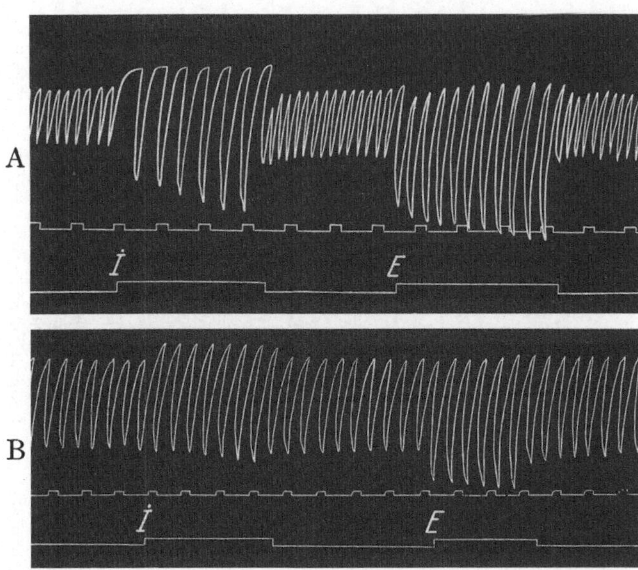

Abb. 79 A u. B. Dauerwirkung des Trachealverschlusses auf die Spontanatmung, registriert am intrathorakalen Druck (Mediastinalkanüle nach KNOLL). Kaninchen, narkotisiert mit Chloral; tracheotomiert. Von oben nach unten: Intrathorakaler Druck (Druckabnahme, d. h. Inspiration, nach unten); Zeitmarkierung 5 sec; Manipulationssignal (*I*, *E*). Bei *I* erfolgt Trachealverschluß auf Höhe der Inspiration; exspiratorische Reaktion mit Verlangsamung. Bei *E* erfolgt Trachealverschluß auf Exspirationsniveau; inspiratorische Reaktion, ebenfalls mit Verlangsamung. A vor, B nach beidseitiger Vagotomie. (LANGENDORFF und SEELIG 1886)

sischen Form findet sich die Trachealverschlußreaktion wieder bei HEAD (1889), dem sie auch bisweilen zugeschrieben wird [BUCHER 1947 (a); JACOT 1950; LANZ 1952]. Ohne Kenntnis der eben erwähnten Arbeit von LANGENDORFF und SEELIG, aber in weitgehender Übereinstimmung mit den dort mitgeteilten Befunden machte HEAD die Beobachtung, daß die Atmung nach Trachealverschluß eindeutig verlangsamt ist, und zwar unabhängig davon, in welcher Phase der Atmung der Verschluß erfolgte; daß sie bei Verschluß in Exspirationsstellung einen unvollkommenen Übergang in Exspiration, d. h. einen anhaltenden inspiratorischen Tonus aufweist, und daß nach Trachealverschluß in Inspirationsstellung das Umgekehrte der Fall ist, nämlich eine gelegentlich zum Ausdruck kommende vollständigere Erschlaffung der Inspiratoren während der Inspirationspause, d. h. eine Abnahme des sog. inspiratorischen Resttonus

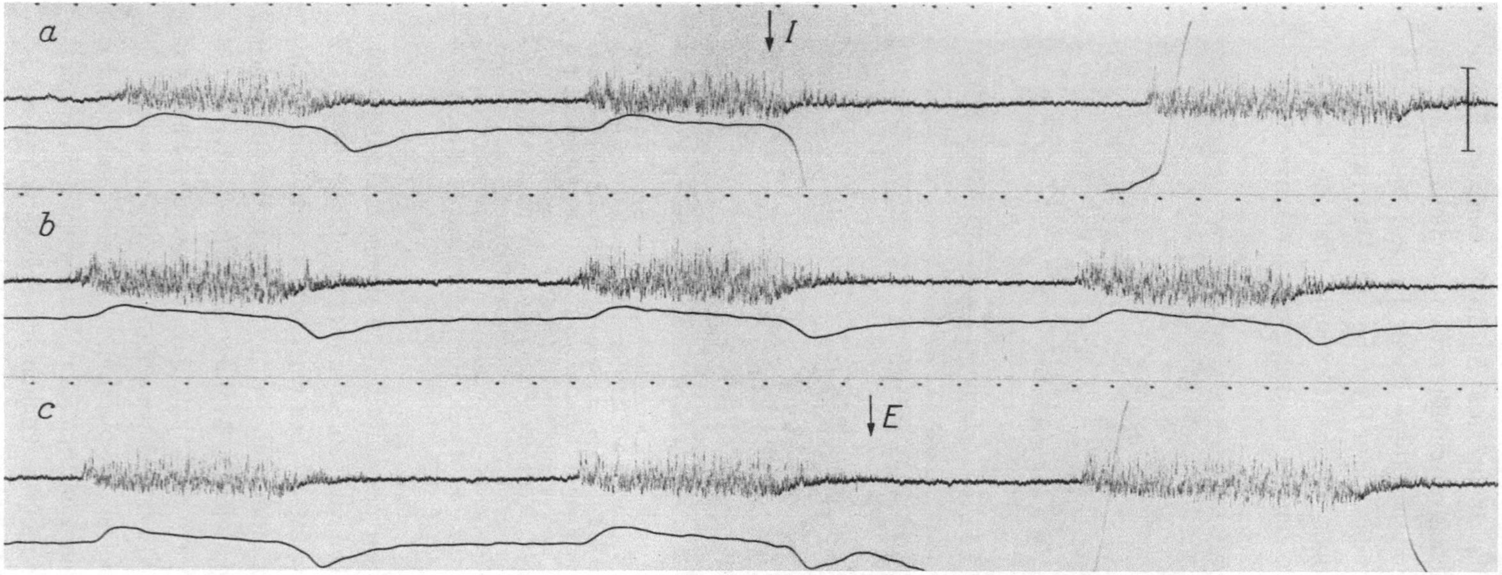

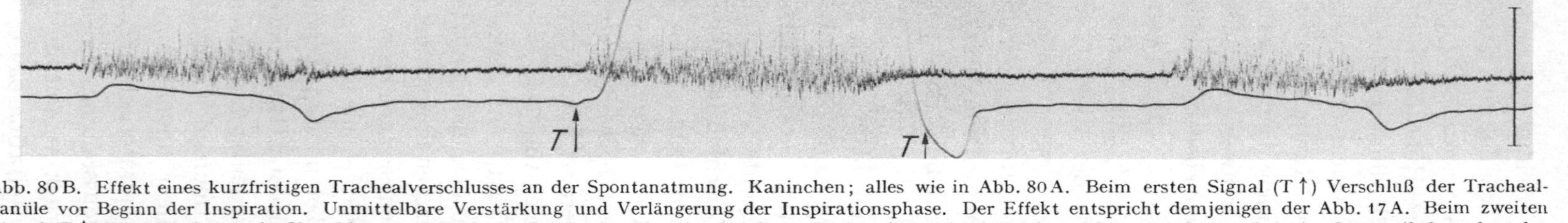

Abb. 80 A. Soforteffekte des Trachealverschlusses bei Spontanatmung. Kaninchen narkotisiert mit Urethan (1,0 g/kg rectal), tracheotomiert; Vagi beidseits intakt. Je von oben nach unten: Zeitmarkierung $^1/_{10}$ sec; Elektrogramm des efferenten Phrenicus (Kalibrierung in a 50 μV); Trachealseitendruck, Inspiration nach oben. a Bei I Verschluß auf Höhe der Inspiration mit Verlängerung der unmittelbar nachfolgenden Exspirationsphase um etwa 40%. b Unbeeinflußte Spontanatmung. c Bei E Verschluß im Verlauf der Exspiration mit Verlängerung der nachfolgenden Inspirationsphase um etwa 40%. (Original)

Abb. 80 B. Effekt eines kurzfristigen Trachealverschlusses an der Spontanatmung. Kaninchen; alles wie in Abb. 80 A. Beim ersten Signal (T ↑) Verschluß der Trachealkanüle vor Beginn der Inspiration. Unmittelbare Verstärkung und Verlängerung der Inspirationsphase. Der Effekt entspricht demjenigen der Abb. 17 A. Beim zweiten Signal (T ↑) Wiederaufheben des Verschlusses am Ende der Inspirationsphase, wobei die nachfolgende Inspiration sicher nicht verstärkt ist; sie ist im Gegenteil abgeschwächt, d. h. gegenüber der unbeeinflußten Spontanatmung deutlich verkürzt. (Original) [vgl. WYSS 1941 (a)]. Expressis verbis haben insbesondere HÉDON und FLEIG (1903) darauf aufmerksam gemacht, daß Verschluß der Luftwege auf Höhe der Inspiration wie Lungenblähung, auf Höhe der Exspiration wie Lungenentblähung wirkt. Damit war die Trachealverschlußreaktion entsprechend der respiratorischen Ausgangssituation noch besser charakterisiert, nämlich als Ausdruck einer inspiratorisch betonten Atmung bei Verschluß in Exspirationsstellung, und als Ausdruck einer exspiratorisch betonten Atmung bei Verschluß in Inspirationsstellung.

In der Folgezeit wurde die Trachealverschlußreaktion hauptsächlich im ursprünglichen Sinne nach HERING und BREUER, d. h. im Hinblick auf die unmittelbare Veränderung der durch Verschluß der Luftwege betroffenen Atmungsphase beurteilt. Ein diesbezügliches Beispiel ist in Abb. 80 wiedergegeben, wo in *a* bei Trachealverschluß am Ende der Inspirationsphase (I) die unmittelbar nachfolgende Exspiration, in *c* bei Verschluß im Verlauf der Exspirationsphase (E), bzw. in Abb. 80 B vor Beginn der Inspirationsphase die unmittelbar nachfolgende Inspiration, verglichen mit der entsprechenden Phasendauer bei unbeeinflußter Spontanatmung (*b*), deutlich verlängert ist. Im Gegensatz zu MOSSO [1903 (c)] konnten HALDANE und MAVROGORDATO (1915/16) diese Soforteffekte für den Menschen bestätigen. HERZOG (1918) versuchte Selbststeuerungsreflexe beim Menschen damit nachzuweisen, daß nach kurzem Atemanhalten das Wiedereinsetzen der Atmung mit einer Inspirationsbewegung erfolgte, sofern die Atmung in Exspirationsstellung angehalten wurde, dagegen mit einer mehr oder weniger tiefen Exspirationsbewegung, sofern die Atmung in Inspirationsstellung oder einer Zwischenstellung angehalten wurde. RITZEL (1950) machte an spontan schlafenden sowie an leicht mit Narconumal oder tief mit Äther narkotisierten Versuchspersonen die eindeutige Feststellung, daß „die vagal-exspiratorischen Reflexe" deutlicher ausgeprägt sind als „die entsprechenden inspiratorischen". Wahrscheinlich sollen diese Angaben bedeuten, daß Verschluß (des äußeren Atmungsweges bei Maskenatmung) am Ende einer Inspirationsphase die nachfolgende Exspirationsphase mehr verlängert als Verschluß am Ende einer Exspirationsphase die nachfolgende Inspirationsphase verlängert. Die Befunde könnten somit ebenfalls als Bestätigung für das Vorkommen Hering-Breuerscher Reflexe beim Menschen bewertet werden, wobei die Tatsache, daß die exspiratorische Reaktion stärker in Erscheinung tritt als die inspiratorische, vielleicht prinzipiell weniger bedeutungsvoll ist als der Nachweis der betreffenden Phasenverlängerungen an sich. Demgegenüber fanden DEJOURS, RAYNAUD, MONZEIN und BECHTEL (1962) am schlafenden Menschen bei Verschluß am Ende einer Exspiration eine kürzere und schwächere nachfolgende Inspiration, bei Verschluß auf der Höhe einer Inspiration Verzögerung oder Beschleunigung der inspiratorischen Erschlaffung mit Verkürzung der nachfolgenden Inspiration, was somit einem Verhalten entspricht, das sich nicht einfach auf Grund der Hering-Breuerschen Reflexe deuten läßt. MEIER (1940/41) und BUCHER (1942) entwickelten auf dem Prinzip der Trachealverschlußreaktion eine Methode zur quantitativen Beurteilung der vagal vermittelten inspiratorischen und exspiratorischen Reaktionen, speziell für Katze und Kaninchen, und verwendeten die Methode insbesondere zur Untersuchung der veränderten Reaktionsweise des Atmungszentrums nach Eingriffen im Ponsgebiet (BUCHER 1942; MEIER und BUCHER 1942, 1944; vgl. sub II B 1, S. 30ff.) sowie zur Analyse der Atmungsbeeinflussung durch chemisch und pharmakologisch wirksame Stoffe [BUCHER 1947 (b); KRAFT, BEIN und MEIER 1958]. Eine vergleichende Untersuchung der Trachealverschlußreaktion verschiedener Laboratoriumstiere, die alle mit Äther narkotisiert waren, wurde von BUCHER (1949), ein Vergleich zwischen der Trachealverschlußreaktion des mit Urethan oder Äther narkotisierten Kaninchens und der analogen Verschlußreaktion des mit Äther narkotisierten Menschen von RITZEL (1950) durchgeführt, mit dem zusammenfassenden Resultat, daß der Mensch vorwiegend exspiratorisch reagiert, ähnlich wie Kaninchen und Maus. Die auf exspiratorischen Trachealverschluß unmittelbar erfolgende verstärkte inspiratorische Innervation wurde von WORZNIAK und GESELL (1939) an den äußeren Intercostalmuskeln

des Hundes zur Darstellung gebracht. Es zeigte sich dabei nicht nur die Zunahme
der Entladungsfrequenz in einzelnen motorischen Einheiten, sondern auch die Rekrutierung weiterer, vorher nicht beteiligter Einheiten [l. c. p. 170, Fig. 2; sowie GESELL
1940 (b), p. 556, Fig. 71). Auch am Vorderwurzelpotential des 4. Halssegments wurde von
GESELL und DONTAS [1952 (a, b)] bei Trachealverschluß in Inspirationsstellung eine
Zunahme, in Exspirationsstellung eine Abnahme festgestellt, als Ausdruck einer Herabsetzung bzw. Steigerung des zentralen inspiratorischen Erregungszustandes. BLANKART
(1960) fand die Trachealverschlußreaktion an zugleich mit Urethan und Dial narkotisierten Tauben nur wenig ausgesprochen. Nach beidseitiger Vagotomie war der Effekt
bei relativ großem Lungenvolumen jedoch nicht aufgehoben, was wiederum auf eine
Sonderstellung der reflektorischen Atmungssteuerung der Vögel, wo extra-vagale Einflüsse vielleicht doch noch eine viel bedeutendere Rolle spielen, hinweist.

Die nach Trachealverschluß über mehrere Atemzüge sich erstreckende Ver-
änderung der Atmung wurde im Anschluß an die Beobachtungen von LAN-
GENDORFF und SEELIG (1886) sowie von HEAD (1889) erst von BARRY
(1912/13), OZORIO DE ALMEIDA (1917), LUMSDEN [1923/24 (b)], SHARPEY-
SCHAFER und BAIN (1933), HAMMOUDA und WILSON (1937), MEIER (1940/41),
SCHMIDLIN (1944), TAKAGI, HASEGAWA und ISHII (1951/52), BUCHER (1952),
GESELL und DONTAS [1952 (a, b)] und JOSENHANS [1953/54 (b)] etwas
genauer untersucht. Von SHARPEY-SCHAFER und BAIN, HAMMOUDA und
WILSON, sowie JOSENHANS wurde lediglich eine anhaltende Verlangsamung
und inspiratorische Vertiefung der Atmung festgestellt. Der Atmungstypus
erwies sich dabei auch für Trachealverschluß in Exspirationsstellung
als ausgesprochen exspiratorisch betont· Dies scheint der oben gegebenen
Charakterisierung der Trachealverschlußreaktion nach Maßgabe der respiratorischen Ausgangssituation zu widersprechen, indem bei exspiratorischem Verschluß eine inspiratorisch betonte Atmung zu erwarten wäre, wie
sie z. B. von BARRY (1912/13) nur beiläufig beobachtet wurde. Die Erklärung dieses scheinbaren Widerspruchs ergibt sich daraus, daß von der gewöhnlichen Exspirationsstellung der Lungen oft eine viel zu geringe vagal-
inspiratorische Wirkung ausgeht, und daß es eines Trachealverschlusses in
forcierter Exspirationsstellung, d.h. des Absaugens von Luft aus den Lungen
bedarf, um die inspiratorisch betonte und verlangsamte Atmung zu erhalten
(MEIER 1940/41; vgl. Abb. 81 A). Als Gegenstück dazu wird bei Verschluß
in forcierter Inspirationsstellung, d. h. nach zusätzlichem Einblasen von
Luft, die Atmung durch exspiratorische Betonung verlangsamt (Abb. 81 B).
Übrigens ist bei genauer Untersuchung auch ohne künstliche Veränderung des
Lungenvolumens die Atmungsreaktion auf Trachealverschluß während der
ersten Atemzüge nach dem Verschluß in typischer Weise verschieden, je
nachdem, ob exspiratorisch oder inspiratorisch verschlossen wird, d.h. es ist,
wie schon in Abb. 80 für den ersten Atemzug nach dem Trachealverschluß
wiedergegeben wurde, im ersteren Fall die erfolgende Atmungsanstrengung
deutlich inspiratorisch, im letzteren deutlich exspiratorisch betont (BUCHER
1952; vgl. Abb. 82 A und B). Wenn im weiteren Verlauf der Reaktion die

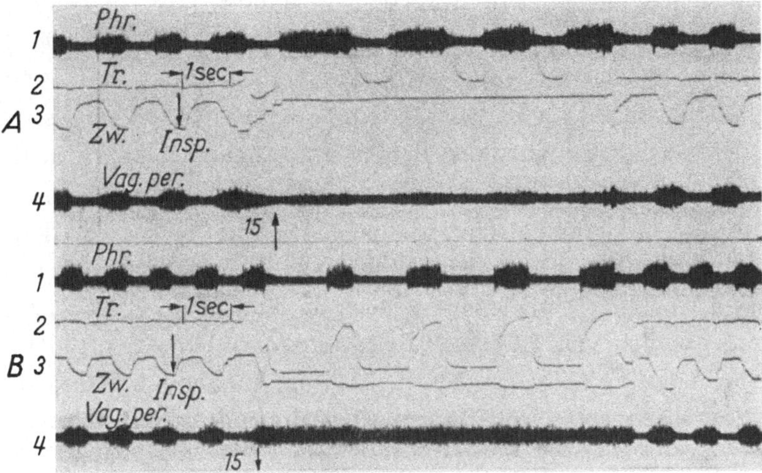

Abb. 81A u. B. Atmungsreaktion auf Trachealverschluß während mehrerer Atemzüge: A in forcierter Exspirationsstellung, B in forcierter Inspirationsstellung von Lungen und Thorax. Kaninchen narkotisiert mit Urethan, tracheotomiert, einseitig vagotomiert. Von oben nach unten: *Phr.* Aktionsströme des efferenten Phrenicus; *Tr.* intratrachealer Druck; *Zw.* Zwerchfellbewegung, Inspiration nach unten; *Vag. per.* Aktionsströme des afferenten Vagus. In A werden kurz nach Verschluß der Trachea bei ↑ 15 ml Luft abgesaugt, worauf durch inspiratorische Betonung verlangsamte Atmung einsetzt. In B werden kurz nach Verschluß der Trachea bei ↓ 15 ml Luft eingeblasen, worauf durch exspiratorische Betonung verlangsamte Atmung einsetzt. Der verschiedene Blähungszustand der Lungen ist an den afferenten Vagusaktionsströmen zu erkennen. (Meier 1940/41)

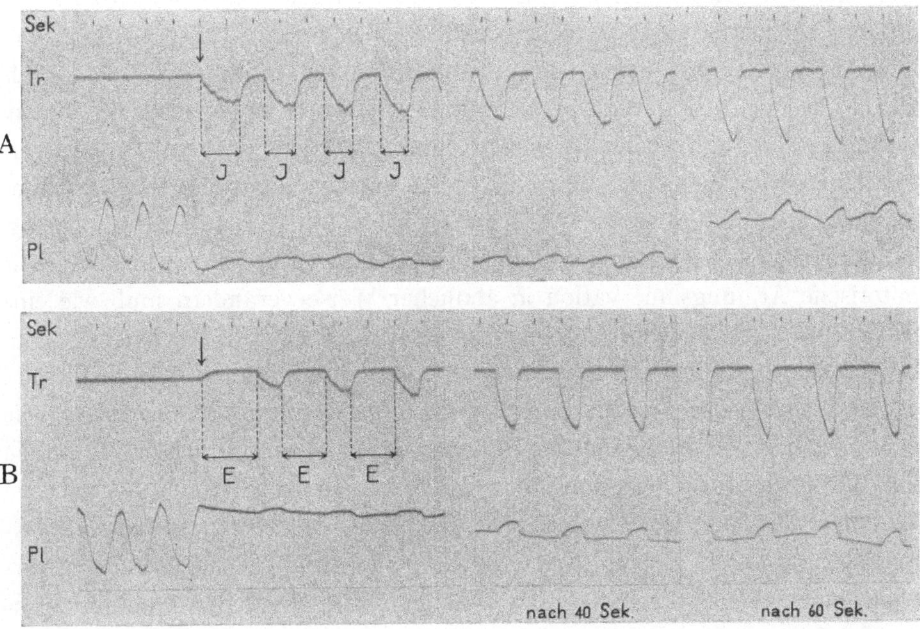

Abb. 82 A u. B. Typisches Verhalten der Atmung bei andauerndem Trachealverschluß: A in Atemruhelage, d. h. in physiologischer Exspirationsstellung; B in inspiratorischer Endlage, d. h. in physiologischer Inspirationsstellung. Kaninchen narkotisiert mit Urethan; tracheotomiert; Vagi intakt. Je von oben nach unten: Zeit in Sekunden, Trachealinnendruck (*Tr*) mit Druckzunahme nach oben; Körperplethysmogramm (*Pl*) mit Inspiration nach oben. Bei ↓ erfolgt Trachealverschluß. Vergleiche die inspiratorisch verlangsamte Atmung in A mit der exspiratorisch verlangsamten in B, sowie die Angleichung der Atmung in Dyspnoe. (Bucher 1952)

Atmungsbewegung inspiratorisch vertieft wird und dabei in beiden Fällen exspiratorische Betonung aufweist, so hängt dies zur Hauptsache mit der zunehmenden Kohlensäurespannung zusammen, die mit der verstärkten Atmungsanstrengung auch die reflektorische Ansprechbarkeit herabsetzt (Rice 1938). Diese sukzessive Zunahme der inspiratorischen Atmungsanstrengung im Verlauf einer etwa 10 Sekunden dauernden Trachealverschlußphase wurde von Dejours, Lefrançois und Gautier [1962 (a, b)] am narkotisierten Kaninchen untersucht. Der Effekt konnte nur dadurch aufgehoben werden, daß außer der beidseitigen Vagotomie auch die Sinus carotici denerviert wurden. Entgegen der von Campbell, Dinnick und Howell (1961) für die Atmungsbehinderung des Menschen gemachten Annahme scheinen demnach für das Kaninchen keine somatischen Afferenzen an dieser sukzessiven Atmungsaktivierung wesentlich beteiligt zu sein. Dies hätte man von vornherein nicht erwartet; denn ähnlich wie die vagalen Einflüsse pulmonalen Ursprungs müssen sich auch die somatischen thorakalen Ursprungs unmittelbar, d.h. schon am ersten Atemzug im Anschluß an die Verschließung der Trachea, bemerkbar machen. Dieser unmittelbare inspiratorische Effekt ist bei Dejours, Lefrançois und Gautier [l. c. (b), p. 516, Fig. 1], wo der Verschluß am Ende der Exspirationsphase erfolgte, auch ohne weiteres ersichtlich an der Verlängerung der Inspiration und der Abnahme der Atmungsfrequenz. Für diesen Effekt fehlt aber der Vergleich nach Vagotomie, wo voraussichtlich der erste Atemzug nach dem endexspiratorischen Trachealverschluß vom vorangehenden kaum verschieden gewesen wäre und die initiale Atmungsfrequenz sich auch wohl kaum geändert hätte. Gerade in diesem Zusammenhang soll nochmals daran erinnert werden, daß ein Trachealverschluß im gewöhnlichen Respirationsbereich und besonders auf dessen exspiratorischer Seite in die schon wiederholt (vgl. S. 303, 307, 315) erwähnte sog. Indifferenzzone des afferenten Lungenvagus fällt und dementsprechend die motorische Atmungsinnervation in ähnlicher Weise verändern muß wie eine beidseitige Vagusausschaltung (vgl. sub III B 1, S. 207ff.).

Der Verschluß der Luftwege kann auch periodisch, und zwar koinzidierend mit der inspiratorischen oder der exspiratorischen Atmungsphase erfolgen, wie es bei der sog. *Ventilatmung* der Fall ist. Erste Versuche dieser Art finden sich für exspiratorischen Verschluß schon bei Breuer (1868), sodann bei Wegele (1883) und bei Knoll (1887), für beide Verschlußarten bei Langendorff und Seelig (1886). Erwartungsgemäß sollte mit inspiratorisch verschließendem Ventil die Inspiration verlängert und damit der Atmungsrhythmus durch inspiratorische Betonung verlangsamt werden; dabei sollte sich mit der sukzessiven Verschiebung des mittleren Lungenvolumens nach der exspiratorischen Seite der Effekt noch verstärken, soweit er nicht infolge zunehmender Dyspnoe beeinträchtigt wird. Umgekehrt ist zu erwarten, daß ein exspiratorisch verschließendes Ventil eine Kürzung der Inspiration, kombiniert mit Verlängerung der Inspirationspause bzw. der Exspiration bewirkt, woraus eine exspiratorisch betonte Verlangsamung des Atmungsrhythmus resultiert, unterstützt durch die sukzessive Verschiebung des mittleren Lungenvolumens nach der inspiratorischen Seite, mit der Zeit aber beeinträchtigt durch die zunehmende Dyspnoe. Der erstere Effekt konnte von LANGENDORFF und SEELIG nicht im erwarteten Sinne bestätigt werden, indem bei „inspiratorischem" (d.h. zu Beginn der Inspirationsphase einsetzendem) Verschluß die Atmung nicht nur nicht verlangsamt, sondern unter Umständen sogar beschleunigt wurde. Bei behinderter Inspiration fand aber KNOLL die Atmung durch Verlängerung der Inspirationsphase deutlich verlangsamt, und er traf offenbar das Richtige, wenn er die gegenseitigen Befunde von LANGENDORFF und SEELIG der zu tiefen Chloralnarkose zuschrieb. Tatsächlich tritt beim Kaninchen eine inspiratorisch verlangsamte Atmung nur bei stark entwickelter inspiratorischer Aktivität auf, und die ausgesprochene Tendenz zur inspiratorischen Beschleunigung der Atmung mochte wohl der Grund für die von LANGENDORFF und SEELIG beobachtete Frequenzzunahme gewesen sein. Der letztere Effekt, d.h. die Verlangsamung der Atmung bei exspiratorisch einsetzendem Ventil, wurde von BREUER, WEGELE sowie LANGENDORFF und SEELIG im erwarteten Sinne bestätigt gefunden, entsprechend der beim Kaninchen unter Lungenblähung sehr ausgesprochenen exspiratorischen Verlangsamung der Atmung. Eine systematische Untersuchung der Ventilatmung wurde viel später erst von MEIER (1940/41) vorgenommen, und zwar mit gleichzeitiger Registrierung der efferenten Aktionsströme des Phrenicus sowie der afferenten Aktionsströme des Vagus. Sehr eindrücklich ergibt sich aus den am urethannarkotisierten Kaninchen erhobenen Befunden einerseits die inspiratorisch betonte Verlangsamung der Atmung bei inspiratorisch verschließendem Ventil (Abb. 83 A), andererseits die exspiratorisch betonte Verlangsamung der Atmung bei exspiratorisch verschließendem Ventil (Abb. 83 B). Gerade für das Kaninchen, dessen inspiratorische Reaktion in der Regel mit beschleunigter Atmung einhergeht, ergibt sich hier die Möglichkeit einer inspiratorisch betonten *Verlangsamung* der Atmung als das typische Gegenstück zur gewöhnlichen exspiratorischen Verlangsamung [WYSS 1941 (b)].

Der Mechanismus der Trachealverschlußreaktionen beruht in allererster Linie auf dem sog. *phasenverlängernden Lungenvolumenreflex* (BUCHER 1952, p. 20), d.h. auf Lungenblähungs- und -entblähungsreflexen im Bereiche der spontanen Atmungsexkursionen. Durch Kollapsafferenzen vermittelte starke inspiratorische Reaktionen werden also voraussichtlich nicht oder nur ausnahmsweise daran beteiligt sein. Es handelt sich demnach um die eigentlichen Selbststeuerungsreflexe nach dem Hering-Breuerschen Prinzip, welche nach SCOTT (1908) und HALDANE (1927, p. 47) als der musculo-sensiblen Kontrolle analoge „proprioceptive" zu bewerten sind. Wie schon eingangs (vgl. S. 307) erwähnt wurde, können aber proprioceptive Afferenzen aus Atmungsmuskulatur und Rippengelenken nicht völlig außer acht gelassen werden; sie spielen jedoch den vagalen Afferenzen gegenüber nur eine untergeordnete Rolle. Nach speziell daraufhin angestellten Versuchen von BUCHER [1947 (a)] und JACOT (1950) sollen diese von FLEISCH (1928, 1934) untersuchten propiioceptiven Atmungsreflexe musculären bzw. articulären Ursprungs an den Trachealverschlußreaktionen in der Weise beteiligt sein, daß sie die inspiratorische Kraft der Atmungsmuskulatur verstärken und so als *phasenverstärkender Widerstandsreflex* mit dem phasenverlängernden Lungenvolumenreflex in Konkurrenz treten (BUCHER 1952, p. 20). Die diesbezüglichen Untersuchun-

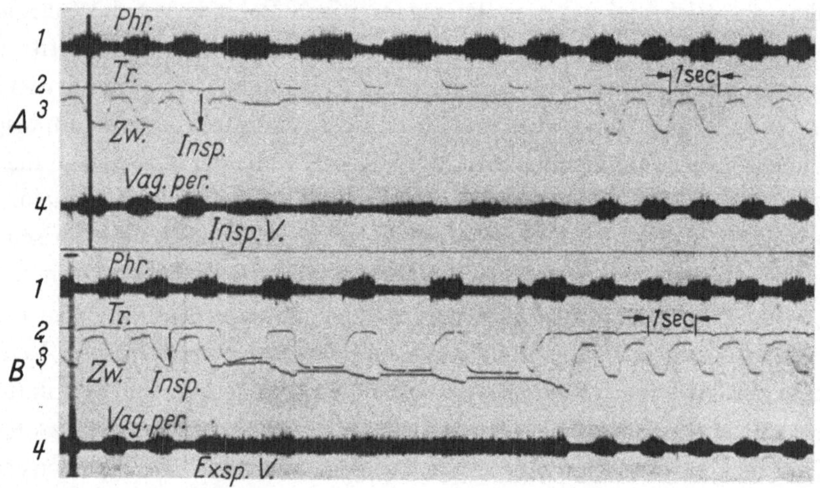

Abb. 83 A u. B. Ventilatmung bei Verschluß während der Inspirationsphase (A) beginnend bei *Insp.V.* und während der Exspirationsphase (B) beginnend bei *Exsp.V.* Kaninchen narkotisiert mit Urethan; tracheotomiert; Vagus auf einer Seite intakt. Von oben nach unten: *Phr.* efferente Aktionsströme des Phrenicus; *Tr.* intratrachealer Druck; *Zw.* Zwerchfellbewegung mit Inspiration nach unten; *Vag. per.* afferente Aktionsströme des einen durchschnittenen Vagus. Vergleiche die inspiratorisch verlangsamte Atmung in A mit der exspiratorisch verlangsamten in B, sowie die reduzierten Vagusaktionsströme in A mit den verstärkten in B. (MEIER 1940/41)

gen von BUCHER [1947 (a)] und JACOT (1950) beruhen auf einer quantitativen Auswertung der Dauer der inspiratorischen bzw. exspiratorischen Trachealverschlußreaktion bei Bestehen eines geringen partiellen Pneumothorax mit der Möglichkeit, ähnlich dem von BREUER (1868) und VOORTHUYSEN und BRAAK (1937) verwendeten Verfahren, aber ohne direkte Kommunikation, eine bestimmte Luftmenge zwischen Alveolarraum und Pleuraraum zu verschieben. Wenn so bei gegebener Thoraxentfaltung im unmittelbaren Anschluß an den Trachealverschluß die Lungen um einen bestimmten Betrag vergrößert bzw. verkleinert werden und dabei festgestellt wird, daß die Inspiration stärker verkürzt bzw. verlängert wird als man für das betreffende Lungenvolumen bei unbeeinflußter Thoraxentfaltung erwarten würde [BUCHER 1947 (a)], so ist vielleicht außer der Annahme eines entsprechend wirkenden Widerstandsreflexes doch auch die Möglichkeit ins Auge zu fassen, daß die zum Trachealverschluß zusätzliche Änderung des Lungenvolumens für den über das erwartete Maß hinausgehenden Effekt verantwortlich zu machen ist; d.h. daß die zusätzliche Luftverschiebung von den Lungen in den Pleuraraum als nachträgliche Lungenvolumverkleinerung die inspiratorische Trachealverschlußreaktion verlängert, die Luftverschiebung vom Pleuraraum in die Lungen als nachträgliche Lungenvolumvergrößerung sie verkürzt. Solche phasischen Effekte sind dort, wo es sich um relativ kleine Änderungen der Reaktionsweise handelt, sicher nicht zu vernachlässigen; ob sie für die viel größeren Abweichungen, die sich nach JACOT (1950) für die exspiratorische Trachealverschlußreaktion ergeben, auch noch Gültigkeit haben, muß dahingestellt bleiben. Jedenfalls vermögen die vorliegenden Befunde keinen stichhaltigen Beweis für die Beteiligung von Widerstandsreflexen an den Trachealverschlußreaktionen zu erbringen, und es erscheint angezeigt, diese Beweisführung durch eine analoge quantitative Untersuchung der Trachealverschlußreaktionen am beidseitig vagotomierten Tier vorzunehmen. Nach Versuchen von GRÜNINGER (1955) muß jedoch die Trachealverschlußreaktion nach beidseitiger Vagotomie als aufgehoben betrachtet werden, wenigstens soweit sie an der verlängerten Phasendauer beurteilt wird. Ob sich an der Innervationsstärke ein Effekt nachweisen läßt, bleibt abzuklären. Die hervorragende Bedeutung der Lungenblähungsreceptoren für das Ausmaß der Trachealverschlußreaktion ergibt sich übrigens auch aus den Untersuchungen von LANZ (1952), wonach Pleuraanaesthesie die Blähungsreceptoren etwa in dem Grade ausschaltet, wie die exspiratorische Trachealverschlußreaktion eingeschränkt wird, während unter dem Einfluß dieser Anaesthesierung aus begreiflichen, hier nicht mehr zu erörternden Gründen (vgl. dazu III B 2 a und 3 a, S. 228 ff. und S. 281 ff.) die inspiratorische Trachealverschlußreaktion eine viel geringere Einbuße erfährt.

γ) Atmung bei Behinderung der Luftströmung. Eine abgeschwächte, aber auf längere Frist sich erstreckende Form der Trachealverschlußreaktion ist die sog. *Stenosenatmung.* Sie kann beide Atmungsphasen gleichmäßig betreffen oder aber nur inspiratorisch bzw. nur exspiratorisch vorhanden sein, entsprechend der oben erwähnten Ventilatmung mit nur inspiratorisch bzw. nur exspiratorisch verschließendem Ventil. Erwartungsgemäß muß die von der Stenose betroffene Atmungsphase verlängert werden, und zwar unmittelbar mit dem Einsetzen der Luftströmungsbehinderung, wie dies erstmals von MAREY (1865) in Untersuchungen mit einseitiger Röhrenatmung am Menschen gezeigt wurde. Eine Atmungsverlangsamung wird denn auch als Soforteffekt einer etwas ausgesprocheneren Stenose immer beobachtet. Die unvermeidliche Beeinträchtigung der Ventilation führt nach und nach zu Dyspnoe. Primär reflektorische Lungenvolumreflexe pulmonalen bzw. vagalen Ursprungs und ebensolche Widerstandsreflexe musculo-articulären Ursprungs sowie die sekundär-humorale hyperkapnische und eventuell auch hypoxische Atmungsaktivierung sind bei der Analyse der in Frage stehenden Reaktionsformen des

Atmungsapparates zu berücksichtigen. Insbesondere ist im vorliegenden Zusammenhang auf die Lungenblähungs- und -kollapsreflexe einzugehen.

Unter Bezugnahme auf frühere klinische Beobachtungen konnte schon BREUER (1868) die durch Laryngeal- und Trachealstenosen verlangsamte Atmung auf Grund der „Selbststeuerung des Athmens durch den Nervus vagus" befriedigend erklären. Tatsächlich ist die *Verlangsamung* das wesentliche und typische Merkmal der Stenosenatmung, was eindeutig im Tierversuch [LEICHTENSTERN 1871; RIEGEL 1875, p. 217; KÖHLER 1877; LANGENDORFF und SEELIG 1886; BASS 1925 (a); HESS 1931 (a, b); HEMPEL 1932; LEFRANÇOIS, MANDAI und GAUTIER 1962], nur teilweise überzeugend beim Menschen [RIEGEL 1875, p. 211; MOSSO 1903 (c); SIEBECK 1909; DAVIES, HALDANE und PRIESTLEY 1919/20; BASS 1924; HALDANE 1927; KILLICK 1935; CAIN und OTIS 1949; CAMPBELL, HOWELL und PECKETT 1957] nachgewiesen wurde.

Die am Menschen erhobenen Befunde sind aber begreiflicherweise nicht so einfach zu interpretieren, und es ist die Annahme nur schwach entwickelter Hering-Breuerscher Reflexe beim Menschen [MARSHALL und WIDDICOMBE 1958 (b)] nicht unbedingt eine zwingende Schlußfolgerung. Immerhin fand auch SIMONELLI (1928) bei der Stenosenatmung des Menschen wohl eine Abnahme des Atmungsvolumens, selbst bei Atmung gegen relativ kleine Widerstände, nicht aber eine Abnahme der Atmungsfrequenz. Auch ist es schwer zu entscheiden, inwiefern die inspiratorische Verschiebung der Atmungsmittellage [MOSSO 1903 (c)], die für die Stenosenatmung des Menschen als typisch betrachtet wird [SIEBECK 1909; BASS 1925 (b); CAIN und OTIS 1949; BÜHLMANN 1949; BUCHER 1952], deren eindeutiger Nachweis gelegentlich aber auch nicht gelang (THIEL 1929), wirklich ein Lungenvolumenreflex ist. Eine einseitige, d. h. nur auf die eine inspiratorische oder exspiratorische Atmungsphase beschränkte Stenose hatte nach LEICHTENSTERN (1871) für das Kaninchen den gleichen Erfolg wie eine beidseitige Stenose, nämlich Atmungsverlangsamung. Übereinstimmende Befunde wurden neuerdings von LEFRANÇOIS, MANDAI und GAUTIER (1962) am wachen oder narkotisierten Kaninchen erhoben. Abweichende Befunde ergaben sich dagegen bei MOORE und BINGER (1927) sowie HAMMOUDA und WILSON (1934) für den Hund, wo einseitig exspiratorische Stenose wohl eine Verlangsamung ergab, einseitig inspiratorische Stenose dagegen eine Beschleunigung bzw. keine Frequenzänderung. Zweifellos handelt es sich hier wiederum um die schon mehrfach erwähnte Verschiedenheit der inspiratorischen Reaktionsform, die beim Hund wie beim Kaninchen durch verlangsamte oder beschleunigte Atmung charakterisiert sein kann. Am narkotisierten Menschen fanden CAMPBELL, HOWELL und PECKETT (1957) auf eine während der Exspiration wirksame Stenose nicht, wie man vielleicht erwarten würde, eine verstärkte Exspiration im Sinne eines Hering-Breuerschen Blähungsreflexes, sondern eine verstärkte Inspiration, deren Ursache zwar nicht näher abgeklärt ist, deren Bedeutung aber wohl darin liegt, den erhöhten exspiratorischen Widerstand durch gesteigerte Retraktionskraft zu überwinden.

Es ist anzunehmen, daß die bei Stenosenatmung *herabgesetzte* Atmungs*frequenz* zur Hauptsache, wenn nicht ausschließlich, vagal-reflektorischer Ursache ist. Durch die verzögerte Blähung der Lungen während der Inspirationsphase erfährt diese letztere eine Verlängerung, und ebenso wird durch das verzögerte Zurückgehen der Lungenblähung während der Exspirationsphase auch diese verlängert, da die nächstfolgende Inspiration etwas später beginnt. Nach beidseitiger Vagotomie ist die Atmung an sich so stark verlangsamt, daß eine weitere Verlangsamung durch Stenosierung der Luftwege nicht mehr zu erwarten ist. Anscheinend liegen aber hierüber keine systematischen Untersuchungen vor. Von SULZER (1927) wurden nur geringe Stenosegrade berücksichtigt, die auch bei intakten Vagi noch keine signifikante Atmungsverlangsamung ergaben. Das Hauptaugenmerk wurde dort vielmehr darauf gelegt, einen proprioceptiven Widerstandsreflex musculären bzw. articulären Ursprungs nachzuweisen, der als proprioceptiver Atmungsreflex nach FLEISCH (1928) für die gesteigerte Atmungsanstrengung verantwortlich zu machen wäre. Eine Verlängerung der Inspirationsphase konnte aber bei Anlegen einer Stenose am beidseitig vagotomierten Tier weder von PETIT-PIERRE [1944 (a)] mittels Registrierung der Aktionsströme des Gesamtphrenicus, noch von FREEMAN und TORRANCE (1957) mit Ableitung von einzelnen motorischen Einheiten des Phrenicus oder des Zwerchfells festgestellt werden, so daß für die *Verlangsamung* der Stenosenatmung praktisch nur noch der vagal vermittelte Lungenvolumenreflex in Frage kommt (vgl. aber auch TIITSO 1953; DOLIVO 1946). CUÉNOD (1961) untersuchte die Stenosenatmung am decerebrierten oder narkotisierten Kaninchen und konnte bei intakten Vagi die verstärkte inspiratorische Aktivität sowohl am Elektromyogramm des Zwerchfells als auch an einzelnen Fasern des efferenten Phrenicus nachweisen. Mit beiden Methoden konnte eine Zunahme der Entladungsfrequenz und eine Verlängerung der Aktivitätsphase festgestellt werden, am Zwerchfell außerdem das Phänomen der Rekrutierung vorher inaktiver motorischer Einheiten. Nach beidseitiger Vagotomie ergab sich eine stenosenbedingte inspiratorische Aktivierung nur noch in abgeschwächter Form am kollektiven Elektromyogramm des Zwerchfells, was auch wieder auf die vorwiegende Bedeutung der vagal vermittelten Lungenvolumenreflexe hinweist. Eine tonische Beeinflussung von seiten musculo-articulärer Receptoren wäre nach den von HESS [1931 (a, b)] mitgeteilten Befunden zwar prinzipiell nicht ausgeschlossen; ihre Bedeutung für die Stenosenatmung könnte aber nur auf Grund ausgedehnterer Versuche ermittelt werden. Einstweilen bleibt die in typischer Weise verlangsamte Stenosenatmung ein bei intaktem Thorax auf Lungenblähungs- und -entblähungsreflexen beruhender Vorgang. Eventuell an der Stenosenatmung beteiligte sog. Widerstandsreflexe musculären und articulären Ursprungs, welche zu einer der stenosefreien Atmung gegenüber verstärkten Innervation führen, werden als nicht mehr im Bereich der vagalen Atmungssteuerung liegende, rein somatische, proprioceptive Atmungsreflexe an besonderer Stelle behandelt (vgl. sub IV, S. 344 ff.).

Die auf Grund der vagalen Atmungsreflexe zu erwartende *Vertiefung* der Atmung kann im Stenoseversuch begreiflicherweise nicht mehr am respiratorischen Erfolg, d.h. am Pneumogramm oder am peripheren, d.h. jenseits der Stenose registrierten Pneumotachogramm nachgewiesen werden. Hierfür muß der Grad der Atmungsanstrengung gemessen bzw. registriert werden, sei es bei äußerer Stenose am Druck in den Atmungswegen (Trachealkanüle, Mundstück usw.), sei es bei innerer Stenose an den Aktionsströmen der efferenten inspiratorischen und exspiratorischen Nerven, oder elektromyographisch an den betreffenden Atmungsmuskeln. Außerdem wird durch die eine Stenosenatmung begleitende chemische Aktivierung die Atmungsfrequenz erhöht und in Zusammenhang damit die Vertiefung der Atmungsbewegungen sekundär verhindert. Einen eleganten Weg, um diesen Effekt der chemischen Aktivierung auszuschalten, beschritten HALL und SALZANO (1961) in der Weise, daß sie den Versuch der Stenosenatmung am Hund vergleichsweise unter Normothermie und Hypothermie anstellten, und nur im letzteren Fall, wo es nicht zur chemischen Aktivierung kam, die verlangsamte und vertiefte Atmung erhielten, während am normothermen Tier die Atmung im stationären Stenosenzustand verkleinert und beschleunigt war.

Die Behinderung der respiratorischen Luftströmung kann auch dadurch erfolgen, daß gegen einen *elastischen Widerstand* ein- bzw. ausgeatmet wird. Diesbezügliche Tierversuche wurden relativ selten und hauptsächlich vergleichsweise im Zusammenhang mit entsprechenden Untersuchungen am Menschen vorgenommen. LEFRANÇOIS, MANDAI und GAUTIER (1962) fanden am wachen oder narkotisierten Kaninchen immer diejenige Atmungsphase verlängert, welche dem erhöhten elastischen Widerstand ausgesetzt wurde, in Übereinstimmung mit dem aus den Hering-Breuerschen Reflexen zu erwartenden Verhalten. Eingehende Untersuchungen am wachen oder narkotisierten Menschen wurden in systematischer Weise von CAMPBELL und Mitarbeitern durchgeführt. CAMPBELL, DINNICK und HOWELL (1961) führten den elastischen Widerstand durch Umschalten auf einen Luftbehälter bestimmter Größe am Ende der Exspirationsphase ein und stellten eine Verstärkung der unmittelbar folgenden Inspiration fest, was zweifellos als Hering-Breuerscher Entblähungsreflex gedeutet werden muß. Die anschließende sukzessive Verstärkung der Inspiration mit entsprechendem „Ausholen" nach der exspiratorischen Seite (l. c., p. 265, Fig. 3) ist selbstverständlich bedingt durch die humorale und vielleicht auch allgemein-nervöse Atmungsaktivierung, deren chemoreflektorischer Anteil von DEJOURS, LEFRANÇOIS und GAUTIER [1962 (a, b)] am Kaninchen mittels Trachealverschluß vor und nach Vagotomie kombiniert mit Chemodenervierung als die hauptsächlichste, wenn nicht ausschließliche Ursache nachgewiesen wurde.

Eine initiale Behinderung der Luftströmung wurde von CAMPBELL, DICKINSON, DINNICK und HOWELL (1961) in der Weise erzeugt, daß entweder für die Inspiration oder für die Exspiration vorerst eine gewisse Druckdifferenz erzeugt werden mußte, bevor die inspiratorische bzw. exspiratorische Luftströmung einsetzte. Die Versuche wurden vergleichsweise am wachen oder narkotisierten Menschen sowie am narkotisierten Hund vor und nach Vagotomie und während afferenter Vagusreizung durchgeführt. Für die Selbststeuerung der Atmung beim Menschen kann diesen Befunden entnommen werden, daß reflektorische Beziehungen zwischen Lungenentfaltung und inspiratorischer Innervation zweifellos bestehen, daß aber Hering-Breuersche Reflexe nur schwach entwickelt sind. Die auf inspiratorische Belastung erfolgende Inspirationsverstärkung könnte zwar sehr wohl der Ausdruck einer lungenentblähungsbedingten Inspirationsverstärkung sein; demgegenüber bewirkt aber exspiratorische Belastung ebenfalls eine Verstärkung der Inspiration, d.h. eine Reaktion, die man vielleicht mit dem initialen inspiratorischen Effekt der Lungenblähung in Zusammenhang bringen könnte, deren Ursache aber ebensogut extravagaler Natur sein kann.

Eine gewisse physiologische Behinderung der Luftströmung in den oberen Luftwegen mag schließlich im Tierversuch auch noch darin zum Ausdruck kommen, daß am Kaninchen der Übergang von „Nasenatmung" auf „Kanülenatmung" zu einer leichten Steigerung der Atmungsfrequenz führt, was schon LINDNER (1854) feststellte, was TRAUBE (1863) in der Form bekannt war, daß „Thiere nach Eröffnung der Trachea in der Regel sehr häufig zu athmen pflegen", was GAD [1879, 1880 (b)] wohl erstmals als Effekt des höheren Widerstandes bei Nasenatmung deutete, und was später von RITZEL (1950) an der gleichen Tierart unter Urethan- oder Äthernarkose bestätigt und im Breuerschen Sinne als Lungenvolumenreflex interpretiert wurde.

c) **Die Vagusapnoe.** „Apnoe" bedeutet seit ROSENTHAL (1864; 1882, p.264) Fehlen von Atmungsbewegungen mangels eines Atmungsbedürfnisses; daß letzteres für ROSENTHAL noch der relative Sauerstoffmangel war, beeinträchtigt die prinzipielle Bedeutung dieser Feststellung in keiner Weise. Tatsächlich zeigte es sich schon sehr bald, daß der durch künstliche Atmung hervorgerufene apnoische Zustand verschiedene Aspekte aufweisen kann, je nachdem, ob die Vagi intakt oder durchschnitten sind. BREUER (1868) unterschied für den ersteren Fall eine absolute von einer relativen Apnoe entsprechend dem Fehlen oder Vorhandensein reflektorischer Beziehungen zwischen Blähungszustand der Lungen und inspiratorischer Aktivität. SANDERS (1870/71) hielt das mechanische Moment der Lungenaufblasung für wesentlich beteiligt am Zustandekommen der Apnoe. BROWN-SÉQUARD (1871/72, 1873) ging soweit, den afferenten Lungenvagus als unerläßlich für die Herbeiführung einer Apnoe zu betrachten, eine Auffassung, die bald darauf von FILEHNE (1873) und MAYER (1874) dahin korrigiert wurde, daß eine Apnoe auch nach beidseitiger Vagusdurchschneidung noch erhalten werden kann, wenn auch weniger leicht und für eine nur kürzere Zeit. Zu dieser entscheidenden Feststellung hinzu kam gleichzeitig auch die auf FICK zurückgehende, von LOCKENBERG (1873) mitgeteilte Beobachtung, wonach bei intakten Vagi die durch künstliche Beatmung hervorgerufene Apnoe bei geblähten Lungen länger anhält als bei ausgesaugten Lungen und in den meisten Fällen durch Aussaugen der Lungen

sofort unterbrochen werden kann. In Bestätigung dieser Befunde unterschied
GUTTMANN (1875) die nach Lungenaufblasung erfolgende „Respirationspause"
von der durch reichliche Luftzufuhr bewirkten „Apnoe". Etwas anders
argumentierte ROSENBACH [1877 (a, b)], indem er eine durch den afferenten
Vagus vermittelte zentrale „Reizverminderung", d.h. eine durch mechanische
Reizung bei der Ausdehnung der Lungen erwirkte Inspirationshemmung, in
den Begriff des apnoischen Zustandes miteinbezog. LANGENDORFF [1879 (b)]
schrieb den wiederholten Lufteinblasungen einen den Erregbarkeitszustand
der intrapulmonalen Vagusfasern irgendwie beeinträchtigenden und auf diese
Weise am Zustandekommen der Apnoe beteiligten Einfluß zu. FREDERICQ
(1879) bezeichnete den bei intakten Vagi durch künstliche Ventilierung und
anschließende mäßige Blähung der Lungen sehr leicht zu erhaltenden exspiratorischen Stillstand der Atmung als „apnée mixte" und erkannte darin eine
sehr wesentliche vagale Komponente. Auch GAD [1880 (a)] sah sich „fast
mit Nothwendigkeit darauf geführt, der mechanischen Manipulation der Auf-
blasung der Lungen ein Erklärungsmoment" — für das Zustandekommen der
Apnoe — „zu entnehmen". Experimentell trug GAD [1880 (b)] zur Abklärung
des Apnoe-Problems insofern bei, als er nachwies, daß reversible Vagusausschaltung während einer Apnoeperiode zum sofortigen Wiederauftreten der
Atmung führen kann; selbstverständlich gilt dies nur für den von BREUER
(1868) als „relative Apnoe" bezeichneten Zustand. Gestützt auf Angaben von
GAD [1880 (a)] über die Möglichkeit der Erzeugung von Apnoe durch künstliche Beatmung mit der jeweiligen Exspirationsluft, konnte KNOLL [1883 (b)]
Beobachtungen von GAD [1880 (a)] und FRANZ (1880), wonach in der Apnoe
(bei erhaltenen Vagi) das arterielle Blut stark venös werden kann, bevor die
Atmung wieder beginnt, experimentell bestätigen und hieraus die schon von
den genannten Autoren ins Auge gefaßte Behauptung aufstellen, daß die
künstliche Ventilation an sich, und zwar über vagale Vermittlung, eine Verminderung der Erregbarkeit des Atmungszentrums zur Folge habe. Diese
Ansicht wurde noch erhärtet dadurch, daß KNOLL am beidseitig vagotomierten
Tier nur selten und in unvollkommener Weise Apnoe erzielen konnte.

Diese im Verlauf von über 20 Jahren gesammelten Erfahrungen über die
zur Diskussion stehende Rolle des Vagus beim Zustandekommen der Apnoe
wurde von MIESCHER-RÜSCH (1885) zwar nicht durch neue experimentelle
Befunde bereichert, wohl aber in einer kritischen Übersicht zusammengefaßt
und gewissermaßen auf einen gemeinsamen Nenner gebracht. Seither unterscheidet man die „Apnoea vera" als die chemisch, d.h. durch zu geringe
arterielle Kohlensäurespannung bedingte Suspension der Atmungsbewegungen,
von der „Apnoea vagi" als einem zur wahren Apnoe hinzu noch reflektorisch
über den afferenten Lungenvagus vermittelten Atmungsstillstand. Die Vagusapnoe, die als die klassische Erscheinung nach künstlicher Beatmung bei
erhaltenen Vagi bekannt ist, setzt sich demnach aus chemischer und nervöser

Komponente zusammen, deren letztere nichts anderes als ein Lungenblähungs- oder auch -entblähungsreflex im Zustand der relativen Apnoe BREUERs ist. Nach MIESCHER-RÜSCH stellt aber die Vagusapnoe bzw. deren nervöse Komponente wiederum nur einen Sonderfall der exspiratorischen Atmungsstillstände dar, wie sie von DANILEWSKY (1882/83) als solche erkannt und als „nervöse Apnoe" bezeichnet wurden, und wie sie auf verschiedenste Weise erhalten werden können und zwecks Rechtfertigung der für gewisse Fälle nun einmal eingebürgerten unzutreffenden Bezeichnungen (z. B. Schluckapnoe, Lageapnoe, Adrenalinapnoe usw.) als „Apnoeae spuriae" zusammengefaßt werden. Damit hatte MIESCHER-RÜSCH die klare Ausgangssituation geschaffen, die von keinem der nachfolgenden Autoren hätte besser präzisiert werden können.

Um so auffallender ist es, daß weder MARCKWALD (1887) noch HEAD (1889), welche beide die Arbeit von MIESCHER-RÜSCH zitieren, daraus irgendwelche Konsequenzen zu ziehen imstande waren. Der erstere verfiel in den alten Irrtum der Negierung einer chemischen Apnoe und schrieb dem afferenten Lungenvagus eine nicht einmal mit den Hering-Breuerschen Reflexen in Beziehung stehende hypothetische Wirkung zu. Der letztere begriff zugegebenermaßen die von MIESCHER-RÜSCH vorgeschlagene Unterscheidung zwischen „Apnoea vera" und „Apnoea vagi" nicht und machte seinerseits eine Unterscheidung zwischen „Apnoea of ventilation" und „Apnoea pause", die aber nichts wesentliches trifft und sich keineswegs etwa mit der Unterscheidung in wahre Apnoe und Vagusapnoe deckt! Dagegen zeigte HEAD, daß je nach Ventilationsart (Blähung oder Ansaugen oder beides kombiniert) die „Apnoea pause" in Exspirations-, Inspirations- oder Zwischenstellung erfolgen kann, konnte aber offensichtlich der Tatsache noch nicht bewußt werden, daß das entscheidende Moment dabei nicht die Art der Ventilation, sondern der im Anschluß hieran aufrechterhaltene Blähungs*grad* der Lungen ist.

Weitere tierexperimentelle Untersuchungen von SCHENCK (1901), Mosso [1903 (a)], WEIL (1906), SCOTT (1908), FoÀ [1909 (b), 1911], EISENHARDT (1912), MILROY (1912, 1913), BOOTHBY und BERRY (1915), GITHENS und MELTZER (1915), OZORIO (1915), JOSEPH (1922), MEEK (1923/24) und DE SOMER [1924 (a)] brachten keine wesentlich neuen Gesichtspunkte gegenüber dem, was in den Ausführungen von MIESCHER-RÜSCH implicite schon enthalten war, wohl aber eine Reihe bestätigender Feststellungen. Abweichend von der allgemeinen Erfahrung fand zwar OZORIO (1915) am Hund bei eröffnetem Thorax, daß Apnoe besser zu erreichen ist bei durchschnittenen als bei intakten Vagi, und schrieb diesen Befund der atmungsaktivierenden Wirkung des nach Absetzen der künstlichen Atmung erfolgenden Lungenkollapses zu. Insbesondere konnte aber MEEK (1923/24) zeigen, daß eine Vagusapnoe auch mit stark kohlensäurehaltiger Luft noch erzeugt werden kann, was einerseits früheren Angaben von GAD [1880 (a)], SCOTT (1908) und GITHENS und MELTZER (1915) entspricht, andererseits mit älteren Befunden von TRAUBE (1862) sowie HALDANE und SMITH (1892) in Zusammenhang gebracht werden kann, denen zufolge Lungenblähung auch mit dyspnoischer Exspirationsluft noch einen Atmungsstillstand hervorrufen läßt. Zudem ergab sich aus MEEKs Untersuchungen, daß eine Beatmung des vagotomierten Hundes, welche an sich keine Apnoe auszulösen vermag, erst dann zu einer ausgesprochenen Apnoe führt, wenn gleichzeitig ein afferenter Vagus synchron mit der Lungenblähung elektrisch gereizt wird; wobei allerdings der genauere Mechanismus dieser mit Ventilation kombinierten Reizwirkung, die übrigens schon KNOLL [1886 (c)] bekannt war, nicht ohne weiteres verständlich ist. Es liegen nämlich bisher keine sicheren Anhaltspunkte dafür vor, daß periodische Blähung der Lungen oder eine entsprechende afferente Vagusreizung eine nervöse Nachwirkung ausübt im Sinne einer so lange andauernden Verminderung der Erregbarkeit oder gar einer eigentlichen Hemmung des Atmungszentrums. Das erstere, d. h. die herabgesetzte Erregbarkeit kann wohl nur als echte, chemisch bedingte Apnoe gedeutet werden, während das letztere, d. h. die Hemmung der inspiratorischen Aktivität nur reflektorisch durch den beim Anhalten der künstlichen Atmung fixierten oder sich selbst überlassenen Blähungszustand der Lungen zustande kommt. Zur Diskussion steht aber die Frage, ob nicht künstliche Ventilation auf chemischem Wege die Ansprechbarkeit des Atmungszentrums auf vagale Afferenzen in der Weise verändert, daß Nachwirkungen, wie sie aus dem von MEEK angeführten Beispiel (vgl. Abb. 84) hervorgehen, die Regel sind. Dies wäre denn auch der einzige zuverlässige Hinweis auf einen solchen besonderen Mechanismus der Vagusapnoe. Nachwirkungen einer afferenten Vagusreizung längerer Dauer, die bis zur irreversiblen Atmungslähmung führen können (MANN 1918; CROMER und IVY 1933; HERMANN, CHATONNET und VIAL 1946; HERMANN, CHATONNET und CIER 1946; CIER und CHATONNET 1946; KOLDER 1955; RAEVSKII, ANTIPOV, KUZNETS, TOLOVA,

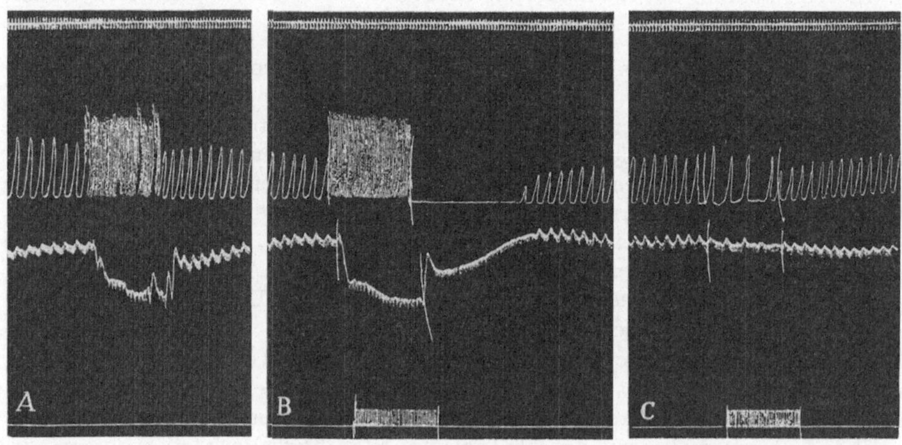

Abb. 84 A—C. Vagusapnoe hervorgerufen durch künstliche Beatmung des beidseitig vagotomierten Tiers, kombiniert mit blähungssynchroner afferenter Vagusreizung. Hund, narkotisiert mit Morphin-Äther, tracheotomiert. Von oben nach unten: Zeitmarkierung in Sekunden; Thorakogramm mit Inspiration nach oben; Blutdruck mit Hg-Manometer; Reizsignal. A: Künstliche Beatmung (mit Luft), ohne Reizung. Keine Apnoe. B: Künstliche Beatmung (mit Luft), kombiniert mit blähungssynchroner afferenter Reizung des rechten Vagus. Ausgesprochene Apnoe. C: Reizung des afferenten Vagus, intermittierend wie in B, ohne Beatmung. Exspiratorische Reaktion, entsprechend der relativ hohen Tetanisierungsfrequenz. (MEEK 1923/24)

UL'IANINSKII und SHAPOVALOVA 1960) brauchen hier wohl kaum in Betracht gezogen zu werden, es sei denn, daß zwischen diesen Extremeffekten und der von MEEK festgestellten Nachwirkung irgendwelche Übergangsformen nachgewiesen werden könnten. Neuere Befunde von CHAPIN (1957) lassen sogar vermuten, daß unter gewissen Voraussetzungen die Vagusapnoe auch darauf zurückzuführen wäre, daß im Anschluß an eine periodische Dehnung der Lungen die vagalen Endigungen auch unabhängig vom Blähungszustand für eine gewisse Zeit einer dauernden Erregungsbildung fähig sind. Allerdings müßte man dann, um den von MEEK erhobenen Befund in analoger Weise als vagale Nachwirkung zu erklären, etwas ähnliches auch für die wiederholte künstliche Reizung der afferenten Lungenvagusfasern annehmen. Eingehende Untersuchungen hierüber liegen aber nicht vor, und der in Abb. 84 wiedergegebene Versuch von MEEK harrt nach wie vor der näheren Abklärung.

Parallel zu den angeführten Tierversuchen wurde seit Beginn dieses Jahrhunderts auch der Frage nachgegangen, ob sich beim Menschen ebenfalls eine Vagusapnoe nachweisen läßt. Nur schon die Angaben darüber, ob es im Anschluß an eine willkürliche Hyperventilation oder eine künstliche Beatmung überhaupt zu einer Apnoe kommt, stimmen in keiner Weise überein. Nachdem ROSENTHAL (1882) und FREDERICQ (1895) auf die Möglichkeit, durch eine oder mehrere tiefe Inspirationen eine kürzere oder längere Apnoe zu erzeugen, hingewiesen hatten, wurden solche Effekte von NEANDER (1902) und MOSSO [1903 (a)] an Versuchspersonen graphisch registriert. Auch HALDANE und PRIESTLEY (1905) sowie besonders DOUGLAS und HALDANE (1909) erhielten sehr ausgesprochene Apnoeeffekte nach willkürlicher Hyperventilation, während BOOTHBY (1912/13) solche vermißte. NEANDER faßte die beim Menschen nach tiefer Inspiration auftretende Apnoe als eine Vagusapnoe auf, d.h. im Sinne von MIESCHER-RÜSCH als eine Kombination von chemischer und reflektorischer Apnoe. MOSSO sowie HALDANE u. Mitarb. suchten die Ursache in der herabgesetzten Kohlensäurespannung im arteriellen Blut bzw. im Atmungszentrum („Akapnie"). Insbesondere wandte sich HALDANE (1927, p. 46) gegen die Annahme einer Vagusapnoe und nannte diese Bezeichnung "an entire misnomer, as prolonged inspiratory or expiratory effort cannot be called apnoea". Diese sehr richtige Bemerkung verdient besonders hervorgehoben zu werden, da auch heute noch mit der kritiklosen Verwendung des Wortes „Apnoe" eine dauernde Begriffsverwirrung beibehalten wird. Selbstverständlich war es schon HALDANE und PRIESTLEY (1905) bekannt, daß Blähung der Lungen, sogar während der Dyspnoe, zu einem Atmungsstillstand führen kann. Es geht aber nicht an, diesen als „Apnoe" zu bezeichnen; und um solchen Schwierigkeiten wenigstens dort zu begegnen, wo der Sprachgebrauch eine nachträgliche Korrektur nicht mehr zuläßt (vgl. oben, S. 331), hatte ja auch MIESCHER-RÜSCH (1885) den Ausweg in die „Apnoea spuria" gefunden. „Vagusapnoe" braucht aber deswegen als Terminus technicus nicht abgeschafft zu werden, sondern gilt als Ausdruck dafür, daß echte chemische Apnoe mit tonischen Reflexen vagalen Ursprungs kombiniert auftreten kann. Es ist demnach auch unzutreffend und entspricht nicht der Auffassung von MIESCHER-RÜSCH, wenn, wie so oft in der physiologischen Literatur, die Begriffe „Apnoea vagi" und „Apnoea spuria" als gleichbedeutend hingestellt werden. Ebenso unzulässig ist die Bezeichnung „Vagusapnoe" für Atmungsstillstandseffekte afferenter Vagusreizung (vgl. z.B. SCHOEN und HEMPEL 1933).

Daß es beim Tier eine Vagusapnoe gibt, steht außer Zweifel, denn in der relativen Apnoe BREUERs sind vagale Atmungsreflexe vorhanden und kann sich ein reflektorischer Atmungsstillstand der Apnoe überlagern (vgl. unten, S. 335). Ob aber beim Menschen eine Vagusapnoe von einer reinen Apnoe zu unterscheiden ist, scheint mehr als fraglich zu sein. Vor allem ist hier damit zu rechnen, daß ähnlich wie beim nicht-narkotisierten bzw. nicht-decerebrierten Tier aus anderen als Ventilationsbedarfsgründen geatmet wird. Darum ist ja auch die Hyperventilationsapnoe beim Menschen individuell und situationsgemäß so sehr verschieden ausgesprochen, daß sie vorhanden sein kann oder nicht. Im Hinblick darauf, daß beim Menschen die Hering-Breuerschen Reflexe nur schwach entwickelt sein sollen (vgl. sub III B 4 b α, S. 313), ist für ihn auch wohl kaum mit dem Auftreten einer echten Vagusapnoe zu rechnen; ganz abgesehen davon, daß bedingt-reflektorisches oder willkürliches Atemanhalten als eine mindestens so ausgesprochene nervöse Komponente zur echten chemischen Apnoe hinzukommen kann.

Neuere tierexperimentelle Untersuchungen brachten auf Grund verfeinerter Analyse eine Bestätigung dafür, daß bei der Vagusapnoe reflektorische Komponenten eine Rolle spielen. Die von HEYMANS und HEYMANS (1925, 1927) am isoliert durchströmten und nur noch über die Vagi mit dem Rumpf in Verbindung stehenden Kopf erhobenen Befunde stellen allerdings keinen Beweis für die reflektorische Komponente der Vagusapnoe bzw. deren Nachwirkung dar. Sie zeigen nur, daß die Kopfatmung, die während der Rumpfbeatmung verschwunden ist, eine gewisse Zeit nach Abstellen der letzteren auftritt und mit ihrem Wiedereinsetzen von neuem verschwindet. Nicht genauer berücksichtigt wurde nämlich einerseits der mittlere Blähungsgrad der Lungen des beatmeten Rumpfes, andererseits der damals noch nicht bekannte Einfluß der aortalen Chemoreceptoren. Sehr wahrscheinlich sogar handelte es sich bei dieser von den Autoren als reflektorische Apnoe bezeichneten Erscheinung um den Rückgang von reflektorischer Hyperpnoe hypoxischer Genese bei Wiederbeatmung des Rumpfes. HEYMANS und HEYMANS weisen denn auch abschließend darauf hin, daß es sich um einen peripheren, pulmonalen oder humoralen Effekt handeln müsse und nicht um eine Wirkung, ausgelöst durch mechanische Beanspruchung der Lungen. Fast gleichzeitig von HERTZMAN und GESELL [1927 (b)] mit gleicher Methodik erhobene Befunde lassen darauf schließen, daß die Änderungen des Blähungszustandes der Lungen durch Vermittlung der einzig noch vorhandenen Vagi die Atmungsbewegungen, registriert am Cricoidknorpel des isoliert durchströmten Kopfes, in der zu erwartenden Weise beeinflussen. Eine Vagusapnoe wurde von den Autoren nicht beschrieben; dagegen wurde ebenfalls auf die Möglichkeit chemoreflektorischer Effekte hingewiesen.

Einblicke in den Mechanismus der Vagusapnoe ergaben sich im Zusammenhang mit den systematischen Untersuchungen von HESS [1931 (a, b)] über die reflektorisch-tonischen Beziehungen zwischen Lungenblähungszustand und inspiratorischer Motorik. Die Vagusapnoe entspricht jenem Zustand relativer Apnoe (BREUER 1868), in welchem zwar keine spontanen Atmungsbewegungen mehr vorkommen, ein Tonisierungszustand der Inspiratoren, insbesondere des Zwerchfells aber doch noch vorhanden ist und sich nach Maßgabe der Lungenblähung verändern läßt. In diesem Zustand hat HESS die nach ihm benannten tonischen Lungen-Zwerchfell-Reflexe am eröffneten Thorax nachweisen können. Auf den geschlossenen Thorax übertragen ergeben sie die von HEAD (1889) beschriebenen verschiedenen Einstellungen des Atmungsapparates beim Übergang in die Hyperventilationsapnoe. Vagusapnoe hat also nicht immer in Exspirationsstellung, d.h. bedingt durch Wegfall der inspiratorischen Aktivität zu erfolgen, sondern kann sich auch in einer Zwischenstellung oder sogar in Inspirationsstellung halten. Dementsprechend unterscheiden SCHOEN und HEMPEL (1933) schlaffe und gespannte Apnoe, dehnen aber diese Begriffe auf Zustände aus, denen im Gegensatz zu der hier besprochenen echten „Apnoea vagi" keine wahre Apnoekomponente mehr zugrunde liegt. HALDANE (1927) hatte die verschiedenen Aktivitätszustände, die als Vagusapnoe in Erscheinung treten können, auch schon richtig zu deuten gewußt und wollte deshalb nicht einmal den Begriff der „Apnoea vagi" anerkennen. Die Bezeichnung Vagusapnoe ist aber dadurch gerechtfertigt, daß tatsächlich bei der Hyperventilierung mit erhaltenen Vagi die chemische und die reflektorisch-tonische Komponente gerade so wie in den HESSschen Versuchen zusammenwirken. Im Zustand der Hypopnoe, d.h. der infolge herabgesetzter arterieller Kohlensäurespannung hinsichtlich Frequenz und Amplitude reduzierten Atmungstätigkeit zeigen die vagalen Atmungsreflexe eine erhöhte Wirksamkeit, so daß respiratorische Stillstände viel leichter erzeugt werden als in Eupnoe oder gar in Hyperpnoe. So kommt es bei erhaltenen Vagi im Verlaufe einer Überventilierung viel rascher zum Aufhören der Atmungsbewegungen als nach beidseitiger Vagotomie, indem sich chemisch bedingte Abnahme und reflektorische Einschränkung der Atmungsbewegungen überlagern und gewissermaßen summieren. So erklärt sich das Zustandekommen der Vagusapnoe ohne Zuhilfenahme irgendwelcher noch unbekannten Faktoren.

Mittels Aktionsstromableitungen vom zentralen Stumpf des durchschnittenen Phrenicus konnte im Anschluß an die Untersuchungen von HESS [1931 (a)] auch die motorische Innervation der Inspiratoren am Beispiel der Zwerchfellinnervation genauer analysiert werden [HESS und WYSS 1936; WYSS 1939 (a), 1941 (a); DOLIVO, MEGIRIAN und FLEISCH 1955 (a)]. Für die Vagusapnoe ergab sich dabei die erwartete Abnahme bzw. Zunahme der tonischen Innervation mit Blähung bzw. Kollaps der Lungen. Insbesondere wurde von WYSS [1939 (a), 1941 (a)] auf den asynchronen Charakter dieser tonischen Innervation des Zwerchfells, selbst im Zustand des maximalen Reflextonus, aufmerksam gemacht, und es konnte die Art und Weise des Übergangs in die Spontanatmung aufgezeigt werden. Prinzipiell neue Feststellungen mit Bezug auf den Mechanismus der Vagusapnoe wurden dabei aber nicht erhoben. Eine schon von HESS [1931 (a)] mitgeteilte Beobachtung, daß nämlich die im Zustand der Vagusapnoe durch Blähen oder Kollabieren der Lungen vorgenommenen Änderungen der Atmungsausgangslage langsamer verlaufen als gewöhnliche Atmungsbewegungen, wurde von DOLIVO, MEGIRIAN und FLEISCH [1955 (a)] durch genauere Zeitmessungen bestätigt. Diese Einstellzeiten des inspiratorischen Tonus sind innerhalb der Vagusapnoe aber nicht konstant, sondern nehmen mit der Vertiefung der Apnoe zu, mit der Annäherung an die Spontanatmung ab. Dies ist auch wieder ein Hinweis darauf, daß in der Vagusapnoe die chemische Komponente eine entscheidende Rolle spielt, und daß die Vagusapnoe ein Übergangsstadium darstellt zwischen der Eupnoe und der absoluten, d.h. der wahren Apnoe, die mit genügend lange dauernder Beatmung selbstverständlich auch bei erhaltenen Vagi erreicht werden kann. Der kontinuierliche Übergang von der tiefen chemischen Apnoe über die Vagusapnoe in die Spontanatmung und bis zur hyperkapnischen Hyperpnoe zeigt sich übrigens nicht nur an der Geschwindigkeit der reflektorischen Tonusänderungen, sondern auch an derjenigen der Atmungsbewegungen. Schon ROSENTHAL (1882, pp. 276—277) hatte beobachtet, daß die nach Vagusapnoe wieder beginnenden Bewegungen des Zwerchfells anfangs nicht nur klein sind, sondern auch einen trägeren Verlauf aufweisen, und daß sie mit der weiteren Aktivierung der Atmung rascher werden. Für die Beurteilung der Vagusapnoe ist es in dieser Hinsicht von einiger Wichtigkeit, auf das prinzipiell Gleichartige von tonischer und phasischer Innervation hinzuweisen, denn gerade die Vagusapnoe kann einem Zustand entsprechen, in welchem bei Vagusausschaltung die Atmungsbewegungen unmittelbar einsetzen würden; sie kann aber auch einem Zustand entsprechen, in welchem bei Vagusausschaltung wohl eine Änderung des inspiratorischen Tonus, aber noch keine Atmungsrhythmik zu beobachten wäre (vgl. auch sub II B 1, S. 17 ff., sowie II D 2 a δ, S. 142 ff.).

Aus den mitgeteilten Tatsachen und Überlegungen geht zur Genüge hervor, daß der Begriff der Vagusapnoe seine volle Berechtigung besitzt, und zwar in dem Sinne, daß chemisch bedingte Atmungseinschränkung in Kombination mit reflektorischer Stillegung der Atmungsbewegungen als scheinbar einheitlicher Effekt auftreten kann. Inwieweit im gegebenen Fall die Vagusapnoe auf Atmungsstillstand beruht, oder aber auf einem Aufhören der Atmungsbewegungen infolge echter Apnoe, könnte wohl nur durch reizlose und reversible Vagusausschaltung entschieden werden. Auch gibt es außer dem oben (vgl. S. 332) erwähnten Versuch von MEEK (1923/24) bisher keine sicheren Anhaltspunkte dafür, daß bei der Vagusapnoe eine nervöse Nachwirkung zentralen oder gar peripheren Ursprungs die Regel wäre. Vorläufig lassen sich die bekannten Erscheinungen der Vagusapnoe teils auf hämatogen-humorale Faktoren, teils auf unmittelbare reflektorisch-tonische Einflüsse von seiten des Blähungszustandes der Lungen zurückführen.

5. Die Erforschung der vagal-respiratorischen Reflexzentren

Es war nicht ohne weiteres anzunehmen, daß für die vagalen Atmungsreflexe, d.h. im speziellen für die heute als proprioceptiv zu bezeichnenden Reflexe der vagalen Selbststeuerung der Atmung vom eigentlichen Atmungszentrum gesonderte Reflexzentren bestehen. Hatte man doch schon von Anfang an mit der Möglichkeit gerechnet, daß das Atmungszentrum vielleicht

überhaupt nur als ein Reflexzentrum zu betrachten ist, und daß die Atmungsbewegungen ähnlich wie gewöhnliche Reflexbewegungen zustandekommen.
Schon GIERKE (1873) hatte diese Möglichkeit derjenigen eines Zentralapparates
höherer Ordnung gegenüber sehr deutlich abgegrenzt und die sich aus einer
solchen Auffassung ergebenden Konsequenzen im Rahmen der damaligen
Kenntnisse diskutiert. Auch GAD (1886) unterschied expressis verbis zwischen
„automatischen" und „reflektorischen" Atmungszentren und dachte, ähnlich
wie schon GIERKE daran, daß beide Arten von Zentren nebeneinander bestehen können. Heute, wo die Annahme autonom tätiger, gleichzeitig aber
auch reflektorisch beeinflußbarer Zentren grundlegende Voraussetzung für
das Verständnis zentralnervöser Funktionen ist, wird man diese beiden Grund-
sätze von vornherein anerkennen müssen und auseinander zu halten wissen
(vgl. sub I, S. 3—11). Es ist nicht überflüssig, hier auf diesen wesentlichen
Punkt hinzuweisen, da auch in neuerer Zeit hin und wieder dieser strengen
Trennung zwischen autonomer und reflektorischer Komponente innerhalb des
Atmungszentrums im weitesten Sinne nicht die gebührende Achtung geschenkt
wird, indem z. B. RICKENBACH und MEESSEN (1951) den Begriff der „reflektorischen Atemzentren" auch auf Substrate ausdehnen, die nach der herrschenden
Auffassung zu den eigentlichen motorischen Anteilen des Atmungszentrums
gerechnet werden (s. u.).

Das Bestreben, die gesonderte Existenz von vagal-respiratorischen Reflexzentren nachzuweisen, ergab sich eigentlich erst im Zusammenhang mit der
Feststellung, daß bei der afferenten Vagusreizung mit einem Frequenzeffekt
zu rechnen ist [WYSS 1939 (b); vgl. sub III B 2 a, S. 228 ff.], d. h. daß in systematischer Weise je nach Art der Reizung zwei voneinander trennbare antagonistische Effekte am Atmungsapparat zur Darstellung gebracht werden können.
Es drängte sich damals die Frage auf, ob es nicht möglich wäre, durch begrenzte
zentrale Läsionen im Bereich der Medulla oblongata für den inspiratorischen
und den exspiratorischen Effekt der afferenten Vagusreizung getrennte zentrale
Reflexwege aufzufinden.

Schon viel früher hatten BEER und KREIDL (1896) und KREIDL (1897) den
Versuch unternommen, innerhalb der bulbären Vaguswurzeln inspiratorisch
und exspiratorisch wirksame afferente Fasern selektiv zu durchtrennen, wie
dies kurz vorher schon SPENCER (1895) nachgewiesen zu haben glaubte. Die
Autoren kamen aber zur Schlußfolgerung, daß beide Faserarten gemeinsam
im „vorobersten Bündel" verlaufen müssen. Ein ähnliches Resultat war noch
früher von GROSSMANN (1890) erhalten worden. Viel später konnten BON-
VALLET und SIGG (1958) die von langsam und rasch adaptierenden pulmonalen
Blähungsreceptoren ausgehenden afferenten Erregungen von einzelnen Fasern
der in die Medulla oblongata eintretenden Vaguswurzeln ableiten. Auch diese
Versuche ergaben keine Anhaltspunkte für eine anatomische Trennung eventuell vorhandener funktionell verschiedener afferenter Vagusfasern. Somit

konnte, rückblickend gesehen, zur Zeit der zu besprechenden Untersuchungen ein getrennter Eintritt verschieden wirksamer Fasern weder vorausgesetzt noch erwartet werden, und es wurde damals angesichts des aufgefundenen Frequenzeffektes vorerst gar nicht mehr mit der Beteiligung verschiedener afferenter Fasersorten gerechnet.

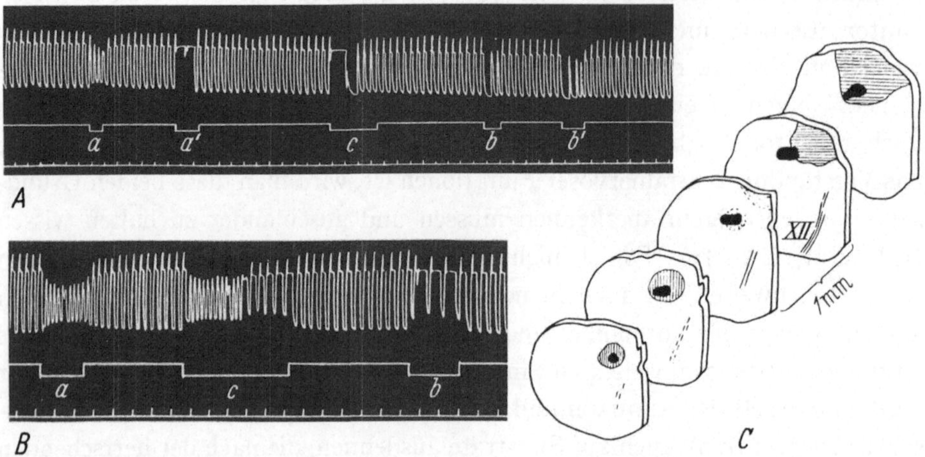

Abb. 85 A—C. Isolierte Ausschaltung der beiden vagal-respiratorischen Reflexzentren in der Medulla oblongata mittels lokalisierter Hochfrequenzkoagulation im Bereich des Tractus solitarius. Zwei verschiedene Versuche. Kaninchen, narkotisiert mit Urethan (1,0 g/kg intraperitoneal), tracheotomiert, beidseits vagotomiert, mit freigelegter Rautengrube und eingeführter Koagulationselektrode. In den beiden Versuchen A und B in fortlaufender Registrierung ohne jeden Unterbruch je oben Pneumogramm, Inspiration nach unten; darunter Reizsignal und Zeitmarkierung in 6 sec. In C Lokalisation der zugehörigen Koagulationsstellen auf fünf Querschnitten durch die Medulla oblongata entsprechend den Tafeln XXXIV bis XXXVIII des Atlas von WINKLER und POTTER (1911); darin schwarz angegeben das den Tractus solitarius und dessen Kern umfassende Gebiet; XII Radix nervi hypoglossi. A: Ausschaltung des exspiratorischen Reflexzentrums. a bzw. a' Reizung des afferenten Vagus vor der zentralen Ausschaltung mit 30 bzw. 120 Impulsen pro Sekunde. c Reizung des afferenten Vagus mit 120 Impulsen pro Sekunde (wie in a') und zentrale Koagulation auf der gleichen Seite im Verlauf der Reizperiode, was zu einem Umschlag des exspiratorischen in einen inspiratorischen Effekt führt. b bzw. b' Reizung des afferenten Vagus unmittelbar nach der zentralen Ausschaltung mit 30 bzw. 120 Impulsen pro Sekunde; auch mit hoher Reizfrequenz wird nunmehr ein rein inspiratorischer Effekt erhalten. Das zugehörige koagulierte Areal ist in C horizontal schraffiert angegeben. B: Ausschaltung des inspiratorischen Reflexzentrums. a Reizung des afferenten Vagus mit 25 Impulsen pro Sekunde vor der zentralen Ausschaltung; c Dieselbe Reizung in etwas längerer Periode, während welcher die zentrale Ausschaltung vorgenommen wird, was zum Umschlag des Mischeffektes in einen rein exspiratorischen Effekt führt. b Dieselbe Reizung nach der zentralen Ausschaltung mit rein exspiratorischem Effekt. Das zugehörige koagulierte Areal ist in C vertikal schraffiert angegeben. [WYSS 1954 (a)]

Den sicheren Nachweis getrennter zentraler Schaltwege für inspiratorischen und exspiratorischen Erfolg der afferenten Vagusreizung führten erstmals BARTORELLI und WYSS (1941) auf Grund von relativ groben mechanischen Läsionen, die beim Kaninchen auf der Höhe der Vaguseintrittstelle einseitig gesetzt wurden. Den ersten Schritt zu einer genaueren Lokalisation des inspiratorischen Schaltortes machten WYSS und CROISIER (1943) unter Zuhilfenahme von sinusreinem Hochfrequenzstrom zwecks reizloser Ausschaltung durch Koagulation. Mit verbesserter Technik, insbesondere auch unter Beiziehung der zentralen Reizung vorgängig der Koagulation, gelang es ANDEREGGEN, OBERHOLZER und WYSS (1946), die exspiratorische Schaltstelle schon bedeutend besser zu lokalisieren. Gleichzeitig konnte auch diejenige Zone abgegrenzt werden, deren Zerstörung zur „zentralen Vagotomie" führt, also beide Schaltwege miteinander unterbricht (WYSS, ANDEREGGEN und OBERHOLZER 1946). Die Verfeinerung der Reiz- und Ausschaltungstechnik führte schließlich dazu, die zentrale Läsion während einer Vagusreizperiode zu setzen und so den unmittelbaren Erfolg der Ausschaltung direkt zu demonstrieren, wie dies in Abb. 85 an zwei Beispielen dargestellt ist, und zwar für die isolierte Ausschaltung sowohl des exspiratorischen als auch des inspiratorischen Reflexzentrums. Das letztere wurde von OBERHOLZER, ANDEREGGEN und WYSS (1946) noch genauer lokalisiert.

Die anatomische Auswertung der in den genannten Versuchen erhobenen Befunde ergab als eindeutiges Resultat, daß die für die Ausfallseffekte verantwortlichen Läsionen den *Tractus solitarius* und das dazugehörige Kerngebiet betreffen. Dabei liegt das als exspiratorisches Reflexzentrum zu bezeichnende Areal cranialwärts, etwa auf der Höhe der cranialen Vaguswurzeln, während das als inspiratorisches Reflexzentrum anzusprechende Areal getrennt davon etwa 2 mm weiter caudalwärts liegt (Abb. 86). Die im Verlauf der Untersuchungen festgestellte Tatsache, daß cranial gelegene Läsionen nur dann eine isolierte Ausschaltung der exspiratorischen Reflexkomponente ergaben, wenn sie nicht zu weit lateral reichten, und daß Läsionen auf dieser Höhe, welche sich weiter lateral ausdehnten, regelmäßig zu einer „zentralen Vagotomie" führten, erlaubte schließlich, über den Verlauf der eintretenden Fasern und ihre Beziehungen zu den beiden Teilzentren noch etwas genauere Angaben zu machen (vgl. Abb. 86): Die auf der Höhe des „vorobersten Bündels" in das verlängerte Mark eintretenden Fasern wenden sich caudalwärts, um sich dem Tractus solitarius anzulegen und darin abzusteigen. Es ist anzunehmen,

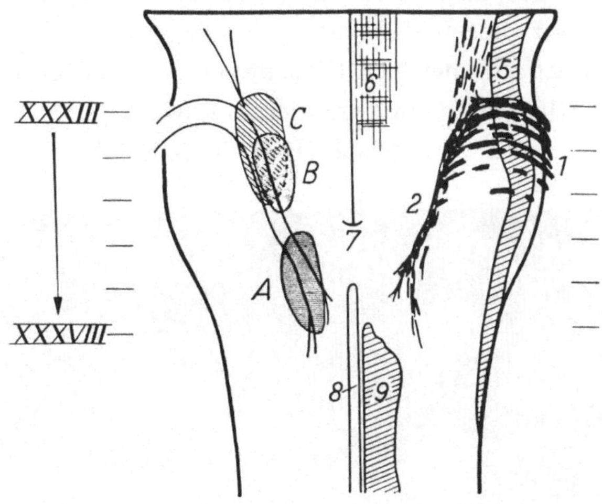

Abb. 86. Durch zentrale Ausschaltungsversuche ermittelte Lokalisation der Schaltstellen für die vagalen Atmungsreflexe im Bereich des Tractus solitarius. Kaninchen. Ungefähr horizontaler Längsschnitt durch die Medulla oblongata in einer durch die beiden Tractus solitarii gehenden Ebene. Rechts: Intrabulbärer Verlauf der Vagusfasern (*1*) in den Tractus solitarius (*2*); absteigende Trigeminuswurzel (*5*); Fasciculus longitudinalis medialis (*6*); Obex (*7*); Fissura mediana posterior (*8*); Hinterstränge (*9*). Links: *A* das Gebiet, dessen Ausschaltung den Verlust der inspiratorischen Komponente zur Folge hat. *B* das Gebiet, dessen Ausschaltung den Verlust der exspiratorischen Komponente zur Folge hat. *C* das Gebiet, dessen Ausschaltung die „zentrale Vagotomie", d. h. den Verlust beider Komponenten zur Folge hat. Die Zahlen *XXXIII* bis *XXXVIII* entsprechen den Tafeln im Atlas von WINKLER und POTTER (1911). (OBERHOLZER, ANDEREGGEN und WYSS 1946)

daß die sog. Blähungsfasern (vgl. sub III B 3 a, S. 281 ff.) mit dem Eintreten
in den Tractus solitarius Kollateralen an dessen Kern abgeben und so das
exspiratorische Reflexzentrum bilden, und daß die weiter absteigenden Fasern
im caudalen Kerngebiet endigen und dort das inspiratorische Reflexzentrum
bilden. Weiter ist anzunehmen, daß die sog. Kollapsfasern (vgl. sub III B 3 b,
S. 288 ff.) ohne Kollateralen an das exspiratorische Kerngebiet abzugeben, direkt
auf das inspiratorische Reflexzentrum zulaufen. Über die Funktionsweise
dieser ganzen Reflexanlage ist das die vagale Atmungssteuerung Betreffende
in der allgemeinen Übersicht zur Selbststeuerung der Atmung (vgl. sub III A,
S. 194—207) sowie bei der Besprechung des Frequenzeffektes der afferenten
Vagusreizung (vgl. sub III B 2 a, S. 228 ff.) gesagt. Über die Beziehungen dieser
Reflexzentren zu den verschiedenen Abschnitten des Atmungszentrums selber können einstweilen nur gewisse hypothetische Annahmen gemacht werden, auf welche ebenfalls an entsprechender Stelle eingegangen wurde (vgl. sub II B 2, S. 44—46).

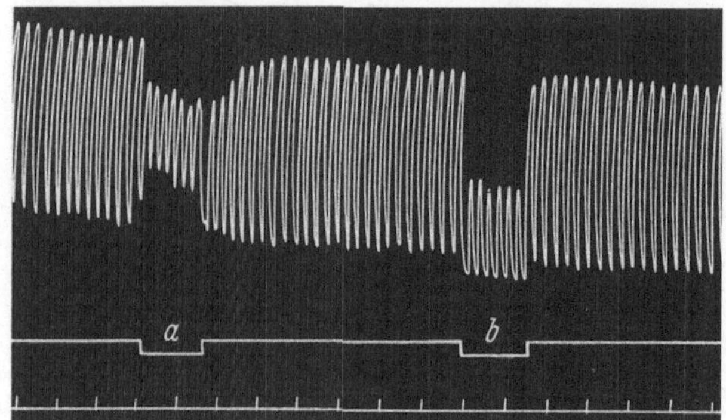

Abb. 87. Vergleich der Atmungseffekte bei afferenter Vagusreizung
und bei zentraler Reizung im caudalen Bereich des Tractus solitarius.
Kaninchen, narkotisiert mit Urethan (1 g/kg intraperitoneal). Von
oben nach unten: Pneumogramm mit Inspiration nach unten;
Reizsignal; Zeitmarkierung 3 sec. Reizfrequenz 20 pro Sekunde. In
a Mischeffekt, d. h. vom afferenten Vagus aus werden sowohl die
inspiratorische als auch die exspiratorische Komponente aktiviert.
In *b* rein inspiratorischer Effekt bei Reizung im inspiratorischen
Reflexzentrum. Registrierung ununterbrochen. (Wyss 1959)

Der Nachweis getrennter zentraler Schaltwege bzw. getrennter Reflexzentren für inspiratorischen und exspiratorischen Effekt der afferenten Vagusreizung stützt
sich weiterhin auf die vorgängig der Ausschaltung jeweils vorgenommenen
zentralen Reizversuche. In den erwähnten Untersuchungen von Wyss u.
Mitarb. wurde die der Koagulation dienende Elektrode von dorsal her
sukzessive eingeführt unter Kontrolle der Elektrodenlage durch Reizung
mit verschiedenen Impulsfrequenzen und Vergleich der resultierenden Atmungseffekte mit den durch afferente Vagusreizung erhaltenen. Dabei ergab
sich bei entsprechender Lage der zentralen Elektrode als erste grundsätzliche
Feststellung die Möglichkeit der Auslösung rein inspiratorischer bzw. rein
exspiratorischer Effekte, welche, qualitativ unabhängig von der Reizfrequenz,
bezeichnenderweise auch dann erhalten wurden, wenn durch afferente Vagusreizung keine solche reinen Effekte zu erzielen waren. Im Beispiel der Abb. 87
ergibt afferente Vagusreizung bei niedriger Frequenz und hoher Intensität
einen Mischeffekt, der das Maximum an inspiratorischer Komponente darstellt,
was in diesem Versuch vom Vagusstamm aus zu erhalten war; unmittelbar

darauf wurde zentral im caudalen Areal des Tractus solitarius mit gleicher Frequenz gereizt und ein rein inspiratorischer Effekt erhalten. Daß die durch zentrale Reizung im caudalen, d. h. inspiratorischen Reflexzentrum ausgelösten rein inspiratorischen Effekte und die im cranialen, d. h. exspiratorischen Reflexzentrum ausgelösten rein exspiratorischen Effekte in gleicher Weise, selbstverständlich unter Anpassung der Reizstärke, mit niedrigen sowie hohen Reizfrequenzen zu erhalten sind, ergibt sich aus Abb. 88 A und B.

Im weiteren wurde bei diesen zentralen Reizversuchen festgestellt, daß der Atmungsrhythmus relativ wenig oder garnicht beeinflußt wird, indem im Unterschied zu den peripher ausgelösten Vagusreizeffekten die Atmungsfrequenz beim zentralen inspiratorischen Effekt (Abbildung 88 A) bis zum Übergang in den inspiratorischen Stillstand nur relativ wenig erhöht, beim zentralen exspiratorischen Effekt (Abb. 88 B) bis zum Übergang in den exspiratorischen Stillstand nur relativ wenig herabgesetzt ist.

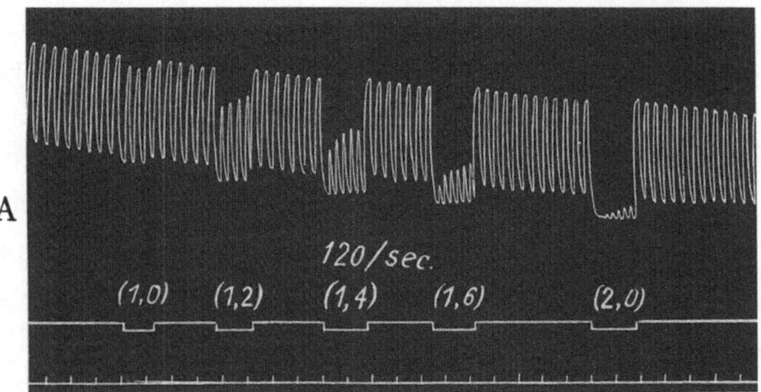

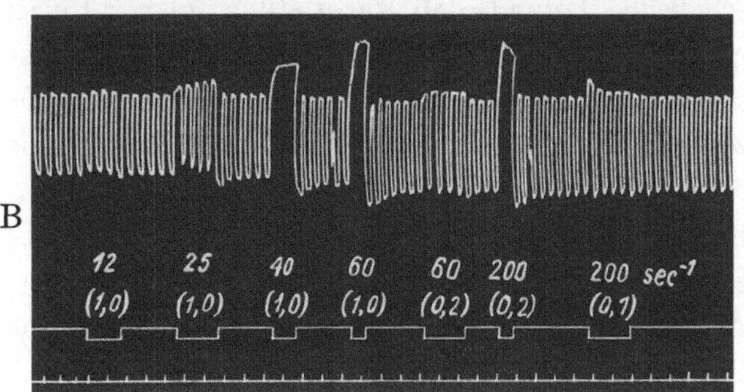

Abb. 88 A u. B. Atmungseffekte bei zentraler Reizung im Bereich des Tractus solitarius. Kaninchen narkotisiert mit Urethan (1 g/kg intraperitoneal), und mit freigelegter Medulla oblongata. Pneumogramm, Inspiration nach unten; Reizsignal; Zeitmarkierung 3 sec. A: Reizung im caudalen Abschnitt, entsprechend A in Abb. 86. Auch bei hoher Reizfrequenz ist der Effekt von überschwelliger Reizstärke (1,0) bis zur doppelten Reizstärke (2,0) rein inspiratorisch. B: Reizung im cranialen Abschnitt, entsprechend B in Abb. 86. Mit steigender Reizfrequenz von 12—60 pro Sekunde und hoher Reizintensität (1,0) ist der Effekt rein exspiratorisch und bleibt es auch mit noch höherer Frequenz (200 pro Sekunde) und bis zur Schwelle reduzierter Intensität (0,1). A und B stammen von zwei verschiedenen Versuchen. [Wyss 1954 (a)]

Auch konnte die Beobachtung gemacht werden, daß das Setzen von Läsionen, welche nur gerade so groß waren, wie es sich zur Ausschaltung des betreffenden Reflexerfolges als nötig erwies, am gleichseitig vagotomierten Tier keine Veränderung der Atmung bewirkte, während mit den größeren Läsionen der anfänglichen Versuche die Atmung an sich gelegentlich sehr stark verändert wurde, sei es im inspiratorischen Sinne bei cranialer, sei es im exspiratorischen Sinne bei caudaler Ausschaltung. Aus diesen Befunden darf wohl der Schluß gezogen werden, daß das System des Tractus solitarius und seines Kerngebietes in den beiden hier zur Diskussion stehenden Bezirken wirklich nur vagal-respiratorisches *Reflex*-zentrum darstellt, und daß gewisse reflektorische Übertragungen von seiten des afferenten Vagus vielleicht sogar in der Weise ablaufen, daß sie sozusagen „am Atmungszentrum vorbei" an die spinalen und bulbären Motoneurone gelangen.

Vagale Einwirkungen auf die Inspiratoren, welche die rhythmische Tätigkeit des Atmungszentrums unbeeinflußt lassen, sind nicht nur dann anzunehmen, wenn durch zentrale Reizung in den betreffenden Abschnitten des Tractus solitarius-Systems ein inspiratorischer oder exspiratorischer Atmungs-stillstand ohne vorgängige Beschleunigung oder Verlangsamung der Atmung erhalten wird, sondern auch dann, wenn durch Einzelreize am afferenten Vagus sog. „Vagus-Zwerchfell-Reflexe" als Einzelzuckungen erregender oder hemmender Art auf den unveränderten Atmungsrhythmus superponiert werden (vgl. sub III B 2 e β, S. 256ff.). Der experimentelle Beweis dafür, daß solche Einzelreflexe über das Tractus solitarius-System als Reflexzentrum auf die inspiratorischen Motoneurone einwirken, steht aber noch aus. Der leicht zu erhebende Befund, daß Repetierung solcher Einzelreflexe bei niedriger Frequenz zu einem inspiratorisch veränderten Atmungsrhythmus führt, wäre dann so zu erklären, daß durch zeitliche Summation vom inspiratorischen Reflex-zentrum aus der zentrale Erregungsprozeß auf das eigentliche Atmungszentrum übergreift und dessen Automatie beeinflußt. In analoger Weise würde bei höherer Frequenz der Repetierung der zentrale Erregungsprozeß auch vom exspiratorischen Reflexzentrum aus auf die Automatie des eigentlichen Atmungszentrums übergreifen und den Atmungsrhythmus im exspiratorischen Sinne verändern. Für die weitere Erforschung der vagal-respiratorischen Reflexzentren ergeben sich hieraus noch zahlreiche neue Probleme, die aber nur durch Kombination verschiedenartiger Untersuchungsmethoden mit Aussicht auf Erfolg anzugehen sein werden.

Bestätigende Untersuchungen zu den von Wyss u. Mitarb. (s. S. 338ff.) erhobenen Befunden über die vagal-respiratorischen Reflexzentren in der Medulla oblongata des Kaninchens finden sich in den Arbeiten von Rickenbach und Meier (1948) und Rickenbach und Meessen (1951). Die erstgenannte Arbeit betrifft die differenzierte Reizung vagaler Substrate im Hinblick auf eine pharmakologische Fragestellung. Die letztgenannte Arbeit bezieht sich auf ausgedehnte Untersuchungen über zentrale Ausschaltungseffekte im Bereiche der vagal-respiratorischen Reflexzentren mit sehr eindrücklichen Beispielen, sowie über zentrale Reizeffekte, welche aber nicht nur die vagal-reflektorischen, sondern auch die retikulären Substrate selber betreffen. Den anatomisch sehr genau lokalisierten Reiz- und Ausschaltungsgebieten stehen jedoch nicht genügende Angaben über die Veränderungen des Atmungstypus gegenüber, um aus den vorliegenden Befunden eine differenzierte Beurteilung dessen, was als vagal-reflektorisch, und was als zentral-automatisch zu bewerten wäre, vornehmen zu können. Nicht bestätigt wurde die von Wyss u. Mitarb. für das Kaninchen festgestellte funktionelle Topographie des Tractus solitarius-Systems in den von Liljestrand (1953, 1958) an der Katze durchgeführten Reizversuchen (vgl. sub II B 3, S. 59).

Nach neueren Untersuchungen von Baumgarten (1955/56), Baumgarten, Baumgarten und Schaefer (1957) sowie Baumgarten und Kanzow

(1958) finden sich bei der Katze 1—3 mm rostral vom Obex Gruppen von inspiratorisch aktiven Neuronen, welche basal vom mittleren Drittel des Tractus solitarius als besonderer vom Nucleus tractus solitarii getrennter Kern (BAUMGARTEN 1959/60; BAUMGARTEN, BALTHASAR und KOEPCHEN 1960) in der Substantia reticularis lateral vom Nucleus nervi hypoglossi gelegen sind. Es konnten zwei Arten von solchen inspiratorischen Neuronen unterschieden werden, welche beide auch ohne afferente Beeinflussung inspiratorisch tätig und daher als autonom oder zum mindesten an der primären Automatie beteiligt zu betrachten sind. Die inspiratorische Aktivität der $R\alpha$-neurone läßt sich synchron mit derjenigen der Phrenicusneurone durch Lungenblähung hemmen, während die ebenfalls inspiratorische Aktivität der $R\beta$-neurone durch Lungenblähung verstärkt wird. Diese letztere Feststellung führte BAUMGARTEN und KANZOW zur Annahme, daß die $R\beta$-neurone sowohl an der zentrumeigenen Automatie als auch an der vagalen Steuerung beteiligt sind, d. h. daß sie einerseits von der inspiratorischen Aktivität der $R\alpha$-neurone sowie vom afferenten Lungenvagus aktiviert werden, andererseits auf die inspiratorische Aktivität der $R\alpha$-neurone eine hemmende Wirkung ausüben. Im vorliegenden Zusammenhang interessiert hier zunächst die Frage, ob diese $R\beta$-neurone als Zwischenneurone mit inspirationshemmender Wirkung (BAUM-GARTEN, KANZOW und KOEPCHEN 1958/59) eventuell zum beschriebenen vagalen Reflexzentrum, und zwar zu dessen cranialem, exspiratorisch wirksamen Abschnitt zu rechnen sind. Ohne weitere anatomische und funktionelle Untersuchungen läßt sich diese Frage jedoch nicht beantworten, und es können die nach BAUMGARTEN (1959/60) und BAUMGARTEN, BALTHASAR und KOEPCHEN (1960) nicht nur genauer lokalisierten, sondern z.T. auch identifizierten $R\alpha$- und $R\beta$-neurone noch nicht in das beschriebene vagale Reflexsystem miteinbezogen werden; sie gehören aber auf alle Fälle zu denjenigen Anteilen des eigentlichen Atmungszentrums, welche für das Zustandekommen der Automatie mitverantwortlich sind (vgl. sub II B 5, S. 83—86 und II D 2 a ζ, S. 173—175).

Spezielle elektrophysiologische Untersuchungen über die Funktionsweise des Tractus solitarius-Systems als eines vagal-respiratorischen Reflexzentrums sind bisher nicht durchgeführt worden. GESELL, BRICKER und MAGEE (1936) registrierten die Aktivität inspiratorisch wirksamer Neurone aus dem Kerngebiet des Tractus solitarius. Es ist allerdings nicht zu entscheiden, ob es sich dabei nicht um Neurone aus dem von BAUMGARTEN (1959/60) beschriebenen inspiratorischen Kern der ventral anschließenden Substantia reticularis handelte. Mit der Lungenblähung zu- und abnehmende Entladungen zentraler Einheiten wurden von DIRKEN und WOLDRING (1951) und BAUM-GARTEN (1956) den eintretenden Vagusfasern zugeschrieben und von WOLDRING und DIRKEN (1951) mit einiger Wahrscheinlichkeit auch so lokalisiert. Es wären dann diese zentralen Ableitungen gewissermaßen die Fortsetzung der von BONVALLET und SIGG (1958) an den bulbären Vaguswurzeln abgeleiteten afferenten Vagusaktionsströme. Daß solche bisher nur für Lungenblähung festgestellt wurden, ist angesichts der Schwierigkeit, vom peripheren Vagus Kollapsafferenzen nachzuweisen, leicht verständlich (vgl. sub III B 3 b, S. 288 ff.). Im Hinblick auf die Bedeutung, die dem Tractus solitarius und seinem Kerngebiet gemäß den bereits vorliegenden experimentellen Untersuchungen von OBERHOLZER (1955) sowie HUBER, OBERHOLZER und PARMEGGIANI (1960) nicht nur für die respiratorische, sondern auch für die depressorische Reflexübertragung zukommt, und angesichts der Tatsache, daß zum mindesten beim Kaninchen das depressorische Reflexzentrum zwischen das inspiratorische und das exspiratorische zu liegen kommt, erscheint eine genauere funktionelle Analyse dieses ganzen Reflexapparates als ein unbedingtes Erfordernis.

IV. Die proprioceptiven Atmungsreflexe extravagalen Ursprungs

Die Selbststeuerung der Atmung ist im wesentlichen ein vagal vermittelter reflektorisch-tonischer Vorgang, der nur dadurch zu einem phasischen Bewegungseffekt wird, daß er in den Prozeß der Atmungsautomatie eingeschaltet ist. Schon in der Einleitung zur Besprechung der Lungenblähungs- und -entblähungseffekte bei geschlossenem Thorax wurde aber auf die Möglichkeit hingewiesen, in gewissen Fällen auch nach beidseitiger Vagotomie noch ähnliche tonische Reflexbeziehungen vom Thorax aus zu bekommen [BREUER 1868; HÉDON und FLEIG 1903; WASSENAAR 1924, CLEMENTI 1929 (a, b); HESS 1931 (a, b); vgl. sub III B 4 b, S. 307]. Es würde sich dabei um das gelegentliche Vorkommen von besonders ausgesprochenen, den myotatischen Reflexen der übrigen Skeletmuskulatur analogen Reflexen an der Atmungsmuskulatur handeln.

Eine systematische Untersuchung dieser extravagalen tonischen Reflexe der Atmungsmuskulatur, welche auch eventuelle Narkoseeinflüsse zu berücksichtigen hätte, liegt aber nicht vor. Die von DuBOIS-REYMOND und KATZENSTEIN (1901, 1902, 1903) festgestellte reflektorische Beziehung zwischen passiven Thorax- und aktiven Kehlkopfbewegungen, die mit intakten Vagi, aber beidseitigem Pneumothorax nachgewiesen werden konnte, gehört ins Bereich dieser tonischen Reflexe, deren rein tonische Form nur schwer darstellbar ist. HÉDON und FLEIG (1903) fanden am mit Chloralose narkotisierten Hund, daß Thoraxkompression gelegentlich auch nach beidseitiger Vagotomie noch eine (anhaltende?) Atmungsbeschleunigung hervorrufen kann. Auch BARRY (1912/13) und KAHN (1940) beschrieben afferente Einflüsse vom und auf das Atmungssystem, welche nicht über die Vagi gehen. Viel besser definiert sind aber die von CLEMENTI [1929 (a, b)] untersuchten, vom Thorax ausgehenden extrapulmonalen Atmungsreflexe, welche als phasische Modifikationen eines dem vagalen durchaus analogen tonischen Grundreflexes zu betrachten sind. Gleiches gilt für die aktive Exspiration, die bei passiver

Erweiterung oder Kompression des Thorax auch nach Vagotomie an Bauchmuskeln und inneren Intercostalmuskeln elektrophysiologisch festgestellt wurde (SEARS 1958; GARCÍA RAMOS 1959, GARCÍA RAMOS und LÓPEZ MENDOZA 1959). Ob vom Zwerchfell aus eine ähnliche proprioceptiv-tonische Beziehung zur Atmungsinnervation besteht, ist fraglich (HOFFMANN 1934, p. 27), auf Grund neuerer Befunde über die afferente Innervation des Zwerchfells [YAŞARGIL 1961 (a), 1962 (a, b)] aber keineswegs ausgeschlossen. Selbst wenn SANT'AMBROGIO, WILSON und FRAZIER (1962) am Elektromyogramm des Zwerchfells der Katze keinen Einfluß der Durchschneidung der zugehörigen dorsalen Wurzeln auf die inspiratorische Innervation nachweisen konnten, und wenn in denselben Untersuchungen die afferente Reizung der betreffenden dorsalen Wurzeln angeblich keine monosynaptischen, sondern nur polysynaptische Reflexantworten des Phrenicus ergaben, so dürfte es kaum zulässig sein, auf Grund dieser Befunde das Vorkommen myotatischer Reflexe des Zwerchfells von vornherein in Abrede zu stellen. Die von BAGLIONI (1903) am beidseitig vagotomierten Kaninchen nach Eröffnung des Thorax und Einleitung künstlicher Beatmung durch direkte Reizung des Zwerchfells ausgelöste und an der Nasenflügelatmung festgestellte exspiratorische Reaktion ist sehr wahrscheinlich nicht auf die Zwerchfell*kontraktion* als solche zu beziehen, sondern auf die Reizung sensibler Nervenendigungen bzw. afferenter Nervenfasern des Phrenicus, welche nach allgemein geltender Auffassung eine unspezifische Erregung des Schmerzsystems bewirken soll, d.h. eine Reaktion, die als „Fremdreflex" zu bewerten ist (s. u., S. 348).

Ganz anders verhält es sich mit der phasischen Form proprioceptiver Atmungsreflexe nicht-vagalen Ursprungs, welche erstmals von FLEISCH (1928) an Hand des Pneumotachogramms nachgewiesen und in der Folgezeit genauer untersucht wurden [FLEISCH 1929, 1930, 1934, 1944/45; PETITPIERRE 1944 (a)]. Diese Reflexe äußern sich als kurzfristige, innerhalb Bruchteilen einer Sekunde ablaufende Schwankungen der Strömungsgeschwindigkeit der Atemluft im Anschluß an eine plötzliche Veränderung des Atmungswiderstandes. Schon in den ersten dieser hauptsächlich am Menschen durchgeführten Untersuchungen konnten rein phänomenologisch verschiedene Reflexarten unterschieden werden, die sich als aktivierende und hemmende, die Inspiratoren betreffende, als kompensierende oder adaptierende, als primär oder sekundär auftretende *Eigenreflexe* im Sinne HOFFMANNs (1922) deuten lassen (FLEISCH 1928, 1934). In weiteren Versuchen wurde am Hund insbesondere die Persistenz dieser Reflexe nach beidseitiger Vagotomie nachgewiesen (FLEISCH 1929), sowie am Menschen ihre Abhängigkeit von der Atmungsphase (FLEISCH 1930, TIITSO 1933). Im wesentlichen wird man sich diese proprioceptiven Atmungsreflexe nicht-vagaler Natur als kompensierende oder adaptierende *Widerstandsreflexe* vorzustellen haben, welche in analoger Weise, wie es für die Muskulatur der Extremitäten angenommen wird, bei plötzlichen Änderungen des Bewegungserfolges in den Bewegungsablauf eingreifen. So wäre auch zu erklären, wie selbst am vagotomierten Tier bei Einsetzen einer Stenose die Atmungsanstrengung unmittelbar verstärkt und damit der erhöhte Widerstand überwunden wird (SULZER 1927).

Gegen die Echtheit der von FLEISCH beschriebenen Eigenreflexe der Atmungsmuskulatur wurden schon von HOFFMANN, SCHNEIDER und KELLER (1931) „erhebliche Zweifel" angekündigt (vgl. auch HOFFMANN 1934, pp. 26—28). HAMMOUDA und WILSON (1934) konnten zum mindesten die Beteiligung solcher Reflexe an der *normalen* Atmung nicht anerkennen. Besonders wurde aber von NIEKERK und BRAAK (1935) auf die Möglichkeit des rein peripheren Ursprungs der von FLEISCH als Reflexe gedeuteten Änderungen der Strömungsgeschwindigkeit der Atemluft hingewiesen, einerseits auf Grund von sicher nicht einwandfreien Vergleichsversuchen am isolierten Muskel (FLEISCH und TRIPOD 1938), andererseits durch den Nachweis, daß die von FLEISCH am Pneumotachogramm beobachteten Effekte beim Hund selbst dann noch vorhanden sind, wenn außer den Vagosympathici auch die dorsalen Wurzeln C 3 bis C 7 sowie das Rückenmark unterhalb C 7 durchtrennt wurden. FLEISCH und TRIPOD (1938, 1942) bestätigten diesen letzteren Befund, konnten aber verschiedene Argumente zugunsten der zentralnervösen Natur der in Frage stehenden Erscheinungen anführen (FLEISCH 1944/45). Vor allem sollten die von PETITPIERRE [1944 (a)] an den efferenten Aktionsströmen des Phrenicus der Katze angestellten Untersuchungen den Beweis für die von den bekannten Afferenzen unabhängige zentrale Aktivierung bzw. Hemmung der inspiratorischen Innervation erbringen, und auch die Befunde von CUÉNOD, DOLIVO und FLEISCH (1960) sowie von CUÉNOD (1961), die am Kaninchen an Hand der Aktionsströme von Zwerchfell und efferentem Phrenicus nach beidseitiger Vagotomie erhoben wurden, sprechen zugunsten einer extravagalen Beeinflussung proprioceptiver Natur. Zweifellos lassen sich die von PETITPIERRE publizierten Kurven im vorgeschlagenen Sinne interpretieren; doch fehlt bei den dort angeführten Beispielen (l. c., p. 63, Fig. 2; p. 64, Fig. 3) der unmittelbare Vergleich mit einer nicht beeinflußten Atmungsphase. Im übrigen ist aber durch die Feststellung, daß die bekannten afferenten Bahnen für diese „Eigenreflexe" der Atmungsmuskulatur nicht unbedingt oder überhaupt nicht notwendig sind, die Frage der extravagalen proprioceptiven Atmungsreflexe auf eine ganz andere Ebene gerückt worden, nämlich auf diejenige der motorischen Koordination. Nicht nur soll nach DOLIVO (1946) das Anlegen einer Stenose des Atmungsweges auch nach Durchtrennung sämtlicher denkbaren afferenten Bahnen noch eine Verlängerung der Inspirationsphase und damit eine Verlangsamung der Atmung bewirken, sondern es war schon zuvor von PETITPIERRE [1944 (b)] das Schiff-Portersche Phänomen, d. h. die Verstärkung der inspiratorischen Aktivität im einen Phrenicus bei Durchschneidung des andern auch nach völliger Deafferenzierung elektrophysiologisch nachgewiesen und mit dem möglichen Mechanismus der „proprioceptiven Atmungsreflexe" nach FLEISCH in Zusammenhang gebracht worden. Sofern hier die Bedeutung afferenter Fasern mit Verlauf in den ventralen Wurzeln angenommen werden könnte (LEHMANN 1921; FOERSTER und GAGEL 1933), wäre die Bezeichnung Reflex noch am Platze. Würde aber nach FLEISCH und TRIPOD (1938, 1942) mit einem in den motorischen Fasern selber sich abspielenden Vorgang zu rechnen sein, dann wäre diese Bezeichnung sicher nicht mehr angebracht, und es würde sich um eine allein auf die motorische Innervation der Inspiratoren beschränkte Erscheinung handeln. Diese im wesentlichen das sog. „gekreuzte Phrenicusphänomen" betreffende Frage ist daher schon oben an entsprechender Stelle behandelt worden (vgl. sub II D 1 b β, S. 125—127).

Die Kritik an den von FLEISCH proponierten proprioceptiven Atmungsreflexen nicht-vagalen Ursprungs wurde auch in neuerer Zeit wieder aufgenommen, indem RIEDSTRA und DIRKEN (1953/54) auf die Möglichkeit hinwiesen, die von FLEISCH als Reflexerfolge gedeuteten Effekte auf die besonderen mechanischen Eigenschaften von Lungen und Thorax zurückzuführen. Es gelang ihnen, dieselben Erscheinungen auch unter elektrophrenischer Beatmung sowie am geeigneten Modell zur Darstellung zu bringen. Begreiflicherweise kann die Existenz echter proprioceptiver Atmungsreflexe durch diese Versuche, selbst wenn sie tatsächlich dasselbe ergaben, was FLEISCH beschrieben hatte, höchstens in Frage gestellt, keineswegs aber widerlegt werden. Die Auslösbarkeit der Eigenreflexe ist ja ohnehin weitgehenden Schwankungen unterworfen (HOFFMANN 1922, 1934), und die Auslösebedingungen sind gerade am Atmungsapparat für solche Reflexe ausgesprochen phasischer Natur sicher nicht optimal. Man muß sich jedoch für den Fall, daß es doch noch gelingen sollte, Eigenreflexe der Atmungsmuskeln auch den heutigen Anforderungen entsprechend mit Sicherheit nachzuweisen, was nach neueren Untersuchungen von FREEMAN und TORRANCE (1957) zwar in Frage gestellt, aber noch lange nicht als definitiv ausgeschlossen erscheint, die weitere Frage vorlegen, ob solche Reflexe mit Recht als *Atmungs*reflexe bezeichnet werden können. Ein Eigenreflex ist ja nach HOFFMANN (1941) immer nur ein aus dem Zusammenhang herausgegriffener Teilvorgang, und sein mechanischer Effekt ist keine physiologische Bewegung, sondern eine auf einen Muskel und eventuell seine engsten Synergisten beschränkte Kontraktion. Es ist sicher angezeigt, den Begriff des Atmungsreflexes nicht allzu weit zu fassen und Reflexe an einzelnen Atmungsmuskeln nicht auch einzubeziehen, ebenso wenig wie man z. B. die Zwerchfellkontraktion beim Singultus eine Atmungs- bzw. Inspirationsbewegung nennen würde.

Ungeachtet der Frage, ob die von FLEISCH beschriebenen proprioceptiven Atmungsreflexe echte Reflexe, direkte Rückwirkungseffekte innerhalb der motorischen Innervation oder rein peripher-mechanische Erscheinungen sind, ist an dieser Stelle noch näher zu untersuchen, ob aus der Atmungsmuskulatur und eventuell aus den zugehörigen Gelenken stammende Afferenzen nachgewiesen sind, und inwiefern solche Afferenzen einen Einfluß auf die Atmungsbewegungen ausüben könnten. Nachdem schon BREUER (1868) für seltene, vielleicht vom Grad der Narkose abhängige Fälle eine vom Spannungszustand der Brustwand ausgehende afferente Beeinflussung der Atmung angenommen hatte, wurde wohl erstmals von SCHREIBER (1883), wenn auch nur beiläufig, die Vermutung geäußert, daß von Stellungsänderungen des Zwerchfells aus sensible Rückwirkungen auf die Atmung möglich wären. Demgegenüber findet sich bei KNOLL [1886 (a)] die Bemerkung, ,,daß die Zwerchfellkontraktion keine anderen regulatorischen Nervenfasern erregt, als Vagusfasern''. Diese Bemerkung bezog sich allerdings primär darauf, daß eine eventuelle afferente Beeinflussung über den Splanchnicus (GRAHAM 1881) ausgeschlossen werden könne, und ließ die Frage eigener Zwerchfellafferenzen außer Diskussion.

Was vorerst das Zwerchfell als reflexogene Zone für die Atmungsbewegungen betrifft, so liegen zahlreiche experimentelle Befunde über Atmungseffekte bei *afferenter Phrenicusreizung* vor. Insbesondere konnte KNOLL, ähnlich wie

es vor ihm schon ANREP und CYBULSKI (1884) gezeigt hatten, und wie es nach
ihm ARNHEIM (1894), SPINA (1896), MALSCHIN (1898/99), MISLAWSKY
(1901), BAGLIONI (1903), DEASON und ROBB (1911), MATHISON (1912),
SJÖBLOM (1915) und KOHRMAN, NOLASCO und WIGGERS (1947) bestätigten, bei
Reizung des zentralen Phrenicusstumpfes mit relativ starken Strömen Atmungsaktivierung, bei besonders starker Reizung exspiratorischen Atmungsstillstand hervorrufen; dies gelang zwar nicht so leicht und nicht so regelmäßig
wie bei Reizung anderer vorwiegend sensibler Nerven. Die allgemein herr-
schende Auffassung ging denn auch schon damals dahin, diese afferenten
Atmungswirkungen des Phrenicus als unspezifische, von irgendwelchen afferenten Nerven des somatischen oder visceralen Systems ebensogut, wenn nicht
leichter auszulösende Reaktionen zu betrachten und ihnen keine besondere
Bedeutung für die Atmung beizumessen. Damit steht auch im Einklang,
daß HOFFMANN (1926) sowie HOFFMANN und KELLER (1929) durch Vibrations-
einwirkung auf das Zwerchfell und HOFFMANN (1934) vom Phrenicus aus keine
Eigenreflexe des Zwerchfells nachweisen konnten. Die durch afferente Phrenicusreizung zu erzielende Atmungsaktivierung mit eventuellem Übergang in
aktive Exspirationsstöße kann auch deswegen nicht als eine atmungsspezi-
fische Erscheinung betrachtet werden, weil sie immer in Begleitung anderer
einen allgemeinen vegetativen Erregungszustand anzeigender Symptome auftritt, wie besonders Blutdrucksteigerung (KOWALEWSKY und ADAMÜK 1868;
KOWALEWSKY und NAWROCKI 1878; SCHREIBER 1883; ANREP und CYBULSKI
1884; GREENE 1930; MUSSGNUG 1930; DINGLE, KENT, WILLIAMS und WIGGERS
1940; KOHRMAN, NOLASCO und WIGGERS 1947), Tachykardie (GREENE 1930;
KOHRMAN, NOLASCO und WIGGERS 1947), Bronchodilatation (THORNTON 1937)
und Pupillenerweiterung (LITTLE und McSWINEY 1938/39; FLEISCH, GRAND-
JEAN und CRAUSAZ 1946). Es ist daher verständlich, daß die schon von
ANREP und CYBULSKI (1884) geäußerte Vermutung, es handle sich um Schmerz-
reaktionen, wie sie kurz zuvor schon HÉNOCQUE und ELOY [1882 (a)] beim
Herausreißen eines Phrenicus an verschiedenen Tierarten tatsächlich auch
beobachtet hatten, selbst in neuerer Zeit wieder nachdrücklich vertreten
wurde (BRIGENTI 1936; GRANDJEAN 1943; FLEISCH, GRANDJEAN und CRAUSAZ
1946). Die für die Auslösung solcher Reaktionen erforderlichen Reize werden
im allgemeinen als stark bezeichnet (ROSENBLUETH und ORTIZ 1936), was auch
die gegebene Interpretation rechtfertigt. Demgegenüber liegen aber elektrophysiologische Untersuchungen mit Ableitung von efferenten Atmungsnerven
(Phrenicus, Recurrens, Intercostalnerven) vor, denen zufolge eine hemmende
Wirkung auf die inspiratorische Aktivität durch keinesfalls besonders starke
Reizung des afferenten Phrenicus und in sehr typischer Weise zustande kommt
[RIJLANT 1941 (a), 1942 (a); DOLIVO und FLEISCH 1952].
Selbst wenn man mit RIJLANT [1941 (a)] annimmt, daß die auf einen
afferenten Einzelreiz mit relativ kurzer Latenz auftretende initiale Hemmung

einer unmittelbaren Einwirkung auf die spinalen Motoneurone von Phrenicus und inspiratorisch-motorischen Intercostalnerven und auf die bulbären Motoneurone des Recurrens im Nucleus ambiguus caudalis entspricht, und daß die protrahierte Hemmung mit größerer Latenz und längerer Dauer über eine Beeinflussung des Atmungszentrums, vielleicht sogar mit Änderung des Atmungsrhythmus erfolgt, so muß man sich doch die Frage vorlegen, ob solche ausschließlich elektrophysiologischen Versuche, welche das Blickfeld des Experimentators sehr oft zugunsten der verfeinerten Analyse intimerer Vorgänge einschränken, nicht auch hier wieder einen Mechanismus aufdecken, der in keiner Weise atmungsspezifisch ist und ganz allgemein solche hemmenden Faktoren betrifft, welche für die Koordination innerhalb eines und desselben Muskels einschließlich seiner engsten Synergisten unerläßlich sind [Wyss 1954 (c)]. Ob es sich dabei um echte proprioceptive Hemmungsreflexe nach Lloyd (1941) oder um antidrome Hemmung nach Renshaw (1941) handelt, steht hier nicht zur Diskussion; keineswegs aber wäre es am Platze, solche die motorische Innervation und ihre unmittelbare Kontrolle betreffenden Befunde als den Ausdruck „atmungsregulatorischer" Potenzen zu bewerten. Das schon oben (vgl. S. 347) über die Zulässigkeit des Begriffs „Atmungsreflex" Gesagte gilt mutatis mutandis auch hier.

Die *Phrenicotomie* wurde ebenfalls verwendet, um Aufschluß über die Beeinflussung der Atmung durch Afferenzen aus dem Zwerchfell zu erhalten. Sofern dabei die verstärkte Innervation der anderen Zwerchfellhälfte bzw. diejenige im contralateralen Phrenicus untersucht wurde, handelte es sich um das nach Schiff und Porter bezeichnete, die motorische Innervation als solche betreffende Phänomen, welches an entsprechender Stelle besprochen wurde (vgl. sub II D 1 bβ, S. 117 ff.). Auch das verstärkte Einsetzen der Brustatmung, welches im Moment der Durchschneidung des ipsilateralen Phrenicus erfolgt (Hess 1937, 1940), gehört ins Bereich der motorischen Koordination (vgl. sub II D, S. 105—108). Von Cardin [1938 (a), 1939] wurde versucht, vom Zwerchfell ausgehende proprioceptive Reflexe mittels der Einwirkung der Phrenicotomie auf die Nasenflügelatmung nachzuweisen. Wenn auch auf Grund dieser Untersuchungen der Schluß gezogen wurde, daß der sensible Phrenicus einen hemmenden Einfluß auf die respiratorische Nasenflügelmotorik ausübt, so war damit über den Mechanismus einer solchen Beziehung nichts Entscheidendes ausgesagt. Die Durchschneidung selbst nur eines Phrenicus ist ein derart komplexer Eingriff, daß besonders bei erhaltenen Vagi eine Analyse kaum mehr möglich ist.

Schließlich wurde der Versuch unternommen, eventuelle Afferenzen aus dem Zwerchfell, und zwar insbesondere solche atmungssynchroner Natur, an Hand der *Aktionsströme* des peripheren Stumpfes des durchschnittenen Phrenicus zur Darstellung zu bringen. Auf diese Weise eine Beeinflussung der Atmung durch Afferenzen aus dem Zwerchfell, welche über den Phrenicus verlaufen, nachzuweisen, soll nach Angaben von PETITPIERRE und FLEISCH (1942) nicht gelungen sein. Dagegen konnte CARDIN [1938 (b), 1939, 1944/45] am Kaninchen sowohl vom peripheren Stumpf des durchschnittenen Phrenicus als auch von daraus isolierten Einzelfasern Aktionsströme ableiten, welche bei Spontanatmung im Verlauf der Inspiration auftraten und bei stillgelegter Atmung durch Ansaugen von Luft aus den Lungen, durch Kompression des Abdomens oder Zug am Centrum tendineum ausgelöst werden konnten. Auch am isolierten Phrenicus-Zwerchfell-Präparat gelang es, auf

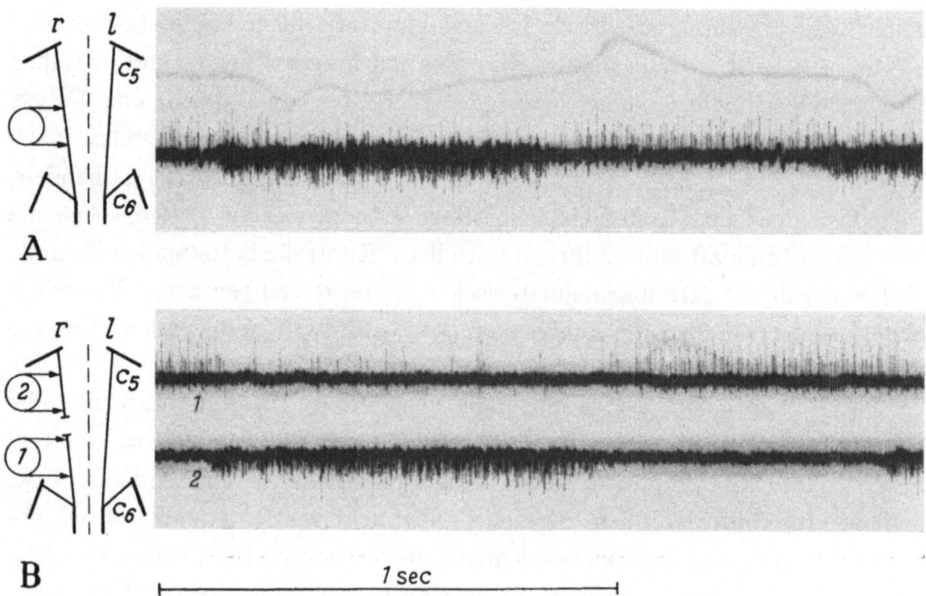

Abb. 89 A u. B. Aktivierungsmodus parallel geschalteter proprioceptiver Receptoren des Zwerchfells. Aktionsstromableitung vom (rechten) C_5-Ast des Phrenicus. Katze, narkotisiert mit Dial (0,6 ml/kg, intraperitoneal). Spontanatmung in Eupnoe. Trachealseitendruck: Inspiration nach unten, Exspiration nach oben. Elektrogramme: afferente Impulse nach oben, efferente Impulse nach unten. A: Ableitung vom intakten C_5-Ast. Gemeinsame Wiedergabe von afferenter und efferenter Komponente. Frequenzabnahme der afferenten Impulse während der Inspirationsphase. B: Getrennte Ableitung vom peripheren (1) und vom zentralen (2) Stumpf des in der Mitte durchtrennten C_5-Astes. Getrennte Wiedergabe von afferenter (1) und efferenter (2) Komponente. [YAŞARGIL 1962 (a)]

passive Dehnung des Muskels ansprechende Phrenicus-Aktionsströme zu erhalten. CARDIN schloß aus diesen Befunden auf das Vorhandensein von Spannungsreceptoren des Zwerchfells, und zwar auf solche mit ausgesprochen langsamer Adaptation, die zu den Muskelfasern in Serie geschaltet sind. Er konnte sich dabei in morphologischer Hinsicht auf die eine ältere Arbeit von DOGIEL (1902) sowie auf eigene anatomische Untersuchungen der Zwerchfellinnervation berufen (CARDIN 1939), insbesondere auch auf den von HINSEY, HARE und PHILLIPS (1939) eindeutig, wenn auch nur an drei Fällen erbrachten Nachweis afferenter Phrenicusfasern. Dieser letztere Nachweis bezog sich allerdings ausschließlich auf die Katze, was im Hinblick auf neueste Untersuchungen von YAŞARGIL (s. u.) von maßgebender Bedeutung ist. Ähnlich wie CARDIN gelang es auch CUÉNOD (1961), ebenfalls beim Kaninchen, afferente Erregungen vom peripheren Stumpf des durchschnittenen Phrenicus abzuleiten. Im kollektiven Aktionsstrombild zeigte sich während Spontanatmung eine inspirationssynchrone Aktivitätszunahme. Diese afferente Aktivität konnte bei gelähmtem Zwerchfell durch Blähen eines intraabdominalen Ballons oder durch Ansaugen aus der Trachea verstärkt, durch Einblasen in die Trachea bis zum Verschwinden gebracht werden. Mehr als eine Bestätigung der von CARDIN erhobenen Befunde brachten jedoch diese Versuche nicht, um so weniger als auf Grund neuerer Erfahrungen (s. u.) afferente Einheiten des Zwerchfells beim Kaninchen äußerst spärlich sind und die von CUÉNOD erhobenen anatomischen Befunde keine genaueren Angaben über das Vorkommen von Muskelspindeln im Zwerchfell des Kaninchens machen lassen.

Ganz anders verhält es sich mit den systematischen Untersuchungen der afferenten Innervation des Zwerchfells der Katze, die von YAŞARGIL [1961 (a)] in Angriff genommen wurden und zu quantitativ eindeutigen Aussagen über die proprioceptive Innervation des Zwerchfells dieses Versuchstiers geführt haben [YAŞARGIL 1962 (a)]. In den je zwei C_5- und C_6-Ästen der Nn. phrenici der Katze können im ganzen bis 20 bei ruhiger Atmung aktivierte afferente Einheiten nachgewiesen werden. Diese entsprechen langsam adaptierenden Dehnungsreceptoren, welche zu den Muskelfasern entweder parallel oder in Serie geschaltet sind. Die etwas häufiger vorkommenden parallel geschalteten Receptoren werden durch passive Dehnung des Zwerchfells, d. h. bei intakter Innervation während der Exspiration aktiviert, während der

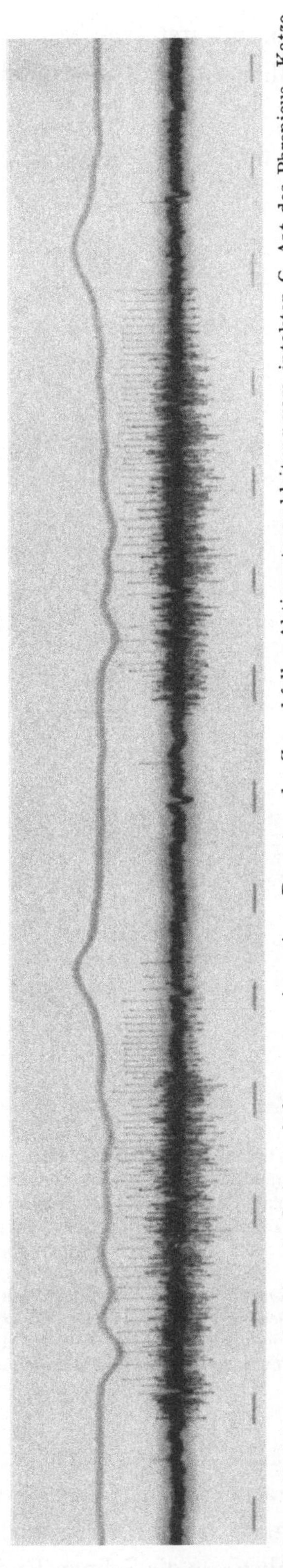

Abb. 90. Aktivierungsmodus eines in Serie geschalteten proprioceptiven Receptors des Zwerchfells. Aktionsstromableitung vom intakten C_6-Ast des Phrenicus. Katze, narkotisiert mit Dial (0,6 ml/kg, intraperitoneal). Spontanatmung in Eupnoe. Oben Trachealseitendruck: Inspiration nach unten, Exspiration nach oben. Mitte Elektrogramm: afferente Impulse nach oben, efferente Impulse nach unten. Unten Zeit in $^1/_5$ sec. Zwerchfellinnervation unversehrt. Zunehmende Aktivierung des in Serie geschalteten Receptors im Verlauf der Inspirationsphase und entsprechend dem mechanischen Kontraktionserfolg über das Ende der Innervationsphase hinaus. Erlöschen der Aktivität bis kurz nach Beginn der nächstfolgenden Inspirationsphase. QRS-Komplex des EKG als Artefakt deutlich sichtbar. [Original; YAŞARGIL 1962 (b)]

Inspiration entlastet (Abb. 89). Sie sprechen relativ leicht an und verhalten sich somit ähnlich wie die Muskelspindeln der übrigen Skeletmuskulatur. Die etwas

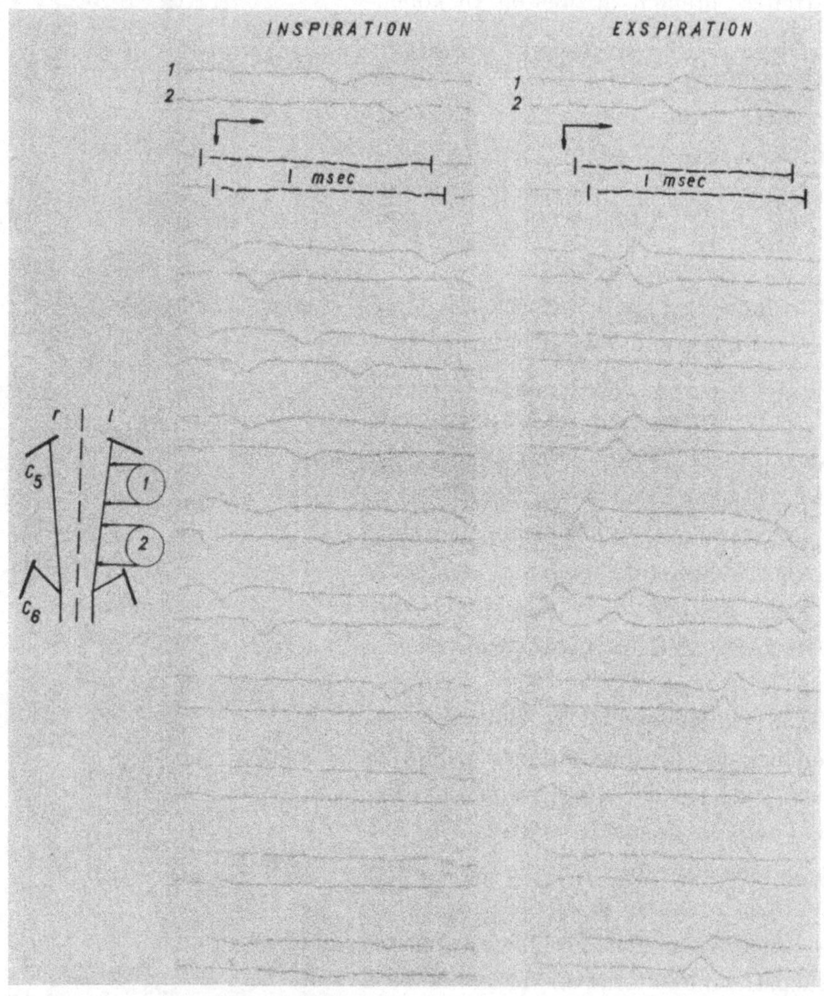

Abb. 91. Bestimmung der Fortpflanzungsgeschwindigkeit afferenter und efferenter Impulse im intakten C₅-Ast des Phrenicus. Katze, narkotisiert mit Dial (0,6 ml/kg, intraperitoneal). Spontanatmung in Eupnoe. Doppelt-bipolare Ableitung. Registrierausschnitte von je 0,1 sec Dauer aus Inspirations- und Exspirationsphase. Zeitablenkung 100 pro Sekunde. Zeitmarkierung 1,0 und 0,1 msec. Afferente Impulse, vorwiegend während Exspirationsphase, nach oben; efferente Impulse, vorwiegend während Inspirationsphase, nach unten. Abstand zwischen den homologen (je distalen) Elektroden für afferente Impulse: 10,8 mm; zwischen den homologen (je proximalen) Elektroden für efferente Impulse: 7,2 mm. Man beachte das trotz längerer Strecke viel kürzere Zeitintervall zwischen den identischen afferenten Impulsen in 2 und 1, verglichen mit dem trotz kürzerer Strecke viel längeren Zeitintervall zwischen den identischen efferenten Impulsen in 1 und 2. Es handelt sich bei den afferenten Impulsen um solche aus einem parallel geschalteten Receptor, ähnlich wie in Abb. 89 A. [YAŞARGIL 1962 (b)]

weniger häufig vorkommenden in Serie geschalteten Receptoren werden während der Inspiration aktiviert und sprechen auf passive Dehnung weniger leicht an; ihre Tätigkeit erlischt während der Exspiration (Abb. 90). Sie verhalten sich somit ähnlich wie die Sehnen-Endapparate nach GOLGI. Beide Arten sensibler

Endapparate wurden von DOGIEL (1902) und TIMOFEJEW (1902) u. a. auch für das Zwerchfell der Katze histologisch nachgewiesen. Neben diesen langsam adaptierenden afferenten Einheiten kommen in allen Phrenicusästen relativ häufig auch solche vor, die auf passive Dehnung rasch adaptierend ansprechen. Hieraus ergibt sich, daß die afferente Innervation des Zwerchfells der Katze im Prinzip derjenigen der Skeletmuskeln der Extremitäten entspricht; zahlenmäßig ist sie aber erheblich spärlicher [vgl. auch YAŞARGIL 1962 (b)].

Mit der Methode der doppelt-bipolaren Ableitung nach HARTMANN und WYSS (1953) wurde von YAŞARGIL [1962 (a)] am intakten Phrenicusast auch die Fortpflanzungsgeschwindigkeit in den bei ruhiger Atmung aktivierten afferenten Phrenicusfasern ermittelt (Abb. 91). Es ergab sich für die Werte zwischen 110 und 30 m pro Sekunde eine Häufigkeitsverteilung nach Abb. 92. Mehr als die Hälfte der afferenten Fasern gruppiert sich um ein Maximum zwischen 70 und 100 m pro Sekunde, die übrigen anscheinend um zwei Maxima bei etwa 60 und zwischen 40 und 50 m pro Sekunde. Die Fasern mit mehr als 70 m pro Sekunde müssen der Gruppe I, diejenigen mit weniger als 70 m pro

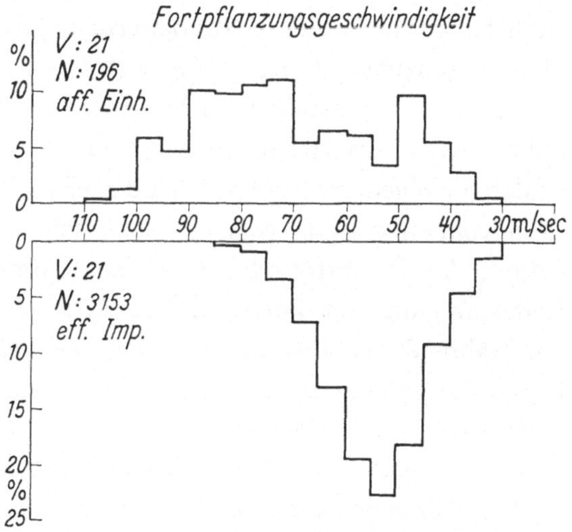

Abb. 92. Nach oben: Prozentuale Häufigkeitsverteilung afferenter Einheiten im N. phrenicus nach Maßgabe der Fortpflanzungsgeschwindigkeit der Erregungen in den afferenten Fasern. Ermittelt aus zahlreichen Messungen bei ruhiger Spontanatmung (Katze) gemäß dem in Abb. 91 wiedergegebenen Verfahren. V 21: Zahl der im intakten Zustand untersuchten Phrenicusäste aus 15 Versuchen. N 196: Gesamtzahl der ausgemessenen afferenten Einheiten. Die Fortpflanzungsgeschwindigkeit von 70 m pro Sekunde trennt die größere Gruppe der rascher leitenden von der kleineren Gruppe der langsamer leitenden afferenten Fasern. Nach unten ist vergleichsweise die Häufigkeitsverteilung für über 3000 efferente Impulse angegeben gemäß Darstellung in Abb. 27 (S. 157). [YAŞARGIL 1962 (b)]

Sekunde der Gruppe II der Muskelafferenzen zugeordnet werden. In der Gruppe I finden sich außer rasch adaptierenden sowohl parallel (I a) als auch in Serie (I b) geschaltete langsam adaptierende Afferenzen, in der Gruppe II unter den langsam adaptierenden ausschließlich parallel geschaltete Afferenzen [vgl. auch YAŞARGIL 1962 (b)].

In bezug auf die physiologische Bedeutung dieser afferenten Innervation des Zwerchfells soll diesem als reflexogene Zone in mindestens 20% der Fälle eine die Innervation der Atmungsbewegung beeinflussende Rolle zukommen. Deren Natur und Mechanismus ist aber erst noch zu untersuchen [YAŞARGIL 1962 (b)]. Demgegenüber ist die sensible Innervation des Zwerchfells beim Kaninchen als äußerst spärlich zu bezeichnen, während das Zwerchfell des Menschen

auf Grund der anatomischen Befunde von DOGIEL (1902), WINCKLER und DELA-
LOYE (1957) und DELALOYE (1957) über eine sensible Innervation verfügt, welche
eine afferente Beeinflussung der Zwerchfellmotorik wahrscheinlich macht.

Die für die Atmung in Frage kommende *reflexogene Zone des Thorax*
bezieht sich einerseits auf die Intercostalmuskulatur, andererseits auf die
Rippengelenke. Diesbezügliche experimentelle Arbeiten sind nur spärlich vorhanden und betreffen ausschließlich die Intercostalnerven. Deren afferente
Reizung bewirkte in den Versuchen von SJÖBLOM (1915) und KAHN (1940)
ähnliche als unspezifisch zu bewertende Atmungseffekte wie die afferente
Phrenicusreizung. RIJLANT [1941 (b)] reizte den zentralen Stumpf durch-
schnittener Intercostalnerven bei Katze und Kaninchen und erhielt auf einzelne Reize niedriger Frequenz sowohl erregende als auch hemmende Effekte
an der von einem motorischen Ast desselben Nerven, vom efferenten Phrenicus
sowie vom efferenten Recurrens elektrisch abgeleiteten inspiratorischen Innervation. An inspiratorisch-motorischen Intercostalnerven wurde eine initiale
Reflexerregung mit kurzer Latenz beobachtet, welche auf schwache Reize
nur während der Inspirationsphase, auf stärkere Reize auch während der
Exspirationsphase auftrat, dann aber weniger stark war als während der
Inspirationsphase. Mit steigender Reizfrequenz verschwand dieser initiale
Erregungseffekt, was als Zeichen der „Ermüdung" gedeutet wurde. Offensichtlich handelte es sich dabei um einen frequenzbedingten Hemmungseffekt,
wie er sowohl an spinalen Reflexen (CROISIER 1944, MÉGEVAND 1948) als
auch an den vagalen Atmungsreflexen [WYSS 1939 (b), 1946] nachgewiesen
wurde. Im Anschluß an diesen initialen Erregungseffekt zeigte sich ein ebenfalls noch als initial zu bezeichnender Hemmungseffekt, auf welchen mit
größerer Latenz ein protrahierter Hemmungseffekt von noch längerer Dauer
folgte. Initialer und protrahierter Hemmungseffekt, der erstere gefolgt von
einer „rebound"-artigen Zunahme der inspiratorischen Aktivität, wurden von
RIJLANT in ähnlicher Weise als Antwort auf afferente Intercostalnervenreizung
auch an den efferenten Aktionsströmen von Phrenicus und Recurrens nachgewiesen, und in den exspiratorisch aktiven Fasern des letzteren zeigte sich
gleichzeitig mit der initialen Hemmung der inspiratorischen Aktivität ein von
der Atmungsphase unabhängiger Erregungseffekt. Die von RIJLANT gegebene
Deutung, wonach die initialen Effekte erregender sowie hemmender Natur
auf spinal-segmentale, spinal-intersegmentale und spino-bulbäre Reflexe, die
protrahierten Hemmungseffekte dagegen auf eine Beeinflussung der Tätigkeit
des Atmungszentrums zu beziehen sind, basiert einerseits auf der relativen
Verschiedenheit der Latenzzeiten, andererseits darauf, daß die initialen
Effekte vorwiegend ipsilateral, die protrahierten dagegen durchwegs bilateral
auftraten. Nur die letzteren können daher gemäß den oben (S. 347—349) anläßlich der Besprechung der afferenten Reizung des Phrenicus gemachten Ausführungen als „Atmungsreflexe" bezeichnet werden.

Vom peripheren Stumpf einzelner Intercostalnerven konnten erstmals von Scott, Gault und Kennedy (1922) inspirationssynchrone Aktionsströme abgeleitet werden. Ähnliche mit der Atmung synchrone afferente Impulsentladungen wurden neuerdings von Critchlow und Euler (1962) an einzelnen Hinterwurzelfasern der Katze nachgewiesen, wobei von den Autoren mit einiger Sicherheit behauptet werden konnte, daß diese afferente Aktivität durch atmungssynchrone Schwankungen der γ-Innervation von Muskelspindeln zustande kam und nicht durch die passive Dehnung der betreffenden Receptoren infolge eines mechanischen Effektes der Atmungsbewegung. Hypothetischer, aber von einigem Interesse ist die von den Autoren gezogene Schlußfolgerung, daß die Muskelspindeln inspiratorisch aktiver Intercostalmuskeln durch einen spinalen Reflexmechanismus gesteuert werden, welcher den motorischen Atmungsantrieb verstärken soll. Wenn vielleicht auch das Auftreten atmungsrhythmischer Afferenzen in den einzelnen Nerven oder dorsalen Wurzeln der Thorakalsegmente nicht gerade häufig sein sollte, so ist doch gerade bei diesen thorakalen Afferenzen daran zu denken, daß sie auf eine große Zahl von centripetalen Nerven musculären und articulären Ursprungs verteilt sind, und daß auch dann, wenn im einzelnen Nerven nur wenige sensible Einheiten aktiviert werden, diese in sämtlichen afferenten Nerven zusammen durch örtliche Summation eine beachtliche zentrale Wirkung ausüben können. Die zukünftige Forschung wird sich auch hier mit der Untersuchung einzelner sensibler Fasern zu befassen haben, und aus solchen Untersuchungen werden vielleicht sicherere Anhaltspunkte für eine musculo-articuläre Unterstützung der Hering-Breuerschen Reflexe abzuleiten sein, als z.B. aus den allzu groben Reizversuchen von Kahn (1940). Auch die Umstände, unter welchen echte tonische Reflexbeziehungen zwischen Thoraxstellung und Atmungsinnervation nachweisbar sind, müssen erst noch abgeklärt werden; denn am gelegentlichen Vorkommen von extravagalen proprioceptiv-tonischen Atmungsreflexen des Hering-Breuerschen Typus ist angesichts der von Breuer (1868), Wassenaar (1924), Clementi [1929 (a, b)] und Hess [1931 (a, b)] gemachten Angaben sicher nicht zu zweifeln.

Einen nicht zu unterschätzenden Beitrag zum Problem der extravagalen proprioceptiven Beeinflussung der Atmung brachten die Untersuchungen von Coombs und Pike (1917/18, 1918) und Coombs (1918) über die Bedeutung der dorsalen Wurzeln für die Rippenatmung. Schon Boruttau (1909, p. 46) hatte auf Grund theoretischer Überlegungen die Ansicht vertreten, daß die Atmungsmuskulatur, wie die Skeletmuskulatur im allgemeinen, für die Ausführung ihrer Bewegungsfunktion auf die eigene Sensibilität angewiesen ist. An der Katze fanden Coombs und Pike (1918) eine Abnahme bis zum Verschwinden der Brustatmung, wenn die dorsalen Wurzeln der thorakalen Rückenmarkssegmente durchschnitten wurden. Dieser Ausfall der Rippenatmung war besonders ausgesprochen, wenn zusätzlich auch die cervicalen dorsalen Wurzeln durchtrennt wurden. Dagegen blieb die abdominale Atmung so oder so erhalten. Die Atmungsfrequenz wurde durch thorakale Deafferenzierung kaum verändert, durch zusätzliche cervicale Deafferenzierung deutlich herabgesetzt (COOMBS 1918). Diese bei erhaltenen Vagi erhobenen Befunde lassen sich dahin zusammenfassen, daß die thorakalen Afferenzen die *Stärke* der inspiratorischen Rippenhebung bestimmen, während die cervicalen Afferenzen ähnlich wie die vagalen auf die Atmungs*frequenz* einen Einfluß haben (COOMBS 1929/30, 1930). Wenn auch diese sehr interessanten Versuche seither keine weitere bestätigende Bearbeitung erfuhren, muß damit gerechnet werden, daß die normale Atmung durch Afferenzen über die dorsalen Wurzeln dauernd, und zwar sowohl hinsichtlich Amplitude als auch hinsichtlich Frequenz, im fördernden Sinne beeinflußt wird. Es wären in diesen proprioceptiven Afferenzen musculären oder articulären Ursprungs einerseits inspirationsfördernde und damit die *Amplitude* der Brustatmung vergrößernde thorakale, andererseits inspirationshemmende und damit die Atmungs*frequenz* steigernde cervicale Komponenten enthalten. Es wäre dann auch anzunehmen, daß diese bei Deafferenzierung nachweisbare proprioceptive Kontrolle gelegentlich so ausgesprochen ist, daß sie in Form der oben beschriebenen tonischen Atmungsreflexe nicht-vagaler Natur zum Ausdruck kommt (vgl. S. 344—345).

Wurde die Durchtrennung der dorsalen Wurzeln zeitlich vor oder nach beidseitiger Vagotomie vorgenommen, so ergab sich zur primären Amplitudenabnahme der Brustatmung sekundär die zu erwartende Verlangsamung mit Wiederzunahme der Amplitude, oder es wurde die primär verlangsamte Brustatmung sekundär in ihrer Amplitude reduziert. In beiden Fällen kam es nach einiger Zeit zu Dyspnoe und Atmungsversagen (COOMBS und PIKE 1918). Der zweitgenannte Befund wurde auch am chronisch vagotomierten Tier erhoben [PIKE und COOMBS 1922 (a)]. Außerdem wurde nicht selten festgestellt, daß Durchschneiden der im wesentlichen die Afferenzen aus dem Zwerchfell enthaltenden dorsalen Wurzeln des Halsmarks die Atmungsbewegungen des Zwerchfells stark einschränkte und gleichzeitig die vorwiegend thorakale Atmung verlangsamte, und zwar so stark, daß darauffolgende Vagotomie keine weitere Änderung mehr ergab (COOMBS 1929/30). Daraus wurde dann auch die Schlußfolgerung gezogen, daß wenigstens bei der Katze die vagale Beeinflussung in erster Linie die Zwerchfellatmung und viel weniger die Brustatmung betrifft, und daß in Bestätigung des oben Gesagten die cervicalen Afferenzen ähnlich wie diejenigen des Vagus die Atmungsfrequenz zu beeinflussen vermögen, während die thorakalen Afferenzen vielleicht nach Art eines myotatischen Verstärkungsreflexes die einzelne Inspirationsbewegung fördern. Komplizierend kommt bei diesen Versuchen hinzu, daß offensichtlich von der afferenten Beeinflussung unabhängige direkte koordinatorische Beziehungen zwischen Zwerchfellatmung und inspiratorischer Brustatmung bestehen, welche das gegenseitige vikariierende Einsetzen bedingen und plangemäß im Rahmen der inspiratorisch-motorischen Innervation besprochen wurden (vgl. sub II D 2, S. 132ff.).

Wenn auch unter den für gewöhnlich vorherrschenden Versuchsbedingungen die vagale Steuerung der Atmungsmotorik bei weitem überwiegt und die als grobe Blähungs- und Kollapseffekte in Erscheinung tretenden Atmungsreflexe fast ausschließlich auf vagalem Wege vermittelt werden, so zeigen gerade diese letzterwähnten Untersuchungen, daß die spontane Atmung über die zahlreichen extravagalen afferenten Wege doch eine entscheidende Beeinflussung erfahren kann. Ihr Nachweis aber wird durch die modernen, speziell elektrophysiologischen Methoden wenigstens in der bisherigen Handhabung nur schwer zu erbringen sein. Insbesondere ist an die Möglichkeit zu denken, daß solche proprioceptiven Reflexe ausgesprochen myotatischer Natur durch die Narkose viel stärker beeinträchtigt werden als die vagalen Atmungsreflexe, worauf im Zusammenhang mit Beobachtungen am Hund von MOYER und BEECHER [1942 (a, b)] hingewiesen wurde. Systematische, vergleichend-physiologische Untersuchungen an decerebrierten Säugetieren wären daher sicher angezeigt. Es ist aber anzunehmen, daß diese extravagalen, proprioceptiv-tonischen Komponenten der Atmungssteuerung auf einer anderen Ebene liegen als die vagalen, indem sie die allgemeineren und fundamentaleren myotatischen Mechanismen betreffen, deren einwandfreie Darstellung ja auch im Bereich des übrigen Skeletmuskelapparates viel höhere experimentelle Anforderungen stellt als die Auslösung und Analyse gewöhnlicher phasischer Reflexe. Es ist sicher nicht so, daß diese proprioceptiv-tonischen Atmungsreflexe nicht-vagalen Ursprungs einfach ein Duplikat der vagalen Reflexe sind, welches gelegentlich zum Vorschein kommt. Vielmehr handelt es sich um erregende und hemmende Reflexe tonischer Natur, bei denen neben der zeitlichen ganz besonders die *örtliche Summation* zwischen den an sich wenig zahlreichen, aber aus zahlreichen an der Atmung beteiligten Muskeln und Gelenken stammenden afferenten Erregungen, wie sie in den spinalen ascendierenden Bahnen der Katze von YAMAMOTO, MIYAJIMA und URABE (1960) auch nachgewiesen wurden, für die zentralen Prozesse doch eine so große Rolle spielen kann, daß deren Nichtberücksichtigung auch bei raffiniertester Untersuchungstechnik am eigentlichen Problem vorbeiführen muß.

Zusammenfassung

Die nervöse Steuerung der Atmung umfaßt die für das Zustandekommen einer normalen Atmung unentbehrlichen nervösen Mechanismen. Diese lassen sich auf wenige fundamentale Prozesse zurückführen, die teils zentral-interneuronaler, teils peripher-reflektorischer Natur sind. Es wurde versucht, an Hand des in der Literatur vorliegenden experimentellen Tatsachenmaterials das zusammenzustellen, was in unvoreingenommener Weise und ohne Zuhilfenahme unbegründeter Hypothesen über Ursprung, Koordination und unmittelbare Kontrolle der Atmungsmotorik ausgesagt werden kann. Die mittelbare Kontrolle der Atmungsmotorik, wie sie einerseits in der fremd-reflektorischen Beeinflussung exteroceptiver und nociceptiver Natur, andererseits im Eingreifen höherer, diencephaler und corticaler Zentren zum Ausdruck kommt, geht über die Steuerung der Atmung im engeren Sinne hinaus und wurde im vorliegenden Zusammenhang nur dort berührt, wo bisher keine prinzipielle Trennung zwischen „Selbststeuerung" und „Fremdsteuerung" gemacht wurde, nämlich beim Übergang vom schwachen inspiratorischen Effekt der Lungenentblähung zum starken inspiratorischen Effekt des Lungenkollapses. Zur nervösen Steuerung sensu strictiore wäre aber auch die nervöse Komponente der chemischen Steuerung der Atmung, d. h. die Beeinflussung der Atmungsinnervation von seiten der spezifischen Chemoreceptoren sinualen und cardio-aortalen Ursprungs zu rechnen. Doch erscheint es wohl richtig und zweckmäßig, diese nervöse Komponente in den hier der ganzen Betrachtung vorangestellten und zugrunde gelegten Begriff der Autonomie der Atmung miteinzubeziehen, und zwar dort, wo davon die Rede war, daß die autonome Aktivität des bulbären inspiratorischen Zentrums letzten Endes auf die Autonomie eines vegetativen Grundsubstrates zu beziehen ist.

Literatur

Abgeschlossen Ende 1962. Die mit × bezeichneten Arbeiten konnten nicht im Original eingesehen werden.

Die Initialen fehlender Autoren-Vornamen sind in Klammer gesetzt, diejenigen unbekannter Autoren-Vornamen durch (*) ersetzt.

ACHARD, O., et V. M. BUCHER: Courants d'action bulbaires à rythme respiratoire. Helv. physiol. pharmacol. Acta **12**, 265—283 (1954).

ADRIAN, E. D.: The impulses produced by sensory nerve endings. Part I. J. Physiol. (Lond.) **61**, 49—72 (1926).

— Potential changes in the isolated nervous system of Dytiscus marginalis. J. Physiol. (Lond.) **72**, 132—151 (1931).

— Afferent impulses in the vagus and their effect on respiration. J. Physiol. (Lond.) **79**, 332—358 (1933).

—, and D. W. BRONK: The discharge of impulses in motor nerve fibres. Part I. Impulses in single fibres of the phrenic nerve. J. Physiol. (Lond.) **66**, 81—101 (1928).

— — and G. PHILLIPS: Discharges in mammalian sympathetic nerves. J. Physiol. (Lond.) **74**, 115—133 (1932).

—, and F. J. J. BUYTENDIJK: Potential changes in the isolated brain stem of the goldfish. J. Physiol. (Lond.) **71**, 121—135 (1931).

ADUCCO, V.: Le funzioni del midollo allungato. I. Sulla esistenza e sulla natura del centro respiratorio bulbare. Ann. Freniatria e Sci. affini **1**, 333—362 (1888/89); **2**, 34—48 (1889/91).

— Sur l'existence et sur la nature du centre respiratoire bulbaire. Arch. ital. Biol. **13**, 89—123 (1890).

ALCOCK, N. H., u. J. SEEMANN: Über die negative Schwankung in den Lungenfasern des Vagus. Pflügers Arch. ges. Physiol. **108**, 426—446 (1905).

ALLEN, W. F.: Location in the spinal cord of pathways which conduct impulses from the cerebrum and superior colliculus, affecting respiration. J. comp. Neurol. **43**, 451—515 (1927).

AMOROSO, E. C., J. G. BAINBRIDGE, F. R. BELL, A. M. LAWN and H. ROSENBERG: Central respiratory spike potentials. Nature (Lond.) 167, 603—604 (1951).

— F. R. BELL and H. ROSENBERG: Localization of respiratory regions in the ovine rhombencephalon. J. Physiol. (Lond.) 113, 2P—3P (1951).

— — — The localization of respiratory regions in the rhombencephalon of the sheep. Proc. roy. Soc. B 139, 128—140 (1951/52).

— — — The relationship of the vasomotor and respiratory regions in the medulla oblongata of the sheep. J. Physiol. (Lond.) 126, 86—95 (1954).

ANDEREGGEN, P., R. J. H. OBERHOLZER et O. A. M. WYSS: Le mécanisme central des réflexes respiratoires d'origine vagale. II. La localisation du centre expirateur. Helv. physiol. pharmacol. Acta 4, 213—232 (1946).

ANDERSON, F. M., and D. B. LINDSLEY: Action potentials from intercostal muscles before and after unilateral pneumectomy. J. Lab. clin. Med. 20, 623—628 (1935).

ANDREW, B. L.: The respiratory displacement of the larynx: a study of the innervation of accessory respiratory muscles. J. Physiol. (Lond.) 130, 474—487 (1955).

ANDREW, J., and J. TAYLOR: Effects of anisotonicity in the cisterna magna and fourth ventricle of cats. Amer. J. Physiol. 193, 207—212 (1958).

ANREP, B. v., u. N. CYBULSKI: Ein Beitrag zur Physiologie des Nervi phrenici. Pflügers Arch. ges. Physiol. 33, 243—248 (1884).

ANREP, G. v., and A. SAMAAN: Double vagotomy in relation to respiration. J. Physiol. (Lond.) 77, 1—15 (1933).

ARAKI, S.: Localization of the superior regulatory center of respiration in rabbits. Kyushu J. med. Sci. 10, 81—92 (1959).

ARLOING, S., et L. TRIPIER: Contribution à la physiologie des nerfs vagues. (Suite.) (Suite et fin.) Arch. Physiol. norm. path. 4, 588—601, 732—742 (1871).

ARMSTRONG, B. W., and D. J. SMITH: Function of certain neck muscles during the respiratory cycle. Amer. J. Physiol. 182, 599—600 (1955).

ARNHEIM, R.: Beiträge zur Theorie der Athmung. Arch. (Anat.) Physiol. 1894, 1—50.

ARTOM, C.: Quelques constatations sur la respiration et la circulation chez les chiens "spinaux". Arch. internat. Physiol. 31, 433—450 (1929).

ASERINSKY, E.: Effects of usage of a dormant respiratory nerve pathway upon its subsequent activity. Exp. Neurol. 3, 467—475 (1961).

ASHER, L., u. D. H. BARRON: Untersuchungen über die Aktionsströme autonomer Nerven unter physiologischen Bedingungen. Z. Biol. 96, 127—136 (1935).

—, u. F. LÜSCHER: Untersuchungen über die Innervation der Athmung und des Kreislaufes nach unblutiger Ausschaltung centraler Theile. Z. Biol. 38, 499—535 (1899).

AUBERT, H., u. A. v. TSCHISCHWITZ: Versuche über den Stillstand des Zwerchfells durch Reizung des Nervus vagus in Contraction und in Erschlaffung. Unters. Naturl. (Moleschott) 3, 272—293 (1857).

AUER, J., and S. J. MELTZER: The respiratory effect of electrical stimulation of the central end of the vagus nerves in dogs under intratracheal insufflation. Amer. J. Physiol. 29, XXIX—XXX (1911/12a).

— — Inhibition of respiration by distention of the lungs of dogs under intratracheal insufflation. Amer. J. Physiol. 29, XXXII—XXXIII (1911/12b).

BABÁK, E.: Die Mechanik und Innervation der Atmung. In: Handbuch vergleichende Physiologie (WINTERSTEIN), Bd. 1/2, S. 265—1027. 1921.

BACH, L. M. N.: The role of the bulbar facilitatory and inhibitory systems in vasomotor and respiratory activity. Fed. Proc. 7, 4 (1948).

— Relationships between bulbar respiratory, vasomotor and somatic facilitatory and inhibitory areas. Amer. J. Physiol. 171, 417—435 (1952).

BAGLIONI, S.: Ein durch die Nn. phrenici vermittelter Athemreflex beim Kaninchen. Zbl. Physiol. 16, 649—652 (1903).

x — Zur Analyse der Reflexfunktion. Wiesbaden 1907.

BAGLIONI, S.: Effetti della stimolazione artificiale dei vaghi polmonari e loro significato per la dottrina della funzione normale di detti nervi. Arch. Fisiol. **5**, 429—454 (1908); Arch. ital. Biol. **52**, 236—240 (1909).
— Zur vergleichenden Physiologie der Atembewegungen der Wirbeltiere. II. Teil und Schlußteil: Amphibien, Reptilien, Vögel und Säugetiere. Ergebn. Physiol. **11**, 526—597 (1911).
BAKOS, A. C. P., and W. L. HOWELL: Constriction of the mid-thorax as a means of reflex maintenance of respiration during barbiturate narcosis. Science **108**, 45—46 (1948).
BARCROFT, J.: Features in the architecture of physiological function. Cambridge: University Press 1934.
BARR, O., H. BJURSTEDT and J. C. G. COLERIDGE: Reflex control of respiration in the anesthetized dog during prolonged exposure to positive radial acceleration. Acta physiol. scand. **47**, 1—15 (1959).
BARRY, D. T.: Afferent impressions from the respiratory mechanism. J. Physiol. (Lond.) **45**, 473—481 (1912/13).
BARTORELLI, C., e O. A. M. WYSS: Influenza di lesioni encefaliche sui riflessi respiratori vagali. Boll. Soc. ital. Biol. sper. **16**, 219—221 (1941).
BASS, E.: Beiträge zur Frage der nervösen Atmungsregulation. Z. ges. exp. Med. **43**, 223—235 (1924).
— Beiträge zur Frage der nervösen Atmungsregulation. II. Mitt. Z. ges. exp. Med. **44**, 463—470 (1925a).
— Beiträge zur Frage der nervösen Atmungsregulation. III. Mitt. Z. ges. exp. Med. **46**, 55—64 (1925b).
BAUMGARTEN, R. v.: Koordinationsformen einzelner Ganglienzellen der rhombencephalen Atemzentren. Pflügers Arch. ges. Physiol. **262**, 573—594 (1955/56).
— Lokalisation und Arbeitsweise respiratorischer Neurone in der Substantia reticularis des Hirnstammes der Katze. XX. Internat. Physiol. Congr. Bruxelles 1956.
— Über einen neuen Nervenkern mit inspiratorischer Funktion im Rautenhirn der Katze. Pflügers Arch. ges. Physiol. **270**, 5—6 (1959/60).
— K. BALTHASAR u. H. P. KOEPCHEN: Über ein Substrat atmungsrhythmischer Erregungsbildung im Rautenhirn der Katze. Pflügers Arch. ges. Physiol. **270**, 504—528 (1960).
— A. v. BAUMGARTEN u. K. P. SCHAEFER: Beitrag zur Lokalisationsfrage bulboreticulärer respiratorischer Neurone der Katze. Pflügers Arch. ges. Physiol. **264**, 217—227 (1957).
—, and E. KANZOW: The interaction of two types of inspiratory neurons in the region of the tractus solitarius of the cat. Arch. ital. Biol. **96**, 361—373 (1958).
— — u. H. P. KOEPCHEN: Das Verhalten einzelner Ganglienzellen der rhombencephalen inspirationsregulierenden Strukturen unter dem Einfluß des afferenten Lungenvagus. Pflügers Arch. ges. Physiol. **268**, 18 (1958/59).
—, and G. C. SALMOIRAGHI: Respiratory neurones in the goldfish. Arch. ital. Biol. **100**, 31—47 (1962).
BAXT, N.: Über die Stellung des n. vagus zum n. accelerans cordis. Ber. Verh. Ges. Wiss. Leipzig, math.-phys. Cl. **27**, 323—372 (1875).
BAXTER, D. W.: On the functional and anatomical organization of the neural respiratory mechanisms in the cat. Thesis McGill University Montreal 1953.
—, and J. OLSZEWSKI: Respiratory responses evoked by electrical stimulation of pons and mesencephalon. J. Neurophysiol. **18**, 276—287 (1955).
BEATON, L. E., and H. W. MAGOUN: Localization of the medullary respiratory centers in the monkey. Amer. J. Physiol. **134**, 177—185 (1941).
BECCARI, E.: Quelques observations sur les centres respiratoires médullaires. C. R. Soc. Biol. (Paris) **117**, 1203—1205 (1934a).
— Il ganglio stellato e la respirazione. Boll. Soc. ital. Biol. sper. **9**, 1229—1231 (1934b).
— Le problème des centres respiratoires médullaires (à propos des recherches du Dr. J. SZKOLNIKOWICZ). Arch. internat. Physiol. **43**, 90—103 (1936).

BECHTEREW, W. v.: Die Functionen der Nerven-Centra. Jena: Gustav Fischer 1908.

BEER, T., u. A. KREIDL: Über den Ursprung der Vagusfasern, deren centrale Reizung Verlangsamung resp. Stillstand der Athmung bewirkt. Pflügers Arch. ges. Physiol. 62, 156—165 (1896).

BEIN, H. J., u. K. BUCHER: Anästhetische Wirkung an Lungendehnungsrezeptoren und anderen nervösen Substraten. (Zur Pharmakologie des Tessalon.) Helv. physiol. pharmacol. Acta 15, 55—62 (1957).

—, u. H. HELMICH: Über afferente Vagusfasern. Helv. physiol. pharmacol. Acta 7, C 40—C 41 (1949).

BEKAERT, J., et I. (R.) LEUSEN: Au sujet de l'influence respiratoire de l'injection sous-occipitale de lobéline. J. suisse Méd. 80, 1236 (1950).

BELL, C.: Of the nerves which associate the muscles of the chest, in the actions of breathing, speaking and expression. Being a continuation of the paper on the structure and functions of the nerves. Phil. Trans. 1822, 284—312.

BERGENDAL, K., u. P. BERGMAN: Zur Physiologie der Intercostalmuskeln. Skand. Arch. Physiol. 7, 178—185 (1897).

BERGSTRÖM, R. M., and Y. KERTTULA: On the neural control of breathing as studied by electromyography of the intercostal muscles of the rat. Ann. Acad. Sci. Fenn. (Ser. A., V Medica) 79, 1—12 (1961).

BERNARD, C.: Leçon sur la physiologie et la pathologie du système nerveux, tomes I et II. Paris: J. B. Baillière 1858.

BERNTHAL, T.: Respiration. Ann. Rev. Physiol. 6, 155—194 (1944).

BERSAQUES, J. DE, and I. R. LEUSEN: The direct influence of ammonium chloride on the respiratory center. Arch. internat. Pharmacodyn. 97, 13—16 (1954).

BERT, P.: Des effets de l'excitation du nerf pneumogastrique, du nerf laryngé supérieur et du nerf nasal sur la respiration. Arch. Physiol. norm. path. 2, 179—196, 322—329 (1869).

— Leçons sur la physiologie comparée de la respiration, professées au muséum d'histoire naturelle. Paris: J. B. Baillière 1870.

BERTI, A., e M. MARZEMIN: Sulla meccanica respiratoria e sulla eliminazione di CO_2 nelle rane vagotomizzate sotto l'origine del laringeo superiore. Arch. Fisiol. 8 da 389 a 398 (1910).

BEST, C. H., and N. B. TAYLOR: The physiological basis of medical practice. A University of Toronto Text in Applied Physiology. Second Edition. Baltimore: Williams & Wilkins Company 1939.

BETHE, A.: Allgemeine Anatomie und Physiologie des Nervensystems. Leipzig: Georg Thieme 1903.

— Die periodische Unterbrechung rhythmischer Vorgänge (Cheyne-Stokessches Phänomen und Lucianische Perioden) im Vergleich zu ähnlichen Vorgängen an elektrischen Kippsystemen. Pflügers Arch. ges. Physiol. 246, 485—519 (1943).

BIENFAIT, A.: Recherches sur la physiologie des centres respiratoires. Bull. Acad. roy. Sci. Belg. 62 (3me Sér. 23), 260—268 (1892).

BINET, L., M. V. STRUMZA et J. M. STRUMZA-POUTONNET: Sur la "respiration" expérimentale médullaire. J. Physiol. (Paris) 45, 41—43 (1953).

BIRUKOFF, B.: Über die Wirkung einer gleichzeitigen Reizung beider Vagusnerven auf das Athmungscentrum. Arch. (Anat.) Physiol. 1899, 525—530.

BISHOP, G. H., and J. J. BRONFENBRENNER: The site of action of botulinus toxin. Amer. J. Physiol. 117, 393—404 (1936).

— P. HEINBECKER and J. O'LEARY: The significance of frequency, number of impulses and fiber size in vasomotor responses to vagus and depressor nerve stimulation in the rabbit. Amer. J. Physiol. 109, 409—421 (1934).

BLAIR, E. A., C. E. KING and W. E. GARREY: Inspiratory irradiation. Amer. J. Physiol. 90, 287—288 (1929).

BLANKART, R.: Zur Charakterisierung der vagalen Atmungssteuerung der Taube. Helv. physiol. pharmacol. Acta 18, 35—42 (1960).

BLUMBERG, R.: Über den Einfluß der Schwere auf Kreislauf und Atmung. Pflügers Arch. ges. Physiol. **37**, 467—478 (1885).

BONHOEFFER, K., u. T. KOLATAT: Druckvolumdiagramm und Dehnungsreceptoren der Froschlunge. Pflügers Arch. ges. Physiol. **265**, 477—484 (1958).

BONVALLET, M., et B. SIGG: Etude électrophysiologique des afférences vagales au niveau de leur pénétration dans le bulbe. J. Physiol. (Paris) **50**, 63—74 (1958).

BOOTHBY, W. M.: Absence of apnoea after forced breathing. J. Physiol. (Lond.) **45**, 328—337 (1912/13).

—, and F. B. BERRY: Distention of the lungs: Its effect on the respiration in man and in normal and vagotomized dogs. Amer. J. Physiol. **37**, 433—451 (1915).

BORISON, H. L.: Electrical stimulation of the neural mechanism regulating spasmodic respiratory acts in the cat. Amer. J. Physiol. **154**, 55—62 (1948).

— G. CLARK and S. C. WANG: Localisation of certain spasmodic respiratory responses in the medulla oblongata of the cat. Fed. Proc. **7**, 10—11 (1948).

BORUTTAU, H.: Untersuchungen über den Lungenvagus. Pflügers Arch. ges. Physiol. **61**, 39—76 (1895).

— Beiträge zur allgemeinen Nerven- und Muskelphysiologie. II. Über die Wirkung der Kälte auf die Nervenleitung. Pflügers Arch. ges. Physiol. **65**, 7—20 (1897a).

— Weitere Erfahrungen über die Beziehungen des N. vagus zur Athmung und Verdauung. Pflügers Arch. ges. Physiol. **65**, 26—40 (1897b).

— Nochmals über den Lungenvagus. Cbl. Physiol. **10**, 817—822 (1897c).

— Die Atembewegungen und ihre Innervation. In: Handbuch der Physiologie (NAGEL), Bd. **1**, S. 1—53. 1909.

BOURGEOIS, N.: Notes sur l'innervation respiratoire chez les oiseaux. Arch. Biol. (Liège) **14**, 343—350 (1896).

BOWDITCH, H. P.: Über die Interferenz des retardirenden und beschleunigenden Herznerven. Ber. Verh. Ges. Wiss. Leipzig, math.-phys. Cl. **25**, 195—216 (1873).

BOYD, T. E., and C. J. HILLENBRAND: Reflex effects from brief stimulation of the vagus at different stages of the respiratory cycle. Amer. J. Physiol. **119**, 274—275 (1937).

—, and C. A. MAASKE: Vagal inhibition of inspiration, and accompanying changes of respiratory rhythm. J. Neurophysiol. **2**, 533—542 (1939).

BOZLER, E., and B. H. BURCH: Role of vagus in the control of respiration. Amer. J. Physiol. **166**, 255—261 (1951).

BRAAK, J. W. G. TER, u. J. VAN NIEKERK: Der Einfluß des zentripetalen Lungenvagus auf Lage und Bewegung des Zwerchfelles. Pflügers Arch. ges. Physiol. **235**, 582—587 (1935).

—, u. D. G. W. VOORTHUYSEN: Weitere Beobachtungen über den tonischen Vaguseinfluß bei verschiedenem konstantem Lungenvolum. Pflügers Arch. ges. Physiol. **243**, 724—732 (1940).

BRECKENRIDGE, C. G., and H. E. HOFF: Pontine and medullary regulation of respiration in the cat. Amer. J. Physiol. **160**, 385—394 (1950).

— — Ischemic and anoxic dissolution of the supramedullary control of respiration. Amer. J. Physiol. **175**, 449—457 (1953).

— — Reflex respiration. Amer. J. Physiol. **178**, 521—528 (1954).

— — Transmedullary stimulation of central respiratory mechanism in apnea. Amer. J. Physiol. **180**, 219—231 (1955).

— — and H. T. SMITH: Effect on respiration in mid-pontine animal of chemical inhibition of facilitatory system. Amer. J. Physiol. **162**, 74—79 (1950).

BREUER, J.: Die Selbststeuerung der Athmung durch den Nervus vagus. S.-B. Akad. Wiss. Wien (II) **58**, 909—937 (1868).

BRIGENTI, A.: Sulle fibre afferenti del nervo frenico e sugli effetti della stimolazione del moncone periferico di questo nervo. Arch. Fisiol. **36**, 37—46 (1936).

BRODIE, D. A., and H. L. BORISON: Evidence for a medullary inspiratory pacemaker: Functional concept of central regulation of respiration. Amer. J. Physiol. **188**, 347 to 354 (1957).

Bronk, D. W., and L. K. Ferguson: The nervous control of intercostal respiration. Amer. J. Physiol. **110**, 700—707 (1934/35).

— — R. Margaria and D. Y. Solandt: The activity of the cardiac sympathetic centers. Amer. J. Physiol. **117**, 237—249 (1936).

Brookhart, J. M.: The respiratory effects of localized faradic stimulation of the medulla oblongata. Amer. J. Physiol. **126**, P 446 (1939).

— The respiratory effects of localized faradic stimulation of the medulla oblongata. Amer. J. Physiol. **129**, 709—723 (1940).

— E. H. Steffensen and R. Gesell: Localized faradic stimulation of the medulla oblongata and its effect upon breathing. Amer. J. Physiol. **119**, 280 (1937).

Brown, R. C., A. K. Atkinson and R. Gesell: Respiratory muscle action potentials under low oxygen and high carbon dioxide. Amer. J. Physiol. **126**, P 447—P 448 (1939).

Brown-Séquard, C. E.: Recherches sur les causes de mort après l'ablation de la partie de la moelle allongée qui a été nommée point vital. J. de la Physiol. **1**, 217—233 (1858).

— Recherches expérimentales sur la physiologie de la moelle allongée. J. de la Physiol. **3**, 151—157 (1860).

— Sur l'augmentation d'énergie des mouvements respiratoires, du côté d'une section d'une moitié latérale de la moelle épinière. Arch. Physiol. norm. path. **2**, 299—300 (1869).

— (De l'influence de la section du cordon latéral de la moelle sur la respiration.) C. R. Soc. Biol. (Paris) **21**, 64—65 (1870).

— Note sur un moyen de produire l'arrêt d'attaques d'épilepsie et des convulsions causées par la strychnine et les pertes de sang. Arch. Physiol. norm. path. **4**, 204—206 (1871/72).
Résumé des recherches sur la production de l'apnée et sur ses causes. C. R. Soc. Biol. (Paris) **23**, 134—135 (1873).

— — Faits montrant que c'est parce que le bulbe rachidien est le principal foyer d'inhibition qu'il semble être le principal centre des mouvements respiratoires. C. R. Soc. Biol. (Paris) **39**, 293—296 (1887).

— De la cause du rythme respiratoire, d'après un fait découvert par M. Charles Rouget. Arch. Physiol. norm. path. **21**, 336—337 (1889).

— Recherches sur les mouvements rythmés des ailes et du thorax chex les oiseaux décapités ou ayant subi d'autres lésions des centres nerveux. Arch. Physiol. norm. path. **22**, 371—378 (1890).

— Faits établissant que la vie locale peut durer bien plus longtemps qu'on ne croit dans la moelle épinière, les nerfs et les muscles, après la mort générale, chez les mammifères. Arch. Physiol. norm. path. **24**, 119—134 (1892).

— Remarques sur les recherches de MM. Gad et Marinesco, sur le centre respiratoire. Arch. Physiol. norm. path. **25**, 194—195 (1893a).

— Faits cliniques et expérimentaux contre l'opinion que le centre respiratoire se trouve uniquement ou principalement dans le bulbe rachidien. Arch. Physiol. norm. path. **25**, 131—141 (1893b).

× Brown-Séquard, E., and (*) Lautenbach: Are there spinal respiratory centres? Philad. med. Times (1879).

Brücke, E. T.: Zur Theorie der intrazentralen Hemmungen. Z. Biol. **77**, 29—58 (1923).

Bucher, K.: Über atmungsregulierende Systeme in der Pons. II. Mitteilung. Pflügers Arch. ges. Physiol. **245**, 537—546 (1942).

— Über die reflektorische Steigerung der inspiratorischen Wirkung durch Phrenikotomie. Helv. physiol. pharmacol. Acta **1**, C 12—C 14 (1943).

— Über den Wirkungsmechanismus des Morphins auf die Atmung. Helv. physiol. pharmacol. Acta **2**, 5—34 (1944).

— Elektrische Aktivität des isolierten, künstlich durchströmten Medulla oblongata-Präparates. Helv. physiol. pharmacol. Acta **3**, C 34—C 35 (1945).

Bucher, K.: Ursache der Headschen Trachealverschlußreaktion. Helv. physiol. pharmacol. Acta **5**, 147—153 (1947a).
— Analyse der Atmungswirkung des Diäthylaminoäthyltetrahydrofluoranthen. Helv. physiol. pharmacol. Acta **5**, 348—360 (1947b).
— Vergleichende Charakterisierung der Lungenatmung einiger Säuger. Helv. physiol. pharmacol. Acta **7**, 470—475 (1949).
— Reflektorische Beeinflußbarkeit der Lungenatmung. Wien: Springer 1952.
— Der Luftgehalt der Lunge bei Pneumothorax. Versuche an Kaninchen. Helv. physiol. pharmacol. Acta **13**, 14—17 (1955).
—, u. U. Lanz: Änderungen des Lungenvolumens durch Pneumothorax. (Versuche an Kaninchen.) Schweiz. Z. Tuberk. **11**, 146—152 (1954).
Budge, J.: Untersuchungen über das Nervensystem. Zweites Heft. Frankfurt a.M.: Jäger 1842.
— Mémoire sur la cessation des mouvements inspiratoires provoqués par l'irritation du nerf pneumogastrique. C. R. Acad. Sci. (Paris) **39**, 749—751 (1854).
— Observationes de vi quam nervi et phrenicus et vagus in respirationem habeant. Bonnae: Caroli Georgii 1855.
— Über den Einfluß der Reizung des N. vagus auf das Athemholen. Virchows Arch. path. Anat. **16**, 433—463 (1859).
— Neuere Untersuchungen über den Einfluß des n. vagus auf die Athembewegungen. Z. rat. Med. (III) **21**, 269—289 (1864).
Bühlmann, A.: Experimentelle Untersuchungen über Stenoseatmung. Schweiz. Z. Tuberk. **6**, 89—115 (1949).
Bülbring, E., and D. Whitteridge: The activity of vagal stretch endings during congestion in perfused lungs. J. Physiol. (Lond.) **103**, 477—487 (1944/45).
Burkart, R.: Über den Einfluß des N. vagus auf die Athembewegungen. Pflügers Arch. ges. Physiol. **1**, 107—120 (1868).
— Studien über die automatische Thätigkeit des Athemcentrums und über die Beziehungen desselben zum Nervus vagus und anderen Athemnerven. Pflügers Arch. ges. Physiol. **16**, 427—501 (1878).
Burns, B. D.: The mammalian cerebral cortex. London: Edward Arnold 1958.
—, and B. Grafstein: The function and structure of some neurones in the cat's cerebral cortex. J. Physiol. (Lond.) **118**, 412—433 (1952).
—, and G. C. Salmoiraghi: Mechanism of the repetitive discharge of respiratory neurones. Physiologist **1** (4), 7 (1958).
— — Repetitive firing of respiratory neurones during their burst activity. J. Neurophysiol. **23**, 27—46 (1960).
Cain, C. C., and A. B. Otis: Some physiological effects resulting from added resistance to respiration. J. Aviat. Med. **20**, 149—160 (1949).
Cajal, S. R.: Les nouvelles idées sur la structure du système nerveux chez l'homme et chez les vertébrés. Edition francaise revue et augmentée par l'auteur. Traduite de l'espagnol par le Dr. L. Azoulay. Préface de M. Mathias-Duval. Paris: C. Reinwald & Cie. 1894.
Caldanius, L. M. A.: Institutiones physiologicae, praelectionibus academicis accommodatae. Lipsiae: in Bibliopolio Haugiano 1785.
Calma, J.: The reflex activity of the respiratory centre. J. Physiol. (Lond.) **117**, 9—21 (1952).
Campbell, E. J. M.: An electromyographic study of the role of the abdominal muscles in breathing. J. Physiol. (Lond.) **117**, 222—233 (1952).
— The muscular control of breathing in man. Thesis London 1954.
— An electromyographic examination of the role of the intercostal muscles in breathing in man. J. Physiol. (Lond.) **129**, 12—26 (1955a).
— The functions of the abdominal muscles in relation to the intra-abdominal pressure and the respiration. Arch. Middx. Hosp. **5**, 87—94 (1955b).

CAMPBELL, E. J. M.: The role of the scalene and sternomastoid muscles in breathing in normal subjects. An electromyographic study. J. Anat. (Lond.) **89**, 378—386 (1955c).
— The effects of increased resistance to expiration on the respiratory behaviour of the abdominal muscles and intra-abdominal pressure. J. Physiol. (Lond.) **136**, 556—562 (1957).
— The respiratory muscles and the mechanics of breathing. London: Lloyd-Luke 1958.
— C. J. DICKINSON, O. P. DINNICK and J. B. L. HOWELL: The immediate effects of threshold loads on the breathing of men and dogs. Clin. Sci. **21**, 309—320 (1961).
— O. P. DINNICK and J. B. L. HOWELL: The immediate effects of elastic loads on the breathing of man. J. Physiol. (Lond.) **156**, 260—273 (1961).
—, and J. H. GREEN: The expiratory function of the abdominal muscles in man. An electromyographic study. J. Physiol. (Lond.) **120**, 409—418 (1953a).
— — The variations in intra-abdominal pressure and the activity of the abdominal muscles during breathing; a study in man. J. Physiol. (Lond.) **122**, 282—290 (1953b).
— — The behaviour of the abdominal muscles and the intra-abdominal pressure during quiet breathing and increased pulmonary ventilation. A study in man. J. Physiol. (Lond.) **127**, 423—427 (1955).
— J. B. L. HOWELL and B. W. PECKETT: The pressure-volume relationships of the thorax of anaesthetized human subjects; a comparison of the effects of expiratory resistance and positive pressure inflation. J. Physiol. (Lond.) **136**, 563—568 (1957).
CARDIN, A.: Réflexes proprioceptifs du diaphragme. Arch. internat. Physiol. **47**, 102—112 (1938a).
— Le correnti d'azione del frenico afferente. Boll. Soc. ital. Biol. sper. **13**, 758—759 (1938b).
— Il muscolo diaframma e le sue componenti cinestesiche. Arch. Sci. biol. (Bologna) **25**, 51—88 (1939).
— Recettori di tensione nel diaframma. Arch. Sci. biol. (Bologna) **30**, 9—22 (1944/45).
CARO, C. G., J. BUTLER and A. B. DU BOIS: Some effects of restriction of chest cage expansion on pulmonary function in man: An experimental study. J. clin. Invest. **39**, 573—583 (1960).
CATTON, W. T., and J. E. GRAY: Electromyographic study of the action of the serratus anterior muscle in respiration. J. Anat. (Lond.) **85**, 412 (1951).
CAVALIÉ (*): Contribution à l'étude des nerfs moteurs de la respiration chez les oiseaux. Arch. Physiol. norm. path. **30**, 584—593 (1898).
CHAPIN, J. L.: Persistance of pulmonary stretch receptor impulses after deflation. Physiologist **1** (1), 17 (1957).
CHATFIELD, P. O., and S. MEAD: Rôle of the vagi in the crossed phrenic phenomenon. Amer. J. Physiol. **154**, 417—422 (1948).
—, and D. P. PURPURA: Factors affecting responses of the inspiratory center to electrical stimulation. Amer. J. Physiol. **172**, 632—638 (1953).
CHAUVEAU, A.: Sur le circuit nerveux sensitivo-moteur des muscles. C. R. Soc. Biol. (Paris) **43**, Mém. 155—193 (1891).
CHRISTIANI, A.: Experimentelle Beiträge zur Physiologie des Kaninchenhirnes und seiner Nerven. I. Über Athmungscentren und centripetale Athmungsnerven. Mber. Akad. Wiss. Berlin **1881**, 213—223.
CHRISTIANSEN, J., and J. S. HALDANE: The influence of distention of the lungs on human respiration. J. Physiol. (Lond.) **48**, 272—277 (1914).
CIER, J. F., et J. CHATONNET: Sur l'obtention de la mort par arrêt respiratoire consécutif aux incitations inhibitrices réflexes. C. R. Soc. Biol. (Paris) **140**, 867—870 (1946).
CLARK, G.: Zit. PITTS 1940.
CLEMEDSON, C. J.: Respiratory and circulatory vagal reflexes in rabbits exposed to high explosive shock waves. Amer. J. Physiol. **190**, 467—472 (1957).
—, and H. PETTERSSON: Genesis of respiratory and circulatory changes in blast injury. Amer. J. Physiol. **174**, 316—320 (1953).

CLEMENTI, A.: Contributo alla fisiologia dei centri bulbari respiratori; effetti della applicazione della lobelina sul pavimento del quarto ventricolo. Boll. Soc. ital. Biol. sper. 3, 32—34 (1928).
— Sulla participazione di riflessi propriocettivi extrapolmonari ai meccanismi dell'autoregolazione del ritmo respiratorio. Boll. Soc. ital. Biol. sper. 4, 786—789 (1929a).
— Contributo alla conoscenza dei riflessi respiratori propriocettivi. Boll. Soc. ital. Biol. sper. 4, 1059—1062 (1929b).
COHEN, M. I.: Intrinsic periodicity of the pontile pneumotaxic mechanism. Amer. J. Physiol. 195, 23—27 (1958).
—, and S. C. WANG: Respiratory neuronal activity in pons of the cat. Amer. J. Physiol. 187, 592 (1956).
— — Respiratory neuronal activity in pons of cat. J. Neurophysiol. 22, 33—50 (1959).
COLLE, J., J. MASSION et R. VEREECKEN: Contrôle vagal du tonus des muscles respiratoires. J. Physiol. (Paris) 51, 436 (1959).
—, et M. MEULDERS: Influence du lobe antérieur du cervelet sur les muscles de la cage thoracique. J. Physiol. (Paris) 51, 437 (1959).
COMROE, J. H.: Effects of direct chemical and electrical stimulation of the respiratory center. Amer. J. Physiol. 133, P243—P244 (1941).
— The effects of direct chemical and electrical stimulation of the respiratory center in the cat. Amer. J. Physiol. 139, 490—498 (1942/43).
CONSIGLIO, M.: Sur les fibres d'arrêt de la respiration dans le tronc du vague. Arch. ital. Biol. 17, 49—54 (1892).
COOMBS, H. C.: The relation of the dorsal roots of the spinal nerves and the mesencephalon to the control of respiratory movements. Amer. J. Physiol. 46, 459—471 (1918).
— Effect of division of dorsal roots of cervical nerves upon diaphragmatic respiratory movements. Proc. Soc. exp. Biol. (N.Y.) 27, 196—197 (1929/30).
— The effect of partial vs. complete interruption of the proprioceptive pathway upon the form of respiratory contractions. Amer. J. Physiol. 93, 640—641 (1930).
—, and F. H. PIKE: The rôle of afferent impulses in the control of respiratory movements. Proc. Soc. exp. Biol. (N.Y.) 15, 55—56 (1917/18).
— — The rôle of the afferent impulses in the control of respiratory movements. Amer. J. Physiol. 45, 569—570 (1918).
COOPER, A.: Some experiments and observations on tying the carotid and vertebral arteries, and the pneumogastric, phrenic, and sympathetic nerves. Guy's Hosp. Rep. 1, 457—475, 654 (1836).
CORDIER, D., et C. HEYMANS: Le centre respiratoire. Ann. Physiol. Physicochim. biol. 11, 535—771 (1935).
CORIN, G.: Contribution à l'étude des fonctions respiratoires du nerf vague. Bull. Acad. roy. Sci. Belg. 61 (3me Sér. 22), 516—520 (1891).
COUVREUR, E.: Recherches sur la respiration du Caïman. C. R. Soc. Biol. (Paris) 40, Mém. 51—56 (1888).
— Sur le pneumogastrique des oiseaux. Physiologie comparée. Thèse Sciences Paris 1892.
— Nouvelles études sur la respiration des Chéloniens. Ann. Soc. Linn. Lyon 45, 5—8 (1899).
— A propos de la note de M. LABORDE sur les nerfs sensitifs du réflexe respiratoire. C. R. Soc. Biol. (Paris) 54, 1474—1475 (1902).
COWL, W. Y.: The factors of the respiratory rhythm and the regulation of respiration. N.Y. med. J. 52, 256—261 (1890).
CREED, R. S., and D. H. HERTZ: The action of strychnine on Hering-Breuer reflexes. J. Physiol. (Lond.) 78, 85—95 (1933).
CRIMI, G.: Caratteri differenziali tra azione dell'estratto totale di lobelia inflata e azione della lobelina pura. Boll. Soc. ital. Biol. sper. 8, 122—123 (1933).
CRITCHLOW, V., and C. v. EULER: Rhythmic control of intercostal muscle spindles. Experientia (Basel) 18, 426—427 (1962).

CROISIER, M.: La forme de la contraction musculaire réflexe en fonction de la fréquence des stimulations afférentes. Helv. physiol. pharmacol. Acta **2**, 97—109 (1944).

CROMER, S. P., and A. C. IVY: Respiratory death from central vagus stimulation after removal of stellate ganglia. Amer. J. Physiol. **104**, 457—467 (1933).

CROSS, K. W., M. KLAUS, W. H. TOOLEY and K. WEISSER: The gasp of the new-born infant in response to lung inflation. J. Physiol. (Lond.) **149**, 53P—54P (1959).

— — — — The response of the newborn baby to inflation of the lungs. J. Physiol. (Lond.) **151**, 551—565 (1960).

CUÉNOD, M.: Réflexes proprioceptifs du diaphragme chez le lapin. Helv. physiol. pharmacol. Acta **19**, 360—372 (1961).

— M. DOLIVO et A. FLEISCH: Réponse diaphragmatique à l'introduction d'une résistance inspiratoire; étude pneumotachographique et électromyographique. Helv. physiol. pharmacol. Acta **18**, C 16—C 17 (1960).

CULVER, G. A., and H. RAHN: Reflex respiratory stimulation by chest compression in the dog. Amer. J. Physiol. **168**, 686—693 (1952).

DALE, W. A., and H. RAHN: Ventilation of the open lung during unilateral experimental atelectasis. J. thorac. Surg. **29**, 458—466 (1955).

DANILEWSKY, B.: Gehirn und Atmung. Biol. Zbl. **2**, 690—699 (1882/83).

DAVIES, H. W., J. S. HALDANE and J. G. PRIESTLEY: The response to respiratory resistance. J. Physiol. (Lond.) **53**, 60—69 (1919/20).

DAVIS, H. L., W. S. FOWLER and E. H. LAMBERT: Effect of volume and rate of inflation and deflation on transpulmonary pressure and response of pulmonary stretch receptors. Amer. J. Physiol. **187**, 558—566 (1956).

DAWES, G. S., and J. C. MOTT: Reflex respiratory activity in the new-born rabbit. J. Physiol. (Lond.) **145**, 85—97 (1959).

— — and J. G. WIDDICOMBE: Respiratory and cardiovascular reflexes from the heart and lung. J. Physiol. (Lond.) **115**, 258—291 (1951).

DEASON, J., and L. G. ROBB: On the pathways for the bulbar respiratory impulses in the spinal cord. Amer. J. Physiol. **28**, 57—63 (1911).

DEJOURS, P., R. LEFRANÇOIS et H. GAUTIER: Mécanisme de l'augmentation progressive des efforts inspiratoires au cours de l'obstruction des voies aériennes chez le lapin. J. Physiol. (Paris) **54**, 319—320 (1962a).

— — — Etude des réactions respiratoires provoquées par l'addition de résistances et d'élastances sur les voies aériennes du lapin. Rev. franç. Étud. clin. biol. **7**, 515—518 (1962b).

— J. RAYNAUD, P. MONZEIN et Y. BECHTEL: Etude du réflexe inhibiteur de l'inspiration de Hering-Breuer chez l'homme au cours du sommeil naturel. J. Physiol. (Paris) **54**, 320—321 (1962).

DELALOYE, B.: Contribution à l'étude du nerf phrénique droit. Arch. Anat. (Strasbourg) **40**, 131—156 (1957).

DEUBEL, B.: Die günstigsten Reizbedingungen für rhythmische Dauerarbeit von Skeletmuskeln und Zwerchfell, ein Beitrag zur Physiologie der elektrophrenischen Beatmung. Pflügers Arch. ges. Physiol. **259**, 514—528 (1954).

DINGLE, J. T., G. T. KENT, L. L. WILLIAMS and C. J. WIGGERS: A study of alleged quantitative criteria of vasomotor action. Amer. J. Physiol. **130**, 63—68 (1940).

DIRKEN, M. N. J., and S. WOLDRING: Unit activity in bulbar respiratory centre. J. Neurophysiol. **14**, 211—225 (1951).

DITTLER, R.: Über die Innervation des Zwerchfells als Beispiel einer tonischen Innervation. Pflügers Arch. ges. Physiol. **130**, 400—443 (1909).

— Über die Aktionsströme des Nervus phrenicus bei natürlicher Innervation. Pflügers Arch. ges. Physiol. **131**, 581—588 (1910a).

— Weitere Untersuchungen über die Aktionsströme des Nervus phrenicus bei natürlicher Innervation. Pflügers Arch. ges. Physiol. **136**, 533—544 (1910b).

— Über die funktionelle Verknüpfung der Atemzentren und das Verhalten der Zwerchfellaktionsströme bei zentraler Kühlung. Zbl. Physiol. **26**, 1175—1178 (1913).

Dittler, R., u. S. Garten: Die zeitliche Folge der Aktionsströme in Phrenicus und Zwerchfell bei der natürlichen Innervation. Z. Biol. **58**, 420—450 (1912).

Dogiel, A. S.: Die Nervenendigungen im Bauchfell, in den Sehnen, den Muskelspindeln und dem Centrum tendineum des Diaphragmas beim Menschen und bei Säugethieren. Arch. mikr. Anat. **59**, 1—31 (1902).

Dolivo, M.: Impulsions afférentes dans les racines antérieures du nerf phrénique. Helv. physiol. pharmacol. Acta **4**, 199—212 (1946).

— L'effet de l'interruption de la conduction nerveuse dans un nerf phrénique sur la fréquence respiratoire. Helv. physiol. pharmacol. Acta **10**, 366—371 (1952).

— "Crossed phrenic phenomenon" et phénomène phrénique bilatéral. Helv. physiol. pharmacol. Acta **11**, 251—269 (1953).

—, et A. Fleisch: L'activité électrophysiologique du nerf phrénique après son interruption. Helv. physiol. pharmacol. Acta **5**, C41 (1947).

— — Fibres inhibitrices afférentes dans le nerf phrénique. Helv. physiol. pharmacol. Acta **10**, C48—C49 (1952).

— — et C. Petitpierre: L'activité électrique d'un nerf après son interruption. Helv. physiol. pharmacol. Acta **6**, 81—91 (1948).

—, et F. Infantellina: Fréquence de décharge des motoneurones du nerf phrénique. Arch. Sci. biol. (Bologna) **39**, 333—342 (1955).

— D. Megirian et A. Fleisch: Les réflexes toniques respiratoires de Hess durant l'apnée. Helv. physiol. pharmacol. Acta **13**, 257—263 (1955a).

— — — L'importance relative des voies nerveuses afférentes dans le "crossed phrenic phenomenon". Helv. physiol. pharmacol. Acta **13**, 300—305 (1955b).

Dose, F.: Über den Lungenvagus bei Katzen und Hunden. Pflügers Arch. ges. Physiol. **123**, 605—627 (1908).

Douglas, C. G., and J. S. Haldane: The causes of periodic or Cheyne-Stokes breathing. J. Physiol. (Lond.) **38**, 401—419 (1909).

Downman, C. B. B., and C. C. Mackenzie: Intracisternal injection of potassium phosphate. Lancet **1943 II**, 471—473.

Drakontides, A. B.: Effect of gamma-aminobutyric acid on pulmonary stretch receptors in the cat. Amer. J. Physiol. **199**, 748—752 (1960).

Draper, M. H., P. Ladefoged and D. Whitteridge: Expiratory muscles involved in speech. J. Physiol. (Lond.) **138**, 17P—18P (1957).

— — — Respiratory muscles in speech. J. Speech Res. **2**, 16—27 (1959).

DuBois-Reymond, R., u. J. Katzenstein: Beobachtungen über die Coordination der Athembewegungen. Arch. (Anat.) Physiol. **1901**, 513—527.

— — Weitere Beobachtungen über die Coordination der Athembewegungen. Arch. (Anat.) Physiol. **1902** Suppl., 430—432.

— — Über die Wirkung der Atemreize auf den Kehlkopf. Arch. Laryng. **14**, 107—134 (1903).

Ducceschi, V.: Sulla fisiologia della respirazione. II. Della tonicità dei muscoli respiratori. Atti R. Accad. Lincei Anno CCCIII, Ser. V. R. C. Cl. Sci. fis. mat. nat. **15**, 2° Semestre, 519—526 (1906).

Duchenne, (G. B.): De l'électrisation localisée et de son application à la pathologie et à la thérapeutique par courants induits et par courants galvaniques interrompus et continus. Paris: J. B. Baillière 1872.

Dusser de Barenne, J. G., u. J. B. Zwaardemaker: Over den invloed der vagi op de frequentie der actiestroomen van het middenrif gedurende zijn samentrekking bij de inademing. Versl. gewone Vergad. Akad. (Wiss.) Amsterdam **26**, 771—776 (1923).

Eckhard, C.: Grundzüge der Physiologie des Nervensystems. Gießen: J. Ricker 1854.

Eichenberger, E.: Über die Wirkung der Kohlensäure auf die Atmung des Kaninchens. Helv. physiol. pharmacol. Acta **7**, 55—74 (1949).

Eichholtz, F., u. R. Taugner: Der isolierte Zwerchfellstreifen mit natürlicher Innervation. Eine neue Methode zur Untersuchung der Reaktionen des Atmungszentrums. Pflügers Arch. ges. Physiol. **254**, 267—271 (1951/52).

EINBRODT (*): Über den Einfluß der Athembewegungen auf Herzschlag und Blutdruck. Unters. Naturl. (Moleschott) **7**, 265—324 (1860).

EINTHOVEN, W.: Über Vagusströme. Nach gemeinschaftlich mit A. FLOHIL und P. J. T. A. BATTAERD angestellten Versuchen. Pflügers Arch. ges. Physiol. **124**, 246—270 (1908).

EISENHARDT, W.: Der Einfluß des Vagus auf die Apnoe. Pflügers Arch. ges. Physiol. **146**, 447—454 (1912).

EMMERT, A. G. F.: Über den Einfluß der herumschweifenden Nerven auf das Athmen. Arch. Physiol. (Reil-Autenrieth) **9**, 380—420 (1809).

EULER, C. v., and U. SÖDERBERG: Medullary chemosensitive receptors. J. Physiol. (Lond.) **118**, 545—554 (1952a).

— — Slow potentials in the respiratory centres. J. Physiol. (Lond.) **118**, 555—564 (1952b).

EULER, U. S. v.: Reflektorische und zentrale Wirkung von Kaliumionen auf Blutdruck und Atmung. Skand. Arch. Physiol. **80**, 94—123 (1938).

FALK, F.: Über eine eigenthümliche Beziehung der Haut-Nerven zur Athmung. Arch. Anat. Physiol. wiss. Med. **1869**, 236—254.

FELDBERG, W., and J. L. MALCOLM: Experiments on the site of action of tubocurarine when applied via the cerebral ventricles. J. Physiol. (Lond.) **149**, 58—77 (1959).

FERNANDEZ DE MOLINA, A., u. O. A. M. WYSS: Selektive Reizung des afferenten Lungenvagus. Helv. physiol. pharmacol. Acta **8**, 464—474 (1950).

FILEHNE, W.: Über Apnoe und die Wirkung eines energischen Kohlensäure-Stroms auf die Schleimhäute des Respirationsapparats und über den Einfluß beider auf verschiedene Krampfformen. Arch. Anat. Physiol. wiss. Med. **1873**, 361—381.

FINK, B. R., S. H. NGAI and D. A. HOLADAY: Effect of air flow resistance on ventilation and respiratory muscle activity. J. Amer. med. Ass. **168**, 2245—2249 (1958).

FLEISCH, A.: Propriozeptive Atmungsreflexe. Pflügers Arch. ges. Physiol. **219**, 706—725 (1928).

— Über die Eigenschaften der propriozeptiven Atmungsreflexe. Pflügers Arch. ges. Physiol. **222**, 12—25 (1929).

— Bahnung und Hemmung der proprioceptiven Atmungsreflexe. Pflügers Arch. ges. Physiol. **223**, 509—533 (1930).

— Neuere Ergebnisse über Mechanik und propriozeptive Steuerung der Atmungsbewegung. Ergebn. Physiol. **36**, 249—299 (1934).

— L'autorégulation de la respiration. Confin. neurol. (Basel) **6**, 178—193 (1944/45).

— E. GRANDJEAN et R. CRAUSAZ: Contribution à l'étude de la fonction des fibres afférentes du phrénique. Helv. physiol. pharmacol. Acta **4**, 127—134 (1946).

—, et C. PETITPIERRE: L'augmentation des courants d'action d'un nerf consécutive à sa section. Helv. physiol. pharmacol. Acta **2**, 235—248 (1944).

—, u. J. TRIPOD: Die afferente Komponente der Atmungssteuerung. Pflügers Arch. ges. Physiol. **240**, 676—697 (1938).

— — Zur sensiblen Komponente der Atmungssteuerung. Verh. Schweiz. Physiol. Januar **1942**, S. 32—34.

FLOERSHEIM, G. L.: Zur elektromyographischen Charakterisierung der Atmungsaktivität. Helv. physiol. pharmacol. Acta **18**, 17—24 (1960).

FLOURENS, P.: Recherches expérimentales sur les propriétés et les fonctions du système nerveux dans les animaux vertébrés. Sec. Edit. Paris: J. B. Baillière 1842.

— Note sur le point vital de la moelle allongée. C. R. Acad. Sci. (Paris) **33**, 437—439 (1851).

— Nouveaux détails sur le noeud vital. C. R. Acad. Sci. (Paris) **47**, 803—806 (1858).

— Détermination du noeud vital ou point premier moteur du mécanisme respiratoire dans les vertébrés à sang froid. C. R. Acad. Sci. (Paris) **54**, 314—317 (1862).

FLOYD, W. F., and P. H. S. SILVER: Electromyographic study of patterns of activity of the anterior abdominal wall muscles in man. J. Anat. (Lond.) **84**, 132—145 (1950).

Foà, C.: L'azione dell'acido carbonico sui "centri respiratori spinali". Arch. Fisiol. 6, 536—546 (1909a).

— Ricerche sulle cause dell'apnea. Arch. Fisiol. 7, 195—211 (1909b).

— Nuove ricerche sull'apnea e sull'automatismo del centro respiratorio. Arch. Fisiol. 9, 453—476 (1911).

Foerster, O., u. O. Gagel: Über afferente Nervenfasern in den vorderen Wurzeln. Z. ges. Neurol. Psychiat. 144, 313—324 (1933).

Fonagy, I.: Elektrophysiologische Beiträge zur Akzentfrage. Phonetica (Basel) 2, 12—58 (1958).

Forbes, A.: The interpretation of spinal reflexes in terms of present knowledge of nerve conduction. Physiol. Rev. 2, 361—414 (1922).

Franck, C., u. O. Langendorff: Studien über die Innervation der Athembewegungen. Elfte Mittheilung. Über die automatische Thätigkeit des Athmungscentrums bei Säugethieren. Arch. (Anat.) Physiol. 1888, 286—303.

François-Franck, (C.) A.: Recherches sur les effets produits par l'excitation du bout central du pneumo-gastrique et de ses branches sur la respiration, le coeur et les vaisseaux. Physiol. exp. Trav. Lab. Marey 4, 281—386 (1880).

François-Franck, C. A.: Action paralysante locale de la cocaïne sur les nerfs et les centres nerveux. Applications à la technique expérimentale. Arch. Physiol. norm. path. 24, 562—576 (1892).

Franz, C.: Über künstliche Athmung. Arch. (Anat.) Physiol. 1880, 398—415.

Fredericq, L.: Sur la théorie de l'innervation respiratoire. Bull. Acad. roy. Sci. Belg. 48 (Sér. II, 47), 413—439 (1879).

— Expériences sur l'innervation respiratoire. Arch. (Anat.) Physiol. 1883 Suppl., 51—68.

— Apnée. Dictionnaire Physiol. (Richet) 1, 630—637 (1895).

Freeman, J., and R. W. Torrance: The immediate effect of altered tracheal resistance on respiratory effort. J. Physiol. (Lond.) 139, 16P—17P (1957).

Frey, W.: Die Dyspnöe bei kardialer Lungenstauung. Klin. Wschr. 2, 672—675 (1923).

Fröhlich, F. W.: Über reizlose Vagusausschaltung. Pflügers Arch. ges. Physiol. 113, 433—464 (1906).

Fujita, U.: Elektromyographisches Studium des Zwerchfelltonus. Pflügers Arch. ges. Physiol. 203, 472—479 (1924).

Fulton, J. F.: Muscular contraction and the reflex control of movement. Baltimore: Williams & Wilkins Company 1926.

Funke, O.: Lehrbuch der Physiologie für akademische Vorlesungen und zum Selbststudium. Zweite umgearbeitete Auflage. 2. Band. Leipzig: Leopold Voss 1858.

Gad, (J.): Über einen neuen Pneumatographen. Arch. (Anat.) Physiol. 1879, 181—188.

Gad, J.: Über Apnoë und über die in der Lehre von der Regulirung der Athemthätigkeit angewandte Terminologie. Würzburg: Stahel 1880 (a).

— Die Regulirung der normalen Athmung. Arch. (Anat.) Physiol. 1880(b), 1—32.

— Über die Abhängigkeit der Athemanstrengung vom Nervus vagus. Arch. (Anat.) Physiol. 1881(a), 538—552.

— Über die genuine Natur reflectorischer Athemhemmung. Arch. (Anat.) Physiol. 1881(b), 566—569.

— Über automatische und reflectorische Athemcentren. Arch. (Anat.) Physiol. 1886, 388—396.

— Über das Athmungscentrum in der Medulla oblongata. Arch. (Anat.) Physiol. 1893, 175—184.

— Über thoracale Athmung. Prag. med. Wschr. 21, 493—494, 507—508 (1896).

— Natur und Lage des inspiratorischen Coordinationscentrums in der Medulla oblongata. Internationale Beiträge zur Inneren Medicin. Erich von Leyden… gewidmet. Bd. 1, S. 157—170. Berlin: August Hirschwald 1902.

—, et G. Marinesco: Recherches expérimentales sur le centre respiratoire bulbaire. C. R. Acad. Sci. (Paris) 115, 444—447 (1892).

GALLERANI, G.: Funzione respiratoria del nervo depressore di Cyon. Natura dei centri respiratorii bulbari. Respirazione periodica. Meccanismo d'azione della colina. Arch. Fisiol. **12**, 1—59 (1914).

GARCÍA RAMOS, J.: On the integration of respiratory movements. Acta physiol. lat.-amer. **9**, 246—256 (1959).

—, and E. LÓPEZ MENDOZA: On the integration of respiratory movements. II. The integration at spinal level. Acta physiol. lat.-amer. **9**, 257—266 (1959).

GARRELON, L., et J. P. LANGLOIS: Etude sur la polypnée thermique. J. Physiol. Path. gén. **8**, 236—251 (1906).

— — Etude sur la polypnée thermique. (Troisième mémoire.) J. Physiol. Path. gén. **9**, 948—956 (1907).

GASSER, H. S.: The analysis of individual waves in the phrenic electroneurogram. Amer. J. Physiol. **85**, 569—576 (1928).

—, and H. S. NEWCOMER: Physiological action currents in the phrenic nerve. An application of the thermionic vacuum tube to nerve physiology. Amer. J. Physiol. **57**, 1—26 (1921).

GESELL, R.: The chemical regulation of respiration. Physiol. Rev. **5**, 551—595 (1925).

— Individuality of breathing. Amer. J. Physiol. **115**, 168—180 (1936a).

— Fusillade patterns of inspiratory and expiratory muscles and their effects on the respiratory act. Amer. J. Physiol. **116**, 228—238 (1936b).

— The pulmonary vagal stretch reflex. Livro de Homenagem aos Prof. A. e M. Ozorio de Almeida, p. 295—302. Rio de Janeiro 1939 (a).

— A theoretical explanation of the integration of the respiratory act. Mich. Univ. Hosp. Bull. **5**, 12—13 (1939b).

— Respiration and its adjustments. Ann. Rev. Physiol. **1**, 185—216 (1939c).

— The driving forces of increased breathing. Publ. Amer. Ass. Advanc. Sci. No 13, 221—230 (1940a).

— A neurophysiological interpretation of the respiratory act. Ergebn. Physiol. **43**, 477—639 (1940b).

—, and A. K. ATKINSON: A comparison of motor integration in the mouse, rat, rabbit, dog and horse. Amer. J. Physiol. **139**, 745—755 (1943).

— — and R. C. BROWN: The origin of respiratory activity patterns. Amer. J. Physiol. **128**, 629—634 (1939/40).

— — — The gradation of the intensity of inspiratory contractions. Amer. J. Physiol. **131**, 659—673 (1940/41).

— J. (W). BRICKER and C. (S.) MAGEE: Action potentials of the "respiratory center". Proc. Soc. exp. Biol. (N.Y.) **32**, 787—788 (1935).

— — — Structural and functional organization of the central mechanism controlling breathing. Amer. J. Physiol. **117**, 423—452 (1936).

—, and A. S. DONTAS: Central inhibition: reflexly, reciprocally and chemically induced. Amer. J. Physiol. **170**, 690—701 (1952a).

— — An electrical study of manifestations of paired motor half-centers (excitation, inhibition, precedence of stimulation, adaptation and rebound). Amer. J. Physiol. **170**, 702—716 (1952b).

—, and M. A. HAMILTON: Reflexogenic components of breathing. Amer. J. Physiol. **133**, 694—719 (1941).

— E. T. HANSEN and J. J. WORZNIAK: Humoral intermediation of nerve cell activation in the central nervous system. Amer. J. Physiol. **138**, 776—791 (1942/43).

— C. S. MAGEE and J. W. BRICKER: Activity patterns of the respiratory neurons and muscles. Amer. J. Physiol. **128**, 615—628 (1939/40).

— and C. MOYER: The variability and incidence of types of breathing in the anaesthetised dog. Quart. J. exp. Physiol. **24**, 315—329 (1935a).

— — A comparison of the effects of anoxemia and carbon dioxide saturation on costal and abdominal breathing. Quart. J. exp. Physiol. **24**, 331—336 (1935b).

GESELL, R., and C. MOYER: Effects of sensory nerve stimulation on costal and abdominal breathing in the anaesthetised dog. Quart. J. exp. Physiol. **25**, 1—11 (1935c).

— — Is breathing fundamentally a reflex phenomenon? Quart. J. exp. Physiol. **25**, 13—31 (1935d).

— — The dual excitatory action of the vagal stretch reflex. Amer. J. Physiol. **131**, 674—680 (1940/41).

— — The expiratory component in breathing during pneumothorax. Amer. J. Physiol. **133**, P292—P293 (1941a).

— — Proprioceptive reflex effects arising from deformation in the lungs and torso. Amer. J. Physiol. **133**, P293 (1941b).

— E. H. STEFFENSEN and J. M. BROOKHART: The interaction of the rate and depth components of respiratory control. Amer. J. Physiol. **120**, 105—120 (1937).

—, and F. WHITE: Recruitment of muscular activity and the central neurone after-discharge of hyperpnea. Amer. J. Physiol. **122**, 48—56 (1938).

—, and J. J. WORZNIAK: On the origin of the expiratory activity patterns. Amer. J. Physiol. **131**, 681—686 (1940/41).

GIERKE, (H.): Die Theile der Medulla oblongata, deren Verletzung die Athembewegungen hemmt, und das Athemcentrum. Pflügers Arch. ges. Physiol. **7**, 583—600 (1873).

GIERKE, H.: Zur Frage des Athmungscentrums. Cbl. med. Wiss. **23**, 593—596 (1885).

× GILCHRIST, W.: (Respiratorische Wirkung der Vagusreizung.) Brit. foreign med.-chir. Rev. **22**, 495 (1858) (zit. ROSENTHAL 1862).

GIRARD, H.: Recherches sur l'appareil respiratoire central. Mém. Soc. Phys. Hist. nat. Genève **1890**, Suppl. No 4, 1—147 (1891).

GITHENS, T. S., and S. J. MELTZER: Apnea as an after-effect of pulmonary distension and its dependence upon the vagus nerves. Demonstration. Proc. Soc. exp. Biol. (N.Y.) **12**, 64 (1915).

GIUSTI, L., et B. A. HOUSSAY: Sur la vagotomie bilatérale chez le cobaye. C. R. Soc. Biol. (Paris) **85**, 29—30 (1921a).

— — La vagotomie bilatérale chez les cobayes et les rats. J. Physiol. Path. gén. **18**, 244—258 (1921b).

GRAHAM, J. C.: Ein neues specifisches regulatorisches Nervensystem des Athemcentrums. Pflügers Arch. ges. Physiol. **25**, 379—381 (1881).

GRANDJEAN, E.: Atmungsveränderungen bei Reizung der afferenten Phrenicusfasern. Helv. physiol. pharmacol. Acta **1**, 205—220 (1943).

GREEN, J. H., and J. B. L. HOWELL: The correlation of intercostal muscle activity with respiratory air flow in conscious human subjects. J. Physiol. (Lond.) **149**, 471—476 (1959).

—, and E. NEIL: The respiratory function of the laryngeal muscles. J. Physiol. (Lond.) **129**, 134—141 (1955).

GREENE, C. W.: Reflex cardiac reactions through the phrenic nerves as afferent pathways. Amer. J. Physiol. **93**, 651—652 (1930).

GREENE, J. A.: Clinical studies of respiration. III. Influence on the expiratory position of the chest in man of an inspired air which is low in oxygen and high in carbon dioxide, and of resistance to inspiration and to expiration. Arch. intern. Med. **52**, 447—453 (1933).

GREGO, B.: Sulla insorgenza del riflesso respiratorio ortostatico negli animali durante lo sviluppo corporeo. Arch. Fisiol. **53**, 276—296 (1953).

GROBER, J. A.: Über die Athmungsinnervation der Vögel. Pflügers Arch. ges. Physiol. **76**, 427—469 (1899).

GROSSMANN, M.: Über die Athembewegungen des Kehlkopfes. I. Theil. Das Respirationscentrum insbesondere des Kehlkopfes. II. Theil. Die Wurzelfasern der Kehlkopfnerven. S.-B. Akad. Wiss. Wien. (III) **98**, 385—428, 466—490 (1890).

GRÜNINGER, B.: Vagale Atmungssteuerung aus Zwerchfell und Abdomen. Helv. physiol. pharmacol. Acta **13**, 319—330 (1955).

GRÜTZNER, P.: Über verschiedene Arten der Nervenerregung. I. Über die Einwirkung von Wärme und Kälte auf Nerven. Pflügers Arch. ges. Physiol. **17**, 215—238 (1878a).
— Über verschiedene Arten der Nervenerregung. II. Über die Einwirkung constanter elektrischer Ströme auf Nerven. Pflügers Arch. ges. Physiol. **17**, 238—249 (1878b).
— Über verschiedene Arten der Nervenerregung. III. Über die chemische Reizung von Nerven. Pflügers Arch. ges. Physiol. **17**, 250—254 (1878c).
GURDJIAN, E. S.: Effects of thermal and chemical applications to the exposed medulla of the dog. Amer. J. Physiol. **82**, 261—268 (1927).
GUTTMANN, P.: Zur Lehre von den Athembewegungen. Arch. Anat. Physiol. wiss. Med. **1875**, 500—525.
HABER, E., K. W. KOHN, S. H. NGAI, D. A. HOLADAY and S. C. WANG: Localization of spontaneous respiratory neuronal activities in the medulla of the cat: a new location of the expiratory center. Amer. J. Physiol. **190**, 350—355 (1957).
HALDANE, J. S.: Respiration. New Haven: Yale University Press 1927.
—, and A. MAVROGORDATO: The vagus regulation of breathing. J. Physiol. (Lond.) **50**, xli—xliii (1915/16).
—, and J. G. PRIESTLEY: The regulation of the lung-ventilation. J. Physiol. (Lond.) **32**, 225—266 (1905).
—, and L. J. SMITH: The physiological effects of air vitiated by respiration. J. Path. Bact. **1**, 168—186 (1892).
HALL, F. G., and J. SALZANO: Effects of vagal blockade on respiratory work in the hypothermic animal. Anesthesiology **21**, 281—284 (1960).
— — Effect of hypothermia on responses to imposed trachea obstruction. J. appl. Physiol. **16**, 1019—1022 (1961).
HALL, M.: Memoirs on the nervous system. London: Sherwood, Gilbert and Piper 1837.
HAMMOUDA, M., A. SAMAAN and W. H. WILSON: The origin of the inflation and the deflation pulmonary reflexes. J. Physiol. (Lond.) **101**, 446—459 (1942/43).
—, and G. STELLA: Afferent impulses in the pulmonary vagus. J. Physiol. (Lond.) **83**, 10P (1935).
—, and W. H. WILSON: The vagus influences giving rise to the phenomena accompanying expansion and collapse of the lungs. J. Physiol. (Lond.) **74**, 81—114 (1932).
— — Influences which affect the form of the respiratory cycle, in particular that of the expiratory phase. J. Physiol. (Lond.) **80**, 261—284 (1934).
— — The presence in the vagus of fibres transmitting impulses augmenting the frequency of respiration. J. Physiol. (Lond.) **83**, 292—312 (1935a).
— — Further observations on the respiratory-accelerator fibres of the vagus. J. Physiol. (Lond.) **85**, 62—72 (1935b).
— — Reflex slowing of respiration accompanying changes in the intrapulmonary pressure. J. Physiol. (Lond.) **88**, 284—297 (1937).
— — Reflex acceleration of respiration arising from excitation of the vagus or its terminations in the lungs. J. Physiol. (Lond.) **94**, 497—524 (1938/39).
HAPKE, H. J.: Schnappatmung („gasping") als Folge eines verstärkten atemhemmenden Vagusreflexes. Experientia (Basel) **18**, 98 (1962).
HARRIS, T. D., and H. L. BORISON: Effect of pentobarbital on electrical excitability of respiratory center in the cat. Amer. J. Physiol. **176**, 77—82 (1954).
HARRISON, T. R., J. A. CALHOUN, G. E. CULLEN, W. E. WILKINS and C. PILCHER: Studies in congestive heart failure. XV. Reflex versus chemical factors in the production of rapid breathing. J. clin. Invest. **11**, 133—154 (1932).
HARTMANN, I., u. O. A. M. WYSS: Nachweis der Fortpflanzung natürlich ausgelöster Erregungen am nicht aufgeteilten Nervenstamm. Helv. physiol. pharmacol. Acta **11**, C39—C41 (1953).
HATAKEYAMA, I., and H. KYUNG: On the respiratory inhibition and stoppage caused by repetitive electric stimulation of the vagus nerve. J. Physiol. Soc. Japan **15**, 503—508 (1953a).

HATAKEYAMA, I., and H. KYUNG: Respiratory effect of a single vagal volley and rhythmic change of excitability of respiratory centre. J. Physiol. Soc. Japan 15, 509—519 (1953b).

HEAD, H.: On the regulation of respiration. Part I, II. J. Physiol. (Lond.) 10, 1—70, 279—290 (1889).

HEAF, P. J. D., and F. J. PRIME: The mechanical aspects of artificial pneumothorax. Lancet 267 II, 468—470 (1954).

HÉDON, E., et C. FLEIG: Action du chloralose sur quelques réflexes respiratoires. Arch. internat. Pharmacodyn. 11, 361—380 (1903).

HEIDENHAIN, R.: Ein mechanischer Tetanomotor für Vivisectionen. Unters. Naturl. (Moleschott) 4, 124—133 (1858).

— Untersuchungen über den Einfluß des nv. vagus auf die Herzthätigkeit. Pflügers Arch. ges. Physiol. 27, 383—412 (1882).

HEIM, F.: Änderung von Funktion und Erregbarkeit des Atemzentrums bei elektrischer Vagusreizung. Arch. exp. Path. Pharmak. 204, 203—216 (1947).

HEINBECKER, P.: The potential analysis of the turtle and cat sympathetic and vagus nerve trunks. Amer. J. Physiol. 93, 284—306 (1930).

HEINEMANN, C.: Über den Respirationsmechanismus der Rana esculenta und Störungen desselben nach Durchschneidung der Nervi vagi. Virchows Arch. path. Anat. 22, 1—38 (1861).

HEINRICIUS, G.: Über die Bedeutung der Lungenvagi bei Neugeborenen. Z. Biol. 26, 186—189 (1890).

× HELMOLT, (* v.): Über die reflectorischen Beziehungen des Nervus vagus zu den motorischen Nerven der Athemmuskeln. Inaug.-Diss. Gießen 1856 (zit. ROSENTHAL 1862).

HEMINGWAY, A., and D. H. SIMMONS: Respiratory response to acute progressive pneumothorax. J. appl. Physiol. 13, 165—170 (1958).

HEMPEL, J.: Untersuchungen über Tonus und Bewegung des Zwerchfells bei experimentellen Atmungsstörungen. Arch. exp. Path. Pharmak. 168, 359—378 (1932).

— Untersuchungen über Veränderungen der Thoraxatmung bei experimentellen Atmungsstörungen. Arch. exp. Path. Pharmak. 169, 254—267 (1933).

HENDERSON, V. E., and E. H. CRAIGIE: On the respiratory centre. Amer. J. Physiol. 115, 520—529 (1936).

—, and T. A. SWEET: On the respiratory centre. Amer. J. Physiol. 91, 94—102 (1930).

HÉNOCQUE, A., et (*) ELOY: Effets produits par l'arrachement du nerf phrénique et la régénération de ce nerf. C. R. Soc. Biol. (Paris) 34, 572—577 (1882a).

— — Etude comparative de l'action des nerfs intercostaux et des diverses racines du nerf phrénique. C. R. Soc. Biol. (Paris) 34, 578—585 (1882b).

— — Action des racines supérieures du nerf phrénique sur les contractions du diaphragme. C. R. Soc. Biol. (Paris) 34, 607—608 (1882c).

— — Effets produits par les sections longitudinales et hémilatérales de la moelle sur les contractions du diaphragme. C. R. Soc. Biol. (Paris) 34, 608—614 (1882d).

HENRIJEAN, F.: Sur les effets respiratoires de l'excitation du pneumogastrique. Arch. Biol. Liège 3, 229—234 (1882).

HERING, E.: Die Selbststeuerung der Athmung durch den Nervus vagus. S.-B. Akad. Wiss. Wien (II) 57, 672—677 (1868).

HERING, H. E.: Über die nach Durchschneidung der hinteren Wurzeln auftretende Bewegungslosigkeit des Rückenmarkfrosches. Pflügers Arch. ges. Physiol. 54, 614—636 (1893).

HERMANN, H., J. CHATONNET et J. F. CIER: Des conditions nécessaires à l'obtention de la mort par inhibition respiratoire vagale. C. R. Soc. Biol. (Paris) 140, 529—532 (1946).

— — et J. VIAL: Sur l'échappement des centres respiratoires aux excitations inhibitrices vagales. C. R. Soc. Biol. (Paris) 140, 527—529 (1946).

— F. JOURDAN et J. VIAL: Les centres respiratoires médullaires existent-ils? C. R. Soc. Biol. (Paris) 114, 1254—1258 (1933).

— — G. MORIN et J. VIAL: Quelques données expérimentales recueillies chez l'animal "spinal". Ann. Physiol. Physicochim. biol. 10, 922—925 (1934).

HERTZMAN, A. B., and R. GESELL: The regulation of respiration. XII. The vagal reflex control of the respiratory movements of the isolated head. Peripheral mechanical and peripheral chemical factors. Amer. J. Physiol. **82**, 608—620 (1927).

HERZEN, A.: Le cerveau et l'activité cérébrale au point de vue psycho-physiologique. Paris: Baillière & Fils 1887.

HERZEN, P.: Les causes de mort après la double vagotomie dans leur rapport avec les conditions de survie. Thèse (Lucien Vincent), Lausanne 1897.

HERZOG, F.: Über die Selbststeuerung der Atmung des Menschen und über die durch Verminderung der Selbststeuerung entstandene Veränderung des Atmens bei Asthma bronchiale, bei Gehirndruck und bei Tabes. Dtsch. Arch. klin. Med. **124**, 38—87 (1918).

HESS, R.: Untersuchungen über das Ursprungsgebiet des primären Atmungsrhythmus. Pflügers Arch. ges. Physiol. **243**, 259—282 (1940).

HESS, W. R.: Kritik der Hering-Breuerschen Lehre von der Selbststeuerung der Atmung. Pflügers Arch. ges. Physiol. **226**, 198—211 (1931a).

— Die Regulierung der Atmung, gleichzeitig ein Beitrag zur Physiologie des vegetativen Nervensystems. Leipzig: Georg Thieme 1931 (b).

— Die Rolle des Vagus in der Selbststeuerung der Atmung. Pflügers Arch. ges. Physiol. **237**, 24—39 (1936).

— I. Reflexbeziehungen zwischen afferentem Vagus und Innervation der respiratorischen Thoraxmuskulatur. II. Beziehungen zwischen der Innervation synergistischer Muskeln. Verh. Schweiz. Physiol. Juni **1937**, 5—6.

— Inverser Vaguseffekt auf das Zwerchfell. Verh. Schweiz. Physiol. Jan. **1938** (a). p. 7.

— Das Zwischenhirn und die Regulation von Kreislauf und Atmung. Leipzig: Georg Thieme 1938 (b).

— Der Reflextonus des Zwerchfelles und der Einfluß der Lungenentfaltung auf den Atmungstypus. Veröffentl. Reichsstelle Unterrichtsfilm Archivfilm B 438 (1940).

— Weitere Beobachtungen über den tonischen Vaguseinfluß bei verschiedenem konstantem Lungenvolum. Pflügers Arch. ges. Physiol. **244**, 360—364 (1941).

—. u. O. A. M. WYSS: Die Analyse der physikalischen Atmungsregulierung an Hand der Aktionsstrombilder des Phrenikus. Pflügers Arch. ges. Physiol. **237**, 761—770 (1936).

HEYMANS, C., et A. LADON: Perfusion et survie de la tête sectionnée du chien. Anémie bulbaire, automatisme respiratoire. C. R. Soc. Biol. (Paris) **90**, 93—95 (1924a).

— — Sur l'automatisme respiratoire. A propos de la note de E. DE SOMER. C. R. Soc. Biol. (Paris) **90**, 1286—1287 (1924b).

HEYMANS, J. F., et C. HEYMANS: Sur le mécanisme de l'apnée réflexe ou pneumogastrique. C. R. Soc. Biol. (Paris) **92**, 1335—1338 (1925).

— — Sur les modifications directes et sur la régulation réflexe de l'activité du centre respiratoire de la tête isolée du chien. Arch. internat. Pharmacodyn. **33**, 273—370 (1927).

— — Sur le mécanisme du tonus respiratoire vagal. C. R. Soc. Biol. (Paris) **99**, 633—635 (1928).

HIESTAND, W. A., and W. C. RANDALL: Influence of proprioceptive vagal afferents on panting and accessory panting movements in mammals and birds. Amer. J. Physiol. **138**, 12—15 (1942/43).

HILLENBRAND, C. J., and T. E. BOYD: Reflex respiratory effects from intermittent stimulation of the vagus and superior laryngeal nerves. Amer. J. Physiol. **116**, 380—386 (1936).

HINSEY, J. C., K. HARE and R. A. PHILLIPS: Sensory components of the phrenic nerve of the cat. Proc. Soc. exp. Biol. (N.Y.) **41**, 411—414 (1939).

HOFF, H. E., and C. G. BRECKENRIDGE: The medullary origin of respiratory periodicity in the dog. Amer. J. Physiol. **158**, 157—172 (1949).

— — Levels of integration of respiratory patterns. J. Neurophysiol. **15**, 47—56 (1952).

— — and J. E. CUNNINGHAM: Adrenaline apnea in the medullary animal. Amer. J. Physiol. **160**, 485—489 (1950).

HOFFMANN, P.: Untersuchungen über die Eigenreflexe (Sehnenreflexe) menschlicher Muskeln. Berlin: Springer 1922.
— Über Muskeln ohne Eigenreflexe. XII. Internat. Physiol. Congr. Stockholm 1926, S. 78—79.
— Die physiologischen Eigenschaften der Eigenreflexe. Ergebn. Physiol. 36,15—108 (1934).
— Allgemeine Physiologie der Reflexe. Fortschr. Neurol. Psychiat. 13, 331—363 (1941).
—, u. C. J. KELLER: Untersuchungen über Atemreflexe mit Hilfe der Aktionsströme. Ber. ges. Physiol. 50, 296—297 (1929).
— M. SCHNEIDER u. C. J. KELLER: Ergebnisse der Untersuchung der Atemreflexe mit Hilfe der Aktionsströme. Z. Biol. 91, 196—202 (1931).
HOLMES, O., et J. TROQUET: Activité électrique de fibres vagales afférentes pendant l'intoxication à l'ozone. J. Physiol. (Paris) 53, 364—365 (1961).
HOLMES, R. L., P. P. NEWMAN and J. H. WOLSTENCROFT: Location of a heat-sensitive region in the medulla. J. Physiol. (Lond.) 142, 55P—56P (1958).
— — — A heat-sensitive region in the medulla. J. Physiol. (Lond.) 152, 93—98 (1960).
HONDA, Y., H. NOMURA and M. MINOGUCHI: Effects of vagotomy on the excitability of the respiratory center to blood CO_2. Jap. J. Physiol. 7, 137—146 (1957).
HOUGH, T.: On the respiratory function of some muscles of the higher mammalia. Stud. Biol. Lab. Johns Hopkins Univ. 5, 91—98 (1893).
HOWELL, W. H., S. P. BUDGETT and E. LEONARD: The effect of stimulation and of changes in temperature upon the irritability and conductivity of nerve-fibres. J. Physiol. (Lond.) 16, 298—318 (1894).
HUBER, A.: Vagotomie und afferente Vagusreizung bei der Ratte. Helv. physiol. pharmacol. Acta 15, 472—484 (1957).
— R. J. H. OBERHOLZER u. P. L. PARMEGGIANI: Lokalisation einer Schaltstelle in der Medulla oblongata des Kaninchens für den sinusalen Depressorreflex. Helv. physiol. pharmacol. Acta 18, C 35 (1960).
HUKUHARA, T., and S. NAKAYAMA: Further studies on the effects of the transection of the brain stem upon the respiratory movements. Jap. J. Physiol. 9, 43—48 (1959).
— — and S. BABA: The mechanism of the nervous regulation of the respiratory movements. Jap. J. Physiol. 2, 316—327 (1951/52).
— — — and T. ODANAKA: On the localization of the respiratory center. Jap. J. Physiol. 2, 44—49 (1951/52).
— — and H. OKADA: Action potentials in the normal respiratory centers and its centrifugal pathways in the medulla oblongata and spinal cord. Jap. J. Physiol. 4, 145—153 (1954).
— — and M. YAMAGAMI: On the behavior of the respiratory muscles in the gasping. Jap. J. Physiol. 9, 125—129 (1959).
—, and H. OKADA: Effects of deglutition upon the spike discharges of neurones in the respiratory center. Jap. J. Physiol. 6, 162—166 (1956a).
— — On the automaticity of the respiratory centers of the catfish and crucian carp. Jap. J. Physiol. 6, 313—320 (1956b).
— — and S. NAKAYAMA: On the vagus-respiratory reflex. Jap. J. Physiol. 6, 87—97 (1956).
— T. SUMI and H. OKADA: Further studies on the localization of the respiratory centers. Jap. J. Physiol. 3, 138—147 (1952/53).
HUXLEY, F. M.: On the reflex nature of apnoea in the duck in diving: I. The reflex nature of submersion apnoea. Quart. J. exp. Physiol. 6, 147—158 (1913a).
— On the reflex nature of apnoea in the duck in diving: II. Reflex postural apnoea. Quart. J. exp. Physiol. 6, 159—182 (1913b).
HYDE, I. H.: A reflex respiratory centre. Amer. J. Physiol. 16, 368—377 (1906).
ISHIHARA, M.: Über das für die Lungenvaguswirkung neutrale Lungenvolum. Pflügers Arch. ges. Physiol. 106, 386—401 (1905).
— Bemerkungen über die Atmung der Fische. Zbl. Physiol. 20, 157—169 (1907).

Ito, F., and S. Watanabe: Localization and organization of respiratory neurons in the brain-stem of the toad, with reference to activities of slow motor system. Jap. J. Physiol. **12**, 611—622 (1962).

Jacot, C.: Etude du mécanisme du réflexe de Head au cours de l'expiration. IIe communication. Helv. physiol. pharmacol. Acta **8**, 517—524 (1950).

Joels, N., and M. Samueloff: The activity of the medullary centres in diffusion respiration. J. Physiol. (Lond.) **133**, 360—372 (1956).

Johnson, F. H., and G. V. Russell: The locus coeruleus as a pneumotaxic center. Anat. Rec. **112**, 348 (1952).

Jones, D. S., R. J. Beargie and J. E. Pauly: An electromyographic study of some muscles of costal respiration in man. Anat. Rec. **117**, 17—24 (1953).

Josenhans, W.: Vagusreflexe der Atmung bei Variation der Reizbedingungen. Pflügers Arch. ges. Physiol. **258**, 287—295 (1953/54a).

— Vergleich der Atmung bei afferenter Vagusreizung mit der Atembemühung bei Trachealverschluß. Pflügers Arch. ges. Physiol. **258**, 296—303 (1953/54b).

Joseph, M.: Zeitmessende Versuche über Athmungsreflexe. Arch. (Anat.) Physiol. **1883**, 480—487.

Joseph, R.: Experimental proof of vagus apnea. Amer. J. Physiol. **59**, 491 (1922).

Kahn, A. J.: Studies on intercostal nerve physiology. Proc. Soc. exp. Biol. (N.Y.) **44**, 514—517 (1940).

Kappers, C. U. A., G. C. Huber and E. C. Crosby: The comparative anatomy of the nervous system of vertebrates including man. Volume one. New York: Macmillan & Co. 1936.

Katsuki, S.: On the mechanism of the periodic respiration. Kumamoto med. J. **4**, 9—14 (1951/52).

—, and Y. Ikeda: Influence upon respiration of destruction and stimulation of pons in rabbits. Kumamoto med. J. **4**, 135—141 (1951/52).

— T. Uramoto and Y. Motozato: Experimental studies on the effect of circulatory disturbance of the basilar artery upon respiration. Kumamoto med. J. **11**, 59—66 (1958).

Kauders, F.: Über den Einfluß der electrischen Reizung der Nervi vagi auf die Athmung. Pflügers Arch. ges. Physiol. **57**, 333—374 (1894).

Kehrer, F. A.: Ein Versuch bei einem neugeborenen Kinde über den Sitz der Athmungscentren. Z. Biol. **28**, 450—458 (1891).

Keller, A. D.: Nervous control of respiration. I. Observations on the localization of the respiratory mechanism in the isthmus, pons and upper medulla of the cat. Amer. J. Physiol. **89**, 289—309 (1929).

— On the possible respiratory center in the cephalic brain-stem. Amer. J. Physiol. **93**, 663—664 (1930a).

— Types of periodic breathing observed as a result of placing lesions in the brain-stem. Amer. J. Physiol. **93**, 664—665 (1930b).

— Nervous control of respiration. II. Types of periodic breathing observed as a result of placing lesions in the brain stem. Amer. J. Physiol. **96**, 59—65 (1931).

Keller, C. J., u. A. Loeser: Der zentripetale Lungenvagus. Z. Biol. **89**, 373—395 (1930).

Kerr, D. I. B.: Vagal reflex influences on central respiratory co-ordination. Austral. J. exp. Biol. med. Sci. **28**, 421—431 (1950).

—, and C. W. Dunlop: Vagal respiratory responses during chemically induced apnea. Amer. J. Physiol. **177**, 496—500 (1954).

— — E. D. Best and J. A. Mullner: Modification of apneusis by afferent vagal stimulation. Amer. J. Physiol. **176**, 508—512 (1954).

Killian, H., u. K. Kuhlmann: Der Regulierungsmechanismus der Lungenentfaltung und Atemoberfläche. I. Mitt. Arch. klin. Chir. **190**, 615—643 (1937).

Killick, E. M.: Resistance to inspiration; its effects on respiration in man. J. Physiol. (Lond.) **84**, 162—172 (1935).

KNOLL, P.: Über Myocarditis und die übrigen Folgen der Vagussection bei Tauben. Z. Heilk. (Wien) **1**, 255—315 (1880).

— Beiträge zur Lehre von der Athmungsinnervation. Erste Mittheilung. Athmung bei Erregung des Halsvagus durch seinen eigenen Strom. S.-B. Akad. Wiss. Wien (III) **85**, 282—306 (1882).

— Beiträge zur Lehre von der Athmungsinnervation. Zweite Mittheilung. Athmung bei künstlicher Erregung des Halsvagus. S.-B. Akad. Wiss. Wien (III) **86**, 48—66 (1883a).

— Beiträge zur Lehre von der Athmungsinnervation. Dritte Mittheilung. Über Apnoe. S.-B. Akad. Wiss. Wien (III) **86**, 101—120 (1883b).

— Beiträge zur Lehre von der Athmungsinnervation. Vierte Mittheilung. Athmung bei Erregung der Vaguszweige. S.-B. Akad. Wiss. Wien (III) **88**, 479—512 (1884).

— Beiträge zur Lehre von der Athmungsinnervation. Fünfte Mittheilung. Athmung bei Erregung sensibler Nerven. S.-B. Akad. Wiss. Wien (III) **92**, 306—327 (1886a).

— Beiträge zur Lehre von der Athmungsinnervation. Sechste Mittheilung. Zur Lehre vom Einfluß des centralen Nervensystems auf die Athmung. S.-B. Akad. Wiss. Wien (III) **92**, 328—344 (1886b).

— Über die Athmungsinnervation. Verh. Congr. inn. Med. (Wiesbaden) **5**, 210—227 (1886c).

— Beiträge zur Lehre von der Athmungsinnervation. Achte Mittheilung. Über die Athembewegungen und die Athmungsinnervation des Frosches. S.-B. Akad. Wiss. Wien (III) **96**, 92—112 (1888).

— Beiträge zur Lehre von der Athmungsinnervation. Neunte Mittheilung. Über die Lage des Athmungscentrums. S.-B. Akad. Wiss. Wien (III) **97**, 163—182 (1889).

KNOWLTON, G. C., and M. G. LARRABEE: A unitary analysis of pulmonary volume receptors. Amer. J. Physiol. **147**, 100—114 (1946).

KOCHERGA, D. A.: Bull. exp. Biol. U. S. S. R. Med. **45**, 26—31 (1958).

KÖHLER, H.: Über die Compensation mechanischer Respirationsstörungen und die physiologische Bedeutung der Dyspnoe. Arch. exp. Path. Pharmak. **7**, 1—44 (1877).

KÖLLIKER, A., u. H. MÜLLER: Versuche über den Einfluß des Vagus auf die Respiration. Verh. phys.-med. Ges. Würzb. **5**, 233—235 (1855).

KOHNSTAMM, O.: Über die Coordinationskerne des Hirnstammes und die absteigenden Spinalbahnen. Nach den Ergebnissen der combinierten Degenerationsmethode. Mschr. Psychiat. Neurol. **8**, 261—293 (1900).

KOHRMAN, R. M., J. B. NOLASCO and C. J. WIGGERS: Types of afferent fibres in the phrenic nerve. Amer. J. Physiol. **151**, 547—553 (1947).

KOHTS, O., u. E. TIEGEL: Einfluß der Vagusdurchschneidung auf Herzschlag und Athmung. Pflügers Arch. ges. Physiol. **13**, 84—92 (1876).

KOLDER, H.: Irreversible Atemlähmung durch Vagusreizung. Pflügers Arch. ges. Physiol. **261**, 583—589 (1955).

KOLLER, E. A.: Die Wirkung von Micoren auf Atmung und Blutdruck. Helv. physiol. pharmacol. Acta **20**, 97—113 (1962).

KOPPÁNYI, T., and N. KLEITMAN: Postural apnea in the duck. Proc. Soc. exp. Biol. (N.Y.) **24**, 582—583 (1926/27).

— — Body righting and related phenomena in the domestic duck (Anas boscas). Amer. J. Physiol. **82**, 672—685 (1927).

KOSTIN, S.: Zur Frage nach Entstehen des normalen Athemrhythmus. Arch. (Anat.) Physiol. **1904** (a), Suppl., 51—80.

— Zur Frage nach dem Zwerchfelltonus. Zbl. Physiol. **17**, 617—621 (1904b).

KOULIABKO, A.: Quelques expériences sur la survie prolongée de la tête isolée des poissons. (Première communication.) Arch. internat. Physiol. **4**, 437—464 (1907).

KOWALEWSKY, N., u. E. ADAMÜK: Einige Bemerkungen über den N. depressor. Cbl. med. Wiss. **6**, 545—547 (1868).

—, u. J. NAWROCKI: Untersuchungen über die sensiblen Nerven der Muskeln. Cbl. med. Wiss. **16**, 145—148 (1878).

Kraft, H. G., H. J. Bein u. R. Meier: Vergleichende Untersuchungen der vagalen Atemregulation bei Kaninchen und Meerschweinchen. Helv. physiol. pharmacol. Acta 16, 287—302 (1958).

Kratschmer, F.: Über Reflexe von der Nasenschleimhaut auf Athmung und Kreislauf. S.-B. Akad. Wiss. Wien (II) 62, 147—170 (1870).

Kravitz, H., L. Elegant, B. Block, M. Babakitis and E. Lundeen: The effect of position on the respiratory rate of premature and mature newborn infants. Pediatrics 22, 432—435 (1958).

Kreidl, A.: Experimentelle Untersuchungen über das Wurzelgebiet des Nervus glossopharyngeus, Vagus und Accessorius beim Affen. S.-B. Akad. Wiss. Wien (III) 106, 197—237 (1897).

Krimer, W.: Untersuchungen über die nächste Ursache des Hustens mit Beziehung auf die Lehren vom Athemholen und vom Croup. Hrsg. von F. Nasse. Leipzig: Carl Cnobloch 1819.

Krnjević, K., and R. Miledi: Motor units in the rat diaphragm. J. Physiol. (Lond.) 140, 427—439 (1958).

Kronecker, H.: Altes und Neues über das Athmungscentrum. Dtsch. med. Wschr. 13, 812—815 (1887).

—, u. M. Marckwald: Über die Athembewegung des Zwerchfells. Arch. (Anat.) Physiol. 1879, 592—594.

Kuiper, T.: Untersuchungen über die Atmung der Teleostier. Pflügers Arch. ges. Physiol. 117, 1—107 (1907).

Laborde, J. V.: Sur la détermination expérimentale du centre respiratoire. 1re partie: Résumé des faits. C. R. Soc. Biol. (Paris) 42, 620—625 (1890).

Ladefoged, P., M. H. Draper and D. Whitteridge: Syllables and stress. Misc. Phonet. 3, 1 (1958).

Langendorff, O.: Der Einfluß des Nervus vagus und der sensiblen Nerven auf die Athmung. Mittheil. Königsberg. Physiol. Lab. (W. v. Wittich), p. 33—67. Königsberg: Hartung 1878.

— Über das Atmungscentrum. Cbl. med. Wiss. 17, 913—915 (1879a).

— Über die Selbststeuerung der Athembewegungen. Arch. (Anat.) Physiol. 1879(b), Suppl., 48—53.

— Über Tetanisirung von Nerven durch rhythmische Dehnung. Cbl. med. Wiss. 20, 113—115 (1882).

— Studien über die Innervation der Athembewegungen. Sechste Mittheilung. Das Athmungscentrum der Insecten. Arch. (Anat.) Physiol. 1883, 80—88.

— Studien über die Innervation der Athembewegungen. Siebente Mittheilung. Einige neuere Untersuchungen über den Sitz des Athmungscentrums. Arch. (Anat.) Physiol. 1887 (a), 237—253.

— Studien über die Innervation der Athembewegungen. Achte Mittheilung. Die Automatie des Athemcentrums. Arch. (Anat.) Physiol. 1887 (b), 285—289.

— Studien über die Innervation der Athembewegungen. Neunte Mittheilung. Über die Folgen einer halbseitigen Abtragung des Kopfmarkes. Arch. (Anat.) Physiol. 1887 (c), 289—295.

— Studien über die Innervation der Athembewegungen. Zehnte Mittheilung. Das Athmungscentrum von Idothea entomon. Arch. (Anat.) Physiol. 1888, 282—286.

— Mittheilungen zur Athmungslehre. Arch. (Anat.) Physiol. 1893, 397—416.

—, u. F. Gürtler: Studien über die Innervation der Athembewegungen. Fünfte Mittheilung. Über Reizung des verlängerten Markes. Arch. (Anat.) Physiol. 1881, 519—537.

—, u. R. Nitschmann: Studien über die Innervation der Athembewegungen. Erste Mittheilung. Über die spinalen Centren der Athmung. Arch. (Anat.) Physiol. 1880, 518—549.

LANGENDORFF, O., R. NITSCHMANN u. H. WITZACK: Studien über die Innervation der Athembewegungen. Zweite Mittheilung. Über ungleichzeitige Thätigkeit beider Zwerchfellshälften. Arch. (Anat.) Physiol. **1881**, 78—89.

—, u. R. OLDAG: Untersuchungen über das Verhalten der die Athmung beeinflussenden Vagusfasern gegen Kettenströme. Pflügers Arch. ges. Physiol. **59**, 201—224 (1895).

—, u. A. SEELIG: Über die in Folge von Athmungshindernissen eintretenden Störungen der Respiration. Pflügers Arch. ges. Physiol. **39**, 223—237 (1886).

LANGLOIS, J. P., et L. GARRELON: Centre polypnéique et cocaïne. C. R. Soc. Biol. (Paris) **65**, 715—716 (1908).

LANZ, U.: Zum Mechanismus der Headschen Trachealverschlußreaktion. III. Mitt. Helv. physiol. pharmacol. Acta **10**, 62—67 (1952).

LARRABEE, M. G., and R. HODES: Cyclic changes in the respiratory centers, revealed by the effects of afferent impulses. Amer. J. Physiol. **155**, 147—164 (1948).

—, and G. C. KNOWLTON: Excitation and inhibition of phrenic motoneurones by inflation of the lungs. Amer. J. Physiol. **147**, 90—99 (1946).

LEFRANÇOIS, R., K. MANDAI et H. GAUTIER: Allongement réflexe de la période ventilatoire par des résistances ou des élastances respiratoires additionnelles chez le lapin éveillé ou anesthésié. J. Physiol. (Paris) **54**, 365—366 (1962).

LE GALLOIS, C. J. J.: Expériences sur le principe de la vie, notamment sur celui des mouvemens du coeur, et sur le siége de ce principe. Paris: D'Hautel 1812.

LEHMANN, W.: Über die sensiblen Fasern in den vorderen Wurzeln und ihre Beziehung zur Sensibilität der visceralen Organe. Z. ges. exp. Med. **12**, 331—410 (1921).

LEICHTENSTERN, O.: Versuche über das Volumen der unter verschiedenen Umständen ausgeathmeten Luft. Z. Biol. **7**, 197—236 (1871).

LEUBE, W.: Ein Beitrag zur Frage vom Cheyne-Stockesschen Respirationsphänomen. Berl. klin. Wschr. **7**, 177—180 (1870).

LEUSEN, I. R.: Chemosensitivity of the respiratory center. Influence of CO_2 in the cerebral ventricles on respiration. Amer. J. Physiol. **176**, 39—44 (1954a).

— Chemosensitivity of the respiratory center. Influence of changes in the H^+ and total buffer concentrations in the cerebral ventricles on respiration. Amer. J. Physiol. **176**, 45—51 (1954b).

LEWANDOWSKY, M.: Die Regulirung der Athmung. Arch. (Anat.) Physiol. **1896**, 195—248, 483—510.

— Über den Lungenvagus. Cbl. Physiol. **10**, 601—606 (1897).

— Über Schwankungen des Vagusstromes bei Volumänderungen der Lunge. Pflügers Arch. ges. Physiol. **73**, 288—296 (1898).

LEWIS, L. J., and J. M. BROOKHART: Significance of the crossed phrenic phenomenon. Amer. J. Physiol. **166**, 241—254 (1951).

LIEBEN, S.: Über die reizlose Vagusausschaltung durch Kälte. Pflügers Arch. ges. Physiol. **118**, 247—259 (1907).

LIEBMANN, G.: Versuche über die Rhythmik der Athembewegungen. Inaug.-Abh. Tübingen (Vierordt) 1856.

LIEW, H. D. VAN: Contribution of vagus nerves to pressure-volume characteristics of chest and lungs in dogs. Amer. J. Physiol. **177**, 161—163 (1954).

LILJESTRAND, A.: Respiratory reactions elicited from medulla oblongata of the cat. Acta physiol. scand. **29**, Suppl. **106**, 321—393 (1953).

— Neural control of respiration. Physiol. Rev. **38**, 691—708 (1958).

LIM, T. P. K., U. C. LUFT and F. S. GRODINS: Effects of cervical vagotomy on pulmonary ventilation and mechanics. J. appl. Physiol. **13**, 317—324 (1958).

LINDHAGEN, E.: Über den Einfluß der Ausschaltung der Nervi vagi auf die Athmung beim Kaninchen. Skand. Arch. Physiol. **4**, 296—330 (1893).

× LINDNER, (*).: De nervorum vagorum in respirationem efficacitate. Diss. inaug. Berolini 1854 (zit. ROSENTHAL 1862).

LITTLE, M. G. A., and B. A. McSWINEY: Afferent fibres from the diaphragm. J. Physiol. (Lond.) **94**, 2 P—3 P (1938/39).

LLOYD, D. P. C.: A direct central inhibitory action of dromically conducted impulses. J. Neurophysiol. **4**, 184—190 (1941).

LOCKENBERG, E.: Ein Beitrag zur Lehre von den Athembewegungen. Verh. phys.-med. Ges. Würzb. (N.F.) **4**, 239—252 (1873).

LOESCHCKE, H. H.: Intracranielle Chemorezeptoren mit Wirkung auf die Atmung. Helv. physiol. pharmacol. Acta **15**, C25—C26 (1957).

—, u. B. KATSAROS: Die Wirkung von in den Liquor cerebrospinalis eingebrachtem Ammoniumchlorid auf Atmung und Vasomotorik. Pflügers Arch. ges. Physiol. **270**, 147—160 (1959).

—, u. H. P. KOEPCHEN: Über das Verhalten der Atmung und des arteriellen Drucks bei Einbringen von Veratridin, Lobelin und Cyanid in den Liquor cerebrospinalis. Pflügers Arch. ges. Physiol. **266**, 586—610 (1957/58a).

— — Beeinflussung von Atmung und Vasomotorik durch Einbringen von Novocain in die Liquorräume. Pflügers Arch. ges. Physiol. **266**, 611—627 (1957/58b).

— — Versuch zur Lokalisation des Angriffsortes der Atmungs- und Kreislaufwirkung von Novocain im Liquor cerebrospinalis. Pflügers Arch. ges. Physiol. **266**, 628—641 (1957/58c).

— — u. K. H. GERTZ: Über den Einfluß von Wasserstoffionenkonzentration und CO_2-Druck im Liquor cerebrospinalis auf die Atmung. Pflügers Arch. ges. Physiol. **266**, 569—585 (1957/58).

x LÖWINSOHN, (*): Experimenta de nervi vagi in respirationem vi et effectu. Diss. inaug. Dorpati Livon 1858.

LOEWY, A.: Experimentelle Studien über das Athemcentrum in der Medulla oblongata und die Bedingungen seiner Thätigkeit. Pflügers Arch. ges. Physiol. **42**, 245—272 (1888a).

— Über den Tonus des Lungenvagus. Pflügers Arch. ges. Physiol. **42**, 273—281 (1888b).

— Zur Kenntniss der Erregbarkeit des Athemcentrums. Pflügers Arch. ges. Physiol. **47**, 601—621 (1890).

LOMBROSO, U.: Über die Reflexhemmung des Herzens während der reflektorischen Atmungshemmung bei verschiedenen Thieren. Z. Biol. **61**, 517—538 (1913).

LONGET, F. A.: Recherches expérimentales sur la nature des mouvements intrinsèques du poumon, et sur une nouvelle cause d'emphysème pulmonaire. C. R. Acad. Sci. (Paris) **15**, 500—503 (1842).

— Expériences relatives aux effets de l'inhalation de l'éther sulfurique sur le système nerveux des animaux. Arch. gén. Méd. (Sér. IV) **13**, 374—412 (1847).

— Traité de physiologie. Tome second. Paris: Masson 1850.

LOOFBOURROW, G. N., and R. GESELL: Comparative studies of the respiratory act (activity patterns). Amer. J. Physiol. **133**, P 365 (1941).

LUCIANI, L.: Delle oscillazioni della pressione intratoracica e intraddominale. Studio sperimentale. Arch. Sci. med. **2**, 177—224, 301—353 (1878).

— Del fenomeno di Cheyne e Stokes in ordine alla dottrina del ritmo respiratorio. Sperimentale **43** (**33**), 341—355, 449—466 (1879).

— Physiologie des Menschen, Bd. I. Ins Deutsche übertragen und bearbeitet von S. BAGLIONI u. H. WINTERSTEIN. Jena: Gustav Fischer 1905.

LUDWIG, C.: Lehrbuch der Physiologie des Menschen, 2. Aufl., Bd. I. Leipzig u. Heidelberg: C. F. Winter 1858.

LUEKEN, B., u. C. TIMM: Über die Erregbarkeit des Atemzentrums in den einzelnen Phasen des Atemzyklus. I. Mitt. Reizung des Nervus vagus. Z. Biol. **102**, 29—50 (1944).

— — Über die Erregbarkeit des Atemzentrums in den einzelnen Phasen des Atemzyklus. II. Mitt. Reizung des Nervus vagus bei Zustandsänderungen des Atemzentrums. Pflügers Arch. ges. Physiol. **249**, 241—260 (1948).

LUMSDEN, T.: Observations on the respiratory centers in the cat. J. Physiol. (Lond.) **57**, 153—160 (1923a).
— Observations on the respiratory centres. J. Physiol. (Lond.) **57**, 354—367 (1923b).
— The regulation of respiration. Part. I. J. Physiol. (Lond.) **58**, 81—91 (1923/24a).
— The regulation of respiration. Part II. Normal type. J. Physiol. (Lond.) **58**, 111—126 (1923/24b).
MACDONALD, J. S., and E. W. REID: Electromotive changes in the phrenic nerve. A method of investigating the action of the respiratory centre. J. Physiol. (Lond.) **23**, 100—111 (1898/99).
MACLEOD, J. J. R., and S. U. PAGE: The relationship between nervous and hormone control of the respiratory center. Amer. J. Physiol. **60**, 134—150 (1922).
MAGOUN, H. W., and L. E. BEATON: Respiratory responses from stimulation of the medulla of the cat. Amer. J. Physiol. **134**, 186—191 (1941).
MALSCHIN, A. J.: Zur Physiologie des Nervus phrenicus. Physiologiste russe **1**, 254—266 (1898/99).
MANN, F. C.: Further experimental study of surgical shock. J. Amer. med. Ass. **71**, 1184—1188 (1918).
MANNI, E., e O. CASSIANO: Ricerche sulla localizzazione del centro pneumotassico nella cavia. Arch. Sci. biol. (Bologna) **45**, 389—400 (1961).
MANSFELD, G., u. A. HAMORI: Untersuchungen über die zentrale Regulierung der Atmung. Arch. internat. Pharmacodyn. **60**, 179—194 (1938).
—, u. F. v. TYUKODY: Atemzentrum und Narkose. Arch. internat. Pharmacodyn. **54**, 219—246 (1936).
— — Über periodische Atmung. Arch. internat. Pharmacodyn. **57**, 335—341 (1937).
MARCKWALD, M.: Die Athembewegungen und deren Innervation beim Kaninchen. Z. Biol. **23**, 149—283 (1887).
— Werden die Athembewegungen vom Rückenmarke beherrscht? Mittheil. Naturf. Ges. Bern **1889**, 59—74 (1890a).
— Die Bedeutung des Mittelhirns für die Athmung. Z. Biol. **26**, 259—289 (1890b).
—, u. H. KRONECKER: Über die Auslösung der Athembewegungen. Arch. (Anat.) Physiol. **1880**, 441—446.
MAREY (E. J.): Etudes physiologiques sur les caractères du battement du coeur et les conditions qui le modifient. Pneumographie. J. Anat. Physiol. norm. path. **2**, 425—453 (1865).
MARNEFFE-FOULON, C. DE: Le contrôle réflexe de la respiration chez la grenouille par la pression endopulmonaire. J. Physiol. (Paris) **52**, 167—168 (1960).
MARSHALL, R., and J. G. WIDDICOMBE: The weakness of the Hering-Breuer reflexes in man. J. Physiol. (Lond.) **140**, 36P (1958).
MARTIN, H. N.: The normal respiratory movements of the frog, and the influence upon its respiratory centre of stimulation of the optic lobes. J. Physiol. (Lond.) **1**, 131—170 (1878/79).
—, and W. D. BOOKER: The influence of stimulation of the mid-brain upon the respiratory rhythm of the mammal. J. Physiol. (Lond.) **1**, 370—376 (1878/79).
—, and E. M. HARTWELL: On the respiratory function of the internal intercostal muscles. J. Physiol. (Lond.) **2**, 24—27 (1879/80).
MASOIN, P., u. R. DU BOIS-REYMOND: Zur Lehre von der Function der Musculi intercostales interni. Arch. (Anat.) Physiol. **1896**, 85—92.
MASSION, J., et J. COLLE: Influence de la stimulation du nerf vague sur le diaphragme et sur les muscles intercostaux. Arch. internat. Physiol. et Biochim. **68**, 656—668 (1960).
— M. MEULDERS et J. COLLE: Fonction posturale des muscles respiratoires. Arch. internat. Physiol. et Biochim. **68**, 314—326 (1960).
MATHIEU, P., et L. CORNIL: Sur les modifications bilatérales immédiates de la ventilation pulmonaire consécutives à la phrénicectomie expérimentale. C. R. Soc. Biol. (Paris) **93**, 773—774 (1925).

MATHISON, G. C.: The sensory fibres of the phrenice nerve. Rev. Neurol. Psychiat. (Edinburgh) **10**, December (1912).

MAYER, S.: Experimenteller Beitrag zur Lehre von den Athembewegungen. S.-B. Akad. Wiss. Wien (III) **69**, 111—122 (1874).

McILROY, M. B., J. BUTLER and T. N. FINLEY: Effects of chest compression on reflex ventilatory drive and pulmonary function. J. appl. Physiol. **17**, 701—705 (1962).

MEEK, W. J.: Vagus apnea. Amer. J. Physiol. **67**, 309—316 (1923/24).

MEESSEN, H., u. J. OLSZEWSKI: Cytoarchitektonischer Atlas des Rautenhirns des Kaninchens. Basel u. New York: S. Karger 1949.

MÉGEVAND, A.: Réponses réflexes du gastrocnémien de grenouille à la stimulation des racines dorsales VIII, IX et X. Arch. internat. Physiol. **55**, 436—450 (1948).

MEIER, R.: Über die Bedeutung des Lungenvolumens für die Atemveränderungen bei Ventilatmung unter einseitigem Verschluß des Atemweges. Helv. med. Acta **7**, Suppl. **6**, 30—43 (1940/41).

— H. J. BEIN u. H. HELMICH: Zur Wirkung des Veratrins auf die vagale Atemsteuerung des Kaninchens. Experientia (Basel) **5**, 484—486 (1949).

—, u. K. BUCHER: Über atmungsregulierende Systeme in der Pons. I. Mitt. Pflügers Arch. ges. Physiol. **245**, 412—419 (1942).

— — Über atmungsregulierende Systeme im Pons. III. Mitt. Vergleich der vagalen Atmungssteuerung bei Katze und Kaninchen. Helv. physiol. pharmacol. Acta **2**, 35—52 (1944).

MELTZER, S. J.: On the self-regulation of respiration. N.Y. med. J. **51**, 57—60 (1890a).

— Some remarks on my hypothesis of the self-regulation of respiration, and Dr. Cowl's discussion of it. N.Y. med. J. **52**, 561—564 (1890b).

— Theories of respiration. N.Y. med. J. **54**, 152—154 (1891).

— Die athemhemmenden und -anregenden Nervenfasern innerhalb des Vagus in ihren Beziehungen zu einander und zum Athemmechanismus. Arch. (Anat.) Physiol. **1892**, 340—408.

MERKULOVA, N. A.: Respiration after longitudinal and transverse section of the spinal cord in cats. Byull. éksp. Biol. Med. **50**, 41—45 (1960).

MEULDERS, M., J. MASSION et J. COLLE: Influence du lobe antérieur du cervelet sur l'activité tonique et respiratoire des muscles intercostaux. Arch. ital. Biol. **98**, 430—440 (1960).

MEYER, A. L., and S. J. MELTZER: An active expiratory muscle in the chicken which is inhibited by stimulation of the central end of the vagus. Proc. Soc. exp. Biol. (N.Y.) **13**, 123—124 (1915).

MIDDLETON, S., H. H. MIDDLETON and H. GRUNDFEST: Spike potentials and cardiac effects of mammalian vagus nerve. Amer. J. Physiol. **162**, 545—552 (1950).

MIESCHER-RÜSCH, F.: Bemerkungen zur Lehre von den Athembewegungen. Arch. (Anat.) Physiol. **1885**, 355—380.

MILROY, T. H.: Observations on the production of apnoea. Brit. med. J. **1912II**, 791—792.

— The apnoeic pause. Quart. J. exp. Physiol. **6**, 373—391 (1913).

MISLAWSKY, N.: Zur Lehre vom Atmungscentrum. Cbl. med. Wiss. **23**, 465—466 (1885).

— Rôle des nerfs sensitifs du diaphragme dans la respiration. Arch. ital. Biol. **36**, 29 (1901).

— Innervation des mouvements respiratoires. Ve Congr. Internat. Physiol. Turin 1901. Cbl. Physiol. **15**, 481 (1902).

MITHOEFER, J. C.: Lung volume restriction as a ventilatory stimulus during breath holding. J. appl. Physiol. **14**, 701—705 (1959).

— C. D. STEVENS, H. W. RYDER and J. McGUIRE: Lung volume restriction, hypoxia and hypercapnia as interrelated respiratory stimuli in normal man. J. appl. Physiol. **5**, 797—802 (1952/53).

MOLESCHOTT, J.: Über den Einfluß des Vagus auf die Häufigkeit der Athemzüge. Unters. Naturl. (Moleschott) **9**, 59—71 (1865).

MONNIER, M.: Les centres bulbaires de la régulation posturale des mouvements respiratoires chez le chat. Arch. internat. Physiol. **47**, 133—148 (1938a).

— Physiologie des formations réticulées. II. Respiration. Effets de l'exitation faradique du bulbe chez le chat. Rev. neurol. **69**, 517—523 (1938b).

— Les centres végétatifs bulbaires. Effets de l'excitation faradique du bulbe sur la respiration, la tension artérielle, le pouls, la vessie et la pupille chez le chat. Arch. internat. Physiol. **49**, 455—463 (1939a).

— Die Wirkung der anämischen Enthirnung auf die Bewegungen und auf den Tonus der Atmungsmuskeln der Katze. Pflügers Arch. ges. Physiol. **242**, 168—179 (1939b).

MOORE, R. L.: A study of the Hering-Breuer reflex. J. exp. Med. **46**, 819—837 (1927).

—, and C. A. L. BINGER: The response to respiratory resistance. A comparison of the effects produced by partial obstruction in the inspiratory and exspiratory phases of respiration. J. exp. Med. **45**, 1065—1080 (1927).

MORUZZI, G.: Le rôle du réglage vagal dans les modifications posturales de la respiration. Arch. néerl. Physiol. **28**, 385—398 (1946).

MOSSO, A.: Über die gegenseitigen Beziehungen der Bauch- und Brustathmung. Arch. (Anat.) Physiol. **1878**, 441—468.

— La physiologie de l'apnée étudiée chez l'homme. Arch. ital. Biol. **40**, 1—30 (1903a).

— L'apnée telle qu'elle se produit dans les changements de position du corps. Arch. ital. Biol. **40**, 31—43 (1903b).

— Les mouvements respiratoires du thorax et du diaphragme. Arch. ital. Biol. **40**, 43—98 (1903c).

— I centri respiratori spinali e le respirazioni che precedono la morte. Atti R. Accad. Lincei, Ser. V, **12**, 585—596 (1903d).

— L'estensione degli eccitamenti respiratori ai centri spinali. Arch. Fisiol. **1**, 143—170 (1904).

— Démonstration des centres respiratoires spinaux au moyen de l'acapnie. Arch. ital. Biol. **43**, 216—224 (1905).

MOTT, J. C., and A. S. PAINTAL: The action of 5-hydroxytryptamine on pulmonary and cardio-vascular vagal afferent fibres and its reflex respiratory effects. Brit. J. Pharmacol. **8**, 238—241 (1953).

MOYER, C. A., and H. K. BEECHER: Variability of the Hering-Breuer reflexes in the dog under sodium evipal anesthesia. Amer. J. Physiol. **136**, 7—12 (1942a).

— — Central stimulation of respiration during hypoxia. Amer. J. Physiol. **136**, 13—21 (1942b).

MÜLLER, J.: Handbuch der Physiologie des Menschen für Vorlesungen. Zweiten Bandes erste Abtheilung. Coblenz: J. Hölscher 1837.

MUSSGNUG, H.: Der Anteil des N. phrenicus an der Innervation von Brust- und Bauchorganen beim Hunde. Dtsch. Z. Chir. **227**, 132—144 (1930).

NASSE, H.: Einige Versuche über die Wirkung der Durchschneidung der nervi vagi bei Hunden, besonders in Hinsicht auf den Stoffwechsel. Arch. wiss. Heilk. **2**, 327—384 (1856).

NEANDER, G.: Über die respiratorische Pause nach tiefen Inspirationen. Skand. Arch. Physiol. **12**, 298—327 (1902).

NELSON, J. R.: Single unit activity in medullary respiratory centers of cat. J. Neurophysiol. **22**, 590—598 (1959).

NGAI, S. H., M. J. FRUMIN and S. C. WANG: Organization of the central respiratory mechanism in cats. Fed. Proc. **11**, 112 (1952).

—, and S. C. WANG: Pneumotaxic center in the cat: effect of its stimulation and destruction. Amer. J. Physiol. **171**, 752—753 (1952).

— — Organization of central respiratory mechanisms in the brain stem of the cat: Localization by stimulation and destruction. Amer. J. Physiol. **190**, 343—349 (1957).

NICHOLSON, H. C.: Localization of the central respiratory mechanism as studied by local cooling of the surface of the brain stem. Amer. J. Physiol. **115**, 402—409 (1936).

NICHOLSON, H. C., and D. BREZIN: Alteration of the actions of various respiratory modifiers by local cooling of the floor of the fourth ventricle. Amer. J. Physiol. **118**, 441—451 (1937).

—, and J. HONG: Respiratory effects of brainstem transections. Fed. Proc. **1**, 63 (1942).

—, and S. SOBIN: Respiratory effects from the application of cocaine, nicotine, and lobeline to the floor of the fourth ventricle. Amer. J. Physiol. **123**, 766—774 (1938a).

— — Respiratory effects from the passage of polarizing currents through the medulla oblongata. Proc. Soc. exp. Biol. (N.Y.) **38**, 904—906 (1938b).

× NICKELL, R.: Untersuchungen über das Centrum des reflectorischen Lidschlusses. Inaug.-Diss. Königsberg 1888.

NICOLAÏDES, R.: Über die Innervation der Atembewegungen. Arch. (Anat.) Physiol. **1907**, 68—82.

NIEKERK, J. VAN, u. J. W. G. TER BRAAK: Die Anpassung des Atmungsvorganges an Widerstandsänderungen in den Atmungswegen. Pflügers Arch. ges. Physiol. **236**, 44—51 (1935).

NIKOLAIDES, R.: Zur Lehre von der centralen Atheminnervation. Arch. (Anat.) Physiol. **1905**, 465—472.

— Untersuchungen über die Innervation der Atembewegungen der Amphibien. Arch. (Anat.) Physiol. **1910**, 197—206.

NITSCHMANN, R.: Beitrag zur Kenntniss des Athmungscentrums. Pflügers Arch. ges. Physiol. **35**, 558—580 (1885).

OBERHOLZER, R. J. H.: Narkoseeinfluß auf vagale Atmungsreflexe. Helv. physiol. pharmacol. Acta **2**, 449—459 (1944).

— Lokalisation einer Schaltstelle für den Depressorreflex in der Medulla oblongata des Kaninchens. Helv. physiol. pharmacol. Acta **13**, 331—353 (1955).

— Circulatory centers in medulla and midbrain. Physiol. Rev. **40**, Suppl. **4**, 179—195 (1960).

— P. ANDEREGGEN et O. A. M. WYSS: Le mécanisme central des réflexes respiratoires d'origine vagale. IV. Localisation précise du centre réflexe inspirateur. Helv. physiol. pharmacol. Acta **4**, 495—512 (1946).

— G. RICCI u. F. A. STEINER: Vagale Atmungsreflexe beim Meerschweinchen. Helv. physiol. pharmacol. Acta **13**, 195—206 (1955).

—, u. H. SCHLEGEL: Die Bedeutung des afferenten Lungenvagus für die Spontanatmung des Meerschweinchens. Helv. physiol. pharmacol. Acta **15**, 63—82 (1957).

—, u. F. A. STEINER: Die Erregbarkeit afferenter Fasern im Lungenvagus des Meerschweinchens. Helv. physiol. pharmacol. Acta **14**, 225—234 (1956).

OGATA, K., I. TASAKA and S. YOSHIMATSU: The central nervous mechanism of wavy periodical respiration. Kumamoto med. J. **4**, 97—103 (1951/52).

OKA, K.: The influence of the transection of the brain upon the respiratory movement of the frog. J. Physiol. Soc. Jap. **20**, 513—519 (1958).

× OLÉFIRENKO, P. D.: Über die Erscheinung der Dissociation in der Tätigkeit des Zentrums der Zwerchfellnerven. Fiziol. Ž. **23**, 14—23 (1937). Vgl. Ber. ges. Physiol. **107**, 90 (1938).

ONDINA, D. M., W. S. YAMAMOTO and W. S. MASLAND: Respiratory centers in the albino rat. Amer. J. Physiol. **198**, 389—392 (1960).

OSORIO DE ALMEIDA, M.: Estudos sobre o papel dos pneumogastricos na regulação da forma dos movimentos respiratorios. Arch. Esc. Sup. Agric. Med. vet. **1**, 21—34 (1917).

OWE-LARSSON, A.: Changes in respiration when changing to different postures. Acta physiol. scand. **6**, 324—332 (1943).

OWEN, H., and R. GESELL: Peripheral and central chemical control of pulmonary ventilation. Proc. Soc. exp. Biol. (N.Y.) **28**, 765—766 (1931).

OWSJANNIKOW, P.: Über den Stillstand des Athmungsprocesses während der Exspirationsphase bei Reizung des centralen Endes vom N. vagus. Virchows Arch. path. Anat. **18**, 572—573 (1860).

Ozorio (de Almeida), M.: Sur le rôle des pneumogastriques dans la production de l'apnée. Fol. Neurobiol. **9**, 749—755 (1915).

Ozorio de Almeida, M.: Recherches sur la régulation de la ventilation pulmonaire. (Premier mémoire.) Les lois expérimentales de la régulation par l'anhydride carbonique. J. Physiol. Pathol. gén. **21**, 304—319 (1923).

— A. Chauchard et B. Chauchard: Chronaxie et lois d'excitation du pneumogastrique dans son action inhibitrice sur la respiration. C. R. Soc. Biol. (Paris) **100**, 793—795 (1929).

—, et O. B. Couto Silva: Effets respiratoires des excitations rythmées des pneumogastriques. C. R. Soc. Biol. (Paris) **94**, 515—517 (1926a).

— — Action respiratoire comparée des excitations rythmées du pneumogastrique et du sciatique. C. R. Soc. Biol. (Paris) **94**, 554—556 (1926b).

Paintal, A. S.: The responses of pulmonary and cardiovascular vagal receptors to certain drugs. J. Physiol. (Lond.) **121**, 182—190 (1953a).

— The conduction velocities of respiratory and cardiovascular afferent fibres in the vagus nerve. J. Physiol. (Lond.) **121**, 341—359 (1953b).

— The response of gastric stretch receptors and certain other abdominal and thoracic vagal receptors to some drugs. J. Physiol. (Lond.) **126**, 271—285 (1954).

— Impulses in vagal afferent fibres from specific pulmonary deflation receptors. The response of these receptors to phenyl diguanide, potato starch, 5-hydroxytryptamine and nicotine, and their rôle in respiratory and cardiovascular reflexes. Quart. J. exp. Physiol. **40**, 89—111 (1955).

— The influence of certain chemical substances on the initiation of sensory discharges in pulmonary and gastric stretch receptors and atrial receptors. J. Physiol. (Lond.) **135**, 486—510 (1957a).

— The location and excitation of pulmonary deflation receptors by chemical substances. Quart. J. exp. Physiol. **42**, 56—71 (1957b).

Panizza, B.: Sul nervo frenico e sulla bolsaggine. Gazz. med. lombarda **24**, (V/4), 62—64 (1865).

Panum, P. L.: Untersuchungen über die physiologischen Wirkungen der comprimirten Luft. Pflügers Arch. ges. Physiol. **1**, 125—165 (1868).

Pari, G. A.: Sul meccanismo e sul ritmo respiratorio delle rane normali e delle rane vagotomizzate. Arch. Fisiol. **3**, 283—302 (1906).

Parma, M., e. A. Zanchetti: Sui rapporti fra regolazione chemocettiva e regolazione vagale del respiro. Arch. Sci. biol. (Bologna) **37**, 19—28 (1953).

Partridge, R. C.: Afferent impulses in the vagus nerve. J. cell. comp. Physiol. **2**, 367—380 (1933).

— Vagal and phrenic impulses and respiration. J. Canad. med. Ass. **33**, 11—22 (1935).

Paton, D. N.: The relative influence of the labyrinthine and cervical elements in the production of postural apnoea in the duck. Quart. J. exp. Physiol. **6**, 197—208 (1913).

Patrizi, L. M.: Sur l'addition et l'élision entre les incitations naturelles et les incitations artificielles dans les mouvements du diaphragme. Arch. ital. Biol. **25**, 1—13 (1896).

Petit, J. M., G. Milic-Emili et L. Delhez: Comportement du diaphragme chez l'homme normal pendant la respiration calme et l'hyperventilation. (Etude électromyographique.) J. Physiol. (Paris) **52**, 188—189 (1960a).

— — — Examen de l'activité électrique du diaphragme par voie oesophagienne chez l'homme normal. J. Physiol. (Paris) **52**, 190—191 (1960b).

Petitpierre, C.: De l'effet de la section d'un nerf phrénique sur l'activité du nerf phrénique contralatéral et sur la respiration. C. R. Physiol. suisses, Juin **1942**, 32—33.

— Etude oscillographique des réflexes proprioceptifs de la respiration. Helv. physiol. pharmacol. Acta **2**, 53—69 (1944a).

— Etude oscillographique de l'activité du nerf phrénique. Helv. physiol. pharmacol. Acta **2**, 71—81 (1944b).

—, et A. Fleisch: L'oscillogramme du nerf phrénique et les réflexes proprioceptifs respiratoires. C. R. Physiol. suisses, Janvier **1942**, 47—48.

Pflücker, L.: Über reizlose Ausschaltung des Lungenvagus durch Anelektrotonus. Pflügers Arch. ges. Physiol. **106**, 372—385 (1905).

Pflüger, E.: Über das Hemmungs-Nerven-System für die peristaltischen Bewegungen der Gedärme. Berlin: August Hirschwald 1857.

— Über die Ursache der Athembewegungen, sowie der Dyspnoë und Apnoë. Pflügers Arch. ges. Physiol. **1**, 61—106 (1868).

Pike, F. H., and H. C. Coombs: Some relations of the vagus and the spinal afferent nerves in respiratory control. Amer. J. Physiol. **59**, 472 (1922a).

— — The organization of the nervous mechanism of respiration. Science **56**, 691—693 (1922b).

Pitts, R. F.: The respiratory center and its descending pathways. J. comp. Neurol. **72**, 605—625 (1940).

— Respiratory responses from stimulation of the medulla of the cat. Amer. J. Physiol. **133**, 413—414 (1941a).

— The differentiation of respiratory centers. Amer. J. Physiol. **134**, 192—201 (1941b).

— Excitation and inhibition of phrenic motor neurones. J. Neurophysiol. **5**, 75—88 (1942a).

— The function of components of the respiratory complex. J. Neurophysiol. **5**, 403—413 (1942b).

— The basis for repetitive activity in phrenic motoneurons. J. Neurophysiol. **6**, 439—454 (1943).

— Organization of the respiratory center. Physiol. Rev. **26**, 609—630 (1946).

— H. W. Magoun and S. W. Ranson: Localization of the medullary respiratory centers in the cat. Amer. J. Physiol. **126**, 673—688 (1939a).

— — — Interrelations of the respiratory centers in the cat. Amer. J. Physiol. **126**, 689—707 (1939b).

— — — The origin of respiratory rhythmicity. Amer. J. Physiol. **127**, 654—670 (1939c).

Plattner, F.: Über den Einfluß schwebender Reizung der zentralen Vagusstümpfe auf das Atemzentrum. Z. Biol. **79**, 125—138 (1923).

Porter, W. T.: Über spinale Athembahnen. Arch. (Anat.) Physiol. **1894**, 547—550.

— The path of the respiratory impulse from the bulb to the phrenic nuclei. J. Physiol. (Lond.) **17**, 455—485 (1894/95).

— Über die Kreuzung der herabsteigenden Athmungserregung im Niveau der Phrenicuscentren. Cbl. Physiol. **8**, 258—264 (1895a).

— Über die Hemmungshypothese in der Athmungsphysiologie. Cbl. Physiol. **8**, 593—596 (1895b).

—, and W. Muhlberg: Experiments concerning the prolonged inhibition said to follow injury of the spinal cord. Amer. J. Physiol. **4**, 334—342 (1901).

Prévost, J. L., et (L. S.) Stern: Recherches sur les respirations terminales et la pause observées dans l'asphyxie ainsi que dans l'anémie des centres nerveux. Arch. internat. Physiol. **4**, 285—315 (1906/07).

Purpura, D. P., and P. O. Chatfield: Electrical activity of single units in cervical cord. J. Neurophysiol. **15**, 281—290 (1952).

— — Changes in action potentials of single phrenic motor neurons during activity. J. Neurophysiol. **16**, 85—92 (1953).

Rach, E.: Quo modo medulla oblongata, ut respirandi motus efficiat, incitetur. Diss. inaug. Regiomonti, Pr. 1863.

Raevskii, V. S., V. U. Antipov, E. J. Kuznets, S. V. Tolova, L. S. Ul'Ianinskii and V. I. Shapovalova: The mechanism responsible for the breakdown of respiratory centre inhibition during stimulation of the central segment of the vagus nerve. Sechenov Physiol. J. U.S.S.R. **46**, 1201—1209 (1406—1414) (1960).

Remak (R. R.): Diskussionsbemerkung. Berliner medicinische Gesellschaft, Sitzung vom 8. Februar 1865. Berl. klin. Wschr. **2**, 133—134 (1865).

RENSHAW, B.: Influence of discharge of motoneurons upon excitation of neighboring motoneurons. J. Neurophysiol. **4**, 167—183 (1941).

—, and H. E. ROSENBAUM: Does injury to an axon promptly induce altered excitability in its cell of origin? J. Neurophysiol. **15**, 41—46 (1952).

RESNIK, H., M. F. MASON, R. T. TERRY, C. PILCHER and T. R. HARRISON: The effect of injecting certain electrolytes into the cisterna magna on the blood pressure. Amer. J. med. Sci. **191**, 835—850 (1936).

REYNOLDS, L. B.: Characteristics of an inspiration-augmenting reflex in anesthetized cats. J. appl. Physiol. **17**, 683—688 (1962).

RHINES, R., and H. W. MAGOUN: Brain stem facilitation of cortical motor response. J. Neurophysiol. **9**, 219—229 (1946).

RICE, H. V.: Respiratory vagal reflexes and carbon dioxide. Amer. J. Physiol. **124**, 535—545 (1938).

—, and M. S. JOY: Modification of respiratory movements by vagal stimulation. Amer. J. Physiol. **149**, 24—42 (1947).

RICKENBACH, K., u. H. MEESSEN: Vergleichende reizphysiologische und anatomische Untersuchungen der reflektorischen Atemzentren der Medulla oblongata des Kaninchens. Acta anat. (Basel) **12**, 135—173 (1951).

—, u. R. MEIER: Analyse der Atemwirkung des Morphins und des Diäthylaminoäthyltetrahydrofluoranthens auf die vagale Atmungssteuerung durch differenzierte Reizung vagaler Substrate. Helv. physiol. pharmacol. Acta **6**, 863—874 (1948).

RIEDSTRA, J. W., and M. N. J. DIRKEN: On proprioceptive respiratory reflexes. Acta physiol. pharmacol. neerl. **3**, 19—26 (1953/54).

RIEGEL, F.: Verengerungen der Trachea und Bronchien. Tracheostenose. Bronchialstenose. In: Handbuch der speciellen pathologischen Therapie (ZIEMSSEN) Bd. 4/II, S. 195—224. 1875.

RIJLANT, P.: L'activité électrique des artères. C. R. Soc. Biol. (Paris) **110**, 587—589 (1932).

— Courants d'action du nerf pneumogastrique. C. R. Soc. Biol. (Paris) **112**, 1225—1229 (1933a).

— Courant d'action du système nerveux orthosympathique. C. R. Soc. Biol. (Paris) **112**, 1229—1233 (1933b).

— Dualité des mécanismes de contrôle des centres du pneumogastrique par le centre respiratoire. C. R. Soc. Biol. (Paris) **123**, 101—103 (1936a).

— Le contrôle des centres non „autonomes" du pneumogastrique par l'activité du centre respiratoire. C. R. Soc. Biol. (Paris) **123**, 991—997 (1936b).

— La respiration réflexe. C. R. Soc. Biol. (Paris) **124**, 582—586 (1937a).

— Les modifications réflexes de la respiration centrale. C. R. Soc. Biol. (Paris) **124**, 586—588 (1937b).

— La coordination des activités inspiratrices. C. R. Soc. Biol. (Paris) **124**, 836—838 (1937c).

— L'étude des activités des centres nerveux par l'exploration oscillographique de leurs voies efférentes. I. Centre phrénique et centres moteurs non autonomes du pneumogastrique. II. Le contrôle réflexe des centres non autonomes du pneumogastrique et du centre phrénique par le pneumogastrique sensible. Arch. internat. Physiol. **44**, 351—386, 387—424 (1937d, e).

— Localization of the respiratory centre. J. Physiol. (Lond.) **90**, 43P—45P (1937f).

— La variation de fréquence de la modulation centrale des activités inspiratrices au cours d'une inspiration. C. R. Soc. Biol. (Paris) **130**, 1345—1348 (1939a).

— La „modulation" des activités inspiratrices centrales par l'excitation rythmée de territoires localisés du bulbe. C. R. Soc. Biol. (Paris) **130**, 1348—1355 (1939b).

— L'excitation simultanée des voies efférentes du centre respiratoire primaire et du mécanisme modulateur de l'inspiration. C. R. Soc. Biol. (Paris) **131**, 124—128 (1939c).

RIJLANT, P.: La mesure de la période réfractaire du mécanisme modulateur de l'inspiration centrale. C.R. Soc. Biol. (Paris) **131**, 129—132 (1939d).
— La „modulation" de la respiration centrale. Livro de Homenagem aos Prof. A. e M. OZORIO DE ALMEIDA. Rio de Janeiro 1939 (e), p. 562—574.
— L'excitation des neurones déterminant la modulation de l'activité inspiratoire. C.R. Soc. Biol. (Paris) **134**, 119—124 (1940a).
— L'inhibition transitoire de l'activité inspiratoire. C.R. Soc. Biol. (Paris) **134**, 125—128 (1940b).
— Le contrôle réflexe de l'activité inspiratoire par le nerf phrénique. Acta Biol. belg. **1**, 18—22 (1941a).
— Le rôle de la sensibilité intercostale dans le contrôle réflexe de la respiration. Acta Biol. belg. **1**, 23—25 (1941b).
— Le contrôle réflexe des neurones inspirateurs par les sensibilités vagale et sino-carotidienne. C.R. Soc. Biol. (Paris) **135**, 404—409 (1941c).
— Contribution à l'étude du contrôle réflexe de la respiration. Bull. Acad. roy. Méd. Belg., Sér. VI, **7**, 58—107 (1942a).
— L'excitation du centre respiratoire bulbaire. Mém. Acad. roy. Méd. Belg. **1**, fasc. 10, 1—131 (1942b).
— La respiration occulte. Acta Biol. belg. **3**, 42—47 (1943a).
— Modulation et synchronisation. Acta Biol. belg. **3**, 47—53 (1943b).
— Les réflexes respiratoires immédiats à l'excitation du nerf vague sensible. Acta Biol. belg. **3**, 76—78 (1943c).
— Le contrôle réflexe de la respiration par la sensibilité vagale pulmonaire. Acta Biol. belg. **3**, 79—80 (1943d).
— Parallèle entre l'automatisme du centre respiratoire et celui du nerf. Acta Biol. belg. **3**, 146—149 (1943e).
— Contribution à l'étude des variations du contrôle réflexe de l'activité respiratoire par les fibres sensibles du nerf vague. Arch. internat. Pharmacodyn. **69**, 45—113 (1943f).
— Pseudo-réflexes, sommation, inhibition, automatisme et synchronisation périphériques dans le nerf phrénique. Arch. internat. Pharmacodyn. **69**, 405—449 (1943g).
— Les centres respiratoires. Bull. Acad. roy. Med. Belg., Sér. VI, **12**, 33—51 (1947).
— Nouvelles recherches sur la respiration occulte. Bull. Acad. suisse Sci. méd. **3**, 367—384 (1947/48).
— La dualité de la stimulation des neurones phréniques par le „centre respiratoire". J. Physiol. (Paris) **40**, 294A—295A (1948a).
— Excitation et inhibition des neurones phréniques. Bull. Acad. roy. Méd. Belg. Sér. VI, **13**, 71—83 (1948b).
— La réaction des neurones phréniques à l'excitation des cordons latéraux de la moelle cervicale. Arch. internat. Pharmacodyn. **75**, 462—463 (1948c).
— Conditions d'excitation des deux voies inspiratoires motorices de la moelle cervicale. Arch. internat. Physiol. **56**, 103—105 (1948/49).
— Le contrôle nerveux des neurones phréniques. Arch. internat. Physiol. **58**, 241—264 (1950/51).
— F. ALDAYA et H. ABBELOOS: La stimulation du centre pneumogastrique par l'activité du centre respiratoire. C.R. Soc. Biol. (Paris) **122**, 791—793 (1936).
RITZEL, G.: Über die vagale Atmungssteuerung des Menschen. Schweiz. Z. Tuberk. **7**, 193—204 (1950).
ROKITANSKY, P.: Untersuchungen über die Athemnerven-Centra. Med. Jb. (Wien) **1874**, 30—41.
ROSENBACH, O.: Zur Physiologie des Nervus vagus. Cbl. med. Wiss. **15**, 97—99 (1877a).
— Studien über den Nervus vagus. Ein Beitrag zur Lehre von den automatischen Nervencentren und den Hemmungsnerven. Berlin: August Hirschwald 1877 (b).
— Notiz über den Einfluß der Vagusreizung auf die Athmung. Pflügers Arch. ges. Physiol. **16**, 502—503 (1878).

Rosenbaum, H. (E.), and B. Renshaw: Descending respiratory pathways in the cervical spinal cord. Amer. J. Physiol. **157**, 468—476 (1949).

Rosenblueth, A., C. T. Klopp and F. A. Simeone: A further study of the crossed phrenic phenomenon. J. Neurophysiol. **1**, 508—520 (1938).

—, and T. Ortiz: The crossed respiratory impulses to the phrenic. Amer. J. Physiol. **117**, 495—513 (1936).

Rosenthal, J.: De l'influence du nerf pneumogastrique et du nerf laryngé supérieur sur les mouvements du diaphragme. C. R. Acad. Sci. (Paris) **52**, 754—756 (1861).

— Die Athembewegungen und ihre Beziehungen zum Nervus vagus. Berlin: August Hirschwald 1862.

— Studien über Athembewegungen. Erster Artikel. Arch. Anat. Physiol. wiss. Med. **1864**, 456—477.

— Studien über Athembewegungen. Zweiter Artikel. Arch. Anat. Physiol. wiss. Med. **1865**, 191—203.

— Bemerkungen über die Thätigkeit der automatischen Nervencentra insbesondere über die Athembewegungen. Erlangen: Eduard Besold 1875.

— Neue Studien über Athembewegungen. Erster Artikel. Die Wirkung der elektrischen Vagusreizung auf die Athembewegungen. I. Arch. (Anat.) Physiol. **1880**, Suppl., 34—49.

— Neue Studien über Athembewegungen. Zweiter Artikel. Über die Wirkung der elektrischen Reizung des N. vagus. Arch. (Anat.) Physiol. **1881**, 39—61.

— Die Physiologie der Athembewegungen und der Innervation derselben. In: Handbuch der Physiologie (Hermann), Bd. 4/II, S. 163—286. 1882.

Rothmann, M.: Über die spinalen Athmungsbahnen. Arch. (Anat.) Physiol. **1902**, 11—28.

Rubli, J. M.: Effets de la stimulation électrique du nerf pneumogastrique sur les réflexes du diaphragme dans diverses conditions. Arch. internat. Physiol. **44**, 495—515 (1936/37).

Ruch, T. C.: Evidences of the non-segmental character of spinal reflexes from an analysis of the cephalad effects of spinal transection (Schiff-Sherrington phenomenon). Amer. J. Physiol. **114**, 457—467 (1936).

—, and J. W. Watts: Reciprocal changes in reflex activity of the fore limbs induced by post-brachial „coldblock" of the spinal cord. Amer. J. Physiol. **110**, 362—375 (1934).

Salathé, A.: De l'anémie et de la congestion cérébrales provoquées mécaniquement chez les animaux, par l'attitude verticale ou par un mouvement giratoire. Physiol. exp. Trav. Lab. Marey **3**, 251—272 (1877).

Salmoiraghi, G. C., and R. von Baumgarten: Intracellular potentials from respiratory neurones in brain-stem of cat and mechanism of rhythmic respiration. J. Neurophysiol. **24**, 203—218 (1961).

—, and B. D. Burns: Localization and patterns of discharge of respiratory neurones in brain-stem of cat. J. Neurophysiol. **23**, 2—13 (1960a).

— — Notes on mechanism of rhythmic respiration. J. Neurophysiol. **23**, 14—26 (1960b).

Salzano, J., and F. G. Hall: Influence of vagal blockade on respiratory work in the hypoxic and hypercapneic anesthetized dog. J. appl. Physiol. **14**, 348—352 (1959).

— — Influence of vagal blockade on respiratory and circulatory functions in hypothermic dogs. J. appl. Physiol. **17**, 833—836 (1962).

Sanders, H.: Jets over apnoe en dyspnoe. Maandbl. Natuurwetensch. **1**, 113—115 (1870/71).

Sandmann, G.: Über Athemreflexe von der Nasenschleimhaut. Arch. (Anat.) Physiol. **1887**, 483—491.

Sant'Ambrogio, G., M. F. Wilson and D. T. Frazier: Somatic afferent activity in reflex regulation of diaphragmatic function in the cat. J. appl. Physiol. **17**, 829—832 (1962).

Sarnoff, S. J., E. Hardenbergh and J. L. Whittenberger: Electrophrenic respiration. Amer. J. Physiol. **155**, 1—9 (1948).

— J. L. Whittenberger and E. Hardenbergh: Electrophrenic respiration. III. Mechanism of the inhibition of spontaneous respiration. Amer. J. Physiol. **155**, 203—207 (1948).

Schenck, F.: Über den Einfluß der Apnoe auf die vom Vagus ausgelösten Athemreflexe. Pflügers Arch. ges. Physiol. **83**, 99—119 (1901).

— Über die Bedeutung der Lungenvagusfasern für die Athmung. Pflügers Arch. ges. Physiol. **100**, 337—347 (1903).

— Über den Lungenvagus. Pflügers Arch. ges. Physiol. **106**, 402—419 (1905).

Schiff, (J.) M.: Über die Gefäßnerven des Magens und die Function der mittleren Stränge des Rückenmarkes. Arch. physiol. Heilk. **13**, 30—38 (1854).

— Lehrbuch der Muskel- und Nervenphysiologie. Lahr: M. Schauenburg & Co. 1858/59.

— Le nerf laryngé est-il un nerf suspensif? Expériences faites pour la solution de cette question. C. R. Acad. Sci. (Paris) **53**, 285—288, 330—333 (1861).

— Über die angebliche Hemmungsfunction des Nervus laryngeus superior. Unters. Naturl. (Moleschott) **8**, 312—324 (1862).

— Einfluß des verlängerten Marks auf die Athmung. Pflügers Arch. ges. Physiol. **3**, 624 (1870).

— Lezioni di fisiologia sperimentale sul sistema nervoso encefalico date dal Prof. Maurizio Schiff nel R. Museo di Firenze l'anno 1864/65 e compilate per cura del Prof. Pietro Marchi. Seconda Edizione rivista ed aumentata. Firenze: Eugenio e F. Cammeli 1873.

— Einfluß der Nervencentra auf die Respirationsbewegungen. Moritz Schiff's ges. Beitr. Physiol. **1**, 1—107 (1894).

Schipiloff, C.: Recherches sur l'influence de la sensibilité générale sur quelques fonctions de l'organisme. Arch. Sci. phys. nat. Genève **24**, 149—175, 266—284 (1890).

Schmidlin, P.: Über das Verhalten der Atemphasen unter Tracheaverschluß bei verschiedenem Lungenvolumen. Inaug.-Diss. Basel 1944.

Schmidt, H.: Analyse der reflektorisch-tonischen Vaguswirkung auf die Atmung. Pflügers Arch. ges. Physiol. **240**, 419—426 (1938).

Schmiedeberg, O.: Über die Innervationsverhältnisse des Hundeherzens. Ber. Verh. Ges. Wiss. Leipzig, math.-phys. Cl. **23**, 148—170 (1871).

Schneider, J. A., and F. F. Yonkman: Action of serotonin (5-hydroxytryptamine) on vagal afferent impulses in the cat. Amer. J. Physiol. **174**, 127—134 (1953).

Schoen, R.: Untersuchungen über die zerebrale Innervation der Atmung. I. Mitt. Atmung nach Exstirpation übergeordneter Hirnteile und Angriffsorte erregender und lähmender Mittel, insbesondere des Morphins. Arch. exp. Path. Pharmak. **135**, 155—187 (1928).

—, u. J. Hempel: Über schlaffe und gespannte Apnoe. Weitere Beobachtungen über Änderungen der Tonuslage der Atmungsmuskulatur. Arch. exp. Path. Pharmak. **171**, 403—425 (1933).

Schrader, M. E. G.: Zur Physiologie des Froschgehirns. (Vorläufige Mittheilung.) Pflügers Arch. ges. Physiol. **41**, 75—90 (1887).

Schreiber, J.: Über die Functionen des Nervus phrenicus. Pflügers Arch. ges. Physiol. **31**, 577—600 (1883).

Schroeder, W., u. M. Blohmke: Untersuchungen über die reflektorische Atemsteuerung durch den N. vagus am arbeitenden Hund. Pflügers Arch. ges. Physiol. **252**, 250—263 (1949/50).

Schroff, C. v.: Beiträge zur Kenntniss der Anordnung der motorischen Nervencentra. Med. Jb. (Wien) **1875**, 319—329.

Schulgin, S.: Über die Selbststeuerung der Atmung durch die Nervi vagi. Z. allg. Physiol. **10**, 367—383 (1910).

Scott, F. H.: On the relative parts played by nervous and chemical factors in the regulation of respiration. J. Physiol. (Lond.) 37, 301—326 (1908).
— C. C. Gault and R. Kennedy: The regulation of respiration. Amer. J. Physiol. 59, 471—472 (1922).
Scott, J. C., E. A. Reed, D. Saris and H. P. Redondo Ramirez: Rôle of the Her(r)ing-Breu(e)r reflex under deep pentothal anesthesia. Amer. J. Physiol. 154, 428—432 (1948).
Sears, T. A.: Electrical activity in expiratory muscles of the cat during inflation of the chest. J. Physiol. (Lond.) 142, 35P (1958).
Seemann, J.: Über die Combination exspiratorisch wirksamer Athemreflexe. Pflügers Arch. ges. Physiol. 91, 313—337 (1902).
Seligman, A. M., and W. A. Davis: The effects of some drugs on the crossed phrenic phenomenon. Amer. J. Physiol. 134, 102—106 (1941).
Sharpey-Schafer, E.: Normal respiration and the influence of the vagi. J. Physiol. (Lond.) 75, 130—135 (1932).
—, and W. A. Bain: The effects of changes in intrapulmonary air-pressure on the pulmonary and aortic circulation of the dog. Quart. J. exp. Physiol. 22, 101—147 (1933).
Sherrington, C. S.: Experiments in examination of the peripheral distribution of the fibres of the posterior roots of some spinal nerves. II. Phil. Trans. B 190, 45—186 (1898).
Siebeck, R.: Die Dyspnoe durch Stenose der Luftwege. II. Die Einstellung der Mittellage der Lunge. Dtsch. Arch. klin. Med. 97, 219—229 (1909).
Siefert, E.: Über die Atmung der Reptilien und Vögel. Pflügers Arch. ges. Physiol. 64, 321—506 (1896).
Sihle, (*): Experimentelle Studien über den Alveolardruck der Lungen und über den Druck im Pleuraraum. Arch. (Anat.) Physiol. 1905, Suppl., 1—22.
Simonelli, G.: La respirazione attraverso resistenze. II. L'influenza delle resistenze inspiratorie sulla ventilazione polmonare dell'uomo a riposo. Arch. Fisiol. 26, 284—299 (1928).
— L'azione del vago sui movimenti respiratori del torace durante la paralisi del diaframma per frenicotomia bilaterale. Boll. Soc. ital. Biol. sper. 8, 46—50 (1933).
Sinha, M. P.: Vagal control of respiration as studied in the pigeon. Helv. physiol. pharmacol. Acta 16, 58—72 (1958).
Sjöblom, J. C.: Experimentelle Untersuchungen über den Einfluß einiger zentripetaler Nerven auf die Atmung. Skand. Arch. Physiol. 32, 1—114 (1915).
Smolik, E. A.: Effect of intracisternal injection of potassium phosphate in hemorrhagic hypotension and shock in the dog. Proc. Soc. exp. Biol. (N.Y.) 53, 70 (1943).
— Observations on the intracisternal injection of potassium phosphate in the dog. Surgery 15, 460—464 (1944).
Snellen, H.: Onderzoekingen over den invloed van den N. vagus op de ademhalingsbewegingen. Onderzoek. Physiol. Lab. Utrecht 7, 121—129 (1854/55).
Somer, E. de: Recherches sur les excitants primaires et secondaires de la respiration. J. Physiol. Path. gén. 21, 320—329 (1923).
— Recherches sur les excitants primaires de la respiration. Remarques au sujet de l'apnée et de la respiration réflexe. Arch. internat. Pharmacodyn. 29, 141—150 (1924a).
— Recherches sur les excitants primaires de la respiration réflexe. Arch. internat. Pharmacodyn. 29, 151—177 (1924b).
— Au sujet de l'automatisme respiratoire. C.R. Soc. Biol. (Paris) 90, 1284—1286 (1924c).
—, et R. Suy: Recherches sur l'effet respiratoire et cardiaque des variations de la pression trachéale artificiellement provoquées chez le chien (réflexe Breuer-Hering). Effet de l'excitation électrique du nerf vago-sympathique. Arch. internat. Méd. exp. 5, 493—507 (1929).
Sommer, J.: Über Atemreflexe (Vagus-Zwerchfellreflexe). Z. Biol. 100, 162—179 (1941).

Soprana, F.: Du rythme respiratoire chez les grenouilles vagotomisées. Arch. ital. Biol. **42**, 139—150 (1904).

Spallita, F.: Influence du nerf vague et du sympathique sur les mouvements de la respiration. Arch. ital. Biol. **15**, 376—387 (1891).

Spencer, W. G.: On the changes evoked in the circulation and respiration by electrical excitation of the floor of the 4th ventricle. Proc. roy. Soc. Lond. **50**, 142—143 (1892).

Spencer, W. (G.): The central nervous mechanism of the respiration. Lancet **731**, 465—471, 532—534 (1895).

Spina, A.: Experimentelle Untersuchungen über die Beziehungen der sensitiven Nerven zu der Athmung vor und nach der Vagotomie. Wien. med. Blätter **19**, 147—149, 164—166, 180—183, 199—201 (1896).

Stefani, A., e C. Sighicelli: In qual modo il vago polmonare modifica il ritmo del respiro quando aumenta e quando diminuisce la pressione nella cavità dei polmoni. Sperimentale **62** (**42**), 3—26 (1888).

Steffensen, E. H., J. M. Brookhart and R. Gesell: Proprioceptive respiratory reflexes of the vagus nerve. Amer. J. Physiol. **119**, 517—526 (1937).

Steiner, F. A.: Reizphysiologische Untersuchungen am afferenten Lungenvagus der Katze. Helv. physiol. pharmacol. Acta **13**, 156—172 (1955).

Stella, G.: On the site of the respiratory centres. Arch. internat. Pharmacodyn. **57**, 349—356 (1937).

— On the mechanism of production, and the physiological significance of „apneusis". J. Physiol. (Lond.) **93**, 10—23 (1938a).

— The dependence of the activity of the „apneustic centre" on the carbon dioxide of the arterial blood. J. Physiol. (Lond.) **93**, 263—275 (1938b).

— The reflex response of the „apneustic" centre to stimulation of the chemoreceptors of the carotid sinus. J. Physiol. (Lond.) **95**, 365—372 (1939a).

— On the connexions between the „pneumotaxic" and the „apneustic" centres. J. Physiol. (Lond.) **96**, 24P—25P (1939b).

— Apnoea from transverse section of the pons in the dog. Arch. internat. Pharmacodyn. **62**, 135—145 (1939c).

Stern, L. S.: Shock: Treatment by direct action on vegetative nerve centres. Lancet **243**, 572—573 (1942).

Stewart, G. N.: Some observations on the behavior of the automatic respiratory and cardiac mechanisms after complete and partial isolation from extrinsic nerve impulses. Amer. J. Physiol. **20**, 407—438 (1907/08).

—, and F. H. Pike: The automatism of the respiratory center. Proc. Soc. exp. Biol. (N.Y.) **4**, 83—84 (1906/07).

— — Resuscitation of the respiratory and other bulbar nervous mechanisms, with special reference to the question of their automaticity. Amer. J. Physiol. **19**, 328—359 (1907).

— — Further observations on the resuscitation of the respiratory nervous mechanism. Amer. J. Physiol. **20**, 61—73 (1907/08).

Suh, T. H., C. H. Wang and R. K. S. Lim: Effect of intracisternal injections of acetylcholine. Proc. Soc. exp. Biol. (N.Y.) **32**, 1410 (1935).

Sulzer, R.: Über die Veränderungen der Atmung bei Stenose der Luftwege vor und nach Vagotomie. Pflügers Arch. ges. Physiol. **217**, 516—520 (1927).

Swindle, P. F.: Superimposed respirations or Cheyne-Stokes breathing caused by training. Amer. J. Physiol. **74**, 381—394 (1925).

— Superimposed respirations or Cheyne-Stokes breathing in amphibious and non amphibious mammals. Amer. J. Physiol. **79**, 188—205 (1926/27).

Szkolnikowicz, J.: Recherches sur la topographie des centres respiratoires du mammifère. Examen critique et expérimental de la question des centres respiratoires médullaires. Thèse Lyon 1935.

TAKAGI, K., H. HASEGAWA and K. ISHII: The significance of the vagus nerve on alternations in respiration. Jap. J. Physiol. **2**, 17—26 (1951/52).
—, and T. NAKAYAMA: Respiratory discharge of the pons. Science **128**, 1206 (1958).
TANG, P. C.: Localization of the pneumotaxic center in the cat. Amer. J. Physiol. **172**, 645—652 (1953).
— Factors influencing active expiration in decerebrate cats and apneustic breathing in pontine decerebrate cats. Physiologist **1**, 81—82 (1957).
—, and T. C. RUCH: Localization of the pneumotaxic center in the cat. Amer. J. Physiol. **167**, 830—831 (1951).
TATUM, A. L.: A method for the study of reflex irritability of the respiratory center. J. Pharmacol. exp. Ther. **39**, 263—264 (1930).
TAUGNER, R., M. ESSIG u. K. DERTNIG: Über die „tonische" Wirkung des Vagus bei der Selbststeuerung der Atmung. Pflügers Arch. ges. Physiol. **256**, 277—287 (1952/53).
TAYLOR, H., and N. B. TAYLOR: Action currents in certain muscles of expiration. J. Physiol. (Lond.) **71**, vii—viii (1931).
TEREGULOW, A. G.: Zur Frage der Existenz von Atmungszentren in den vorderen Abschnitten der Medulla oblongata. Pflügers Arch. ges. Physiol. **221**, 486—498 (1929).
THIEL, K.: Über Mittellagenveränderung durch Stenosierung der oberen Luftwege. Z. ges. exp. Med. **67**, 810—821 (1929).
THOMPSON, S. A., and G. L. BIRNBAUM: Asphyxial resuscitation; the phenomenon and its mechanism. J. thorac. Surg. **12**, 624—637 (1943).
THORNTON, J. W.: Bronchodilatation by stimulation of the phrenic nerve. J. Physiol. (Lond.) **90**, 85P—87P (1937).
TIITSO, M.: Zur Kenntnis der propriozeptiven Atmungsreflexe. Pflügers Arch. ges. Physiol. **232**, 140—147 (1933).
— The response of vagotomized animals to respiratory resistance. J. Physiol. (Lond.) **85**, 351—355 (1935).
TIMOFEJEW, D. A.: Über die Nervenendigungen im Bauchfelle und in dem Diaphragma der Säugethiere. Arch. mikr. Anat. **59**, 629—646 (1902).
TOKIZANE, T., K. KAWAMATA and H. TOKIZANE: Electromyographic studies on the human respiratory muscles. Studies on the activity pattern of neuromuscular units. (8.) Jap. J. Physiol. **2**, 232—247 (1951/52).
TORRANCE, R. W., and D. WHITTERIDGE: Technical aids in the study of respiratory reflexes. J. Physiol. (Lond.) **107**, 6P—7P (1948).
TOSATTI, E.: Sulla funzione respiratoria di fibre dirette e crociate decorrenti nel cordone anteriore del midollo cervicale. Atti R. Accad. Lincei, Ser. VI, **28**, 114—116 (1938a).
— Sulle vie spinali condizionanti l'incrociamento degli impulsi respiratori diaframmatici. 16. Internat. Physiol. Kongr. Zürich 1938. Kongreßber. II. 1938 (b), S. 301—303.
— L'incrociamento del respiro diaframmatico dopo frenicotomia ed emisezione del midollo cervicale. Arch. Fisiol. **38**, 533—564 (1938/39).
— Sulla funzione respiratoria di fibre dirette e crociate decorrenti nel cordone anteriore del midollo toracico. I. Le fibre dirette. II. Le fibre crociate e il fenomeno dell'incrociamento del respiro costale. Boll. Soc. ital. Biol. sper. **14**, 615—616, 616—618 (1939).
TRAUBE, L.: Die Erstickungs- (dyspnoëtischen) Erscheinungen am Respirationsapparat. Beitr. exp. Path. Physiol. (Traube) **2**, 91—144 (1846).
— Zur Physiologie des Nervus vagus. Med. Ztg. Ver. Heilk. Preussen **16**, 20—21 (1847).
— Zur Physiologie der Respiration. Allg. med. Central-Ztg. **31**, 297—301, 305—308 (1862).
— Beitrag zur Lehre von den Erstickungs- (dyspnoëtischen) Erscheinungen. Ges. Beitr. Path. Physiol. (Traube) **1**, 135—183 (1871).
TRENDELENBURG, W.: Untersuchungen über reizlose vorübergehende Ausschaltung am Zentralnervensystem. II. Mitt. Zur Lehre von den bulbären und spinalen Atmungs- und Gefäßzentren. Pflügers Arch. ges. Physiol. **135**, 469—505 (1910).

TREVAN, J. W.: The control of respiration by the mid-brain. J. Physiol. (Lond.) **50**, xliii—xlv (1915/16).

TREVAN, J.(W.), and E. BOOCK: The effect of section of the vagi on the respiration of the cat. J. Physiol. (Lond.) **56**, 331—339 (1922).

TREVES, Z.: Sulla funzione respiratoria del nervo vago. Arch. Sci. med. **21**, 233—270 (1897); — Arch. ital. Biol. **27**, 169—196 (1897).

TROELSTRA, H. J.: De invloed van afferente vagusimpulsen op ademniveau en -frequentie. Met een onderzoek over de elastische eigenschappen en de hysterese-effecten van longen en borstwand. (With a summary in English.) Proefschrift: Groningen 1960.

—, and H. HEEMSTRA: Lung collapse and thoracic expansion during the induction of a pneumothorax in rabbits. Acta physiol. pharmacol. neerl. **5**, 241—243 (1956/57).

— — Active and passive components of chest compliance in anaesthetized rabbits. Acta physiol. pharmacol. neerl. **7**, 159—160 (1958).

UEXKÜLL, J. v.: Zur Methodik der mechanischen Nervenreizung. Z. Biol. **31**, 148—167 (1895).

VALENTIN, G.: De functionibus nervorum cerebralium et nervi sympathici libri quattuor. Bernae et Sangalli Helvetiorum: Huber et Socii 1839.

— Lehrbuch der Physiologie des Menschen. Für Ärzte und Studirende. Bd. 2. Braunschweig: Friedrich Vieweg 1844.

— Lehrbuch der Physiologie des Menschen. Für Ärzte und Studirende. 2. Aufl., Bd. 2, 2. Abth. Braunschweig: Friedrich Vieweg 1848.

— Die Einflüsse der Vaguslähmung auf die Lungen- und die Hautausdünstung. Frankfurt a.M.: Meidinger Sohn & Co. 1857.

VASSELLA, F.: Lokalisation eines inspiratorischen Zentrums in der Medulla oblongata des Kaninchens. Helv. physiol. pharmacol. Acta **19**, 166—182 (1961).

— Unveröffentlicht. 1963.

VIERORDT, K.: Respiration. Hdwb. Physiol. (Wagner) **2**, 828—916 (1844).

— Versuche über die Rhythmik der Athmungsbewegungen von Thieren. Arch. physiol. Heilk. **1856**, 274—278.

VOLKMANN, A. W.: Über die Bewegungen des Athmens und Schluckens, mit besonderer Berücksichtigung neurologischer Streitfragen. Arch. Anat. Physiol. wiss. Med. **1841**, 332—360.

— Gehirn. Hdwb. Physiol. (Wagner) **1**, 563—597 (1842).

VOORTHUYSEN, D. G. W. VAN, u. J. G. W. TER BRAAK: Die Rolle des Vagus in der Selbststeuerung der Atmung. Pflügers Arch. ges. Physiol. **238**, 307—318 (1937).

WACHHOLDER, K., u. C.McKINLEY: Über die Innervation und Tätigkeit der Atemmuskeln. Saitengalvanometrische Untersuchungen. Pflügers Arch. ges. Physiol. **222**, 575—588 (1929).

WAELE, H. DE, et J. VANDEVELDE: Diaphragme et régulation du volume respiratoire. Arch. internat. Physiol. **45**, 484—490 (1937).

WAGNER, J.: Beiträge zur Kenntniss der respiratorischen Leistungen des Nervus vagus. S.-B. Akad. Wiss. Wien (III) **80**, 177—187 (1880).

WALKER, S. M., E. A. SMOLIK and A. S. GILSON: The effects of intracisternal injection of potassium phosphate on the rate and rhythm of the heart and on the blood pressure and on the respiration of the dog. Amer. J. Physiol. **145**, 223—238 (1945/46).

WALSH, E. G.: Vagal nerve fibre activity following multiple pulmonary embolism. J. Physiol. (Lond.) **106**, 466—470 (1947).

WANG, S. C.: Bulbar regulation of cardiovascular activity. Proc. Ann. Meeting. Counc. High Blood Press. Res. New York: Amer. Heart Ass. 1955, p. 145.

— S. H. NGAI and M. J. FRUMIN: Organization of central respiratory mechanisms in the brain stem of the cat: genesis of normal respiratory rhythmicity. Amer. J. Physiol. **190**, 333—342 (1957).

WASSENAAR, T.: L'influence d'une pression sur la cage thoracique sur la respiration. Expériences faites sur des chats décérébrés. Arch. néerl. Physiol. **9**, 480—519 (1924).

WEDENSKII, N.: Über die Athmung des Frosches (Rana temporaria). Pflügers Arch. ges.
    Physiol. **25**, 129—149 (1881).
— Über den Einfluß electrischer Vagusreizung auf die Athembewegungen bei Säuge-
    thieren. Pflügers Arch. ges. Physiol. **27**, 1—21 (1882).
WEGELE, C.: Über die centrale Natur reflectorischer Athmungshemmung. Verh. phys.-
    med. Ges. Würzb., N.F. **17**, 1—18 (1883).
WEIDMANN, H., B. BERDE u. K. BUCHER: Die Lage der vagalen Dehnungsrezeptoren in
    der Lunge. Helv. physiol. pharmacol. Acta **7**, 476—481 (1949).
—, u. K. BUCHER: Zur Frage der Spezifität der vagalen Dehnungsrezeptoren in der
    Lunge. Helv. physiol. pharmacol. Acta **9**, 94—100 (1951).
WEIL, S.: Über Apnoe und Kohlensäuregehalt der Atmungsluft. Arch. exp. Path. Pharmak.
    54, 285—293 (1906).
WERTHEIMER, E.: Recherches expérimentales sur les centres respiratoires de la moelle
    épinière. J. Anat. (Paris) **22**, 458—507 (1886).
— Recherches expérimentales sur les centres respiratoires de la moelle épinière. (Deuxi-
    ème mémoire.) J. Anat. (Paris) **23**, 567—611 (1887).
— Effets produits par l'excitation des nerfs centripètes sur les mouvements respiratoires
    du tronc après l'ablation du bulbe. C. R. Soc. Biol. (Paris) **39**, 51—52 (1887).
— De l'action de quelques excitants chimiques sur les nerfs sensibles. Arch. Physiol.
    norm. path. **22**, 790—799 (1890).
WHITEHEAD, R. W., and W. B. DRAPER: A respiratory reflex originating from the
    thoracic wall of the dog. Anesthesiology **8**, 159—165 (1947).
WHITTENBERGER, J. L., S. J. SARNOFF and E. HARDENBERGH: Electrophrenic respira-
    tion. II. Its use in man. J. clin. Invest. **28**, 124—128 (1949).
WHITTERIDGE, D.: The action of phosgene on the stretch receptors of the lung. J. Physiol.
    (Lond.) **107**, 107—114 (1948a).
— Afferent nerve fibres from the heart and lungs in the cervical vagus. J. Physiol.
    (Lond.) **107**, 496—512 (1948b).
— Electrophysiology of afferent cardiac and pulmonary fibres. 19th Internat. Physiol.
    Congr. Montreal 1953, p. 66—72.
—, and E. BÜLBRING: Changes in activity of pulmonary receptors in anaesthesia and
    their influence on respiratory behaviour. J. Pharmacol. exp. Ther. **81**, 340—359 (1944).
WIDDICOMBE, J. G.: Stretch receptors in the trachea and bronchi. J. Physiol. (Lond.)
    117, 34 P (1952a).
— Rapidly adapting mechano-receptors in the trachea of the cat. J. Physiol. (Lond.)
    118, 46P—47P (1952b).
— The localization of pulmonary stretch receptors in the cat. J. Physiol. (Lond.) **122**,
    26P—27P (1953).
— Respiratory reflexes from the trachea and bronchi of the cat. J. Physiol. (Lond.)
    123, 55—70 (1954a).
— Receptors in the trachea and bronchi of the cat. J. Physiol. (Lond.) **123**, 71—104
    (1954b).
— Respiratory reflexes excited by inflation of the lungs. J. Physiol. (Lond.) **123**, 105—
    115 (1954c).
— The site of pulmonary stretch receptors in the cat. J. Physiol. (Lond.) **125**, 336—351
    (1954d).
— Head's paradoxical reflex. J. Physiol. (Lond.) **145**, 27P—28P (1959).
— The activity of pulmonary stretch receptors during bronchoconstriction, pulmonary
    oedema, atelectasis and breathing against a resistance. J. Physiol. (Lond.) **159**,
    436—450 (1961a).
— Respiratory reflexes in man and other mammalian species. Clin. Sci. **21**, 163—170
    (1961b).
WIEMER, W.: Die Wirkung von Chemorezeptoren-Reizstoffen vom Liquor aus. Z. Biol.
    111, 287—320 (1960).

WINCKLER, G., et B. DELALOYE: A propos de la présence de fuseaux neuro-musculaires dans le diaphragme humain. Acta anat. (Basel) 29, 114—116 (1957).

WINDER, C. V., and H. O. WINDER: The seat of action of sulfide on pulmonary ventilation. Amer. J. Physiol. 105, 337—352 (1933).

— — and R. GESELL: The seat of action of cyanide on pulmonary ventilation. Amer. J. Physiol. 105, 311—336 (1933).

WINKLER, C., and A. POTTER: An anatomical guide to experimental researches on the rabbit's brain. A series of 40 frontal sections. Amsterdam: Versluys 1911.

WINTERSTEIN, H.: Die automatische Tätigkeit der Atemzentren. Pflügers Arch. ges. Physiol. 138, 159—166 (1911).

— Die Automatie der Atmung. Arch. internat. Pharmacodyn. 37, 302—304 (1946).

—, u. E. FRÖMTER: Die Wirkung der Vagi und des O_2-Mangels auf das Atmungszentrum. Z. Biol. 111, 421—427 (1960a).

— — Der zentrale Angriffspunkt der Vagushemmung. Z. Biol. 112, 58—66 (1960b).

—, u. N. GÖKHAN: Chemoreceptoren-Reizstoffe und Blut/Hirnschranke. Arch. exp. Path. Pharmak. 219, 192—196 (1953).

—, u. W. WIEMER: Die Wirkung von Lobelin und Natriumcyanid bei suboccipitaler Injektion. Arch. exp. Path. Pharmak. 235, 235—242 (1958/59).

WITTICH, (W.) v.: Über die Beziehungen der Medulla oblongata zu den Athembewegungen bei Fröschen. Virchows Arch. path. Anat. 37, 322—345 (1866).

WOLDRING, S.: Unit-activiteit in het centrale zenuwstelsel. Proefschrift Rijksuniversiteit Groningen 1950.

—, and M. N. J. DIRKEN: Site and extension of bulbar respiratory centre. J. Neurophysiol. 14, 227—241 (1951).

WOLF, H.: Über die Bedeutung des Vagus für die Atmung. Pflügers Arch. ges. Physiol. 105, 55—114 (1904).

× WOLFF, (*): De functionibus nervi vagi. Diss. inaug. Berolini 1856 (zit. ROSENTHAL 1862).

WORZNIAK, J. J., and R. GESELL: The proprioceptive drive of the respiratory act. Amer. J. Physiol. 126, P658 (1939).

WUNDT, W.: Versuche über den Einfluß der Durchschneidung der Lungenmagennerven auf die Respirationsorgane. Arch. Anat. Physiol. wiss. Med. 1855, 269—313.

WYSS, O. A. M.: Impulssynchronisierung im Atmungszentrum. Pflügers Arch. ges. Physiol. 241, 524—538 (1939a).

— Reizphysiologische Analyse des afferenten Lungenvagus. Pflügers Arch. ges. Physiol. 242, 215—233 (1939b).

— Ein weiterer Beitrag zur Kenntnis vom Mechanismus der vagalen Atmungssteuerung. Pflügers Arch. ges. Physiol. 243, 457—467 (1940).

— Die tonische Innervation des Zwerchfells. Pflügers Arch. ges. Physiol. 244, 712—735 (1941a).

— Der Bewegungstypus des Atmungsapparates. Schweiz. med. Wschr. 71, 290—292 (1941b).

— La régulation de l'activité respiratoire motrice. J. suisse Méd. 73, 961—974 (1943a).

— L'interprétation du pneumogramme concernant les modifications du type respiratoire. Helv. physiol. pharmacol. Acta 1, 301—324 (1943b).

— Le rôle physiologique de la fréquence des influx afférents. C. R. Soc. Phys. Hist. nat. Genève 61, 63—67 (1944).

— Ein Hochfrequenz-Koagulationsgerät zur reizlosen Ausschaltung. Helv. physiol. pharmacol. Acta 3, 437—443 (1945).

— Excitatory and inhibitory pathways involved in lower reflex integration. Experientia (Basel) 2, 381—385 (1946).

— Respiratory effects from stimulation of the afferent vagus nerve in the monkey. J. Neurophysiol. 10, 315—320 (1947).

— L'inhibition centrale. Bull. schweiz. Akad. med. Wiss. 3, 138—162 (1947/48).

WYSS, O. A. M.: Structure anatomique et fonctionnelle du centre respiratoire. Arch. internaz. Studi neurol. 1 (2), 1—25 (1950a).
— Fibre type and frequency effect as factors determining response to afferent stimulation. Electroenceph. clin. Neurophysiol. 2, 453—462 (1950b).
— Prinzipielle Betrachtungen über die Funktionsweise der Bronchialmuskulatur. Schweiz. med. Wschr. 82, 988—990 (1952).
— Respiratory centre and reflex control of breathing. I. The mode of functioning of the respiratory centre. II. The part played by the lungs in the reflex control of breathing. Helv. physiol. pharmacol. Acta 12, Suppl. X, 5—25, 26—35 (1954a, b).
— Les principes neurophysiologiques de la coordination motrice. C. R. 6^e Congr. Soc. internat. Chir. Orthop. Traumat. Berne 1954 (c), p. 794—809.
— Die Organisation des Atmungszentrums. Vjschr. naturforsch. Ges. Zürich 100, 171—181 (1955).
— Synchronization of inspiratory motor activity as compared between phrenic and vagus nerve. Yale J. Biol. Med. 28, 471—480 (1955/56).
— Der Einfluß des afferenten Vagus auf die Synchronisierungstendenz inspiratorischer Neurone. Acta physiol. pharmacol. neerl. 6, 685—691 (1957).
— Les centres réflexes bulbaires de la respiration et de la dépression artérielle. Actualités neurophysiologiques. Sér. I, p. 137—155. Paris: Masson & Co. 1959.
— Respiration. Ann. Rev. Physiol. 25, 143—164 (1963).
— P. ANDEREGGEN et R. J. H. OBERHOLZER: Le mécanisme central des réflexes respiratoires d'origine vagale. III. La „vagotomie centrale". Helv. physiol. pharmacol. Acta 4, 443—458 (1946).
—, et M. CROISIER: Le mécanisme central des réflexes respiratoires d'origine vagale. I. La localisation du centre inspirateur. Helv. physiol. pharmacol. Acta 1, 89—104 (1943).
—, et A. RIVKINE: Les fibres afférentes du nerf vague participant aux réflexes respiratoires. Helv. physiol. pharmacol. Acta 8, 87—106 (1950).
YAMAMOTO, S., M. MIYAJIMA and M. URABE: Respiratory neuronal activities in spinal afferents of cat. Jap. J. Physiol. 10, 509—517 (1960).
YAŞARGIL, G. M.: Afferente Impulse im N. phrenicus der Katze. Helv. physiol. pharmacol. Acta 19, C36—C38 (1961a).
— Gleichzeitige Bestimmung der Fortpflanzungsgeschwindigkeit von Erregungen efferenter und afferenter Fasern am intakten Phrenicus der Katze. Pflügers Arch. ges. Physiol. 274, 92 (1961b).
— Proprioceptive Afferenzen im N. phrenicus der Katze. Helv. physiol. pharmacol. Acta 20, 39—58 (1962a).
— Qualitative und quantitative Aspekte der Zwerchfellinnervation der Katze. Bull. schweiz. Akad. med. Wiss. 18, 225—232 (1962b).
— E. A. KOLLER u. J. BUGAJSKI: Elektrophysiologische und histologische Untersuchung der efferenten Phrenicusfasern des Kaninchens. Helv. physiol. pharmacol. Acta 20, C41—C42 (1962).
ZANDER, R.: Folgen der Vagusdurchschneidung bei Vögeln. Pflügers Arch. ges. Physiol. 19, 263—334 (1879).
ZECHMAN, F. W., J. SALZANO and F. G. HALL: Effect of cooling the cervical vagi on the work of breathing. J. appl. Physiol. 12, 301—304 (1958).
—, and J. TAYLOR: Respiratory response to forward acceleration compared with chest compression in dogs. J. appl. Physiol. 17, 410—412 (1962).
ZIEMSSEN, H.: Die Elektricität in der Medicin. Studien. 3., vermehrte u. verbesserte Aufl. Berlin: August Hirschwald 1866.

Namenverzeichnis

Die gewöhnlich gesetzten Ziffern weisen auf die entsprechende Stelle im Text und die *kursiven* Seitenzahlen auf das Literaturverzeichnis hin.